RUSS HARRIS

ACT leicht gemacht

RUSS HARRIS

ACT leicht gemacht

Der Leitfaden für die Praxis
der Akzeptanz- und Commitment-Therapie

Aus dem Englischen übersetzt
von Cornelia Eder und Peter Brandenburg

Arbor Verlag
Freiburg im Breisgau

Widmung
Für meinen Bruder Genghis: Für all die Liebe, Unterstützung, Inspiration und Ermutigung, die er mir Jahr für Jahr geschenkt hat. Dafür, dass er mich ansporne, wenn ich Ansporn brauchte, mich ankerte, wenn ich Stabilität brauchte, mir den Weg wies, wenn ich mich verirrt hatte, und so viel Licht, Liebe und Lachen in mein Leben gebracht hat.

Die Ratschläge und Übungen in diesem Buch sind vom Autor sowie dem Verlag sorgfältig geprüft worden. Dennoch kann eine Garantie nicht übernommen werden. Bei Beschwerden sollten Sie auf jeden Fall eine Ärztin, einen Psychotherapeuten, eine Psychologin oder einen Heilpraktiker Ihres Vertrauens zurate ziehen. Eine Haftung des Autors oder des Verlages für Personen-, Sach- und Vermögensschäden ist ausgeschlossen.

Die Originalausgabe erschien 2019 unter dem Titel: *ACT made simple: An Easy-to-Read Primer on Acceptance and Commitment Therapy – Second Edition: A quick-start guide to ACT basics and beyond* bei New Harbinger Press, Oakland, Kalifornien, USA.

2. broschierte Auflage 2025 der überarbeiteten Neuausgabe

Titelfoto: ©mink-mingle/unsplash.com
Umschlaggestaltung und Satz: mediengenossen.de
Druck und Bindung: Memminger MedienCentrum Druckerei und Verlags-AG

Dieses Buch wurde auf 100 % Altpapier gedruckt und ist alterungsbeständig.
Weitere Informationen über unser Umweltengagement
finden Sie unter www.arbor-verlag.de/umwelt.

www.arbor-verlag.de

Informationen zur Produktsicherheit können Sie erfragen unter gpsr@arbor-verlag.de
Arbor Verlag GmbH, Lienhard Valentin, Alice-Salomon-Str. 4, 79111 Freiburg

ISBN 978-3-86781-415-7

Inhalt

Vorwort 7

Was ist in der zweiten Version neu? 11

So arbeiten Sie mit diesem Buch 13

TEIL 1 WAS IST ACT?

1 Die Herausforderung des Menschen 19

2 Sich verstricken 45

3 »Achtsamkeit« und andere Begriffe, die es in sich haben 79

4 Für den Gelehrten in Ihnen 89

TEIL 2 ANFANGEN

5 Ausrichtung auf Erfolg 99

6 Was ist das Problem? 115

7 Wo fange ich an? 145

TEIL 3 DIE VIELEN KLEINEN DETAILS

8 Kreative was? 161

9 Das Kämpfen aufgeben 181

10 Den Anker werfen 197

11 Diesen Gedanken wahrnehmen 213

12 Weiter mit Defusion 233
13 Optionen für den Defusionsprozess 247
14 Barrieren gegen Defusion 273
15 Blätter, Flüsse, Wolken und Himmel 299
16 »Überfrachtung mit Techniken« und andere Risiken 313
17 Präsent sein 333
18 Sich mit Freundlichkeit Halt geben 353
19 Wissen, was zählt 371
20 Wenn nichts wichtig ist 399
21 Tun, was nötig ist 411
22 50 Formen von Akzeptanz 435
23 Emotionen als Verbündete 465
24 Was hindert Sie? 477
25 Das wahrnehmende Selbst 495
26 Flexible Exposition 519
27 Kognitive Flexibilität 529
28 Scham, Wut und andere »problematische« Emotionen 537
29 Flexible Beziehungen 557

TEIL 4 EINEN KNOPF DRANMACHEN

30 Ich und Du 573
31 Wie wir uns aus Verstrickung lösen 581
32 Der Weg des ACT-Therapeuten 595
Dank 601

ANHANG

A Quellen 603
B Weiterbildung 609
C Weitere Literatur zu ACT und zur Bezugsrahmentheorie 611
Literatur 613
Zum Autor 619

VORWORT

Ihr Punkt der Entscheidung

Die Akzeptanz- und Commitment-Therapie (ACT) gilt weithin als verwirrend. In diesem Buch werden eine Reihe von Gründen genannt, warum – die Erkenntnistheorie, auf der sie beruht, ist technisch präzise und ihre Methoden sind nichtlinear. Aber ich glaube, es gibt einen anderen Grund: Das logische Denken wird nicht gern entthront. Es widerstrebt ihm, seinen mentalen Ansatz der Problemlösung für ein vitales Leben zu verändern.

ACT fordert Klientinnen und Klienten auf, die Welt auf eine neue und sinnvolle Weise zu erleben. In dieser neuen Welt ist der Kern des Lebens eher wie eine Würdigung eines Sonnenaufgangs als das Lösen eines mathematischen Problems. Eine ganze Liste verblüffender Dinge wird möglich:

- Man kann sich seinem Schmerz und seinem Leben zuwenden.
- Man kann bewusst Gedanken denken, die sich widersprechen, ohne einen von ihnen zum Sieger zu erklären, und als Ergebnis zu großer Kohärenz und Einsicht gelangen.
- Man kann sich als »No-thing«, etwa »nicht etwas«, sehen lernen und aus diesem Grund enormen inneren Frieden und Sinn finden.

- Man entdeckt, dass man eigentlich das, was einem sehr am Herzen liegt, im eigenen Schmerz, in der eigenen Freude, Bewunderung oder Authentizität unverstellt vor Augen hat.
- Eine Entscheidung ist möglich, auch wenn der Verstand ständig versucht, Entscheidungen zu logischen Schlussfolgerungen zu machen.

Was so einen Weg möglich macht, ist die Vitalität des Lebens, die psychische Flexibilität gewährt. Die ist für Klientinnen wie Therapeuten wie ein Leuchtfeuer – wenn man das mentale Unterholz einmal so weit durchdringen kann, dass man es sieht. Russ Harris hat diese neue Ausgabe von *ACT leicht gemacht* um ein Hilfsmittel herum vollständig überarbeitet, das Therapeutinnen schnell und wirksam hilft, genau das zu tun.

Das therapeutische Hilfsmittel des *Punktes der Entscheidung (choice point),* das Russ, Joe Ciarrochi und Ann Bailey vor ein paar Jahren entwickelt haben, dringt schnell zum essenziellen Kern des Modells der psychischen Flexibilität vor. Ich habe dieses Hilfsmittel viele Male verwendet und war von seiner Eleganz, Einfachheit und Kraft tief beeindruckt. Wenn sie es anwenden, können Therapeutinnen wie Klienten in gleicher Weise schnell erfassen, dass das Abwenden von Schmerz nicht hilfreich ist, dass Funktionalität Schlussfolgerungen aussticht und dass es möglich ist, sich zu entscheiden. So wie Russ Harris es handhabt, wird das Hilfsmittel des *Punktes der Entscheidung* vereinfacht, aber er simplifiziert es nie. Es macht Verstehen möglich, aber nicht dadurch, dass die Leserin unterschätzt wird. Es verflacht nicht, es dringt in die Tiefe vor.

Russ Harris hat eine weltweit anerkannte Fähigkeit, psychisches Unterholz zu beseitigen. Die detaillierte Theorie im Kern der ACT ist wichtig, aber nicht für jeden Leser am ersten Tag. Wenn man daran interessiert ist, ACT praktisch anzuwenden, ist es am wichtigsten, dass man gleich loslegt, damit der Lernprozess beginnen kann. Es ist wichtig, dieses Leuchtfeuer zu finden. In diesem Buch verwendet Russ Harris seine klare Stimme, um Anfängerinnen in Gang zu bringen.

Ich habe andere Versuche gesehen, ACT zu vereinfachen, die aber dabei den Kontakt zu der Arbeit verlieren. Sie hoffen einfach, dass die Anwenderinnen schließlich schon alles herausfinden werden. Meiner Erfahrung nach ist das bei Russ nie passiert. Seine Methoden und Sätze haben immer einen wahren Ton. Sie sind von therapeutischer Weisheit, von Herz und Können erfüllt. Russ versteht die Arbeit tiefgründig und mit Integrität wendet er sie an und erweitert sie. In diesem Buch hat er bei der klaren Darstellung und Formulierung des ACT-Modells seine beträchtlichen Begabungen entfaltet. Mit seiner therapeutischen Kreativität hat er neue Methoden, Werkzeuge und Möglichkeiten gestaltet, wie man mit Klienten zum Herz dieser Themen gelangen kann. Die zweite Auflage enthält in einigen Bereichen hilfreiche Erweiterungen, die manchmal nicht die angemessene Aufmerksamkeit bekommen haben, wie etwa Wut, wie man die Technik der Exposition verwendet und die in Emotionen enthaltene Weisheit.

Dieses Buch bereitet das ACT-Modell auf meisterhafte Weise so auf, dass Sie es erforschen können. Wenn Sie einmal gesehen haben, wie viel Literatur es zur ACT gibt, dann wissen Sie, dass ACT heute ein riesiges Gebiet behandelt. Diese Tatsache kann Therapeutinnen, denen das Modell neu ist, einschüchtern, aber Sie brauchen sich damit nicht allein zu fühlen – ich habe ACT wohl initiiert, aber eine große Gemeinschaft hat sie weiterentwickelt, und ich gestehe, dass ich manchmal ähnlich reagiere.

Gleichwohl: Es gibt eine einfache Möglichkeit, weiterzukommen. Sie halten sie in Ihren Händen.

Sie selbst sind jetzt an einem Punkt der Entscheidung. Sie haben dieses Buch ausgewählt, weil Sie gespürt haben, dass es an der Zeit ist anzufangen, ACT zu lernen. Ich bin Ihrer Meinung, und jetzt brauchen Sie nur die Seite umzuschlagen und anzufangen.

STEVEN HAYES
University of Nevada

Was ist in der zweiten Version neu?

Wenn Sie die erste Ausgabe von *ACT leicht gemacht* (Harris, 2011) schon haben, fragen Sie sich wahrscheinlich: *Lohnt es sich wirklich, für die zweite Ausgabe Geld auszugeben?* Wenn Sie mich fragen, wäre meine Antwort: »Ja, auf jeden Fall. Sie ist ihren Preis wert und wahrscheinlich der klügste Kauf, den Sie dieses Jahr machen.« Natürlich könnte meine Meinung ein bisschen parteiisch sein, darum fasse ich hier die Hauptunterschiede zwischen der ersten und der zweiten Ausgabe kurz zusammen, um Ihnen bei dieser schwierigen Entscheidung zu helfen:

A. Eine große Menge neuen Materials, unter anderem zur Technik der Exposition, zu Beziehungsthemen, zu flexiblem Denken, zum Nutzen der Kraft der Emotionen, zu Selbstmitgefühl, zu Scham, zum Überwinden von Hoffnungslosigkeit und sehr viel anderem. Tatsächlich ist über 60 Prozent des Buches neu und das Übrige wurde beträchtlich überarbeitet. In den zehn Jahren seit dem Erscheinen der ersten Auflage habe ich sowohl die Weise, wie ich ACT anwende, als auch, wie ich sie lehre, radikal verändert. (Eigentlich wollte ich sogar ein von Grund auf neues Lehrbuch schreiben, mit dem Titel »ACT **noch** leichter gemacht,« aber der Verlag hat mir das ausgeredet.) In dieser zweiten Auflage finden Sie also viele neue Übungen, Metaphern, Werkzeuge und Hilfsmittel, Techniken, Transkripte von Therapiesitzungen, schlechte Witze und so weiter (oder coole Abkürzungen wie »AMS 2«).

B. Der *Punkt der Entscheidung*: Dies ist das einfachste, leichteste und wirksamste Hilfsmittel, das ich kenne, um Leuten zu helfen, ACT schnell und wirksam zu lernen und anzuwenden. Seit 2015 ist er zum wichtigsten Werkzeug in allen meinen Workshops und in den Ausbildungskursen geworden, die ich online anbiete. Zurzeit schreibe ich alle meine Bücher so um, dass dieses Hilfsmittel im Mittelpunkt steht. Falls Sie es also nicht schon wissen, bin ich sicher, dass Sie bald sehen, wie wirksam es ist. Und wenn Sie es wissen, dann bin ich sicher, dass Sie noch viel mehr darüber erfahren werden, wie Sie es anwenden können, damit es seine größte Wirkung entfalten kann. Andererseits ist es aber kein unabdingbares Werkzeug. Auf keinen Fall sollte jemand meinen, der *Punkt der Entscheidung* müsste unbedingt benutzt werden, um ACT gut anzuwenden. Zwar taucht er in ziemlich vielen Kapiteln auf, aber ich beschreibe auch sehr viele Alternativen.

Sind Sie dabei? Wenn nicht: kein Problem. Ich habe getan, was ich konnte. Wenn aber ja … »Good on ya!« – wie wir in Australien sagen. Ich bin sicher, dass Sie es nicht bereuen werden.

So arbeiten Sie mit diesem Buch

Sind Sie mit ACT noch nicht vertraut, empfehle ich Ihnen dringend, das Buch komplett von der ersten bis zur letzten Seite zu lesen, *bevor* Sie mit dieser Therapieform zu arbeiten beginnen. Da alle sechs Kernprozesse der ACT eng miteinander verflochten sind, könnte es Sie verwirren und in die falsche Richtung führen, wenn Sie nicht über Kenntnisse des Modells und das Zusammenspiel seiner verschiedenen Elemente verfügen.

Sobald Sie sich in der Lage fühlen, ACT bei Ihren Klientinnen und Klienten anzuwenden, können Sie entweder dieses Buch als Leitfaden nutzen oder ein ACT-Fachbuch mit protokollierten Sitzungen verwenden, das Sie von Sitzung zu Sitzung mit ausführlichen Erläuterungen begleitet.

DAS ZUSÄTZLICHE MATERIAL

Beim Verfassen dieses Buches war das Schwerste die Entscheidung, was wegzulassen war. Als ich diese zweite Fassung beendet hatte, hatte ich die Beschränkung auf 40.000 Worte, die ich mir vorgenommen hatte, tatsächlich überschritten. Aber statt dieses ganze Material zu verwerfen, habe ich es in einem kostenlosen E-Book mit dem Titel *ACT Made Simple: The Extra*

Bits gesammelt. Man kann es unter *www.actmindfully.com.au* unter dem Reiter »Free Stuff« kostenlos herunterladen (englischsprachig). Dort findet man Material, das ich in jedes Kapitel einfügen wollte, für das es aber keinen Platz gab: Fragen und Antworten, Fallstricke und Tipps, zusätzliche Anleitungen für Übungen und Metaphern und Tonaufnahmen zum Download. Außerdem enthält das E-Book auch alle Arbeitsblätter (englischsprachig), die in diesem Handbuch erwähnt oder vorgestellt werden.

ABSCHNITTE MIT AUFGABEN

Die Abschnitte mit der Überschrift »Aufgaben« enthalten Vorschläge für etwas, was Sie tun können, um Ihre Kompetenzen in ACT zu verbessern. Dieses Buch nur zu lesen, reicht bei Weitem nicht aus, um ACT zu lernen. Man muss die Übungen auch aktiv praktizieren. Schließlich kann man auch Autofahren nicht allein durch Lesen lernen. Man muss sich wirklich in ein Auto setzen, das Lenkrad in die Hände nehmen und eine Spritztour machen. Ich werde Ihnen also wiederholt empfehlen, neue Techniken zu Hause und in einer Sitzung aktiv zu üben. Sie finden diese Abschnitte in vielen, aber nicht in allen Kapiteln. Aber auch dann, wenn sie nicht in dieser Form im Text stehen, hoffe ich, dass Sie für sich und mit sich selbst die Arbeit mit ACT vertiefen: Arbeitsblätter ausfüllen, Skripte noch mal durchsehen, mit einer imaginären Klientin Interventionen proben, Techniken an Ihnen selbst ausprobieren – und es dann alles wirklich mit Klienten in der Sitzung anwenden.

WAS SIE MITNEHMEN KÖNNEN

Am Ende jedes Kapitels finden Sie einen Abschnitt mit der Überschrift »Was Sie mitnehmen können«. Er enthält eine kurze Zusammenfassung der wichtigsten Punkte oder Aussagen des Kapitels.

DIE STRUKTUR DIESES BUCHES

Dieses Buch besteht aus vier Teilen. In Teil 1, »Was ist ACT?« (Kapitel 1 bis 4) gibt es einen Überblick über das ACT-Modell und die Theorie, die ihm zugrunde liegt. Dann, in Teil 2, »Anfangen« (Kapitel 5 bis 7) werden die Grundlagen dessen behandelt, was man braucht, um anzufangen, unter anderem, wie man als Therapeutin oder Therapeut erfahrungsorientiert arbeitet, informierten Konsens erhält und die fortlaufenden Sitzungen strukturiert.

In Teil 3, »Der Kern der Sache« (Kapitel 8 bis 29), gehen wir Schritt für Schritt die sechs Kernprozesse der ACT durch und besprechen, wie man sie auf eine weite Bandbreite therapeutischer Themen anwendet. Die Betonung liegt in jedem Kapitel auf Einfachheit und der praktischen Anwendbarkeit, damit Sie sofort anfangen können, mit diesem Ansatz zu arbeiten. (Aber denken Sie daran: Anfängerinnen bzw. Anfänger sollten erst das ganze Buch lesen, von Anfang bis Ende, bevor sie mit ACT arbeiten.)

In Teil 4, »Einen Knopf dran machen« (Kapitel 30 bis 32), behandeln wir eine Reihe wichtiger Themen, darunter die Verbesserung der Beziehung von Klient(-in) und Therapeut(-in), allgemeine Fallstricke für Therapeutinnen, Überwinden von Barrieren und Widerständen gegen Veränderung, das Kreisen um die sechs Kernprozesse der ACT und die nächste Station Ihres Weges als ACT-Therapeutin oder -Therapeut.

ALLES ANPASSEN UND ABÄNDERN

In meiner Anfangszeit als ACT-Therapeut habe ich einen großen Fehler gemacht: Ich habe versucht, ACT wortwörtlich anzuwenden, genauso wie es in den Lehrbüchern beschrieben wird. Das war nicht besonders gut für mich, denn wie ich von Natur aus spreche, unterscheidet sich sehr von den Skripten, die ich in den Büchern fand. Dann nahm ich an einem Workshop mit Steve Hayes, dem Begründer der ACT, teil und habe einen anderen großen Fehler gemacht: Ich war von seinem einzigartigen Stil, therapeutisch zu arbeiten, so beeindruckt, dass ich versuchte, ihn zu kopieren. Das funktionierte auch nicht allzu gut. Das Problem war, dass ich nicht authentisch war. Ich war einfach eine schlechte Kopie von Steve.

Eines Tages hörte ich dann dieses Zitat von Oscar Wilde: »Sei du selbst. Alle anderen Rollen sind bereits besetzt.« Und da hatte ich eine Eingebung. Ich ließ die Vorlagen liegen, hörte auf, ACT-Gurus nachzumachen, und fand meine eigene Weise, mit ACT zu arbeiten. Ich entwickelte meinen eigenen Stil und meine eigene Weise zu reden, eine Art, die sich natürlich anfühlte und auch den KlientInnen entgegenkam, mit denen ich arbeitete. Da wurde ACT für mich wahrhaft lebendig. Ich empfehle Ihnen also nachdrücklich, es genauso zu machen. Seien Sie sie selbst. Lassen Sie beim Durcharbeiten dieses Buches Ihre Kreativität spielen. Fühlen Sie sich frei, die hier vorgestellten Werkzeuge und Techniken anzupassen, zu modifizieren und neu zu erfinden (solange Sie dem ACT-Modell treu bleiben), damit sie Ihrem persönlichen Stil entsprechen. Wandeln Sie Metaphern, Texte, Arbeitsblätter oder Übungen so ab, dass die Worte für Sie stimmen. Und wenn Sie bessere oder andere Metaphern kennen, die denselben Zweck erfüllen, dann können Sie selbstverständlich auch diese verwenden. Das ACT-Modell bietet einen enormen Spielraum für Kreativität und Innovation, den Sie voll und ganz ausschöpfen dürfen.

TEIL I

Was ist ACT?

1 Die Herausforderung des Menschen

Wenn Sie durch die Hölle gehen, gehen Sie einfach weiter!
WINSTON CHURCHILL

ES IST WAHRLICH NICHT LEICHT, GLÜCKLICH ZU SEIN

Das Leben ist sowohl erstaunlich als auch schrecklich. Wenn man lange genug lebt, erlebt man Erfolg, der Freude bringt, und spektakuläres Versagen, große Liebe und Verlust, der sich vernichtend anfühlt. Man erlebt Augenblicke von Staunen und Glück und Momente der Dunkelheit und Verzweiflung. Die unbequeme Wahrheit ist, dass fast alles, was unser Leben reich, erfüllt und sinnvoll macht, eine schmerzliche Schattenseite hat. Und unglücklicherweise bedeutet das, dass es schwer ist, lange glücklich zu sein. Es ist sogar schwer, auch nur für eine *kurze Zeit* glücklich zu sein. Tatsache ist, das Leben ist hart, und jede und jeder von uns bekommt eine Menge Leid zu spüren. Und einer der Hauptgründe, weshalb das so ist (wie wir gleich untersuchen werden), besteht darin, dass der menschliche Verstand sich so entwickelt hat, dass er von Natur aus psychisches Leiden hervorbringt. Im Grunde erleben wir also alle, wenn wir lange genug leben, sehr viel Schmerz.

Hmm. Ich schätze, das ist nicht die optimistischste Eröffnung eines Buches. Ist es wirklich so düster? Gibt es nichts, was wir an dieser Lage der Dinge ändern können? Sollten wir das Leben aufgeben und uns in eine Grube nihilistischer Verzweiflung stürzen?

Wie Sie wahrscheinlich vermutet haben, lautet die Antwort auf diese Fragen: »Nein.« Glücklicherweise haben wir die Akzeptanz- und Commitment-Therapie (ACT), die uns angesichts der vielen Schwierigkeiten des Lebens einen Weg nach vorn zeigen kann. ACT hat diesen Namen, weil sie uns lehrt, die Wirkung und den Einfluss schmerzhafter Gedanken und Gefühle zu reduzieren (Akzeptanz), während wir zugleich handeln, um ein Leben aufzubauen, das reich, erfüllt und sinnvoll ist (Commitment). Und auf den Seiten, die folgen, habe ich ein Hauptziel: die komplexe Theorie und Praxis von ACT so darzustellen, dass sie für den Leser bzw. die Leserin einfach, zugänglich und unterhaltsam wird.

WAS IST ACT?

ACT wird nicht als A-C-T gesprochen, sondern wie das englische Wort *act* (handeln) ausgesprochen. Und das hat seinen guten Grund. Immerhin basiert ACT auf der Verhaltenstherapie. Es geht ums Handeln, aber nicht um irgendein Handeln im »alten« Sinne. Es geht um ein Handeln, das von Ihren zentralen Werten geleitet ist – um das Verhalten entsprechend der Art von Mensch, die Sie sein wollen. Wofür wollen Sie im Leben eintreten? Was ist Ihnen in der Tiefe Ihres Herzens wirklich wichtig? Wie möchten Sie sich selbst, andere und die Welt um Sie herum behandeln? Woran sollen sich die Menschen erinnern, wenn Sie gestorben sind?

Durch ACT kommen Sie mit dem in Berührung, was wirklich zählt: wie Sie sich während Ihres kurzen Aufenthalts auf diesem Planeten verhalten wollen und was Sie tun wollen. Von diesen Werten lassen Sie sich dann leiten, motivieren und zu dem inspirieren, was Sie tun.

Zum anderen geht es um »achtsames« Handeln: ein Handeln mit vollem Gewahrsein, das bewusst und offen für Ihre Erfahrungen ist und sich ganz auf alles einlässt, was Sie tun. Das Ziel von ACT ist es, die eigene Fähigkeit für achtsames, wertegeleitetes Handel zu steigern. Die technische Bezeichnung für diese Fähigkeit ist *psychische Flexibilität*. Wir werden diesen Begriff bald gründlicher untersuchen. Betrachten wir aber erst das Ziel von ACT in allgemeinverständlicher Form.

WIE IST ACT ENTSTANDEN?

ACT wurde von Steven Hayes Mitte der 80er-Jahre geschaffen. Stevens Kollegen Kelly Wilson und Kirk Strosahl entwickelten sie weiter. Sie entstand auf einem Gebiet der Psychologie, der *Verhaltensanalyse*, und beruht auf einer Verhaltenstheorie der Kognition, die *Bezugsrahmentheorie* (englisch *Relational Frame Theory* – RFT) heißt. Nun weiß ich nicht, wie es Ihnen ergeht, aber als ich zum ersten Mal der ACT begegnet bin, fiel es mir schwer zu glauben, dass so ein spirituelles, humanistisches Modell aus der frühen Verhaltenstheorie (*Behaviorismus*) entstanden sein sollte. Ich dachte, Behavioristen behandelten Menschen wie Roboter oder Ratten und dass sie kein Interesse an Gedanken und Gefühlen hätten. Wie falsch ich damit lag! Ich entdeckte bald, dass es eine ganze Reihe von Schulen der Verhaltenstherapie gibt, und dass ACT einer Richtung entstammt, die als *funktionaler Kontextualismus* bekannt ist. (Das geht einem doch leicht über die Zunge, oder?) Und beim funktionalen Kontextualismus (Versuchen Sie einmal, das zehnmal schnell hintereinander zu sagen!) ist man sehr an Gedanken und Gefühlen von Menschen interessiert!

ACT gehört zur sogenannten »dritten Welle« verhaltensorientierter Therapien – neben der Dialektisch-Behavioralen Therapie (DBT), der Achtsamkeitsbasierten Kognitiven Therapie (MBCT), der Compassion Focused Therapy (CFT), der Funktional Analytischen Psychotherapie (FAP) und einigen anderen –, die alle neben den traditionellen Verhaltensinterventionen ein besonderes Gewicht auf Akzeptanz, Achtsamkeit und Mitgefühl legen.

WAS IST DAS ZIEL VON ACT?

Allgemeinverständlich ausgedrückt besteht das Ziel von ACT darin, menschliches Potenzial für ein reiches und sinnvolles Leben zu maximieren, während zugleich mit Leid, das das Leben unvermeidlich begleitet, effektiv umgegangen wird.

Sie fragen sich vielleicht: Gehört zum Leben *unvermeidlich* auch Leiden? Bei der ACT gehen wir davon aus. Gleich wie wunderbar ein Leben ist, wir alle erleben eine Menge Frustration, Enttäuschung, Ablehnung, Verlust und Scheitern. Und wenn wir lange genug leben, gibt es Krankheit, Verletzungen und Altern. Schließlich müssen wir uns unserem eigenen Tod stellen, und bevor dieser Tag kommt, sind wir Zeuginnen des Todes vieler geliebter Menschen. Und als wäre das nicht genug, ist es eine Tatsache, dass viele grundlegende menschliche Emotionen – normale Gefühle, die wir alle im Laufe unseres Lebens immer wieder erleben – an sich schmerzhaft sind: Angst, Traurigkeit, Schuldgefühle, Wut und Ärger, Schock, Ekel und so weiter.

Aber das ist noch nicht alles. Denn obendrein haben wir alle einen Verstand, der in jedem Moment Leiden heraufbeschwören kann. Wohin wir auch gehen, was immer wir tun, wir können sofort Leiden empfinden. In jedem Moment kann man eine schmerzhafte Erinnerung wieder erleben oder sich in ängstlichen Vorahnungen der Zukunft verlieren. Oder man kann sich in ungünstigen Vergleichen (*Ihr Job ist besser als meiner*) oder negativen Selbstbewertungen (*Ich bin zu dick, Ich bin nicht intelligent genug und so weiter*) verfangen.

Aufgrund unseres Verstandes können wir an den glücklichsten Tagen unseres Lebens Schmerz empfinden. Angenommen zum Beispiel, Susanne heiratet, und alle ihre Freunde und ihre Familie sind versammelt, um diese freudvolle Verbindung zu feiern. Sie ist einfach glücklich. Und dann kommt ihr der Gedanke: *Ich wünschte, mein Vater wäre hier* – und sie denkt daran, wie er sich das Leben genommen hat, als sie erst sechzehn Jahre alt war. An einem der glücklichsten Tage ihres Lebens empfindet sie nun Schmerz.

Und wir sitzen alle im gleichen Boot wie Susanne. Gleich wie hoch unsere Lebensqualität, gleich wie privilegiert unsere Situation ist, wir brauchen uns nur an einen Moment zu erinnern, als etwas Schlimmes passiert ist, oder uns eine Zukunft vorstellen, in der etwas Schlimmes passiert, oder uns streng bewerten oder unser Leben mit dem eines anderen Menschen vergleichen, das besser zu sein scheint, und sofort leiden wir.

Daher sind dank der Verfeinerung des menschlichen Verstandes selbst die privilegiertesten Leben voller Leiden. Und unglücklicherweise gehen die meisten von uns nicht sehr geschickt mit Leiden um. Allzu häufig reagieren wir auf schmerzhafte Gedanken, Gefühle und Sinnesempfindungen auf eine Weise, die auf lange Sicht selbstschädigend oder selbstzerstörerisch ist.

Zusammenfassend gesagt, die großen Herausforderungen, denen wir uns im Leben alle stellen müssen, sind:

A. Das Leben ist schwierig.

B. Ein volles menschliches Leben ist ein Leben mit der ganzen Bandbreite von Emotionen, sowohl angenehmen als auch unangenehmen.

C. Ein normaler menschlicher Verstand vergrößert auf natürliche Weise psychisches Leiden.

WIE KANN ACT NUN HELFEN?

ACT hat zum Ziel, das menschliche Potenzial für ein reiches und sinnvolles Leben dadurch zu maximieren, dass sie

- uns klären hilft, was uns wirklich wichtig ist und sinnvoll erscheint, das heißt, unsere Werte zu klären, und dieses Wissen zu nutzen, um uns bei der Festlegung von Zielen und bei unseren Handlungen zu leiten, zu inspirieren und zu motivieren, damit wir die Dinge tun können, die unser Leben bereichern und verbessern, und
- uns lehrt, psychische Fähigkeiten (»achtsame« Kompetenzen) zu trainieren, um mit schmerzlichen Gedanken und Gefühlen zweckmäßig umzugehen, und uns ganz auf alles einzulassen, was wir tun, und die erfüllenden Aspekte des Lebens wertschätzen und genießen zu können.

WARUM HAT ACT EINE SCHLECHTE PRESSE?

Hat man Ihnen schon einmal etwas zu Unrecht vorgeworfen? Das passiert ACT andauernd. Ich habe viele sagen hören, ACT sei kompliziert und verwirrend – und sogar, dass man einen hohen IQ bräuchte, um ACT zu verstehen. Also, wenn ich als Anwalt die Verteidigung des ACT-Modells zu übernehmen hätte, würde ich sagen: »Nicht schuldig, Euer Ehren!« Ich glaube, es gibt zwei Hauptgründe, warum ACT diesen unglücklichen Ruf bekommen hat. Ein Grund geht auf die Theorie zurück, die ACT zugrunde liegt: die *Bezugsrahmentheorie* (*Relational Frame Theory, RFT*). In diesem Buch werden wir diese Theorie nicht behandeln, weil sie ziemlich technisch ist, und es viel Arbeit braucht, sie zu verstehen, während das Ziel dieses Buches ist, Sie in ACT einzuführen, die Hauptkonzepte zu vereinfachen und Ihnen zu helfen, sie schnell anzuwenden.

Das Gute an der Sache ist, dass Sie ein(-e) erfolgreiche(-r) ACT-Therapeut(-in) sein können, ohne etwas von RFT zu wissen. Wenn ACT wie Autofahren ist, dann ist RFT wie das Wissen, wie der Motor funktioniert: Sie können ein sehr guter Autofahrer sein, ohne das Geringste von der Mechanik zu verstehen. (Andererseits sagen viele ACT-TherapeutInnen, dass es ihre therapeutische Wirksamkeit verbessert, wenn sie RFT verstehen. Daher erfahren Sie in Anhang C, falls Sie daran interessiert sind, wo Sie mehr Informationen bekommen können.)

Der andere wichtige Grund, warum Leute ACT kompliziert finden, ist der Umstand, dass ACT ein nichtlineares Therapiemodell ist. Es beruht auf sechs Kernprozessen, und Sie können mit jeder Klientin in jeder Sitzung zu jedem Zeitpunkt mit jedem von ihnen arbeiten. Und wenn Sie einmal in einem Prozess auf eine Blockade stoßen, können Sie einfach zu einem anderen wechseln. Dies unterscheidet ACT sehr von linearen Therapiemodellen, bei denen Sie einer festen Reihenfolge von Schritten folgen: Erst machen Sie Schritt A, dann Schritt B, dann Schritt C und so weiter.

Die Nichtlinearität von ACT hat einen großen Vorteil: Sie ermöglicht Ihnen als Therapeut eine unglaubliche Flexibilität. Wenn Sie an einem Punkt nicht mehr weiterkommen, können Sie zu einem anderen Prozess übergehen. Wenn Sie dann den Moment für richtig halten, können Sie dahin zurückkommen, wo Sie den Prozess unterbrochen haben. Der Nachteil der Nichtlinearität ist, dass ACT anfangs schwerer zu lernen ist als Modelle, bei denen eine bestimmte Schrittfolge vorgegeben ist.

Aber Sie müssen nicht verzweifeln. Seit einiger Zeit ist diese Aufgabe viel leichter geworden, und zwar dank eines sehr wirksamen Hilfsmittels, des Punktes der Entscheidung, den ich gleich vorstellen werde. Als Erstes aber wollen wir kurz diese sechs Kernprozesse behandeln.

DIE SECHS THERAPEUTISCHEN KERNPROZESSE VON ACT

Die sechs therapeutischen Kernprozesse von ACT sind Kontakt mit dem jetzigen Moment, Defusion, Akzeptanz, Selbst als Kontext, Werte und engagiertes Handeln. Bevor ich näher auf die einzelnen Prozesse eingehe, sehen Sie sich bitte die Darstellung unten an, die salopp als »Hexaflex« bezeichnet wird.

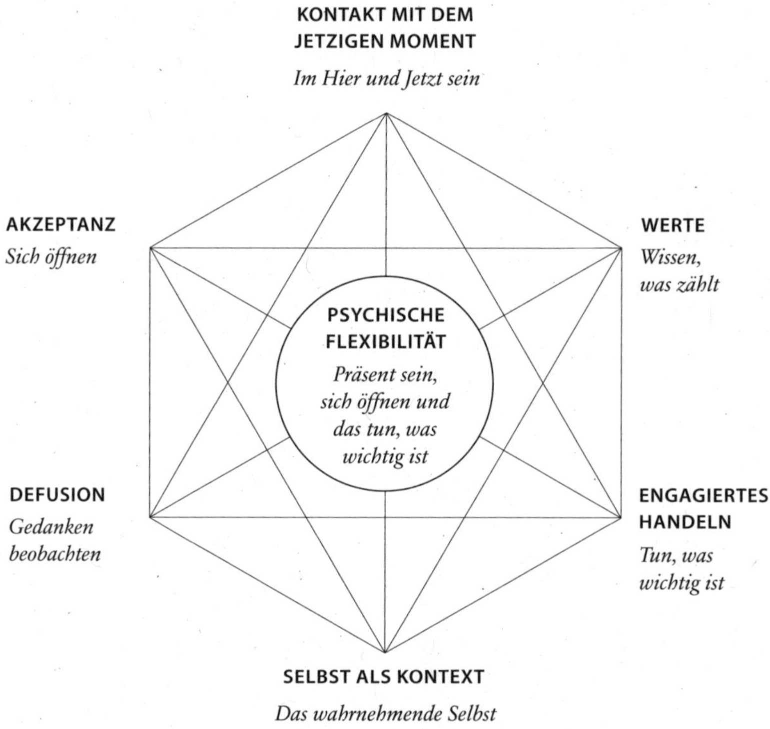

→ Das ACT-Hexaflex

Betrachten wir nun die sechs Kernprozesse von ACT im Einzelnen:

Kontakt mit dem gegenwärtigen Moment (im Hier und Jetzt sein). *In Kontakt mit dem gegenwärtigen Moment zu sein* bedeutet flexibel auf die eigene Erfahrung zu achten: den Fokus verengen, erweitern, verschieben oder aufrechterhalten, je nachdem, was am nützlichsten ist. Dazu kann gehören, dass wir bewusst auf die physische Welt um uns herum oder die psychische Welt in uns achten, oder auf beide zugleich, und uns ganz mit unserer Erfahrung verbinden und uns auf sie einlassen.

Defusion (Gedanken beobachten). *Defusion* bedeutet zu lernen, »einen Schritt zurückzutreten« und sich von Gedanken, Bildern und Erinnerungen zu distanzieren bzw. zu lösen. Der vollständige Begriff lautet *kognitive Defusion*, wir sprechen jedoch normalerweise kurz von »Defusion«. Wir treten zurück und beobachten unser Denken, statt uns darin zu verstricken. Wir betrachten unsere Gedanken als das, was sie sind: nicht mehr und nicht weniger als Worte oder Bilder. Wir nehmen sie leicht, statt sie festzuhalten. Wir lassen uns von ihnen führen, aber nicht beherrschen.

Akzeptanz (sich öffnen). *Akzeptanz* bedeutet, sich für unerwünschte private Gefühle zu öffnen und ihnen Raum zu geben: Gedanken, Gefühle, Emotionen, Erinnerungen, Neigungen, Bilder, Impulse und Sinnesempfindungen. Statt gegen sie anzukämpfen, ihnen Widerstand entgegenzusetzen oder vor ihnen wegzulaufen, öffnen wir uns und geben ihnen Raum. Wir lassen sie frei durch uns hindurchfließen – und kommen und bleiben und wieder gehen, wie sie wollen (wenn uns dies hilft, effektiv zu handeln und unser Leben zu verbessern).

Selbst als Kontext (das wahrnehmende Selbst). In der Alltagssprache werden dem Verstand zwei unterschiedliche Elemente zugeschrieben: ein Teil, der denkt, und ein Teil, der beobachtet. Wenn wir von »Verstand« sprechen, meinen wir gewöhnlich diesen Teil von uns, der denkt und Gedanken, Überzeugungen, Erinnerungen, Urteile, Fantasien, Pläne und vieles mehr liefert. Normalerweise meinen wir nicht »den Teil, der beobachtet«: diesen Aspekt von uns, der sich dessen bewusst ist, was wir in jedem Moment denken, fühlen, sinnlich wahrnehmen. In der ACT lautet der entsprechende Fachbegriff dafür *Selbst als Kontext*. Gegenüber unseren Klientinnen sprechen wir im Allgemeinen nicht von Selbst als Kontext – aber wenn wir es tun, sprechen wir vom »wahrnehmenden Selbst« oder dem »beobachtenden Selbst« oder einfach von dem »Teil von uns, der wahrnimmt«. (Anmerkung: Weniger üblich kann sich »Selbst als Kontext« auf einen Prozess beziehen, der »flexibler Perspektivenwechsel« genannt wird. Belasten Sie sich jetzt aber nicht damit; wir schauen es später an.)

Schwierige Terminologie

Defusion, Akzeptanz, Selbst als Kontext und Kontakt mit dem gegenwärtigen Moment – Gegenwärtigkeit (auch »flexible Aufmerksamkeit« genannt) sind die vier Kernprozesse der Achtsamkeit der ACT. Wann immer Sie also bei der ACT dem Begriff »Achtsamkeit« begegnen, kann er sich auf einen dieser Prozesse oder auf alle und in jeder Kombination beziehen.

Werte (wissen, worauf es ankommt). Wofür wollen Sie im Leben eintreten? Wie wollen Sie die kurze Zeitspanne nutzen, die Ihnen auf diesem Planeten geschenkt ist? Wie möchten Sie sich selbst, andere und die Welt um sich herum behandeln? Werte sind erwünschte Qualitäten von offenem, also physischen oder psychischen Handeln. Mit anderen Worten: Sie beschreiben, wie wir uns grundsätzlich verhalten wollen. Wir vergleichen Werte gemeinhin mit einem Kompass, da sie uns die Richtung weisen und uns auf unserer Reise leiten.

Verantwortliches Handeln (tun, was nötig ist). *Engagiertes Handeln (Commitment)* bedeutet zweckmäßiges, wertegeleitetes Handeln. Dazu gehört sowohl physisches Handeln (was wir mit unserem physischen Körper tun, also offenes, beobachtbares Verhalten) als auch psychisches Handeln (was wir in unserer inneren Welt tun). Es ist gut und schön, unsere Werte zu kennen, aber nur dadurch, dass wir sie in Handeln umsetzen, wird dieses Leben reich, erfüllt und sinnvoll.

Und wenn wir so handeln, werden eine weite Bandbreite an Gedanken und Gefühlen auftauchen, einige angenehme und andere sehr schmerzhafte. Engagiertes Handeln oder *Commitment* bedeutet also, »tun, was nötig ist«, um im Einklang mit unseren Werten zu leben, auch dann, wenn das zu schwierigen Gedanken und Gefühlen führt. Zu engagiertem Handeln oder *Commitment* gehört Zielfestlegung, Handlungsplanung, Problemlösung, Kompetenztraining, Verhaltensaktivierung und Exposition. Es kann auch dazu gehören, dass man Kompetenzen lernt und anwendet, die zu einem besseren und reichhaltigeren Leben führen – von Verhandlungskompetenz, Kompetenzen für Kommunikation und Selbstbehauptung bis zu solchen für Selbstberuhigung, Bewältigung von Krisen und Achtsamkeit.

Psychische Flexibilität: ein Diamant mit sechs Facetten

Die sechs Kernprozesse von ACT sind nicht getrennt. Sie sind wie sechs Facetten eines Diamanten, und der Diamant selbst ist psychische Flexibilität: die Fähigkeit, achtsam und von unseren Werten geleitet zu handeln. Je größer unsere psychische Flexibilität – unsere Fähigkeit, ganz bewusst zu sein, uns für unsere Erfahrung zu öffnen und von unseren Werten geleitet zu handeln –, umso größer unsere Lebensqualität.

Wie das? Weil wir weit effektiver auf die Probleme und Herausforderungen, die das Leben unvermeidlich mit sich bringt, reagieren können. Ferner entwickeln wir ein tiefes Gefühl von Sinn und fühlen uns lebendig, wenn wir uns ganz im Leben engagieren und uns von unseren Werte leiten lassen.

Der Begriff »Lebendigkeit« wird in der ACT häufig gebraucht. Lebendigkeit ist kein Gefühl, sondern das Empfinden, voll und ganz im Hier und Jetzt zu leben, wie auch immer wir uns gerade fühlen mögen. Wir können uns sogar auf unserem Sterbebett oder in tiefster Trauer als lebendig erleben, denn: »In einem Augenblick des Schmerzes steckt so viel Leben wie in einem Augenblick der Freude« (Strosahl et al., 2004).

Das ACT-Triflex

Die sechs Kernprozesse kann man zu dem zusammenfassen, was ich das Triflex nenne (weil es eindrücklicher als Dreieck klingt). Das Triflex umfasst drei funktionale Einheiten, wie die folgende Abbildung zeigt:

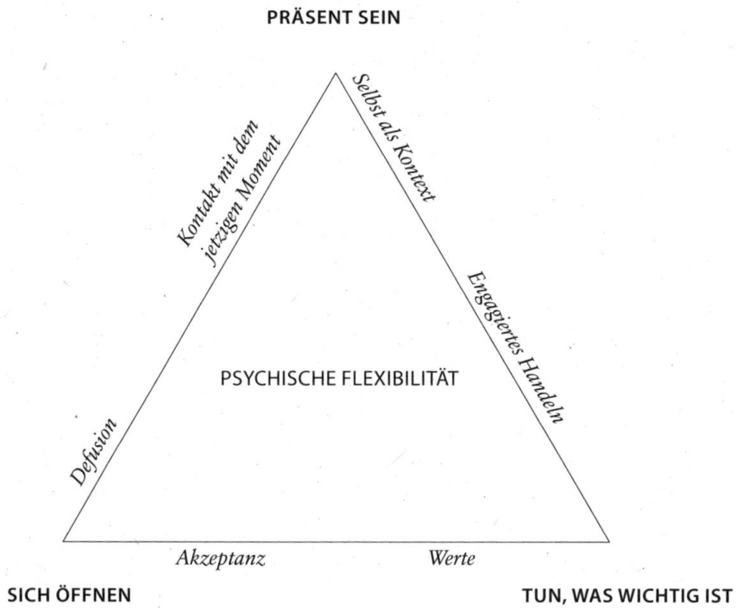

→ Das ACT-Triflex

Selbst als Kontext (auch als »beobachtendes Selbst« bezeichnet) wie auch »Kontakt mit dem jetzigen Moment« (Gegenwärtigkeit) beinhalten beide, mit den verbalen und nicht-verbalen Aspekten Ihrer Erfahrung des Hier und Jetzt in Kontakt zu treten (mit anderen Worten: *Seien Sie präsent*).

Bei der Defusion wie auch bei der Akzeptanz geht es darum, einen Abstand zu Gedanken und Gefühlen herzustellen, sie als das zu betrachten, was sie wirklich sind, ihnen Raum zu geben und sie nach Belieben kommen und gehen zu lassen (mit anderen Worten: *Öffnen Sie sich*).

Werte und *Engagiertes Handeln* beinhaltet, lebensbereicherndes Handeln einzuleiten und beizubehalten (mit anderen Worten: *Tun Sie, was wichtig ist*).

Wir können psychische Flexibilität also als die Fähigkeit beschreiben, »präsent zu sein, sich zu öffnen und das zu tun, was wichtig ist.«

Da Sie jetzt einen Eindruck von den sechs Kernprozessen haben, und wie man sie zu drei größeren Einheiten zusammenfassen kann, möchte ich Ihnen vorstellen, was in ACT mein absolutes Lieblingsinstrument ist. Es bringt sie alle in einer leicht verständlichen und leicht anwendbaren Form zusammen.

WILLKOMMEN AM PUNKT DER ENTSCHEIDUNG

Als ich im Jahr 2009 die erste Auflage von *ACT leicht gemacht* schrieb, gab es den Punkt der Entscheidung noch nicht. Erst im Jahr 2013 erfand ich dieses Instrument zusammen mit meinen Kollegen Joe Ciarrochi und Ann Bailey (für das Buch, das wir über einen Ansatz der ACT zur Gewichtsabnahme schrieben: *The Weight Escape* [Ciarrochi, Bailey & Harris, 2014]). Seit damals habe ich mich in den Punkt der Entscheidung verliebt und mache ihn jetzt zum zentralen Instrument in allen meinen Programmen. Warum? Weil er Ihnen und Ihren Klientinnen einen einfachen Plan an die Hand gibt, dem Sie folgen können, während die große Flexibilität des ACT-Modells beibehalten wird.

Sie werden im Verlauf dieses Buches sehen, dass es viele Möglichkeiten gibt, wie Sie den Punkt der Entscheidung verwenden können, im Moment aber möchte ich Ihnen eine kurze Einführung geben. Eine der Schönheiten des Punktes der Entscheidung ist, dass er eine klare Übersicht über das ACT-Modell liefert. (Anmerkung: Der Punkt der Entscheidung hat Ähnlichkeiten mit einem beliebten ACT-Instrument, das *Matrix* [Polk & Schoendorff, 2014] heißt, unterscheidet sich andererseits aber auch sehr von ihm. Wenn ich Sie bei dieser Einführung begleite, werde ich die gleiche nicht-technische Sprache verwenden wie bei Klienten, denn ich möchte zwei Dinge zugleich erreichen: (a) Ihnen das ACT-Modell auf eine einfache Weise erklären und (b) Ihnen ein Beispiel dafür geben, wie Sie Klientinnen ACT erklären können.

Der Punkt der Entscheidung ist ein Hilfsmittel, das schnell Übersicht über unsere Probleme verschafft, Quellen des Leidens identifiziert und formuliert, wie wir sie mit ACT behandeln können. Wir können ihn an jedem Punkt der Therapie einbringen und ihn in vielen verschiedenen Zusammenhängen verwenden. Ich führe ihn häufig etwa in der Mitte meiner ersten Sitzung mit einer neuen Klientin als Teil des informierten Konsenses (Kapitel 5) ein. Typischerweise geht das etwa so:

Therapeut: Wäre es für Sie okay, wenn ich kurz etwas zeichne? Es ist eine Art Plan, der uns hilft, effektiv miteinander zu arbeiten. *(Der Therapeut holt einen Stift und ein Blatt Papier.)* Sie und ich und alle Menschen auf diesem Planeten machen immer irgendetwas. Wir essen, trinken, gehen, sprechen, schlafen, spielen – immerzu machen wir etwas. Auch wenn wir einfach die Wand anstarren, ist das auch etwas, was wir tun, oder? Und manche dieser Dinge, die wir tun, sind ziemlich nützlich; sie helfen uns, weiter zu einem besseren Leben fortzuschreiten. Ich nenne sie also »Hinbewegungen«. Hinbewegungen sind im Grunde die Dinge, die Sie anfangen möchten zu tun, oder von denen Sie mehr machen möchten, wenn unsere Arbeit, die wir hier tun, Erfolg hat.

Während er dies sagt, zeichnet der Therapeut einen Pfeil und schreibt:

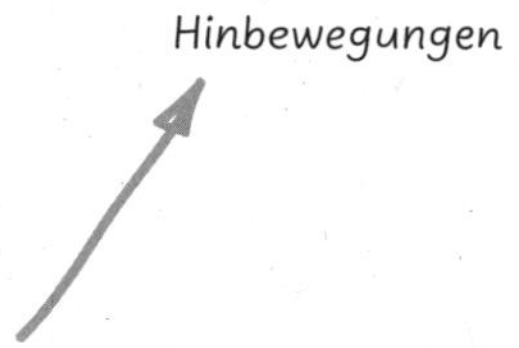

Der Therapeut fährt fort: Wenn wir also Hinbewegungen machen, bedeutet das, dass wir effektiv handeln und uns wie der Mensch verhalten, der wir sein möchten. Wir tun Dinge, die das Leben wahrscheinlich sinnvoller und erfüllender machen. Das Problem ist, dass das nicht alles ist, was wir machen. Es gibt andere Dinge, die wir machen, die die entgegensetzte Wirkung haben: Sie bringen uns von dem Leben, das wir in Wirklichkeit aufbauen wollen, weg. Dies nenne ich daher ›Wegbewegungen‹. Wenn man Wegbewegungen macht, bedeutet das, dass man ineffektiv handelt und sich nicht wie die Art Person verhält, die man sein möchte, und Dinge tut, die das Leben auf lange Sicht eher schlechter machen. Im Grunde sind Wegbewegungen also alles das, womit Sie aufhören oder was Sie zumindest weniger machen werden, wenn unsere Arbeit hier erfolgreich ist.

Während er dies sagt, zeichnet der Therapeut einen zweiten Pfeil und schreibt:

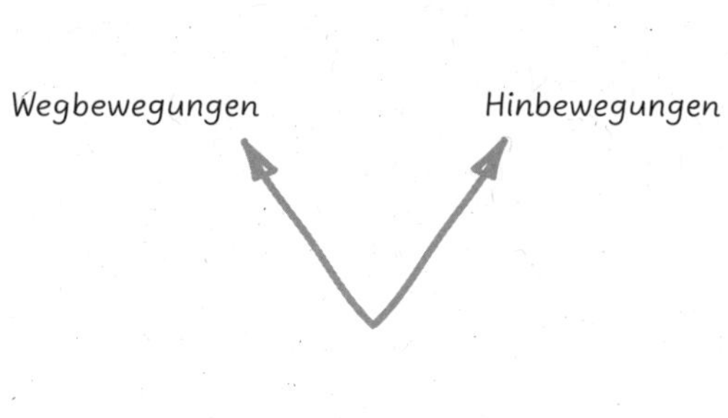

Der Therapeut fährt jetzt fort: Und dies gilt für uns alle, oder? Den ganzen Tag machen wir Hinbewegungen und Wegbewegungen und es verändert sich von Moment zu Moment. Und wenn das Leben nicht zu schwer ist, wenn die Dinge gut laufen und wenn wir bekommen, was wir im Leben wollen, ist es viel leichter, sich für diese Hinbewegungen zu entscheiden. Aber wie Sie wissen, ist das Leben selten so. Das Leben ist hart, und sehr oft bekommen wir nicht das, was wir wollen. Im Laufe des Tages begegnen wir also allen möglichen schwierigen Situationen und schwierige Gedanken und Gefühlen tauchen auf.

Unten an den Fuß des Diagramms schreibt der Therapeut jetzt »Situation(en), Gedanken und Gefühle«. (Anmerkung: Im Verlaufe dieses ganzen Buches wird der Ausdruck »Gedanken und Gefühle« als Kurzformel für Gedanken, Gefühle, Emotionen, Erinnerungen, dringende Bedürfnisse, Impulse, Bilder und Sinnesempfindungen verwendet. Alle diese privaten Erfahrungen können am Punkt der Entscheidung erwähnt oder aufgeschrieben werden.)

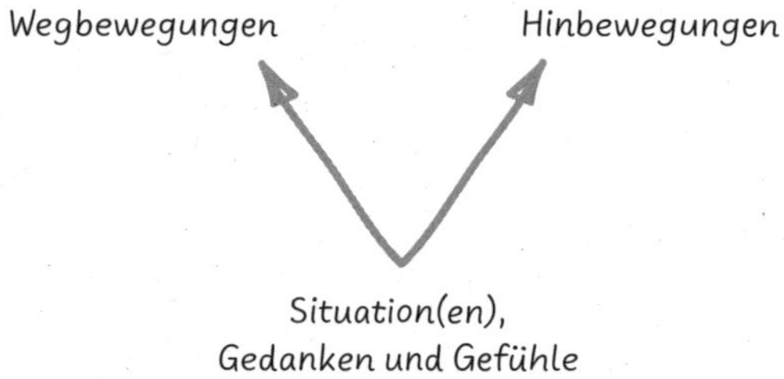

Der Therapeut fährt fort: Das Problem ist, dass die Grundeinstellung bei den meisten von uns die Tendenz ist, bei diesen schwierigen Gedanken und Gefühlen hängen zu bleiben, wenn sie sich zeigen. Sie halten uns in gewisser Weise fest und ziehen uns zu ihnen hin und zerren uns herum und ziehen uns überallhin. Wissen Sie, was ich meine? Sie können uns körperlich im Griff haben, dann fangen wir an, mit Armen und Beinen und mit unserem Mund auf verschiedene Weise auszuagieren. Oder sie haben unsere Aufmerksamkeit im Griff, dann verlieren wir uns in unserer inneren Welt, statt auf das zu fokussieren, was man tut. Und je fester sie uns im Griff haben … umso mehr machen wir diese Ausweichbewegungen, oder?

Der Therapeut schreibt jetzt »verstrickt« neben den Pfeil, über dem »Wegbewegungen« steht.

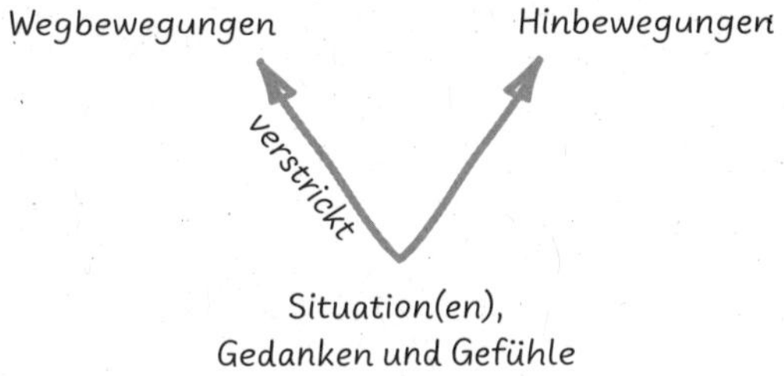

Der Therapeut fährt fort: Wir alle tun also diese Dinge in gewissem Maße, das ist normal. Niemand ist vollkommen. Wenn diese Dinge aber oft passieren, führt das zu großen Problemen. Eigentlich gehen fast alle psychischen Probleme, die wir kennen – Angst, Depression, Sucht, was auch immer – auf diesen Grundprozess zurück: Man gerät in den Griff von schwierigen Gedanken und Gefühlen und fängt an, Wegbewegungen zu machen. Macht das Sinn? Es gibt jedoch Momente, in denen man sich von diesen schwierigen Gedanken und Gefühlen losmachen und statt dessen Hinbewegungen machen kann. Und je besser wir darin werden, dies zu tun … nun ja, umso besser wird das Leben.

Während er dies sagt, schreibt der Therapeut »frei von Verstrickung« neben den Pfeil »Hinbewegung«.

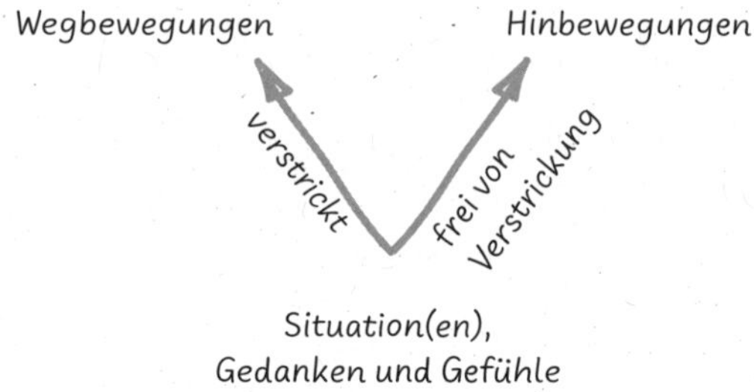

Der Therapeut zeichnet jetzt einen kleinen Kreis um den Punkt, an dem sich die zwei Pfeile berühren. (Wenn man das möchte, kann man die Worte »Punkt der Entscheidung« oder die Anfangsbuchstaben »PdE« hineinschreiben.)

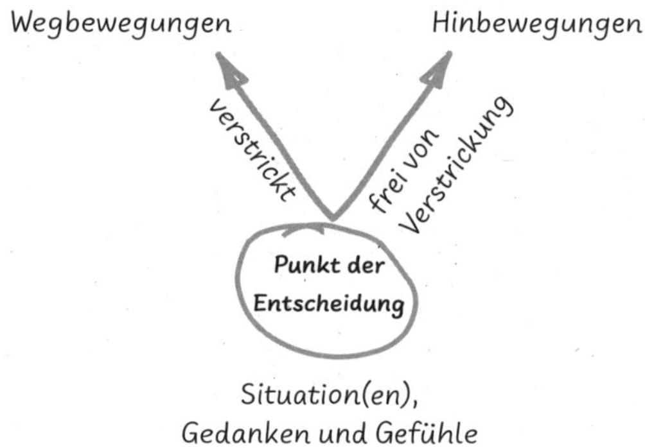

Während er das tut, fährt er fort: Wenn wir also in diesen schwierigen Situationen sind, und diese schwierigen Gedanken und Gefühle auftauchen, müssen wir uns entscheiden: Wie reagieren wir darauf? Je mehr wir uns im Griff befinden, umso wahrscheinlicher werden wir Wegbewegungen machen. Je mehr wir uns aber aus dem Griff befreien können, umso leichter sind Hinbewegungen.

Der Therapeut fährt fort: Wenn wir also gut hierin werden möchten *(zeigt auf den Pfeil »Hinbewegung«)*, müssen wir zwei Dinge tun: Wir müssen ein paar Kompetenzen lernen, wie wir uns aus dem

Griff befreien können. Und wir müssen uns darüber klar werden, welche Hinbewegungen wir machen möchten. Wenn wir das einmal erreicht haben, haben wir viel mehr Entscheidungsspielraum, wie wir auf all diese schwierigen Dinge reagieren, die uns das Leben beschert. Und das ist im Grunde das, worum es bei dieser Art Therapie geht: Es geht darum zu lernen, wie wir uns aus dem Griff dieser Dinge befreien können *(zeigt auf »Gedanken und Gefühle«)*, wie wir dies reduzieren *(zeigt auf Wegbewegung)* und uns helfen, besser darin zu werden, dies zu tun *(zeigt auf Hinbewegung)*.

Schwierige Terminologie

Manche Anwenderinnen der ACT verwenden den Ausdruck »im Griff« und meinen damit allein kognitive Fusion. Im Zusammenhang mit dem Punkt der Entscheidung wird der Begriff in einem weiteren Sinn verwendet und bedeutet sowohl kognitive Fusion als auch Erlebnisvermeidung. In Kapitel 2 schauen wir uns das genauer an.

Das »nackte Grundgerüst« des Punktes der Entscheidung

Was Sie gerade über den Punkt der Entscheidung gelesen haben, ist eine Darstellung des Grundgerüstes: eine allgemeine Übersicht, ohne spezifische Details. Idealerweise sollten Sie dieses Skelett mit Fleisch versehen: Sie sollten es für den Klienten mit spezifischen Beispielen für seine schwierigen Gedanken und Gefühle, für die schwierigen Situationen, mit denen er konfrontiert ist, für seine Wegbewegungen und für seine Hinbewegungen persönlich machen. Wenn Sie in diesem Buch weiter fortschreiten, zeige ich Ihnen, wie Sie dieses Diagramm ausfüllen können. Fürs Erste möchte ich drei wichtige Punkte hervorheben:

1. **Der Punkt der Entscheidung umfasst offenes und verdecktes Verhalten.** Bei der ACT definieren wir Verhalten als »alles, was ein ganzes Wesen tut«. Ja, Sie lesen richtig: alles, was das ganze Wesen tut, ist Verhalten. Das schließt offenes Verhalten wie Essen, Trinken, Gehen, Sprechen, die Serie *Game of Thrones* Anschauen usw. ein. *Offenes Verhalten* bedeutet im Grunde physisches Verhalten: Handlungen, die Sie mit Ihren Armen, Beinen, Händen und Füßen vornehmen; Gesichtsausdruck; alles, was man sagt, singt, ruft oder flüstert; wie man sich bewegt, isst, trinkt, atmet: die Körperhaltungen usw. Der Begriff »Verhalten« bezieht sich aber auch auf *verdecktes Verhalten,* was sich im Grunde auf psychisches Verhalten wie Denken, Fokussieren, Visualisieren, Achtsamkeit, Vorstellen und Erinnern bezieht. (Dieses innere psychische Verhalten kann von anderen niemals direkt beobachtet werden, daher wird es häufig eher »privates Verhalten« als »verdecktes Verhalten« genannt.)

   Hier eine einfache Weise, wie man offenes von verdecktem Verhalten unterscheiden kann. Angenommen, es ist plötzlich eine Videokamera da, während es zu dem Verhalten kommt. Könnte die Kamera das Verhalten aufnehmen? Wenn ja, dann ist es offenes Verhalten. Wenn nicht, dann ist es »verdecktes Verhalten«.

   Wie Sie in späteren Kapiteln sehen werden, nehmen wir offenes und verdecktes Verhalten auf, wenn wir den Punkt der Entscheidung mit einer Klientin verwenden. Zu verdeckten Wegbewegungen können zum Beispiel Grübeln, sorgenvolles Denken, Distanzieren (*disengaging*), den Fokus verlieren und obsessives Denken gehören. Verdeckte Hinbewegungen können Auflösen von Fusion oder Verstrickung, also Defusion, Akzeptieren, Aufmerksamkeit neu ausrichten, Sich engagieren, Entwickeln von Strategien und Planen sein.

2. **Der Klient definiert, was eine Wegbewegung ist.** Der Punkt der Entscheidung beschreibt die Dinge immer aus der Perspektive der Klientin. Mit anderen Worten, es ist der Klient, der definiert, wel-

ches Verhalten »von etwas weg« gerichtet ist, nicht die Therapeutin. Zu einem frühen Zeitpunkt der Therapie kann es sein, dass ein Klient selbstschädigendes oder selbstzerstörerisches Verhalten als eine Hinbewegung sieht. Zum Beispiel kann eine Klientin mit einer Alkoholabhängigkeit oder Spielsucht Trinken und Spielen anfangs als Hinbewegungen sehen.

Wenn das so ist, würden wir nicht anfangen, das mit einem Klienten zu diskutieren. Wir würden einfach etwas Zeit nehmen, um klarzustellen: »Kann ich einfach mal überprüfen, ob wir diese Begriffe in gleichem Sinn verwenden? Wegbewegungen sind alles das, womit Sie aufhören oder was Sie weniger machen möchten, wenn unsere Arbeit Erfolg hat, und Hinbewegungen sind die Dinge, mit denen Sie anfangen oder die Sie mehr machen möchten, wenn unsere Arbeit, die wir hier machen, erfolgreich ist.«

Wenn die Klientin selbstschädigendes Verhalten weiter als Hinbewegung bezeichnet, dann erkennen wir das an und schreiben es neben den Pfeil »Hin zu etwas«. Warum? Weil dies eine Momentaufnahme des Lebens des Klienten ist, *wie er oder sie es im Moment sieht,* nicht wie der Therapeut es sieht. Unser Ziel ist es, ein Gefühl für die Weltsicht *der Klientin,* für den Grad des Selbstgewahrseins *des Klienten* zu bekommen: was die Klientin als Probleme sieht und was sie nicht als Probleme sieht. Wenn wir den Klienten an diesem Punkt konfrontieren, wenn wir versuchen, ihn dahin zu bringen, dass er sein Denken ändert und dieses destruktive oder selbstschädigende Verhalten als eine Wegbewegung sieht, werden wir wahrscheinlich in einen fruchtlosen Kampf geraten. Fürs Erste benennen wir es als Hinbewegung und behalten im Hinterkopf, dass wir dies in späteren Sitzungen ansprechen.

Anfangs sollten wir Therapieziele finden, die das therapeutische Arbeitsbündnis aufbauen, statt es zu belasten. So finden wir heraus, was die Klientin *tatsächlich* als ihre Wegbewegungen sieht, und wir verwenden ACT, um mit ihr an diesen Verhaltensweisen zu arbeiten.

Dann, zu einem späteren Zeitpunkt der Therapie, wenn der Klient einmal ein höheres Niveau an psychischer Flexibilität erreicht hat, können wir auf das Verhalten zurückkommen und es neu bewerten: »Als Sie gerade zu mir gekommen waren, haben Sie Glücksspiel als eine Hinbewegung gesehen; sehen Sie es immer noch so?« Normalerweise verändert die Klientin ihre Sichtweise, wenn die Therapie voranschreitet und sich die psychische Flexibilität der Klientin entwickelt, und sie versteht ihr selbstschädigendes Verhalten als Wegbewegung besonders wenn sie bemerkt, dass es sie daran hindert, andere wichtige Lebensziele zu erreichen.

3. **Eine Aktivität kann je nach Kontext eine Hinbewegung oder eine Wegbewegung sein.** Wenn ich vor allem fernsehe, um zu vermeiden, ins Fitnessstudio zu gehen oder um die Erledigung einer anderen wichtigen Aufgabe aufzuschieben, oder wenn ich achtlos eine Tafel Schokolade esse, um Langeweile oder Angst zu vermeiden, dann bezeichne ich diese Aktivitäten als Wegbewegungen. Wenn ich aber aufgrund einer bewussten, wertegeleiteten Entscheidung fernsehe, die mein Leben bereichert (zum Beispiel um die letzte Folge von *The Walking Dead* zu sehen), oder wenn ich achtsam Schokolade esse, wenn ich sie mit Freunden genieße, wenn wir etwas feiern, dann klassifiziere ich diese Aktivitäten als Hinbewegungen. Es geht also nicht um die Aktivität als solche: Es geht um die Wirkungen, die diese Aktivität hat.

   In Zusammenhängen, in denen uns eine Aktivität dem Leben näher bringt, das wir leben wollen, und wir uns wie der Mensch verhalten, der wir sein wollen, ist es eine Hinbewegung; und in Kontexten, in denen uns diese Aktivität von dem Leben, das wir haben wollen, wegbringt, und wir uns anders als der Mensch verhalten, der wir sein wollen, ist es eine Wegbewegung. Wenn wir Beispiele wie diese an einem Punkt der Entscheidung eintragen, nehmen wir

Informationen mit auf, die deutlich machen, ob es eine Hinbewegung oder ob es eine Wegbewegung ist. Zum Beispiel würde ich an meinen Pfeil »Von etwas weg« schreiben »Fernsehen, um wichtige Aufgaben zu vermeiden« und an den Pfeil »Zu etwas hin« »Fernsehen als eine Entscheidung im Rahmen eines ausgewogenen Lebensstils«.

Der Punkt der Entscheidung, das Hexaflex und das Triflex

Schauen wir uns jetzt an, wie sich die Prozesse von Hexaflex und Triflex mithilfe des Punktes der Entscheidung abbilden und veranschaulichen lassen.

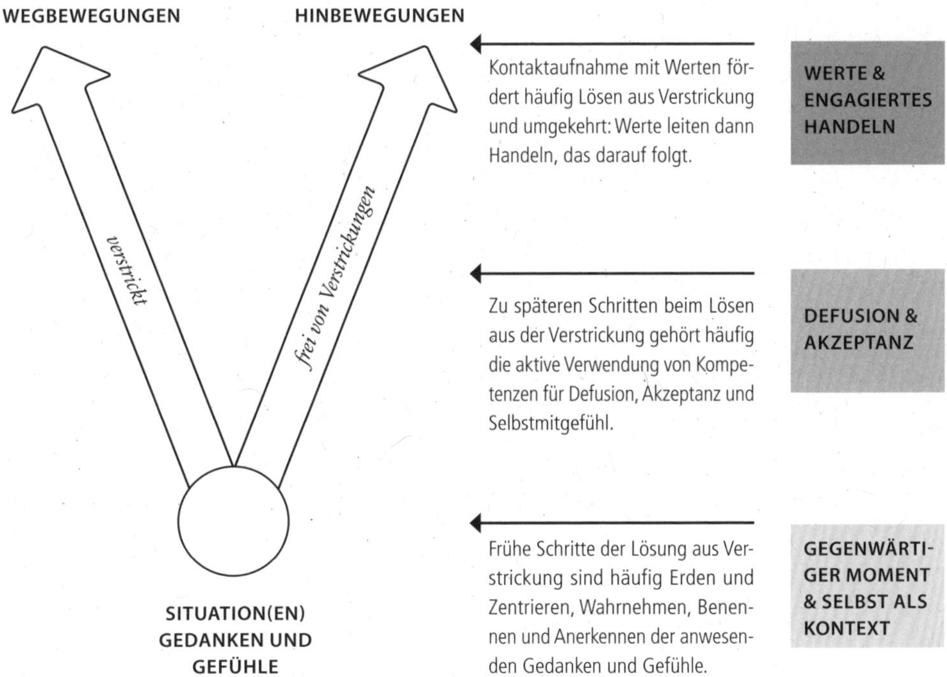

Kompetenzen für die Befreiung aus einer Verstrickung beziehen sich auf alle vier Kernprozesse der Achtsamkeit in der ACT: Defusion, Akzeptanz, Selbst als Kontext und Kontakt mit dem gegenwärtigen Moment. Wir können jede mögliche Kombination dieser Prozesse verwenden, um uns aus dem Griff schwieriger Gedanken und Gefühle zu lösen und ihre Wirkung und ihren Einfluss auf offenes oder verdecktes Verhalten zu reduzieren.

Hinbewegungen bezieht sich auf engagiertes Handeln – physisches und psychisches –, das von unseren Werten geleitet ist.

Verstrickt bezieht sich auf zwei Kernprozesse – *kognitive Fusion* und *Erlebnisvermeidung* –, die aus der Sicht der ACT für den größten Teil unseres psychischen Leidens verantwortlich sind. Kognitive Fusion bedeutet im Grunde, dass wir von unseren Kognitionen »dominiert« sind. Und Erlebnisvermeidung ist der andauende Kampf, um unerwünschte Gedanken und Gefühle zu vermeiden oder loszuwerden.

AUFGABEN

Das Lesen dieses Buches allein wird Ihnen keine ACT-Kompetenzen vermitteln, so wie man nicht allein dadurch Kochen lernt, dass man ein Kochbuch liest. Wenn Sie gut kochen lernen wollen, müssen Sie diese Fertigkeiten üben, üben und wieder üben, und dasselbe gilt für ACT. Am Ende der meisten Kapitel fordere ich Sie deshalb auf, etwas zu tun, um Ihre ACT-Kompetenzen aufzubauen. Hier ein paar Vorschläge für den Anfang:

- Spielen Sie den Punkt der Entscheidung mit einer imaginären Klientin durch, als wären Sie ein Schauspieler, der ein Stück probt. Machen Sie das laut, wenn Sie dazu bereit sind, wenn nicht, machen Sie es im Kopf. Idealer Weise lassen Sie es, während Sie proben, lebendig werden.

- Wenn Sie den Punkt der Entscheidung einmal für sich geprobt haben, probieren Sie ihn einmal mit einer Freundin oder einem Kollegen aus, um zu sehen, ob Sie zusammenfassen können, worum es bei der ACT geht.
- Danach setzen Sie es in der Arbeit mit ein paar Ihrer Klientinnen ein.

Vielleicht empfinden Sie ein wenig Widerstand dagegen, dies zu tun, vielleicht denken Sie, dass es ein bisschen dumm, unwichtig oder einfach nicht Ihr Stil ist. Aber wenn Sie es ausprobieren, kann es Ihnen helfen, das ACT-Modell zu verstehen, auch wenn Sie es nie in der Arbeit mit einem realen Klienten anwenden. (Und außerdem ist es eine enorme Hilfe, wenn Sie ACT einmal neugierigen Freundinnen, Kollegen, Verwandten oder Gästen bei Ihrer nächsten Dinnerparty erklären wollen.)

WAS SIE MITNEHMEN KÖNNEN

ACT ist eine Verhaltenstherapie, die Werte und Achtsamkeits-Kompetenzen kreativ nutzt, um Menschen zu helfen, ein reiches und sinnvolles Leben aufzubauen. Sie beruht auf sechs Kernprozessen: Werte, engagiertes Handeln und die vier Achtsamkeitsprozesse Defusion, Akzeptanz, Selbst als Kontext und Kontakt mit dem gegenwärtigen Moment. Diese kann man zu drei größeren Prozessen zusammenfassen: präsent sein, sich öffnen und tun, was wichtig ist. Technisch gesprochen ist das Ziel der ACT, Menschen zu helfen, psychische Flexibilität zu entwickeln: die Fähigkeit, uns auf das zu fokussieren und uns in dem zu engagieren, was wir tun, uns für unsere Gedanken und Gefühle zu öffnen und ihnen Raum zu geben und geleitet von unseren Werten effektiv zu handeln.

2 Sich verstricken

WAS VERSTEHEN WIR UNTER »VERSTAND«?

> *Das ist zu schwer. Das kann ich nicht. Ich wünschte, es wäre ein Therapeut hier, der mir sagt, was ich tun soll. Vielleicht bin ich für diese Art von Arbeit ja gar nicht geeignet. Ich bin so blöd.*

Spricht Ihr Verstand je so zu Ihnen? Meiner schon. Und der Verstand aller Therapeutinnen, die ich je gekannt habe, spricht genauso. Und was für andere wenig nützlichen Dinge macht Ihr Verstand? Vergleicht er Sie beispielsweise unbarmherzig mit anderen? Kritisiert er Ihre Bemühungen oder sagt Ihnen, dass Sie das, was Sie gern tun möchten, nicht tun können? Holt er unangenehme Erinnerungen aus der Vergangenheit hoch? Kritisiert er Ihr jetziges Leben und beschwört Lebensentwürfe herauf, mit denen Sie so viel glücklicher wären? Malt er angstvolle Szenarien über die Zukunft an die Wand und warnt Sie vor all dem, was schiefgehen könnte?

Falls ja, dann ist Ihr Verstand offensichtlich ganz normal. Nein, das ist kein Druckfehler. In der ACT gehen wir von der Annahme aus, dass die normalen psychischen Prozesse eines normalen menschlichen Verstandes leicht destruktiv werden und früher oder später psychisches Leiden verursachen. Und wir vermuten, dass die Ursache all dieses Leidens in der menschlichen Sprache selbst zu suchen ist.

Sprache und Verstand

Die menschliche Sprache ist ein hochkomplexes System von Symbolen, das Worte, Bilder, Geräusche, Mimik und Gesten umfasst. Wir Menschen nutzen Sprache auf zweierlei Weise: offen und verdeckt. Offen sind Sprechen, Mimik, Gesten, Schreiben, Malen, Bildhauerei, Singen, Tanzen, Schauspielerei und dergleichen. Verdeckt sind unter anderem sorgenvolles Denken, Vorstellen, Tagträumen, Planen, Visualisieren, Analysieren, Fantasieren.

Das Wort »Verstand« bezieht sich auf ein unglaublich komplexes System interaktiver kognitiver Prozesse, wie zum Beispiel Analysieren, Vergleichen, Bewerten, Planen, Erinnern, Visualisieren und vieles mehr. Allen diesen komplexen Prozessen liegt das ausgeklügelte System an Symbolen zugrunde, das wir menschliche Sprache nennen. In der ACT benutzen wir den Begriff »Verstand« daher als eine Umschreibung für »menschliche Sprache«.

Der Verstand ist ein zweischneidiges Schwert

Der menschliche Verstand ist ein zweischneidiges Schwert. Auf der guten Seite hilft er uns, Abbildungen und Modelle der Welt zu entwerfen, Prognosen zu erstellen und die Zukunft zu planen, Wissen weiterzugeben, aus Erfahrungen zu lernen, sich Dinge vorzustellen und zu erschaffen, die es nie zuvor gegeben hat, Regeln aufzustellen, an denen wir uns orientieren können und die uns helfen, uns als Gemeinschaft weiterzuentwickeln, mit Menschen zu kommunizieren, die weit entfernt leben, und von Menschen zu lernen, die nicht mehr leben.

Auf der Schattenseite können wir den Geist dazu nutzen, zu lügen, zu manipulieren und zu täuschen, zu verleumden, zu beschimpfen und Unwissenheit zu verbreiten, Hass, Vorurteile und Gewalt zu schüren, Massenvernichtungswaffen herzustellen und die Umwelt zu verschmutzen, an schmerzlichen Erlebnissen aus der Vergangenheit festzuhalten und diese wieder und wieder zu »durchleben«, uns selbst Angst zu machen, indem wir uns eine unangenehme Zukunft vorstellen, uns und andere zu vergleichen, zu verurteilen, zu kritisieren und zu verachten und uns Regeln aufzuerlegen, die einschränkend oder destruktiv wirken können.

Diese »dunkle Seite« des Verstandes ist vollkommen normal und natürlich und eine Quelle von Leiden für einfach jede und jeden. Und wenn wir es wagen, die dunkle Seite zu erforschen (Sie merken, ich bin ein Fan von *Krieg der Sterne*), begegnen wir bald den heimlichen Geschwistern psychischen Leidens: kognitiver Fusion und Erlebnisvermeidung.

KOGNITIVE FUSION

Kognitive Fusion – normalerweise zu *Fusion* verkürzt – bedeutet im Grunde, dass unsere Kognitionen unser Verhalten (offen oder verborgen) auf eine Weise beherrschen, die selbstschädigend oder problematisch ist. Mit anderen Worten, unsere Kognitionen haben einen negativen Einfluss auf unsere Handlungen und auf unser Gewahrsein.

Schwierige Terminologie

In der ACT bezieht sich der Begriff »Kognition« auf alle Kategorien von Denken – einschließlich Überzeugungen und was man glaubt, Vorstellungen, innere Haltungen, Annahmen, Fantasien, Erinnerungen, Bilder und Schemata – sowie auf Aspekte von Gefühlen und Emotionen. Viele Therapiemodelle treffen eine künstliche Unterscheidung von Kognition und Emotion, als wären sie getrennte Entitäten. Aber wenn wir eine Emotion untersuchen – Traurigkeit, Wut, Schuldgefühle, Angst, Liebe, Freude, was auch immer –, finden wir, dass die Erfahrung in Kognition »gesättigt« ist; da gibt es einen Reichtum an Bildern, Gedanken, Vorstellungen, Bedeutungen, Eindrücken oder Erinnerungen in einer »Mischung« mit allen möglichen physischen Impulsen, dringenden Bedürfnissen und Sinnesempfindungen im Körper. Dies ist der Grund, weshalb Sie mich häufig von Fusion mit »Gedanken und Gefühlen« sprechen hören.

Gegenüber Klienten verwende ich den Begriff »Fusion« nur, wenn sie ihn vor der Therapie schon gekannt haben. Vor allem spreche ich davon, »in den Griff von etwas zu geraten« – ein nützlicher Ausdruck, der *sowohl* Fusion *als auch* Erlebnisvermeidung abdeckt. Wir können darüber sprechen, wie unsere Gedanken und Gefühle uns »in den Griff bekommen«: sie besetzen unsere Aufmerksamkeit, halten uns zum Narren und bringen uns von der Spur ab.

Zwei Hauptformen, wie sich Fusion zeigt

Kognitive Fusion zeigt sich auf zweierlei Weise:

1. **Unsere Kognitionen dominieren auf problematische Weise unsere physischen** ***Handlungen.*** Als Reaktion auf unsere Kognitionen sagen und tun wir Dinge, die für den Aufbau des Lebens, das wir leben möchten, ineffektiv sind. Zum Beispiel sage ich als Reaktion auf den Gedanken *Niemand mag mich* ein wichtiges Treffen mit Freundinnen ab.
2. **Unsere Kognitionen dominieren auf problematische Weise unser Bewusstsein.** Mit anderen Worten, wir werden in unsere Kognitionen »hineingezogen« oder »verlieren« uns in ihnen, sodass unser Bewusstsein reduziert ist, und wir nicht mehr auf eine zweckmäßige

> Weise aufmerksam sind. Zum Beispiel »verwickle« ich mich so sehr in Sorgen oder Grübeln, dass ich mit meiner Aufmerksamkeit nicht bei den wichtigen Aufgaben bleiben kann, die ich bei der Arbeit erfüllen muss, und fange an, eine Menge Fehler zu machen.

Es herrscht in der ACT Einigkeit darüber, dass der Begriff »Fusion« nur verwendet werden sollte, wenn der Prozess zu problematischem, selbstschädigendem Verhalten führt. Mit anderen Worten, wenn unser offenes oder verborgenes Verhalten als Reaktion auf unsere Kognitionen in einem Ausmaß eng, rigide und unflexibel wird, das ineffektiv und selbstschädigend ist (z. B. das Leben auf lange Sicht schlechter macht, Gesundheit und Wohlbefinden schadet und uns von unseren Werten abbringt), würden wir den Begriff »Fusion« verwenden. Wenn das nicht der Fall ist, würden wir das nicht tun.

Wenn ich zum Beispiel auf eine Weise »in meinen Gedanken verloren« bin, die lebensfördernd ist – wie in Tagträumen, während ich im Urlaub am Strand liege, oder im richtigen Moment in Gedanken eine wichtige Rede probe – würden wir das eher »Versunkenheit« als Fusion nennen.

Ich werde Ihnen jetzt eine meiner Lieblingsmetaphern vorstellen, um kurz die Konzepte Fusion und Defusion zu vermitteln. Ich werde Sie die Übung Schritt für Schritt machen lassen, sodass Sie sie aus eigener Erfahrung kennenlernen können.

Metapher von den Händen als Gedanken und Gefühle

[Anmerkung: Lesen Sie diesen ersten Abschnitt und legen Sie das Buch dann weg, damit Sie beide Hände benutzen können. Machen Sie diese Übung, als wären Sie der Klient, der der Anleitung der Therapeutin folgt.]

Therapeutin: Stellen Sie sich einen Moment vor, Ihre Hände wären Ihre Gedanken und Gefühle. Schauen Sie sich um und stellen Sie sich vor, dass das, was Sie sehen, alles darstellt, was in Ihrem

Leben wichtig ist. Dann halten Sie Ihre Hände zusammen, mit den Handflächen so nach oben, als wären sie die Seiten eines geöffneten Buches. Dann heben Sie die Hände langsam und gleichmäßig – nehmen Sie sich dafür etwa fünf Sekunden – in Richtung Ihres Gesichts. Machen Sie das, bis sie Ihre Augen bedecken. Nehmen Sie sich dann ein paar Sekunden Zeit, um die Welt um Sie herum (durch die Spalten zwischen den Fingern) zu betrachten, und beobachten Sie, wie sich dies auf Ihre Sicht der Welt auswirkt.

(Bitte machen Sie jetzt diesen Teil, bevor Sie weiterlesen.)

—

Therapeutin: Wie wäre es, den ganzen Tag mit den Händen in dieser Weise vor den Augen herumzulaufen? Wie stark würde Sie dies einschränken? Wie viel würde Ihnen entgehen? Wie stark würde es Ihre Fähigkeit einschränken, auf die Welt um Sie herum einzugehen? Das ist es, was ich mit »im Griff von etwas« meine: Wir werden so sehr in unsere Gedanken und Gefühle verstrickt, dass wir das Leben verpassen und nicht wirkungsvoll handeln können.

(Wenn Sie am Ende dieses Abschnitts angelangt sind, führen Sie diesen nächsten Teil der Übung durch.)

Therapeutin: Bedecken Sie bitte Ihre Augen mit den Händen, aber dieses Mal nehmen Sie sie sehr, sehr langsam von Ihrem Gesicht. Nehmen Sie wahr, wie viel leichter es ist, mit der Welt um Sie herum in Kontakt zu treten, je größer die Distanz zwischen den Händen und Ihrem Gesicht ist.

(Machen Sie das bitte, bevor Sie weiterlesen.)

Therapeutin: Dies ist das, was ich »aus dem Griff lösen« nenne. Wie viel leichter ist es nun, wirkungsvoll zu handeln? Wie viel mehr Informationen können Sie aufnehmen? Wie viel stärker sind Sie mit der Welt um sich herum verbunden?

—

Diese Metapher (Harris, 2011) veranschaulicht die zwei Hauptzwecke der Defusion: sich voll und ganz auf die Erfahrung einlassen und wirkungsvolles Handeln ermöglichen. (Eine kurze Bemerkung: Das Ziel der Defusion ist nicht, unerwünschte Gedanken und Gefühle loszuwerden oder zu bewirken, dass wir uns besser fühlen. Dazu kommt es häufig als ein Ergebnis von Defusion, aber wir werden später sehen, dass wir in der ACT das als Bonus oder Nebeneffekt, nicht als eigentlichen Zweck bzw. Ziel sehen.)

Eine kurze Zusammenfassung von Fusion versus Defusion

Wenn man mit einer Kognition verschmilzt, kann das so aussehen wie

- etwas, dem man gehorchen, nachgeben oder auf das hin man handeln muss;
- eine Gefahr, die man vermeiden oder die man loswerden muss;
- etwas sehr Wichtiges, das unsere ganze Aufmerksamkeit beansprucht.

Wenn wir uns aus dem Griff dieser Kognition lösen, können wir sie als das sehen, was sie ist: eine Gruppe von Wörtern oder Bildern »in unserem Kopf«. Wir können erkennen, dass sie

- nicht etwas ist, dem wir gehorchen, nachgeben oder auf die hin wir handeln müssen;
- definitiv keine Bedrohung für uns darstellt; und
- dass sie wichtig ist oder nicht: Wir können entscheiden, wie viel Aufmerksamkeit wir ihr schenken.

Nützlichkeit

Das gesamte ACT-Modell basiert auf dem Schlüsselkonzept der Nützlichkeit (workability). Prägen Sie sich diesen Begriff – *Nützlichkeit* – bitte gut ein. Sie liegt allen unseren Interventionen zugrunde. Um festzustellen, was funktioniert, stellen wir folgende Frage: »Trägt das, was Sie tun, zu einem reichen, erfüllten und sinnvollen Leben bei?« Lautet die Antwort Ja, »taugt« Ihr Handeln und muss nicht verändert werden. Lautet die Antwort Nein, funktioniert es nicht. In diesem Fall suchen wir nach Alternativen, die besser taugen.

In ACT geht es also nicht darum, ob ein Gedanke richtig oder falsch ist, sondern darum, ob er hilfreich (workable) ist. Mit anderen Worten: Wir wollen wissen, ob ein Gedanke unserer Klientin nützlich ist, ein reicheres, sinnvolleres und erfüllteres Leben zu leben. Dies lässt sich anhand folgender und ähnlicher Fragen feststellen: »Hilft es Ihnen, ein reicheres, sinnvolleres und erfüllteres Leben zu leben, wenn Sie Ihr Verhalten von diesem Gedanken bestimmen lassen?« oder »Hilft es Ihnen, der Mensch zu sein, der Sie sein möchten, und das zu tun, was Sie tun wollen, wenn Sie ganz fest an diesem Gedanken festhalten?«

Untersuchung von Nützlichkeit (workability) in einer Sitzung

Hier ist ein Transkript, das diesen Ansatz veranschaulicht:

Klient: Aber es ist wahr. Ich bin wirklich dick. Sehen Sie mich an. *(Der Klient fasst zwei dicke Falten Fett an seinem Unterbauch und drückt sie zusammen, um zu unterstreichen, was er sagt.)*

Therapeutin: Okay. Kann ich Ihnen etwas Wichtiges sagen? In diesem Raum werden wir nie diskutieren, ob Ihre Gedanken wahr oder falsch sind. Woran wir hier interessiert sind, ist, ob Ihre Gedanken nützlich oder hilfreich sind – ob sie Ihnen helfen, ein besseres Leben zu leben. Wenn Ihr Verstand Ihnen also sagt *Ich bin dick,* dann nehmen diese Gedanken Sie ganz in Beschlag, stimmt's? Und wenn sie Sie einmal im Griff haben, was passiert dann?

Klient: Ich ekle mich vor mir selbst.

Therapeutin: Okay. Und was geschieht dann?

Klient: Dann werde ich depressiv.

Therapeutin: Die Wirkung verstärkt sich also ziemlich schnell. Alle diese schwierigen Gedanken und Gefühle steigen in Ihnen auf: Depression, Ekel, »Ich bin dick« und so weiter. Und wenn Sie davon nicht mehr loskommen, was machen Sie dann?

Klient: Was meinen Sie?

Therapeutin: Also, was würde ich sehen, wenn Sie alle diese schwierigen Gedanken und Gefühlen im Griff haben, und wenn ich ein Video von Ihnen sähe, wie Sie bei sich zu Hause sind? Was würde ich Sie tun sehen oder hören, das mir zeigen würde: »Aha! Dieses Zeug hat Stefan grade richtig im Griff«?

Klient: Ich würde wahrscheinlich vor dem Fernseher sitzen und Schokolade oder Pizza essen.

Therapeutin: Und das ist nicht das, was Sie gern tun würden.

Klient: Natürlich nicht! Ich versuche abzunehmen! Schauen Sie sich das an. (Er klopft auf seinen Unterbauch.) Es ist scheußlich.

Therapeutin: Wenn Sie also an dem Satz »Ich bin dick« hängen, dann machen Sie Dinge, die Sie von der Art Leben, das Sie leben wollen, wegbringen?

Klient: Ja, aber es ist wahr: Ich bin dick!

Therapeutin: Also, wie gesagt, bei dieser Art Therapie befassen wir uns nicht damit, ob ein Gedanke wahr oder falsch ist. Wir wollen nur wissen, hilft er Ihnen, auf das Leben zuzugehen, das Sie leben möchten? Mit anderen Worten, wenn diese Gedanken Sie im Griff haben, hilft das Ihnen dann, Sport zu treiben oder gut zu essen oder Zeit mit den Dingen zu verbringen, die das Leben reich und lohnend machen?

Klient: Nein. Natürlich nicht. Aber ich kann es nicht ändern!

Therapeutin: Das stimmt. Zu diesem Zeitpunkt können Sie es nicht ändern. Diese Gedanken und Gefühle tauchen auf und sie packen Sie sofort, bevor Sie es auch nur merken. Wie wäre es, wenn wir also etwas tun könnten, um das zu ändern? Möchten Sie eine neue Kompetenz erlernen? – eine Fähigkeit zum Lösen aus diesem Griff –, sodass Sie sich das nächste Mal, wenn Ihr Verstand Sie mit Gedanken wie »Ich bin dick« niedermacht, davon frei machen können?

—

Wenn wir vom Konzept der Nützlichkeit (workability) ausgehen, müssen wir das Verhalten eines Klienten weder als »gut« oder »schlecht« noch als »falsch« oder »richtig« bewerten. Stattdessen können wir urteilsfrei und mitfühlend fragen, ob es dazu beiträgt, das Leben zu leben, das sich der Klient wünscht. Dasselbe gilt für seine Gedanken. Wir müssen sie weder als irrational noch als dysfunktional oder negativ bezeichnen und brauchen nicht darüber zu diskutieren, ob sie wahr oder falsch sind. Wir können stattdessen einfach eine der folgenden Fragen stellen:

- Wie geht es auf lange Sicht, wenn Sie Ihr Leben von diesem Glauben /dieser Überzeugung /dieser Vorstellung /dieser Regel leiten oder diktieren lassen? Wenn Sie sie das, was Sie tun, bestimmen lassen?
- Hilft es Ihnen, die Dinge zu tun, die Sie tun möchten, wenn Sie in diese Gedanken ganz verstrickt sind, oder wenn sie Sie im Griff haben?
- Hilft es Ihnen, die Person zu sein, die Sie sein möchten, wenn Sie sich von diesen Gedanken leiten lassen?

In obigem Beispiel macht der Therapeut keinen Versuch, den Inhalt der Gedanken zu verändern. In der ACT wird der Inhalt eines Gedankens selten als problematisch angesehen. Problematisch ist gewöhnlich das Verschmelzen (Fusion) mit dem Gedanken. In zahlreichen Psychologiebüchern findet sich folgendes Zitat von William Shakespeare: »Denn es ist nichts entweder gut oder böse; das Denken macht es erst dazu.« In der ACT nehmen wir an dieser Stelle eine grundlegend andere Haltung ein: »Durch das Denken wird nichts gut oder schlecht, sondern das Verschmelzen mit Ihren Gedanken macht Probleme.«

Anders gewendet: Haben Sie bemerkt, wie die Therapeutin reagiert hat, als der Klient sagte: »Aber ich kann es nicht ändern!«? Unsere Klientinnen sagen häufig solche Dinge, besonders, wenn es um impulsives, abhängiges oder aggressives Verhalten geht. Und wenn sie das tun, sollten wir es anerkennen und etwa Folgendes sagen: »Das stimmt. In diesem Moment können Sie es nicht ändern. Diese Gedanken und Gefühle haben Sie sofort im Griff und zerren Sie hierhin und dahin wie eine Marionette.« Wir können dann die Frage stellen: »Würden Sie es denn gern ändern?« Wenn der Klient mit Ja antwortet, können wir ihn einladen, ein paar neue Kompetenzen zu lernen, wie am Ende des obigen Transkripts. (»Das ist alles gut und schön, Russ,« höre ich Sie sagen, »aber was, wenn die Klientin mit Nein antwortet oder sagt ›Das ist nicht möglich‹?« Wir kommen in späteren Kapiteln auf diese Fragen zurück.)

Nützlichkeit und der Punkt der Entscheidung

Wie Sie wissen (außer Sie haben Kapitel 1 übersprungen, in welchem Fall unsere besonders ausgebildeten Spürhunde Sie aufspüren und dann gnadenlos kitzeln werden, bis Sie versprechen, nie wieder ein Kapitel auszulassen), bin ich ein großer Fan des Punktes der Entscheidung. Einer der Gründe dafür ist, dass er es erleichtert, das Konzept der Nützlichkeit mit Klienten zu verwenden. Kommen wir noch einmal auf die oben wiedergegebene Sitzung zurück und schauen wir, wie sie verlaufen würde, wenn die Therapeutin zur Veranschaulichung den Punkt der Entscheidung verwenden würde. Wir gehen davon aus, dass der Therapeut den Punkt der Entscheidung schon eingeführt hat, wie er in Kapitel 1 besprochen wurde, und wir setzen etwa in der Mitte des Transkripts ein.

Klientin: Dann werde ich depressiv.

Therapeut: Okay. Es sieht also so aus, als würde das ganz schnell gehen. Wäre es okay, wenn ich etwas aufschreibe, damit wir es besser in den Griff bekommen? *(Der Therapeut kann auf den von Hand gezeichneten Punkt der Entscheidung schreiben, oder, wenn er das vorzieht, ein ausgedrucktes Arbeitsblatt verwenden, wie auf den Abbildungen unten.)* Sie haben also alle diese schwierigen Gedanken und Gefühle: »Ich bin dick«, Ekel, Depression und so weiter. (Während er dies sagt, schreibt der Therapeut Schlüsselworte unten an den Punkt der Entscheidung, wie die Abbildung zeigt.)

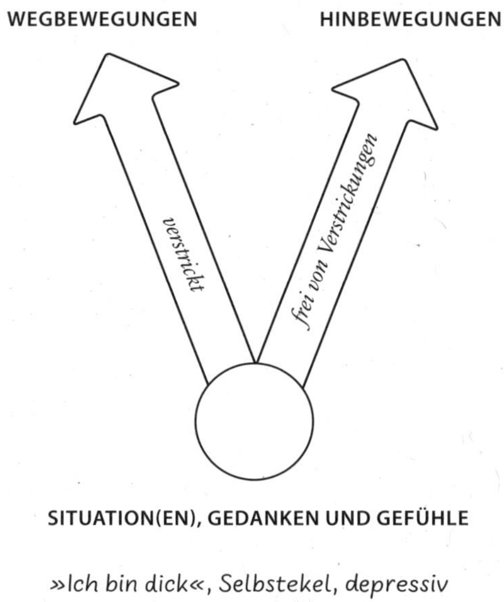

Therapeut: Und diese Dinge haben Sie sofort im Griff, richtig?

Klientin: Und wie!

Therapeut: Wenn ich ein Video von Ihnen zu Hause sähe, was würde ich Sie also tun sehen oder hören, das mir zeigen würde: »Aha! Dieses Zeug hat Stefanie grade richtig im Griff?«

Klientin: Ich würde wahrscheinlich vor dem Fernseher sitzen und Schokolade oder Pizza essen.

Therapeut: Okay. Und wäre das eine Hinbewegung oder eine Wegbewegung?

Klientin: Hmm, sagen Sie mir noch einmal, was diese Worte bedeuten?

Therapeut: Klar. Hinbewegungen sind Dinge, die wir tun und die uns helfen, die Art von Leben aufzubauen, das wir wollen: Dinge tun, die zweckmäßig sind, das Leben besser machen, so handeln wie der Mensch, der wir wirklich sein wollen. Dinge, die Sie zu tun beginnen oder die Sie mehr tun, wenn unsere Arbeit hier erfolgreich ist. Und Wegbewegungen sind das Gegenteil: all das, was wir tun, was uns von dem Leben wegbringt, das wir wollen; was uns weiter feststecken lässt oder unsere Probleme verschlimmert – womit Sie aufhören oder was Sie weniger tun, wenn unsere Arbeit hier erfolgreich ist.

Klientin: Verstehe. Es ist definitiv eine Wegbewegung.

Therapeutin: Okay, also schreibe ich das einfach hierhin. *(Therapeutin schreibt dies auf das Diagramm, wie diese Abbildung zeigt.)*

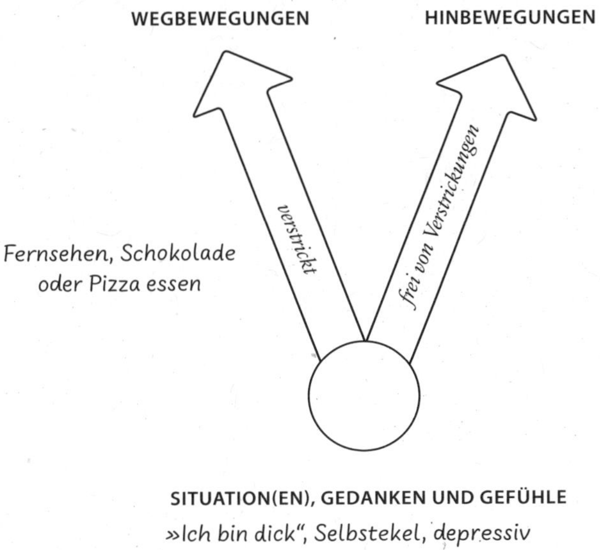

Therapeutin: Sind dies also die Art Dinge, die Sie zu tun neigen *(zeigt auf die Wegbewegungen)*, wenn Sie im Griff dieser Gedanken und Gefühle sind *(zeigt auf die Worte unter dem Diagramm)?*

Der Rest des Transkripts wäre ziemlich dasselbe wie das Original und würde zu der Einladung führen, Kompetenzen im Befreien aus der Verwicklung in diese Gedanken und Gefühle zu erwerben (d. h. Kompetenzen, die auf den vier ACT-Achtsamkeitsprozessen beruhen: Akzeptanz, Defusion, flexible Aufmerksamkeit, Selbst-als-Kontext). Sie sehen, dass in den beiden Transkripten die Worte des Therapeuten fast identisch sind. Der Hauptunterschied besteht nicht in der Sprache der Therapeutin, sondern in ihrem Gebrauch des Punktes der Entscheidung als visueller Bezugspunkt, um die Hauptpunkte des Gesprächs zu verdeutlichen und zu verstärken. Sie sehen auch, dass Nützlichkeit in den Punkt der Entscheidung »eingebaut« ist; Wegbewegungen sind unzweckmäßige Verhaltensweisen, und Hinbewegungen sind zweckmäßig.

Gedanken und Gefühle sind nicht das Problem

Haben Sie gesehen, dass in diesen Transkripten der Therapeut nie Gedanken und Gefühle als Problem beschreibt? Die Haltung der ACT ist, dass Gedanken und Gefühle an sich nicht problematisch sind. Erst wenn wir auf sie auf eine rigide, unflexible Weise reagieren, wie mit Fusion und Vermeiden, haben sie problematische Wirkungen.

In einem Kontext von Fusion und exzessiver Erlebnisvermeidung werden Gedanken und Gefühle leicht pathologisch oder entstellen das Bild vom Leben. Aber wenn wir flexibel auf sie agieren – mit Defusion, Akzeptanz, flexibler Aufmerksamkeit oder Selbst als Kontext –, bekommen dieselben Gedanken und Gefühle in diesem neuen Kontext von Achtsamkeit eine andere Funktion. Natürlich können sie weiter schmerzhaft oder unangenehm sein, aber sie funktionieren nicht mehr auf eine Weise, die dem Wohlbefinden oder der Lebensqualität abträglich ist.

Der Therapeut ebnet der Klientin behutsam den Weg, damit sie diese radikal neue Sicht durch den konstruktiven Gebrauch des Wortes »im Griff« entdecken kann: »Wenn Sie also *in den Griff* dieser Gedanken und Gefühle *geraten,* fangen Sie an, XYZ zu machen.« Diese Ausdrucksweise legt für die spätere Arbeit ein gutes Fundament: In späteren Sitzungen wird der Klient die Erfahrung machen, dass er diese schwierigen Gedanken und Gefühle haben, aber achtsam auf sie reagieren kann und dadurch ihre Wirkung und ihren Einfluss reduziert, ohne zu versuchen, sie zu vermeiden oder loszuwerden.

Sechs Hauptkategorien der Fusion

Wenn wir wirklich wollten, könnten wir ein riesiges Sortiment verschiedener Kategorien von Fusion zusammenstellen. Aber nun ja, das Leben ist kurz, und es gibt wichtigere Dinge, für die wir unsere Zeit brauchen. Wir halten es also einfach: Im therapeutischen Zusammenhang halten wir nach sechs Hauptkategorien von Fusion Ausschau: Fusion mit der Vergangenheit, mit der Zukunft, mit dem Selbstkonzept, mit Gründen, mit Regeln und mit Wertungen. (Denken Sie daran, dass dies keine voneinander getrennten Kategorien sind; sie überschneiden sich und sind wechselseitig miteinander verbunden.)

Fusion mit der Vergangenheit. Damit sind alle Arten von Kognition gemeint, die sich auf die Vergangenheit beziehen:

- Grübeln, Bedauern und Hängen an schmerzlichen Erinnerungen (z. B. an Versagen oder Scheitern, Verletzungen und Verlust)
- Vorwürfe und Groll wegen vergangener Ereignisse
- Idealisieren der Vergangenheit: Mein Leben war wunderbar, bis XYZ passiert ist.

Fusion mit der Zukunft. Damit sind alle Arten von Kognition gemeint, die sich auf die Zukunft beziehen, darunter:

- Sich Sorgen machen, Ausmalen von Katastrophen
- Antizipieren des Schlimmsten, Hoffnungslosigkeit
- Antizipieren von Versagen oder Scheitern, Ablehnung, Verletzungen, Verlust usw.

Fusion mit dem Selbstkonzept. Dies bezieht sich auf alle Arten von selbst-deskriptiver und selbst-evaluativer Kognition, darunter:

- negativer Selbstbewertung: Ich bin schlecht, nicht liebenswert, wertlos, schmutzig, beschädigt, nichts, gebrochen.
- positiver Selbstbewertung: Ich habe immer recht, ich bin besser als du.
- übertriebene Identifikation mit einer Zuschreibung: Ich bin Borderline, ich bin depressiv, ich bin ein Alkoholiker.

Fusion mit Gründen. Menschen sind gut darin, »Gründe zu finden«: sie finden dafür Gründe, weshalb sie sich nicht verändern können, sich nicht verändern werden oder sich nicht einmal verändern sollten. Zu dieser Kategorie gehören alle Gründe wie diese: Ich kann X (eine wichtige Handlung) nicht tun, weil …

- ich zu Y bin (Y = deprimiert, müde, ängstlich usw.)
- Z passieren könnte (Z = schlechte Ergebnisse wie Versagen oder Scheitern, Ablehnung, sich lächerlich machen)
- es sinnlos ist, es zu schwer ist, es Angst macht
- ich B bin (B = Borderline, scheu, ein Loser oder andere Selbstkonzepte)
- C sagt, ich sollte es nicht machen (C = Eltern, die Religion, das Gesetz, kulturelle Vorgaben, Arbeitsplatz usw.).

Fusion mit Regeln. Unter diese Kategorie fallen alle »Regeln«, die ich in Bezug darauf befolge, wie ich, andere oder die Welt sein sollte. Regeln kann man an Worten wie »sollte«, »muss«, »richtig«, »falsch«, »fair«, »unfair« erkennen. Und häufig beschreiben sie Bedingungen wie *kann nicht, außer; sollte nicht, außer; darf nicht, weil; muss dies tun, damit, werde nicht tolerieren oder weigere mich zuzulassen, dass.* Hier ein paar Beispiele:

- Ich darf keine Fehler machen.
- Sie muss sich ändern, bevor ich es tue.
- Ich kann nicht zur Arbeit gehen, wenn ich mich so fühle.

Fusion mit Urteilen. Diese Kategorie bezieht sich auf jede Art von Bewertung oder Evaluation, positive wie negative, zum Beispiel Urteile über

- die Vergangenheit und Zukunft
- einen selbst und andere
- unsere eigenen Gedanken und Gefühle
- unseren Körper, unser Verhalten, unser Leben
- die Welt, Orte, Menschen, Objekte, Ereignisse und überhaupt von allem.

Diese sechs Kategorien der Fusion überschneiden sich und verweben sich leicht zu komplexen Narrativen wie diesem: *Weil mir schlimme Dinge passiert sind* (Vergangenheit), *bin ich beschädigt* (Selbstkonzept, Bewertung), was bedeutet, dass ich X nicht tun kann (einen Grund nennen) oder also werde ich niemals Y haben (Zukunft). Denken Sie daran, dass diese sechs Kategorien nicht das ganze Spektrum von Fusionen abdecken, sondern sie erklären die häufigsten Fälle, denen wir in der therapeutischen Praxis begegnen.

ERLEBNISVERMEIDUNG

Schauen wir uns jetzt den anderen Kernprozess an, durch den sich Menschen verwickeln: *Erlebnisvermeidung.* Dieser Begriff bezieht sich auf unser Verlangen, unerwünschte »private Erfahrungen« zu vermeiden oder loszuwerden, und auf alles, was wir versuchen, um das zu erreichen.

> ***Schwierige Terminologie***
>
> Mit *privater Erfahrung* ist jede Erfahrung gemeint, die man hat und von der niemand weiß (außer man erzählt ihnen davon): Gedanken, Gefühle, Erinnerungen, Emotionen, Neigungen, Impulse, Wünsche und Sinnesempfindungen.

Alle Menschen vermeiden Erfahrung in gewissem Maß. Warum ist das so? Hier eine klassische ACT-Metapher, die man verwenden kann, um es Klienten zu erklären.

Die Problemlösemaschine

Therapeutin: Müssten wir eine Fähigkeit des menschlichen Verstandes nennen, die uns in die Lage versetzt hat, so erfinderisch zu sein, dass wir nicht nur das Erscheinungsbild unseres Planeten verändert haben, sondern ihn auch verlassen können, wäre es die Fähigkeit, Probleme zu lösen. Problemlösung ist im Wesentlichen Folgendes: Ein Problem bedeutet etwas Unerwünschtes. Und eine Lösung bedeutet, das Problem zu vermeiden oder loszuwerden. In der physischen Welt funktioniert Problemlösung oft sehr gut. Ein Wolf vor der Tür? Werfen Sie Steine oder Speere nach ihm oder erschießen Sie ihn und Sie sind ihn los. Schnee, Regen, Hagel? Das Wetter können Sie zwar nicht loswerden, aber Sie können sich in einer Höhle, einem Haus oder einem Unterschlupf verkriechen bzw. geeignete Kleidung tragen. Trockener, ausgedörrter Boden? Sie können ihn bewässern und düngen und das Problem auf diese Weise loswerden. Sie können aber auch zu einem besser geeigneten Ort weiterziehen und somit das Problem umgehen.

Unser Verstand arbeitet wie eine Problemlösemaschine und er macht seine Aufgabe sehr gut. Da das Lösen von Problemen in der materiellen Welt so gut funktioniert, ist es nur natürlich, dass der Verstand mit unserer inneren Welt, der Welt der Gedanken, Gefühle, Erinnerungen, Empfindungen und Neigungen, genauso verfahren möchte. Aber leider funktioniert es oft nicht, wenn wir unerwünschte Gedanken oder Gefühle vermeiden oder loswerden möchten. Und wenn es funktioniert, ist es mit viel zusätzlichem Leid verbunden.

Wie Erlebnisvermeidung das Leiden vergrößert

Wir werden an späterer Stelle noch einmal auf die Metapher der Problemlösemaschine zurückkommen. Jetzt wollen wir uns zunächst der Frage widmen, wie Erlebnisvermeidung das Leid vergrößert. Suchtverhalten liefert dazu ein gutes Beispiel: Viele Süchte beginnen als ein Versuch, unerwünschte Gedanken und Gefühle wie Langeweile, Einsamkeit, Angst, Schuldgefühle, Wut oder Traurigkeit zu vermeiden oder loszuwerden. Glücksspiele, Drogen, Alkohol oder Zigaretten helfen zwar oft, sich vorübergehend von solchen Gefühlen zu befreien. Mit der Zeit bringen sie jedoch jede Menge Schmerz und Leid mit sich.

Je mehr Zeit und Energie wir aufwenden, um unerwünschte innere Erlebnisse zu vermeiden oder loszuwerden, desto mehr werden wir auf lange Sicht seelisch leiden. Angststörungen liefern hier ein gutes Beispiel. Das Erleben von Angst ist nicht das, was zu einer Angststörung führt. Immerhin ist Angst ein ganz normales Gefühl, das wir alle kennen. Angststörungen sind vor allem durch übermäßige Erlebnisvermeidung gekennzeichnet. Das Leben der Betroffenen wird von dem Versuch dominiert, Angst zu vermeiden oder loszuwerden. Angenommen, ich würde in sozialen Situationen Angst empfinden und daher soziale Kontakte meiden, um diesen Gefühlen aus dem Weg zu gehen. Jetzt habe ich eine »soziale Phobie«. Kurzfristig liegt der Nutzen auf der Hand – ich vermeide die angstvollen Gedanken und Gefühle – langfristig ist der Preis jedoch sehr hoch: Ich fühle mich isoliert und eingeschränkt und gerate in einen Teufelskreis.

Eine andere Lösung wäre, meine Ängste dadurch zu verringern, dass ich in die Rolle der »guten Zuhörerin« schlüpfe. Ich werde sehr empathisch und fürsorglich. Ich erfahre viel über die Gedanken, Gefühle und Wünsche der anderen, mit denen ich spreche, gebe aber wenig oder nichts über mich preis. Kurzfristig lässt sich damit meine Angst vor Verurteilung oder Ablehnung verringern, auf lange Sicht mangelt es meinen Beziehungen jedoch an Nähe, Offenheit und Authentizität.

Nehmen wir einmal an, ich würde Valium oder ein anderes Mittel, das meine Stimmung verändert, gegen meine Angst nehmen. Auch hier liegt der kurzfristige Nutzen wieder auf der Hand: weniger Angst. Langfristig bedeutet der Gebrauch von Benzodiazepinen, Antidepressiva, Marihuana oder Alkohol gegen meine Angst unter Umständen (a) psychische Abhängigkeit von der Substanz, (b) möglicherweise eine körperliche Abhängigkeit, (c) sonstige körperliche und emotionale Nebenwirkungen, (d) eine finanzielle Belastung und (e) keine Chance, zu lernen, effektiver mit der Angst umzugehen, wodurch sie entweder bestehen bleibt oder sich sogar noch verschlimmert.

Noch eine Möglichkeit, auf soziale Phobie zu reagieren, wäre, die Zähne zusammenzubeißen und trotz meiner Angst soziale Kontakte aufzunehmen, die Gefühle also auszuhalten, obwohl sie mich belasten. Aus der ACT-Perspektive wäre auch Letzteres Erlebnisvermeidung. Warum? Weil ich die Situation zwar nicht vermeide, aber dennoch gegen meine Gefühle ankämpfe und verzweifelt hoffe, dass sie weggehen. Damit halte ich sie aus, akzeptiere sie aber nicht.

Es gibt einen großen Unterschied zwischen Toleranz und Akzeptanz. Möchten Sie, dass die von Ihnen geliebten Menschen Ihre Gegenwart *aushalten*, hoffen, dass Sie bald wieder gehen, und immer wieder schauen, ob Sie schon weg sind? Oder ist es Ihnen lieber, wenn sie Sie voll und ganz so *akzeptieren,* wie Sie sind – mit Ihren Macken und Schwächen –, und bereit sind, Sie so lange um sich zu haben, wie Sie anwesend sein möchten?

Meine Angst aushalten, also die Zähne zusammenzubeißen und sie durchzustehen, erfordert große Anstrengung und viel Energie – und es macht es schwer, sich voll und ganz auf soziale Interaktionen einzulassen. Mir entgeht dadurch viel von der Freude und Erfüllung, die normalerweise mit sozialen Kontakten verbunden sind. Dies wiederum steigert meine Angst vor künftigen sozialen Ereignissen, da ich sie nicht genießen kann, ich mich fürchterlich fühle oder es so anstrengend ist.

Je mehr Bedeutung wir der Angstvermeidung zumessen, desto mehr Angst vor der Angst entwickeln wir leider auch. Ein solcher Teufelskreis steht im Zentrum sämtlicher Angststörungen. (Angst vor der Angst ist im Grunde das, was eine Panikattacke ausmacht.) Versuche, unerwünschte Gedanken und Gefühle zu vermeiden, können sie paradoxerweise häufig verstärken. Forschungen haben beispielsweise ergeben, dass die Unterdrückung unerwünschter Gedanken zu einem sogenannten Rückpralleffekt führen kann, durch den sich Intensität und Häufigkeit der unerwünschten Gedanken sogar noch erhöhen (Wenzlaff & Wegner, 2000). Anderen Studien ist zu entnehmen, dass der Versuch, eine Stimmung zu unterdrücken, diese durch eine Selbstverstärkungsschleife sogar noch intensivieren kann (Feldner, Zvolensky, Eifert & Spira, 2003; Wegner, Erber & Zanakos, 1993).

In zahlreichen Studien zeigte sich, dass eine stärkere Erlebnisvermeidung mit Angststörungen, übermäßig sorgenvollen Gedanken, Depressivität, verminderter Leistungsfähigkeit, stärkerem Substanzmissbrauch, geringerer Lebensqualität, hochriskantem Sexualverhalten, Borderline-Persönlichkeitsstörungen, schwereren Posttraumatischen Belastungsstörungen

(PTBS), Berufsunfähigkeit und insgesamt stärkeren psychopathologischen Symptomen in Verbindung gebracht werden. (Hayes et al., 2004).

Es ist daher kaum überraschend, dass eine wesentliche Komponente der meisten ACT-Protokolle darin besteht, den Klienten mit dem Preis und der Sinnlosigkeit von Erlebnisvermeidung in Kontakt zu bringen. Dies ist häufig ein wesentlicher erster Schritt, um den Weg für ein radikal anderes Vorgehen zu ebnen: Akzeptanz von Erfahrung. Wir wollen ein achtsames, werteorientiertes Leben ermöglichen, aber natürlich ohne zu Achtsamkeitsfaschisten zu werden.

Achtsamkeitsfaschisten

ACT-Therapeutinnen und -Berater sind keine »Achtsamkeitsfaschisten«. Wir bestehen nicht darauf, dass alle immer im Hier und Jetzt sein, Abstand zu ihren Gedanken halten und ihre Zustände immer akzeptieren müssen. Das wäre lächerlich. Erlebnisvermeidung ist nicht grundsätzlich »schlecht« oder »pathologisch«: Sie ist normal. Wir befassen uns lediglich dann mit ihr, wenn sie exzessiv, rigide oder unangemessen ist, – in einem Maß, das einem reichen, sinnvollen und erfüllten Leben im Weg steht.

Wenn wir in ACT-Lehrbüchern von Erlebnisvermeidung als problematisch oder pathologisch sprechen, meinen wir nicht **jede** Erlebnisvermeidung. Wir meinen exzessive, rigide, unangemessene Erlebnisvermeidung. Wenn wir von Zeit zu Zeit eine Aspirintablette gegen Kopfschmerzen nehmen, ist das Erlebnisvermeidung – aber es ist sinnvoll, da es langfristig zur Verbesserung unserer Lebensqualität beiträgt.

Wenn wir jeden Abend hauptsächlich deshalb ein Glas Rotwein trinken, weil wir angespannt und gestresst sind, ist auch dies Erfahrungsvermeidung; solange diese Angewohnheit jedoch keine Beschwerden verursacht, wird sie wahrscheinlich weder schädlich noch gefährlich sein und auch unser Leben nicht zerstören. Im Gegenteil, Rotwein ist sogar gut für unser Herz. Wenn wir jedoch jeden Abend zwei Flaschen trinken, ist das eine andere Sache.

Ein äußerst wichtiger Aspekt im Zusammenhang mit Akzeptanz und Vermeiden

In der ACT plädieren wir nicht dafür, *sämtliche* Gedanken und Gefühle unter allen Umständen zu akzeptieren. Dies wäre nicht nur äußerst rigide, sondern auch ziemlich unnötig. In zwei Fällen empfiehlt die ACT jedoch Akzeptanz:

1. Wenn es nur eingeschränkt oder überhaupt nicht möglich ist, Gedanken und Gefühle zu vermeiden.
2. Wenn es zwar möglich *ist,* Gedanken und Gefühle zu kontrollieren, die Lebensqualität dadurch jedoch auf lange Sicht eingeschränkt wird.

Ist Erlebnisvermeidung möglich und trägt sie zu einem Leben, das an Ihren Werten orientiert ist, bei, ist nichts dagegen einzuwenden. *Bitte merken Sie sich daher diesen Punkt bitte gut.* Viele ACT-Anfänger und -Anfängerinnen haben den Eindruck, dass jede Erlebnisvermeidung schlecht ist, oder dass Erlebnisvermeidung das Gegenteil eines Lebens ist, das an Ihren Werten orientiert ist. Das ist nicht so!

Wie Fusion zu Erlebnisvermeidung führt

Wenn Erlebnisvermeidung exzessiv wird, liegt das zum großen Teil an Fusion mit zwei Kategorien von Denken: Bewertungen und Regeln. Unser Verstand bewertet unsere schwierigen Gedanken und Gefühle als »schlecht« und formuliert die Regel: »Ich muss sie loswerden!« Häufig passiert das schneller, als das bewusste Denken hinterherkommt. Sobald schwierige Gedanken und Gefühle entstehen, fangen wir sofort an, zu versuchen, sie zu vermeiden oder loszuwerden. (Es könnte Ihnen also helfen, exzessive Erlebnisvermeidung als Nebenergebnis von Fusion mit dieser Regel zu verstehen: »Diese Gedanken und Gefühle sind schlecht, deshalb muss ich sie loswerden«.)

Kurz gefasst: Fusion ist der übergreifende pathologische Prozess in der ACT, und Erlebnisvermeidung ist eines der vielen Probleme, die Fusion verursachen kann. Wenn Sie also einen Fall beschreiben und herauszufinden versuchen: »Ist dies Fusion oder Erlebnisvermeidung?«, lautet die Antwort gewöhnlich: Es ist beides! So konsumiert zum Beispiel ein Klient Alkohol und ist dabei sowohl von dem Verlangen motiviert, Angst zu vermeiden (Erlebnisvermeidung), als auch von der Fusion mit »Ich brauche ein Bier«.

Diese Überschneidung von Prozessen ist der Grund, weshalb ich das Wort »verstrickt« (*hooked*) verwende, wenn ich *sowohl* Fusion *als auch* Vermeidung meine. Um dies zu verdeutlichen, beschreibe ich oft zwei verschiedene Modi, wie man verstrickt ist: den automatischen Modus und den Vermeidungsmodus.

Automatischer Modus bedeutet, dass wir in einem Zustand der Fusion automatisch unseren Gedanken und Gefühlen gehorchen. Wir machen das, was uns unsere Kognitionen vorgeben. Wir verschmelzen mit unseren von Ärger oder Wut bestimmten Kognitionen und wir handeln aggressiv. Wir verschmelzen mit unseren von Angst bestimmten Kognitionen und wir handeln ängstlich. Wir verschmelzen mit den kognitiven Elementen unserer Neigungen und heftigen Begierden und wir tun, was immer sie uns zu tun drängen – nehmen Drogen, rauchen, essen zu viel und so weiter.

Vermeidungsmodus bedeutet, dass wir in einem Zustand der Fusion alles tun, was wir können, um unerwünschte Gedanken und Gefühle zu vermeiden oder loszuwerden. Unser Verhalten ist von den Anstrengungen bestimmt, diese schwierigen inneren Erfahrungen zu vermeiden oder loszuwerden: mit anderen Worten von Erlebnisvermeidung.

Wenn wir im Griff von Gedanken und Gefühlen sind, können wir in den automatischen, in den Vermeidungsmodus oder üblicherweise in beide zugleich gehen.

DIE SECHS PATHOLOGISCHEN KERNPROZESSE PSYCHISCHER RIGIDITÄT

Die sechs pathologischen Kernprozesse wie in der folgenden Abbildung sind Fusion, Erlebnisvermeidung, unflexible Aufmerksamkeit, Werteferne, unzweckmäßiges Handeln und Fusion mit dem Selbstkonzept. Jeder einzelne oder alle diese Prozesse können zu psychischer Rigidität führen. Sie können diese sechs pathologischen Prozesse als die »Kehrseite« der therapeutischen Kernprozesse psychischer Flexibilität verstehen. Wenn wir sie besprechen, werde ich zur Veranschaulichung für jeden einzelnen Prozess Beispiele von Klientinnen mit einer klinischen Depression anführen.

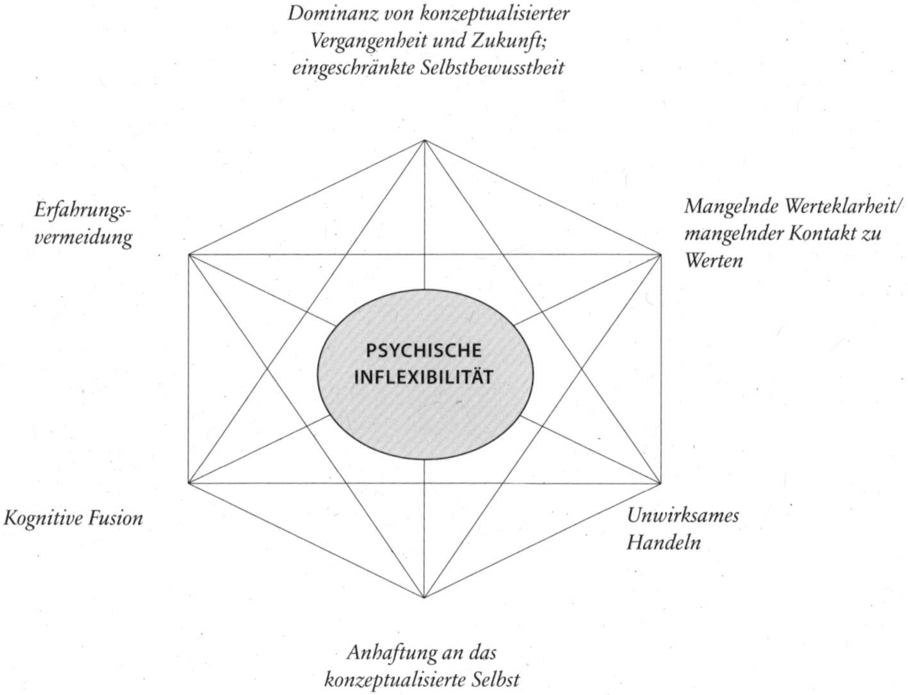

→ Ein ACT-Modell der Psychopathologie

Fusion

Wie Sie wissen, bedeutet Fusion, dass unsere Gedanken unser offenes Verhalten und unser Bewusstsein in einem problematischen Ausmaß dominieren. Im Zustand der Depression können Klienten mit allen möglichen Gedanken verschmelzen, die nicht gerade hilfreich sind: *Ich bin schlecht, ich habe nichts anderes verdient. Ich kann es nicht ändern, ich war schon immer so. Das Leben ist beschissen. Es ist alles zu schwer. Therapie hilft nicht. Es wird nie besser. Wenn ich mich so fühle, schaffe ich es nicht aus dem Bett. Ich bin zu erschöpft, um irgendetwas zu tun.* Sie verschmelzen überdies oft mit schmerzlichen Erinnerungen an Ablehnung, Enttäuschung, Versagen oder Missbrauch. (Eine extreme Fusion mit einer Erinnerung in der Form, dass sie Realität zu sein scheint, die hier und jetzt da ist, wird gewöhnlich als »Flashback« bezeichnet.) Bei einer klinischen Depression manifestiert sich Fusion oft in Form von sorgenvollen Gedanken, Grübeln, Herausfindenwollen, warum »ich so bin« oder einem nicht enden wollenden negativen Kommentar: *Diese Party ist so furchtbar. Ich sollte nach Hause und ins Bett gehen. Was mache ich überhaupt hier? Alle anderen amüsieren sich blendend. Für mich interessiert sich hier niemand.*

Erlebnisvermeidung

Erlebnisvermeidung – der andauernde Versuch, unerwünschte private Erlebnisse wie Gedanken, Gefühle oder Erinnerungen loszuwerden, zu vermeiden oder vor ihnen zu fliehen – ist das genaue Gegenteil von Akzeptanz: Depressive Klientinnen versuchen gewöhnlich mit allen Kräften, schmerzliche Emotionen und Gefühle wie Ängste, Traurigkeit, Müdigkeit, Wut, Schuldgefühle, Einsamkeit, Teilnahmslosigkeit usw. zu vermeiden oder loszuwerden. Nehmen wir zum Beispiel sozialen Rückzug. Ihr Klient möchte zur Geburtstagsparty seines besten Freundes gehen, aber als das Treffen näher rückt, verschmilzt er mit Gedanken wie: *Ich bin langweilig. Ich bin eine Last. Ich habe nichts zu sagen. Mir wird es* nicht gefallen. Ich bin zu müde. Ich habe keine Lust, sowie mit Erinnerungen an Begegnungen, die unbefriedigend waren. Er hat Angstgefühle, die sogar noch stärker werden, je näher das Ereignis rückt, bis er ganz vom Gefühl der Angst erfasst ist. Und in diesem Moment empfindet er sofort Erleichterung: Alle unangenehmen Gedanken und Gefühle sind sofort verschwunden. Die Erleichterung hält natürlich nicht lange an. Etwas später ist er mit Selbsthass verschmolzen: Sieh an, was für ein Loser ich bin! Kann nicht einmal zur Party meiner besten Freundin gehen! Aber dieser kurze Schub von Erleichterung – dass er kurz seiner Angst entkommen ist – hat eine sehr verstärkende Wirkung, sodass die Gefahr eines künftigen sozialen Rückzugs steigt.

Fusion und Erlebnisvermeidung gehen gewöhnlich Hand in Hand. Unsere Klienten verschmelzen mit allen möglichen schmerzlichen Kognitionen (z. B. Grübeln, sorgenvollen Gedanken, entwertender Selbstkritik oder Erinnerungen an Versagen und Enttäuschung), während sie zugleich versuchen, sie zu vermeiden oder loszuwerden (z. B. durch Drogen, Alkohol, Zigaretten, Fernsehen oder übermäßig langes Schlafen).

Unflexible Aufmerksamkeit

Kontakt mit dem gegenwärtigen Moment oder flexible Aufmerksamkeit bedeutet die Fähigkeit, vollen bewussten Kontakt mit Ihren inneren wie mit Ihren äußeren Welten aufzunehmen und Ihren Fokus zu verengen, zu verbreitern, zu verschieben oder zu halten, je nachdem, was am nützlichsten ist. Ihr Gegenteil, *unflexible Aufmerksamkeit,* bezieht sich auf eine Reihe von Defiziten in dieser Fähigkeit, besonders auf diese drei: Ablenkbarkeit, Distanzieren und Abkoppelung.

Ablenkbarkeit

Ablenkbarkeit bezieht sich auf die Schwierigkeit, mit der Aufmerksamkeit bei der aktuellen Aufgabe zu bleiben. Die Aufmerksamkeit verschiebt sich leicht zu anderen Stimuli, die nicht relevant sind. Je abgelenkter wir während einer Aufgabe oder Aktivität sind, umso schwächer wird unsere Leistung sein und umso weniger wird uns die Aktivität befriedigen.

Distanzieren

Distanzieren bezieht sich auf die vielen verschiedenen Formen, wie wir bewusstes Interesse oder innere Beteiligung an unserem Erleben verlieren können: durch mechanisches Handeln, durch achtlos Handeln, durch automatisches Handeln wie mit Autopilot oder Handeln auf eine gelangweilte oder innerlich abwesende Weise.

Abkoppelung

Abkoppelung ist ein Begriff, den ich verwende, um einen Mangel an bewusstem Kontakt mit unseren eigenen Gedanken und Gefühlen zu beschreiben. Wenn wir nicht in der Lage sind wahrzunehmen, wie wir denken oder was wir fühlen, dann fehlt uns Selbstgewahrsein. Dann ist es viel schwerer, unser Verhalten auf eine geeignete Weise zu verändern. Wir neigen zu emotionaler Deregulation und impulsivem, reaktivem oder achtlosem Verhalten.

Üblicherweise sehen wir alle drei Formen unflexibler Aufmerksamkeit – Ablenkbarkeit, Distanzieren und Abkoppelung von Gedanken und Gefühlen – nicht nur bei Klientinnen mit einer Depression, sondern im Zusammenhang mit allen therapeutischen Themen.

Werteferne

Wenn unser Verhalten zunehmend durch die Fusion mit nicht hilfreichen Gedanken oder durch Versuche bestimmt wird, unangenehme private Erfahrungen zu vermeiden, verlieren wir den Kontakt zu unseren Werten oder wir vernachlässigen bzw. vergessen sie. Und wenn wir uns über unsere Werte nicht im Klaren und seelisch nicht in Kontakt mit ihnen sind, können sie uns nicht als Orientierungshilfe für unser Handeln dienen. Depressive Menschen zum Beispiel verlieren häufig die Verbindung zu ihren Werten rund um Fürsorglichkeit, Verbundenheit mit anderen, Beteiligung am Gemeinschaftsleben, Produktivität und Hilfsbereitschaft, Selbstfürsorge, Spaß am Spielen, Intimität, Zuverlässigkeit und so weiter.

Ein Ziel der ACT ist, das Verhalten zunehmend von Werten statt von Fusion bzw. Vermeidung leiten zu lassen. Nehmen Sie wahr, welchen Unterschied es ausmacht, aus welchem der drei folgenden Gründe Sie sich auf den Weg zur Arbeit begeben:

- Die Motivation ist die Fusion mit Überzeugungen wie: »Ich muss diesen Job machen. Für etwas anderes bin ich nicht geeignet.«
- Die Motivation ist Erlebnisvermeidung: arbeiten gehen, um sich »nicht wie ein Versager zu fühlen«, oder unangenehmen Gefühlen angesichts von Spannungen zu Hause zu entgehen.
- Die Motivation sind Werte wie Fürsorglichkeit, Verbundenheit und der Wert, der darin liegt, einen Beitrag zu leisten.

Welche Art von Motivation verleiht wohl am ehesten ein Gefühl von Vitalität und Funktionsfähigkeit?

Unzweckmäßiges Handeln

Der Ausdruck »unzweckmäßiges Handeln« (oder »Wegbewegungen«) beschreibt Verhaltensmuster, durch die wir uns von einem achtsamen, werteorientierten Leben entfernen. Solche Handlungen sind impulsiv, reaktiv oder automatisch und stehen damit im Gegensatz zu achtsamem, überlegtem und engagiertem Handeln. Unzweckmäßiges Handeln ist beständig von Fusion und Erlebnisvermeidung motiviert (statt von Werten) oder gerade dort von Handlungsvermeidung bzw. Handlungsverzögerung, wo effektives Handeln geboten wäre. Bekannte Beispiele für unzweckmäßiges Handeln in depressiven Phasen (und bei vielen anderen Störungen) sind unter anderem Medikamentenmissbrauch oder übermäßiger Alkoholkonsum, sozialer Rückzug, Aufgabe zuvor geliebter Tätigkeiten, Arbeitsvermeidung, übermäßiges Schlafen oder Fernsehen, übermäßiges Spielen (am Computer oder Glücksspiel) und Suizidversuche.

Fusion mit dem Selbstkonzept

Wir alle wissen eine Geschichte darüber zu erzählen, wer wir sind. Diese Geschichte ist komplex und vielschichtig. Sie enthält einige objektive Fakten wie Name, Alter, Geschlecht, Familienstand, Beruf und so weiter. Sie enthält darüber hinaus Beschreibungen und Bewertungen unserer Rollen, unsere Stärken und Schwächen, Vorlieben und Abneigungen, Hoffnungen, Träume und Sehnsüchte. Nehmen wir unsere Geschichte leicht, kann sie uns helfen zu bestimmen, wer wir sind und was wir wollen.

Wenn wir aber mit unserem Selbstkonzept verschmelzen, scheint es so, als wären alle diese Gedanken, mit denen wir uns beschreiben, die Essenz dessen, wer wir sind. Wir verlieren die Fähigkeit, zurückzutreten und zu sehen, dass dieses Selbstkonzept nicht mehr oder weniger als eine komplexe kognitive Konstruktion ist, ein reiches Gewebe aus Worten und Bildern. (Viele Bücher über ACT bezeichnen so eine Fusion mit dem etwas verwirrenden Begriff »self-as-content« (»Selbst als Inhalt«) oder des »konzeptualisierten Selbst« (Wengenroth, 2017, 175).

In einer Depression verschmelzen Klienten im Allgemeinen mit einem sehr negativen Selbstkonzept: »Ich bin schlecht/wertlos/ein hoffnungsloser Fall/nicht liebenswert« und so weiter. Ein Selbstkonzept kann aber auch »positive« Elemente enthalten – zum Beispiel »Ich bin stark, Ich sollte nicht so reagieren oder Ich bin ein guter Mensch, warum passiert mir das?«.

FÜR WEN IST ACT GEEIGNET?

Therapeutinnen fragen mich häufig: »Für wen ist ACT geeignet?« Meine Antwort lautet: »Können Sie sich jemanden vorstellen, für den ACT nicht geeignet ist?« Wer würde nicht davon profitieren, psychisch präsenter zu sein, mehr mit seinen Werten in Kontakt zu sein? Dem unvermeidliche Schmerz des Lebens mehr Raum zu geben? Mehr Abstand zu nicht hilfreichen Gedanken, Überzeugungen und Erinnerungen haben zu können? Mehr in der Lage zu sein, angesichts von Dingen, die emotional unangenehm sind, effektiv zu handeln? Sich voller in dem zu engagieren, was man tut und jeden Moment seines Lebens mehr wertzuschätzen, gleich wie es einem geht? Psychische Flexibilität hat alle diese guten Wirkungen und mehr. ACT scheint daher praktisch für jeden Menschen relevant zu sein.

Bei Menschen, deren Fähigkeit zur Nutzung von Sprache aufgrund von Autismus, erworbener Hirnschäden oder sonstiger Behinderungen deutlich eingeschränkt ist, ist ACT unter Umständen jedoch nur von begrenztem Nutzen. Für solche Menschen bietet die RFT (Bezugsrahmentheorie) jedoch diverse hilfreiche Anwendungen.

ACT ist wissenschaftlich erforscht worden und hat sich unter anderem bei Depressionen, Ängsten, Zwangsstörungen, sozialer Phobie, generalisierter Angststörung, Schizophrenien, Borderline-Persönlichkeitsstörung, Stress am Arbeitsplatz, chronischen Schmerzen, Drogenkonsum, psychischer Bewältigung einer Krebserkrankung, Epilepsie, Gewichtskontrolle, Raucherentwöhnung und Selbstmanagement bei Diabetes bewährt. (Bach & Hayes, 2002; Bond & Bunce, 2000; Branstetter, Wilson, Hildebrandt & Mutch, 2004; Brown et al., 2008; Dahl, Wilson & Nilsson, 2004; Dalrymple & Herbert, 2007; Gaudiano & Herbert, 2006; Gifford et al., 2004; Gratz & Gunderson, 2006; Gregg, Callaghan, Hayes & Glenn-Lawson, 2007; Hayes, Bissett et al., 2004; Hayes, Masuda et. al., 2004; Lundgren, Dahl, Yardi & Melin, 2008; Ossman, Wilson, Storaasli & McNeill, 2006; Tapper et al., 2009; Twohig, Hayes & Masuda, 2006; Zettle, 2003).

Aufgaben

Ich werde dieses Kapitel mit einer Übung in Fallkonzeptualisierung schließen, um Sie mit der Denkweise dieses Modells vertraut zu machen.

- Stellen Sie sich einen Ihrer Klienten vor und finden Sie Beispiele für die sechs pathologischen Kernprozesse, die in diesem Kapitel beschrieben werden. Sie sehen, dass sie sich alle überschneiden. Nutzen Sie dazu das als Zusätzliches Material erwähnte Arbeitsblatt.
- Wenn Sie mit einem Stichwort nichts anfangen können, gehen Sie einfach zum nächsten über. Und bedenken Sie, dass sich die einzelnen Prozesse erheblich überschneiden. Falls Sie sich also fragen, ob bei einem bestimmten Verhalten Fusion oder Vermeidung vorliegt, dann ist es wahrscheinlich beides. Halten Sie es in diesem Fall unter beiden Stichworten fest. Diese Übung dient lediglich dazu, Sie mit der Arbeit vertraut zu machen. An späterer Stelle in diesem Buch werde ich noch näher auf die Fallkonzeptualisierung eingehen. Fangen Sie jetzt einfach einmal an, um zu sehen, wie es läuft.
- Noch besser ist es, diese Übung anhand von zwei, drei Klientinnen vorzunehmen, da Übung bekanntlich den Meister macht.
- Wollen Sie diesen psychopathologischen Ansatz noch eingehender kennenlernen, bietet es sich an, zwei oder drei Störungen nach DSM-5 (Diagnostisches und statistisches Manual psychischer Störungen DSM-5) auszuwählen und herauszufinden, was Fusion, was Vermeidung und was unzweckmäßiges Handeln ist: Mit welcher Art kognitivem Inhalt verschmelzen Menschen mit diesen Störungen (im Hinblick auf Vergangenheit, Zukunft, Selbstkonzept, Gründe, Regeln und Wertungen)? Welche Gefühle, Neigungen, Empfindungen, Gedanken und Erinnerungen wollen sie aktiv vermeiden oder nicht haben? Welche unzweckmäßigen Handlungsrichtungen schlagen sie gewöhnlich ein? Zu welchen Grundwerten haben sie die Verbindung verloren? Welche Form von Ablenkbarkeit, Distanzierung und Abkoppelung sind verbreitet?

- Führen Sie die Übung nicht zuletzt mit sich selbst durch. Wenn Sie ACT kennenlernen möchten, sind *Sie* die geeignetste Person zum Üben. Nehmen Sie sich also etwas Zeit, um dies ernsthaft herauszufinden: Identifizieren Sie Ihre eigenen Bereiche der Verschmelzung, der Vermeidung, unflexibler Aufmerksamkeit, von Werteferne und unzweckmäßigen Handelns. (Sie werden überrascht sein, was Sie entdecken.) Das Tolle ist, je mehr wir ACT auf unsere eigenen Themen anwenden, umso besser werden wir das mit unseren Klienten machen können. Und wenn wir sehen, dass es in unserem eigenen Leben funktioniert, gibt uns das nicht nur Zutrauen in das Modell, sondern auch Authentizität in unserer therapeutischen Arbeit.

WAS SIE MITNEHMEN KÖNNEN

Das ACT-Modell beruht auf dem Kernkonzept der Nützlichkeit: Funktioniert das, was Sie tun, um Ihr Leben reicher und erfüllter zu machen? Der übergreifende pathologische Prozess in ACT ist kognitive Fusion, die sich in sechs Hauptkategorien aufteilt: Vergangenheit, Zukunft, Selbstkonzept, Gründe, Regeln und Bewertungen. Fusion kann zu vielen Problemen führen, und eines der verbreitetsten ist Erlebnisvermeidung. Wenn wir beim Punkt der Entscheidung also den Begriff »verstrickt« verwenden, bezieht er sich sowohl auf Fusion als auch auf Erlebnisvermeidung.

Die pathologischen Kernprozesse kognitive Fusion, Erlebnisvermeidung, unflexible Aufmerksamkeit, Werteferne, unzweckmäßiges Handeln und Fusion mit dem Selbstkonzept kann man in gewissem Maß bei allen Menschen antreffen. Daher sieht sich ACT als ein Modell für die existenzielle Verfassung des Menschen.

3 »Achtsamkeit« und andere Begriffe, die es in sich haben

ACT UND ACHTSAMKEIT

ACT hat man als eine existentielle, humanistische, transpersonale, klientenzentrierte, achtsamkeitsbasierte, kognitive Verhaltenstherapie beschrieben. Und ich denke, das ist eine passende Beschreibung, weil es die meisten Kernprozesse der ACT, wenigstens in gewissem Maße, in vielen anderen Therapiemodellen gibt. Es gibt jedoch ein paar große Unterschiede zwischen ACT und den meisten anderen achtsamkeitsbasierten Ansätzen. Wenden wir uns also kurz dieser Frage zu:

Woher stammt »Achtsamkeit«?

Achtsamkeit ist ein uraltes Konzept, das in vielen alten spirituellen und religiösen Traditionen wie dem Buddhismus, dem Taoismus, dem Hinduismus, dem Judentum, dem Islam und dem Christentum sowie in Praktiken wie Tai-Chi und in Kampfkünsten wie Kung Fu und Aikido zu finden ist. Viele Bücher und Artikel schreiben Achtsamkeit dem Buddhismus zu, aber das ist nicht ganz richtig; der Buddhismus ist 2600 Jahre alt, während Achtsamkeitspraktiken in yogischen, taoistischen und jüdischen Traditionen mindesten 4000 Jahre zurückreichen. (Ja, buddhistische Schriften sagen deutlich, dass Buddha seine Achtsamkeitsfertigkeiten von einem Yogi lernte.) Andererseits besteht kein Zweifel, dass die Mehrheit der achtsamkeitsbasierten Ansätze im Westen auf dem Buddhismus beruht, von ihm abgeleitet oder ihm sehr verpflichtet ist; ACT ist eine bemerkenswerte Ausnahme.

Was IST nun Achtsamkeit?

Wenn Sie Bücher über das Thema lesen, stoßen Sie auf eine Vielzahl von Definitionen von Achtsamkeit. Es gibt keine allgemein anerkannte Definition. Aber alle zusammengenommen laufen sie etwa auf dies hinaus:

Achtsamkeit umfasst eine Reihe psychischer Fertigkeiten, um gut zu leben, die darin bestehen, dass wir mit Offenheit, Neugier, Freundlichkeit und Flexibilität aufmerksam sind.

Diese einfache Definition sagt uns fünf wichtige Dinge:

- Erstens bezieht sich Achtsamkeit auf eine Reihe verschiedener Fertigkeiten. Dazu gehört alles vom Akzeptieren schmerzhafter Gefühle bis zum Genießen angenehmer Erfahrungen, von behutsamer Beobachtung der Gedanken bis dahin, uns zu erden, wenn wir von Emotionen überwältigt werden. (Wie Sie nach der Lektüre von Kapitel 1 wissen, bezieht sich der Begriff »Achtsamkeit« in der ACT auf alle möglichen Kombinationen von Defusion, Akzeptanz, Kontakt mit dem gegenwärtigen Moment und Selbst als Kontext und auf jede einzelne und auf alle Kompetenzen, Methoden, Praktiken, Hilfsmittel und Techniken, die verwendet werden, um einen oder alle diese Prozesse anzuregen oder zu verstärken.)

- Zweitens ist Achtsamkeit ein Aufmerksamkeitsprozess, kein Denkprozess. Er besteht darin, dass Sie aufmerksam bei Ihrer Erfahrung sind, statt in Ihren Gedanken »verloren«.
- Drittens gehört zu Achtsamkeit eine besondere innere Haltung: eine Haltung der *Offenheit und Neugier.* Auch wenn Ihre Erfahrung in diesem Moment schwierig, schmerzhaft oder unangenehm ist, können Sie für sie offen sein und neugierig bei ihr sein, statt vor ihr wegzulaufen oder mit ihr zu kämpfen.
- Viertens gehört zu Achtsamkeit *Flexibilität* der Aufmerksamkeit: die Fähigkeit, Ihren Fokus bewusst zu erweitern, zu verengen, aufrechtzuerhalten oder neu auszurichten, sodass Sie so, wie Sie wollen, aufmerksam bei verschiedenen Aspekten Ihrer Erfahrung hier und jetzt sein können.
- Fünftens gehört zu achtsamer Aufmerksamkeit die Qualität der Freundlichkeit. Sie ist nicht wie die kalte, klinische, distanzierte Aufmerksamkeit eines Wissenschaftlers, der eine Ratte seziert. Sie ist vielmehr wie die warme, liebevolle (anteilnehmende) Aufmerksamkeit, die liebevolle Eltern ihrem Kind widmen.

Wir können Achtsamkeit benutzen, um »aufzuwachen«, mit uns selbst Verbindung herzustellen und die Fülle eines jeden Moments des Lebens wertzuschätzen. Wir können sie verwenden, um unsere Selbstkenntnis zu verbessern – mehr darüber zu lernen, wie wir fühlen, denken und reagieren. Wir können sie nutzen, um tief und intim mit den Menschen verbunden zu sein, an denen uns liegt und die uns lieb sind, einschließlich unserer selbst. Und wir können sie nutzen, um unser eigenes Verhalten bewusst zu beeinflussen und unser Repertoire an Reaktionen auf die Welt, in der wir leben, zu vergrößern. Sie ist die Kunst, bewusst zu leben – eine tiefe Weise, wie wir psychische Resilienz verbessern und Befriedigung im Leben steigern.

Natürlich ist ACT sehr viel mehr als Achtsamkeit. Es geht bei ACT auch um wertebasiertes Leben: um ein Handeln, und zwar permanent, das von Kernwerten geleitet und im Einklang mit ihnen ist. Tatsächlich lehren wir Achtsamkeitskompetenzen in ACT aus dem Hauptgrund, dass wir Menschen helfen wollen, an ihren Werten orientiert zu leben.

Die Grundanleitung bei Achtsamkeit: »Nimm X wahr«

Es gibt eine einzige Grundanleitung, die Sie im Kern jeder einzelnen Achtsamkeitsübung finden – von einer zehn-Sekunden-ACT-Technik bis zu einem zehntägigen stillen Meditationsretreat. Sie lautet: »Nimm X wahr«.

Zu verbreiteten Alternativen für das Wort »wahrnehmen« gehören »beobachten«, »auf etwas achten«, »auf etwas fokussieren«, »sich bewusst sein« und »mit Bewusstheit bei etwas sein«, »etwas gewahr sein«. Das »X«, das wir wahrnehmen, kann alles sein, was in diesem Moment hier ist: ein Gedanke oder ein Gefühl; eine Sinnesempfindung, ein Bedürfnis, ein Impuls oder eine Erinnerung; unsere Körperhaltung; unsere Handlungen; und alles, was wir sehen, hören, berühren, ertasten, schmecken oder riechen können. X kann der Ausblick aus einem Fenster, der Ausdruck auf dem Gesicht eines geliebten Menschen, die Sinnesempfindungen unter einer heißen Dusche, der Geschmack eines Stücks Schokolade, der Vorgang, wenn wir die Schnürsenkel zubinden, die Bewegung unserer Lungen oder die Geräusche sein, die wir im Raum um uns herum hören.

Manchmal möchten wir vielleicht unseren Fokus erweitern, wenn wir zum Beispiel auf dem Land spazieren gehen und alles, was wir sehen und hören und riechen, in uns aufnehmen möchten. Ein andermal möchten wir unsere Aufmerksamkeit vielleicht verengen: Wenn wir bei strömendem Regen Auto fahren, wollen wir uns ausschließlich auf die Straße fokussieren, nicht mit der Beifahrerin plaudern oder umherschauen, um die Landschaft in uns aufzunehmen. Manchmal möchten wir unsere Aufmerksamkeit vielleicht nach innen auf die Welt der Gedanken, Gefühle und Sinnesempfindungen richten. Bei anderer Gelegenheit nach außen auf die Welt um uns herum, und sehr oft auf beide Welten auf einmal – wir lassen die Aufmerksamkeit frei von einem Ding zum anderen gleiten, wie es die Situation verlangt. Ein nützlicher Begriff für diese Fertigkeit ist flexible Aufmerksamkeit.

Die Technik »Nimm X wahr« ist zweifellos die flexibelste Technik in ACT, und wenn Sie das Buch durcharbeiten, werden Sie sehen, wie wir sie verwenden können, um jeden Kernprozess anzuregen und zu verstärken.

Achtsamkeit ist etwas anderes als Meditation

Ein Psychologe hat mir erzählt, dass er gerade ein Erstgespräch mit einem neuen Klienten geführt hat, und ganz am Anfang der Sitzung hat er dem Klienten gesagt, dass er in seiner Arbeit gern »Achtsamkeit« verwendet. Der Klient verzog sein Gesicht und sagte mit einer mürrischen Stimme: »Ich weiß, was Achtsamkeit ist, Mann. Du kannst deine Achtsamkeits-Rosine nehmen und dir sonst wohin stecken!« Kennen Sie solche negativen Reaktionen von Klienten? Achtsamkeit hat, wenigstens in manchen Kreisen, einen schlechten Klang.

Ein Teil des Problems ist, dass viele Menschen – Klientinnen wie Therapeutinnen – die Worte »Meditation« und »Achtsamkeit« nicht unterscheiden. Um also ganz klar zu sein: Sie sind nicht dasselbe. Erstens bezieht sich Achtsamkeit nicht notwendigerweise auf formale meditative Praxis, wie das Beobachten des eigenen Atems oder die Reise durch den Körper. Manchmal ist das der Fall, sicher, aber das Wort bezieht sich auch auf eine Menge Fähigkeiten, Hilfsmittel und Praktiken, die mit formaler Meditation wenig oder keine Ähnlichkeit haben.

Vergessen Sie auch nicht, dass es viele verschiedene Arten von Meditation und Meditationspraktiken gibt. Manche von ihnen unterscheiden sich extrem von formaler Achtsamkeitsmeditation. Bei manchen Arten der Meditation ist zum Beispiel das Ziel, den »Geist von allen Gedanken zu befreien«. Dies ist gerade das Gegenteil von Achtsamkeitsmeditation, bei der man nicht die Erwartung hat, dass der »Geist leer wird«, sondern für die vielen Gedanken, die kontinuierlich auftauchen, offen ist und sich für sie interessiert. (Gleich mehr über diese Unterscheidung.)

Bei einigen ACT-Protokollen, wie zum Beispiel Akzeptanz- und Commitment-Therapie für Angststörungen von Eifert und Forsyth (2009) spielt formale Achtsamkeitsmeditation eine große Rolle. In den späteren Wochen dieses Therapieprotokolls meditieren die Klienten (in zwei Sitzungen von je 20 Minuten) bis zu 40 Minuten pro Tag. Dies ist jedoch ein Sonderfall der ACT. Die meisten Therapieprotokolle legen auf formale Meditation viel weniger Gewicht und betonen stattdessen informelle, schnelle Achtsamkeitskompetenzen, die leicht in den Alltag eingebaut und jederzeit, an jedem Ort und bei jeder Aktivität angewendet werden können.

Warum neigen ACT-Protokolle dazu? Es ist rein pragmatisch. Wenn wir so viele Menschen wie möglich dazu bringen wollten, mehr Sport zu treiben, würden wir nicht darauf bestehen: »Sie müssen 40 Minuten pro Tag ins Fitnessstudio gehen!« Wenn wir das täten, würden wir eine Menge Widerstand bekommen und sehr viele würden aussteigen. Stattdessen könnten wir vorschlagen: »Benutzen Sie die Treppen statt des Fahrstuhls!«, »Parken Sie eine Straßenecke vom Supermarkt entfernt!«, »Gehen Sie mittags zehn Minuten spazieren!« und so weiter. In der ACT gehen wir ähnlich vor, wenn es darum geht, Kompetenzen in Achtsamkeit zu entwickeln. Unser Ziel ist es, es Menschen einfach zu machen, diese neuen Achtsamkeitspraktiken in ihren Alltag einzubauen, und es ihnen leicht genug, dass sie bereit sind, sie zu machen.

»Achtsamkeit« wird zu einem dubiosen Wort

Als ich im Jahr 2006 mein erstes Buch »Raus aus der Glücksfalle« (2014, orig. *The Happiness Trap*), schrieb, war das Wort »Achtsamkeit« so wenig bekannt, dass ich es erst in der zweiten Hälfte des Buches erwähnte. Jetzt, zwölf Jahre später, sieht es so aus, als würde fast jede das Wort kennen. Leider gibt es jetzt so viele verschiedene Konnotationen, die mit diesem

Wort verbunden werden, dass man es häufig besser gar nicht verwendet. Ich habe schon erwähnt, dass viele Menschen Achtsamkeit nicht von Buddhismus oder Meditation unterscheiden. Andere verwechseln Achtsamkeit mit positivem Denken, Entspannung oder Ablenkung, oder halten sie für eine Möglichkeit, unerwünschte Gedanken und Gefühle loszuwerden. Wie wir schon gesehen haben, ist nichts davon mit Achtsamkeit gemeint (wenigstens so, wie wir den Begriff in der ACT verstehen). Im Verlaufe dieses ganzen Buches werde ich Sie also ermutigen, stattdessen andere Worte zu verwenden: »Befreiung aus einer Verstrickung mit etwas«, »sich engagieren«, »Anker werfen«, »auf Aufgaben fokussierte Aufmerksamkeit«, »Umfassen« und so weiter. Und ich werde Ihnen empfehlen, Ihren Klientinnen klar zu sagen, welche spezifische Kompetenz sie vermitteln und wie sie ihnen bei ihren Problemen wahrscheinlich helfen kann (d. h. sprechen Sie nicht einfach nur von »Achtsamkeit«).

Wenn zum Beispiel schwierige Gedanken, Sorgen oder Grübeln Klienten im Griff haben, könnten wir davon sprechen, dass wir ihnen helfen, sich daraus zu »befreien« oder wie sie »Kompetenzen« erlernen, mit denen sie sich »befreien« können. Oder wenn es Klientinnen hilft, ihre Werte zu leben und ihre Ziele zu verfolgen, wenn sie Raum für schwierige Gefühle machen, können wir darüber sprechen, dass wir ihnen helfen, um diese Gefühle »zu umfassen« oder sich für sie »zu öffnen und Raum zu machen«. Dann können wir davon sprechen, ihnen beim »Umfassen« oder »sich öffnen und dafür Raum geben« zu helfen. Und wenn es ihnen schwerfällt, sich auf wichtige Aufgaben zu konzentrieren, sich auf das Leben einzulassen oder bei ihren Kindern präsent zu sein, dann können wir ihnen helfen, zu »fokussieren«, »neu zu fokussieren«, »sich einzulassen«, »ihre Aufmerksamkeit zu üben« oder »präsent zu sein«. Im Grunde ist »Achtsamkeit« als ein Begriff häufig einfach zu abstrakt, zu verkopft, zu allgemein und viel zu weit von den Problemen der Klientinnen entfernt.

Etwas, worauf man aufpassen sollte, ist der enorme Unterschied zwischen »Achtsamkeit praktizieren« und »Achtsamkeits*meditation* praktizieren«. Wieder handelt es sich um verschiedene Dinge. Es gibt unzählige Möglichkeiten, wie man im Alltag Achtsamkeit praktizieren kann, ohne je zu meditieren. Es ist einfach so, dass die meisten Klienten nie dahin gelangen, in großem Stil zu meditieren, wenn überhaupt. Und viele wird allein der Gedanke an Meditation abschrecken. Wenn Sie ein Programm zur Achtsamkeitsmeditation anbieten und Leute deshalb zu Ihnen kommen, toll. Aber wenn Sie im therapeutischen Kontext anfangen, für »Meditation« zu werben, werden Sie häufig wenig Anklang finden.

Unter dem Strich ist es so, dass wir jede der vier spezifischen Achtsamkeitskompetenzen, die in der ACT beschrieben werden – Defusion, Akzeptanz, Kontakt mit dem gegenwärtigen Moment und Selbst als Kontext – mit den jeweiligen Problemen der Klientinnen und ihren Therapiezielen verknüpfen müssen. Wir müssen dafür sorgen, dass sie nicht nur sehen, warum dies relevant ist, sondern auch dahin kommen, ihren Nutzen in den Sitzungen zu erfahren.

Wenn Sie das Wort »Achtsamkeit« aber gegenüber einem Klienten verwenden, und es eine negative Reaktion hervorruft, dann sollten Sie diese Reaktion respektvoll untersuchen. Sieht der Klient Achtsamkeit als eine religiöse Praxis? Hat er Schlechtes über Achtsamkeit gehört? Was für Erfahrungen hat er in der Vergangenheit mit Achtsamkeit gemacht? Welche Praktiken oder Übungen von Achtsamkeit hat er schon ausprobiert? Was hat er sich erhofft und was ist tatsächlich geschehen?

Wenn Sie solchen Fragen nachgehen, werden Sie oft finden, dass Ihre Klientinnen die Art flexiblen, nichtmeditativen, praktischen Ansatz zu Achtsamkeit, den die ACT anbietet, nicht kennengelernt haben. Vielmehr haben sie wahrscheinlich Praktiken formaler Achtsamkeitsmeditation erlebt – die, seien wir ehrlich, für viele Menschen hart und langweilig sind. In solchen Fällen könnten wir sie beruhigen: »Das ist ein ganz anderer Ansatz zu Achtsamkeit, als wir bei diesem Modell haben. Aber vor dem Hintergrund, dass das Wort für Sie einen negativen Klang hat, hören wir auf, es zu verwenden. Sprechen wir einfach von der Fähigkeit, sich aus Verstrickungen zu befreien.«

Außerdem werden Sie häufig Klienten begegnen, die nicht wirklich verstehen, wie Achtsamkeit im Alltag helfen soll. Sehr verbreitet ist, dass sie sie als eine Entspannungstechnik missverstanden und erwartet haben, dass sie sie von ihrer Angst oder anderen schwierigen Gefühlen befreit. Sie sind enttäuscht, dass sie das so nicht bewirkt hat. In solchen Fällen braucht man etwas Psychoedukation in Bezug auf den Sinn von Achtsamkeit in der ACT.

WAS SIE MITNEHMEN KÖNNEN

»Achtsamkeit« ist nur ein schwieriges Wort in der ACT. Es gibt noch ziemlich viele andere, zum Beispiel »Werte«, »Engagement« *(commitment)*, »Akzeptanz« und »Selbstmitgefühl«. Diese Worte haben viele negative Konnotationen. Bei manchen Klientinnen kann man sie gut verwenden, aber bei anderen können sie negative Reaktionen auslösen. Wenn wir zu diesen Themen kommen, werde ich Ihnen also eine Auswahl anderer Worte nennen, die Sie statt ihrer verwenden können. Denken Sie daran, wie in Kapitel 1 gesagt (und wie ich später wiederholen werde), dass Sie in der ACT alles so anpassen und modifizieren, dass es zu Ihrem eigenen Stil und zu den Klienten passt, mit denen Sie arbeiten. Wenn Sie den Verdacht haben, dass ein bestimmtes Wort, eine Metapher, ein Hilfsmittel oder eine Technik bei Ihrer Klientin nicht gut ankommt, dann ändern, modifizieren Sie sie oder passen Sie sie an. Halten Sie sich nicht an das Skript, sondern seien Sie kreativ und improvisieren Sie um es herum.

Aber jetzt genug von dubiosen Begriffen: endlich weiter …

4 Für den Gelehrten in Ihnen

ÜBERSPRINGEN SIE DIESES KAPITEL NICHT!

Dieses Kapitel ist, anders als der Rest des Buches, ein bisschen etwas für Gelehrte. Tatsächlich enthält es mehr technischen Jargon als das ganze übrige Buch. Wenn Sie also gern mit differenzierter Begrifflichkeit hantieren, dann wird es Ihnen gefallen. Wenn solche Kniffligkeiten *nicht* Ihr Ding sind, überspringen Sie dieses Kapitel bitte trotzdem nicht. Bitte bleiben Sie aus drei guten Gründen dabei; (a) es wird Ihr Verständnis der ACT auf wertvolle Weise bereichern, die Sie zu einer besseren ACT-Therapeutin machen wird; (b) später werden wir uns häufig auf die Begriffe, die in diesem Kapitel besprochen werden, beziehen. Wenn Sie es überspringen, würden Sie sich später also fragen, wovon zum Teufel hier geredet wird. Und (c) wird Ihnen alles andere in diesem Buch im Vergleich viel einfacher vorkommen, wenn Sie an das Ende dieses Kapitels gelangt sind. Sind Sie dabei? Gut. Ihre erste Aufgabe besteht darin, funktionalen Kontextualismus zu verstehen.

FUNKTIONALER WAS?!

Funktionaler Kontextualismus. Das klingt ziemlich kompliziert. Funktionaler Kontextualismus ist die Wissenschaftstheorie, die dem ACT-Modell zugrunde liegt. Sie heißt so, weil sie betrachtet, wie Verhalten in verschiedenen *Kontexten funktioniert.* Das Wort »Funktion« ist ein technischer Begriff (keiner, den Sie mit Klienten verwenden würden), dem man in den meisten ACT-Lehrbüchern begegnet. Wenn wir fragen: »Was ist die Funktion dieses Verhaltens?«, dann meinen wir: »Welche Wirkung hat dieses Verhalten in dieser Situation? Was leistet es?« Um dies zu klären, stellen Sie sich fünf verschiedene Leute in verschiedenen Situationen vor. Jede von ihnen bringt sich mit einem scharfen Messer Schnitte auf ihrem Unterarm bei. Nun schauen Sie, ob Sie für so ein Verhalten fünf mögliche Funktionen benennen können.

—

Hier ein paar Möglichkeiten:

- Aufmerksamkeit erhalten
- Selbstbestrafung
- Spannungsabbau
- von schmerzhaften Emotionen ablenken
- Körperkunst
- Ein Versuch, etwas zu spüren, wenn man »völlig taub« ist
- Suizidversuch

Nehmen Sie wahr, dass in allen diesen Szenarien die Form des Verhaltens dieselbe ist – Schnitte in den Arm mit einem scharfen Messer, aber die Funktion des Verhaltens oder die Wirkung, die es in dieser Situation hat, eine andere ist. Nehmen Sie jetzt an, Ihr Freund ist in Gedanken versunken, und Sie möchten seine Aufmerksamkeit gewinnen. Stellen Sie sich fünf verschiedene Formen von Verhalten vor, mit denen Sie dies erreichen könnten.

—

Hier ein paar Ideen:

- Sie winken ihm zu.
- Sie rufen: »Hallo, ist da jemand zu Hause?«
- Sie gießen ihm eine Tasse Wasser über den Kopf.
- Sie schlagen laut eine Tür zu.
- Sie fragen: »Kann ich dich mal stören?«

Dieses Beispiel zeigt, dass die verschiedensten Formen von Verhalten ein und dieselbe Funktion haben können: dass sie in dieser Situation alle die Wirkung haben, Aufmerksamkeit zu erlangen. Der funktionale Funktionalismus ist viel mehr an der Funktion eines Verhaltens interessiert – an der Wirkung, die es hat – und nicht an der Form. Wenn wir zum Beispiel den Punkt der Entscheidung anwenden, analysieren wir kontinuierlich die Funktion des Verhaltens einer Klientin *im Kontext des Lebens des Klientin* (gleich mehr darüber, was »Kontext« bedeutet). Wir fragen, ob es als eine Hinbewegung oder als eine Wegbewegung fungiert. Dies ermöglicht uns, eine nichtwertende Sicht des Verhaltens einzunehmen. Statt zu bewerten, ob es gut oder schlecht oder richtig oder falsch oder positiv oder negativ ist, können wir es einfach im Hinblick auf seine Nützlichkeit betrachten. Denken Sie daran: Wenn Ihr Verhalten auf eine Weise fungiert, die Ihnen hilft, **das Leben, das Sie wollen,** effektiv aufzubauen, ist es funktional; wenn es in entgegengesetzter Weise fungiert, ist es unzweckmäßig.

Schwierige Terminologie

Eine kurze Erinnerung daran, dass das Wort »Verhalten« sich auf alles bezieht, was ein ganzes Individuum macht. Offenes Verhalten ist physisches Verhalten: Handlungen, die man mit seinem Körper macht, der Gesichtsausdruck, was man sagt, wie man sich bewegt, die Körperhaltung usw. Verdecktes Verhalten ist psychisches Handeln wie Denken, Fokussieren, Defusion, Akzeptieren und Erinnern; Verhalten, das in Ihrer inneren Welt vor sich geht. Wenn eine Videokamera da wäre, könnte sie dieses Verhalten niemals aufzeichnen.

Okay, da jetzt geklärt ist, was »Funktion« bedeutet, wenden wir uns jetzt zum …

KONTEXT!

Alles Verhalten hat einen Kontext. Und der technische Begriff »Kontext« bezieht sich auf alles, was das Verhalten beeinflusst, das wir analysieren. Dazu können gehören:

- Emotionen, Gefühle, Stimmungen
- kognitive Ereignisse (Gedanken, Überzeugungen, innere Haltungen, Annahmen, Schemata)
- kognitive Prozesse (Aufmerksamkeit, Gedächtnis)
- Interpersonelle Faktoren (wer sonst noch da ist, die Geschichte Ihrer Beziehungen mit anderen in der Vergangenheit)
- Soziale und kulturelle Ereignisse (öffentliche Feiertage, traditionelle Feiern und Feste und Rituale)
- Die physische Umgebung (der Ort, Einrichtung, Wetter, Tageszeit, Temperatur, Geruch)
- Genetische und epigenetische Faktoren

- Physiologische Zustände wie Durst, Hunger, Erschöpfung
- Genuss von Drogen, Alkohol, Nahrung
- Physische Gesundheit oder Krankheit
- Sozialer und kultureller Status (soziale Schicht, Stellung und Rang, Peergroups)
- Entwicklungs- und Lerngeschichte, einschließlich Bindungsstil.

Unser Verhalten spielt sich in einem gewaltigen Strom von Einflüssen ab, der sich ständig verändert. Dieser Strom ist so mächtig und komplex, dass wir unmöglich jemals alles wissen können, was unser Verhalten in diesem Moment beeinflusst. Zusammenfassend werden diese Einflüsse als der »Kontext« bezeichnet, in dem sich das Verhalten abspielt. Es ist sinnvoll, in jedem Kontext zwei Kategorien von Einfluss zu unterscheiden: Antezedenzien und Konsequenzen.

Antezedenzien sind Faktoren, die das fragliche Verhalten auslösen – das heißt, sie gehen ihm unmittelbar voran und bilden die auslösenden Bedingungen für sein Vorkommen. Therapeutisch sind die wichtigsten Antezedenzien, die wir untersuchen, Situationen, Gedanken und Gefühle. Wenn wir den Punkt der Entscheidung verwenden, werden die Antezedenzien immer unten eingetragen, wie die folgende Abbildung veranschaulicht. Bei diesem Beispiel sind alle Wegbewegungen Formen sozialen Rückzugs. Wie das Diagramm illustriert, gibt es für solche Verhaltensweisen viele mögliche Antezedenzien

In allgemein verständlicher Sprache können wir sagen, dass jedes Verhalten sowohl eine positive Seite hat (zu Ergebnissen führt, die einen Nutzen oder Gewinn mit sich bringen) als auch von Kosten begleitet ist (Ergebnisse, die in irgendeiner Weise nachteilig oder schädlich sind).

Wenn die Kosten eines Verhaltens dazu führen, es mit der Zeit zu reduzieren oder es aufzugeben, dann nennen wir sie in technischer Sprache *strafende Konsequenzen*. Wenn der Klient zum Beispiel eine soziale Veranstaltung absagt, sich den Rest des Abends dann aber intensiv einsam und

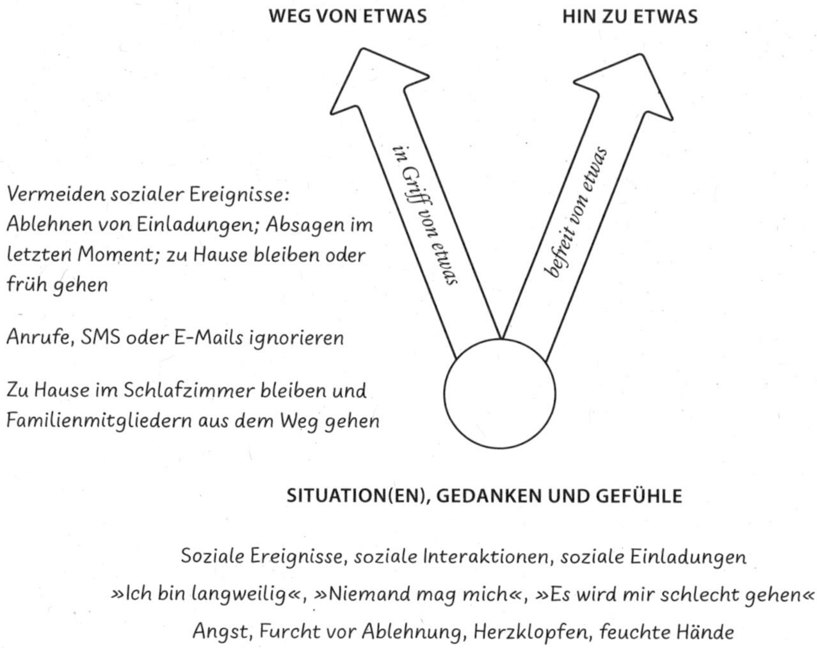

elend fühlt und als Folge davon anfängt, soziale Veranstaltungen weniger oft abzusagen, dann nennen wir das technisch eine strafende Konsequenz.

Wenn der Gewinn eines Verhaltens dazu führt, es aufrechtzuerhalten oder es mit der Zeit zu intensivieren, dann nennen wir das technisch *verstärkende Konsequenzen*. Wenn die Klientin zum Beispiel eine soziale Veranstaltung absagt und dadurch eine große Erleichterung spürt, und wenn dies dann dazu führt, dass sie in Zukunft häufiger absagt, dann ist das eine verstärkende Konsequenz.

Häufig ist es nützlich, Kosten und Gewinn in den Punkt der Entscheidung aufzunehmen. Zum Beispiel trägt der Therapeut in der nächsten Abbildung oben im Diagramm den Gewinn ein, um der Klientin verstehen zu helfen, warum er ihr problematisches Verhalten (also das Verhalten, das es verstärkt) aufrechterhält.

GEWINN
Schwierige Situationen vermeiden

Unangenehme Gedanken und Gefühle der Angst vermeiden

Gefühl der Erleichterung

WEG VON ETWAS **HIN ZU ETWAS**

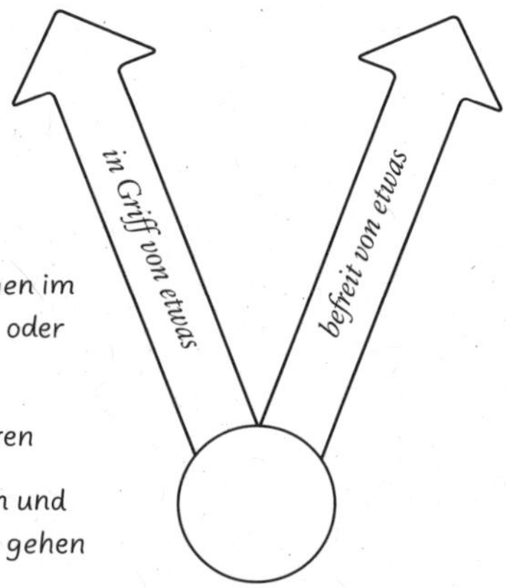

Vermeiden sozialer Ereignisse:

Ablehnen von Einladungen; Absagen im letzten Moment; zu Hause bleiben oder früh gehen

Anrufe, SMS oder E-Mails ignorieren

Zu Hause im Schlafzimmer bleiben und Familienmitgliedern aus dem Weg gehen

SITUATION(EN), GEDANKEN UND GEFÜHLE

Soziale Ereignisse, soziale Interaktionen, soziale Einladungen

»Ich bin langweilig«, »Niemand mag mich«, »Es wird mir schlecht gehen«

Angst, Furcht vor Ablehnung, Herzklopfen, feuchte Hände

Häufig ist es sehr nützlich, sich auf diese Weise eine Übersicht über die Antezedenzien und Konsequenzen eines Verhaltens zu verschaffen, besonders wenn ein Klient sagt: »Ich verstehe nicht, warum ich das immer wieder mache.« Der technische Begriff für so eine Betrachtung ist *Funktionsanalyse*, lockerer ausgedrückt, *Funktionen aufspüren*. Wenn wir mit einer Klientin diesen Prozess durchlaufen, kann er bei ihr schnell zu mehr Bewusstsein führen und ihr wertvolle Einsicht in ihr Verhalten vermitteln: was es auslöst (Antezedenzien) und was es in Gang hält (verstärkende Konsequenzen).

Zugleich liefert dieser Prozess ein tolles Sprungbrett für therapeutische Interventionen. In der Abbildung oben können wir leicht Gedanken identifizieren, die das Ziel von Defusion sein sollten. Wir können Gefühle erkennen, denen wir mit Akzeptanz begegnen, und schwierige Situationen, denen wir mit wertegeleitetem Problemlösen, Zielsetzen und Handlungsplanung begegnen sollten (wozu das Training sozialer Fähigkeiten gehören würde, wenn der Klient auf diesem Gebiet Defizite aufweist).

Natürlich gibt es eine Menge mehr über funktionalen Kontextualismus zu sagen als dies, aber wir haben genug angesprochen, um anfangen zu können.

WAS SIE MITNEHMEN KÖNNEN

In der ACT verwenden wir ständig alle Konzepte, die in diesem Kapitel besprochen wurden. Zum Beispiel verwenden wir Achtsamkeit sowohl um die Bewusstheit der Antezedenzien zu steigern (das heißt, die Gedanken, Gefühle und Situationen wahrzunehmen, die das fragliche Verhalten auslösen), als auch um die Konsequenzen von Verhalten aufzuspüren (welche Wirkung es hat, kurzfristig wie auf lange Sicht). Wir verwenden auch Achtsamkeit und Werte, um Menschen zu helfen, die Weise zu verändern, wie sie auf Antezedenzien reagieren, sodass dieselben Situationen, Gedanken und Gefühle, die einmal Wegbewegungen ausgelöst haben, jetzt zu Antezedenzien für Hinbewegungen werden. Wenn wir in späteren Kapiteln die Kernprozesse der ACT besprechen, verknüpfe ich das, was wir tun, immer wieder mit diesen grundlegenden verhaltenstheoretischen Konzepten. Fürs Erste aber ist die Zeit der Kniffligkeiten vorbei.

TEIL II

Anfangen

5 Ausrichtung auf Erfolg

FIRST THINGS FIRST

Etwa die Hälfte aller Probleme, denen ich in Supervision begegne, geht darauf zurück, dass Therapeutinnen oder Therapeuten mit der ACT beginnen, ohne ihre Sitzungen wirklich zu planen. Wenn wir uns die Zeit nehmen, unsere Sitzungen vom ersten Schritt an gut vorzubereiten, bekommen wir wahrscheinlich viel bessere Ergebnisse. In diesem und dem nächsten Kapitel werde ich Ihnen also eine Reihe von Vorschlägen präsentieren, wie Sie genau dies tun können. (Und passen Sie dies natürlich wie alles andere, was Sie in diesem Buch lesen, so an, dass es zu Ihrer eigenen Arbeitsweise passt.

Die erste Sitzung

Therapeutinnen, die mit der ACT arbeiten wollen, kommen von den verschiedensten Richtungen und haben daher oft sehr unterschiedliche Vorstellungen von der ersten Sitzung. Viele Therapeuten führen beispielsweise gern zunächst ein Erstgespräch oder bieten »probatorische Sitzungen« an, bevor sie mit der »aktiven« Therapie beginnen. Dazu gehört, dass eine

Anamnese erhoben wird, Fragebögen ausgefüllt und spezifische Tests zum Beispiel zur Messung der Gedächtnisleistung durchgeführt werden und ein Therapievertrag geschlossen wird. Therapeutinnen mit Erfahrung in Kurzzeittherapie ziehen es jedoch häufig vor, *keine* probatorische Sitzung abzuhalten, sondern steigen gleich bei der allerersten Begegnung in die therapeutische Arbeit ein. Beide Ansätze haben ihr Für und Wider, und dies ist nicht der Ort, sie zu diskutieren. Wenn also Ihre gegenwärtige Arbeitsweise Ihnen die Ergebnisse liefert, die Sie haben wollen, bleiben Sie dabei. In diesem Buch behandle ich die erste Sitzung als diejenige, in der sich Klient und Therapeutin zum allerersten Mal begegnen (das heißt, ich gehe davon aus, dass keine probatorische Sitzung vorausgegangen ist). Falls Sie anders arbeiten, modifizieren Sie alle folgenden Vorschläge so, dass sie eine probatorische Sitzung enthalten oder »strecken« Sie die erste Sitzung so, dass sie zwei Termine umfasst.

Das Ziel der ersten Sitzung besteht im Idealfall darin,

- einen engen Rapport aufzubauen
- informierten Konsens herzustellen
- eine Anamnese zu erheben
- Verhaltensziele zu vereinbaren.

Falls es die Zeit zulässt, können wir auch

- eine kurze Erlebnisübung machen
- eine einfache »Hausaufgabe« geben.

Bei rasch ansprechenden Klienten oder solchen mit einem sehr spezifischen Problem können die obigen Ziele oft alle in einer Sitzung erreicht werden. Bei weniger rasch ansprechenden Klientinnen oder solchen mit mehreren Problemen und einer komplexen Vorgeschichte sind wahrscheinlich eher zwei Sitzungen erforderlich, vor allem, wenn Sie sie auch noch Fragebögen ausfüllen lassen wollen.

Überdies darf nicht vergessen werden, dass der Aufbau von Vertrauen ein Thema sein kann, wenn Ihr Klient eine Geschichte von Trauma oder wiederholt Missbrauch und Verrat in nahen Beziehungen erlebt hat. In solchen Fällen wollen Sie vielleicht zunächst zwei, drei Sitzungen auf Anamnese und der Etablierung eines Rapports miteinander verwenden, um dem Aufbau einer vertrauensvollen Beziehung Zeit zu geben.

In Kapitel 6 werden wir sehen, wie Sie Anamnese erheben und Verhaltensziele setzen, und in Kapitel 7 werden wir kurz erfahrungsorientierte Übungen und einfache Hausaufgaben vorstellen, die Sie in jeder Sitzung einsetzen können, auch schon in der ersten Sitzung. In diesem Kapitel fokussieren wir darauf, wie Sie einen Rapport aufbauen und informierten Konsens herstellen.

Aufbauen eines Rapports und den Regenbogen sehen

Die therapeutische Beziehung ist in der ACT von zentraler Bedeutung. Und eine der besten Möglichkeiten, wie man sie stärken kann, besteht darin, ACT im Therapieraum zu verkörpern. Wenn wir unserer Klientin präsent begegnen, für Emotionen offen sind, auf Abstand zu unseren eigenen Wertungen gehen und im Einklang mit unseren therapeutischen Kernwerten von Verbundenheit, Empathie, liebevoller Anteilnahme und Hilfsbereitschaft handeln, ermöglichen wir auf ganz natürliche Weise eine herzliche, mitschwingende, offene und authentische Beziehung. Wenn wir einem anderen Menschen unsere volle Aufmerksamkeit schenken und ihm offen, mitfühlend und neugierig begegnen, so ist allein dies schon therapeutisch.

Bei jedem beliebigen Klienten ist es nützlich, wenn wir uns fragen: Sehe ich diese Person als einen Regenbogen oder als ein Hemmnis? Ein Regenbogen ist eine einmalige und schöne Erscheinung der Natur. Wir sehen ihn nicht als Problem oder als ein Hindernis. Eher sind wir dankbar und berührt davon, in seiner Gegenwart sein zu dürfen. Können wir eine ähnliche innere Haltung unseren Klientinnen entgegenbringen? Können wir ihre Einzigartigkeit und das Geschenk, dass wir auf einer so tiefen Ebene mit unseren Mitmenschen arbeiten können, wahrhaft schätzen?

Wenn Klienten wirklich feststecken – das heißt, extrem verschmolzen sind und in hohem Maß Realität vermeiden –, wird Therapie häufig extrem schwierig oder ist zum Stillstand gekommen. Es ist nicht überraschend, dass dies für Therapeutinnen eine Herausforderung ist. Wenn wir mit Klienten arbeiten, die so blockiert sind, und wenn wir keine Fortschritte machen, beginnt unser Verstand gewöhnlich schnell zu bewerten. Und wenn uns solche Wertungen im Griff haben, fangen wir an, unsere Klientinnen als Hemmnis zu sehen: dass sie uns behindern und davon abhalten, unsere Arbeit zu machen, und zu einem Ärgernis werden.

Eine mitfühlende und respektvolle Beziehung mit unseren Klienten ist eine wesentliche Bedingung, um ACT gut zu machen. Ohne sie werden viele unserer Interventionen fast garantiert wirkungslos bleiben, eine negative Rückwirkung haben oder entwerten. Die therapeutische Beziehung zu entwickeln und aufrechtzuerhalten, ist ein großes Thema, deshalb werden wir es in Kapitel 30 ausführlicher behandeln. In diesem Zusammenhang hier muss ich noch eins unterstreichen: Die ACT vertritt die Haltung radikaler Gleichheit von Klientinnen und Therapeuten, Klienten und Therapeutinnen – die Idee, dass wir alle »im selben Boot« sitzen. So wie unsere Klientinnen verwickeln wir Therapeuten uns leicht in die Aktivität unseres Verstandes, verlieren den Kontakt mit der Gegenwart und geraten in sinnlose Kämpfe mit unseren Gedanken und Gefühlen. So wie unsere Klienten verlieren wir Therapeutinnen immer wieder die Verbindung mit unseren zentralen Werten und handeln auf selbstschädigende Weise. Und so wie unsere Klienten kämpfen wir mit vielen Aspekten eines vollen menschlichen Lebens: Enttäuschung, Ablehnung, Versagen, Verrat, Verlust, Einsamkeit, Konflikt, Krankheit, Verletzung, Kummer, Groll, Angst, Unsicherheit und Tod. Vor dem Hintergrund der Tatsache, dass Klientinnen und Therapeuten Reisegefährten auf derselben inspirierenden und schmerzhaften menschlichen Reise sind, können wir also eine Menge voneinander lernen.

Diese Haltung wird in der Metapher von den beiden Bergen (Hayes, Strosahl und Wilson, 2014) sehr treffend beschrieben. Viele Therapeutinnen sprechen dies in der ersten Sitzung an.

Metapher von den beiden Bergen

Therapeut: Wissen Sie, viele Menschen kommen zur Therapie mit der Vorstellung, Therapeuten wären eine Art erleuchtetes Wesen, das alle seine Themen schon gelöst hat und bereits am Ende seines Entwicklungsweges angekommen ist. Weit gefehlt. Es ist eher so, als ob Sie Ihren Berg besteigen und ich meinen Berg. Und von meinem Berg aus kann ich Dinge bei Ihrem Berg sehen, die Sie nicht sehen können – zum Beispiel eine Lawine, einen anderen Weg, den Sie auch nehmen könnten, oder dass Sie Ihren Eispickel nicht effektiv einsetzen.

Ich möchte aber nicht, dass Sie denken, ich hätte die Spitze meines Berges bereits erreicht und würde dort jetzt ganz entspannt sitzen. Tatsache ist, dass auch ich noch klettere und noch Fehler mache, aus denen ich lerne. Im Grunde geht es uns allen gleich. Wir besteigen unseren Berg, bis wir sterben. Wir können beim Klettern jedoch immer besser werden und mehr und mehr lernen, die Tour zu genießen. Darum geht es bei der Arbeit, die wir hier machen.

Informierte Zustimmung in ACT

An einem gewissen Punkt müssen wir in der ersten Sitzung die informierte Zustimmung des Klienten bekommen, ACT anzuwenden. Mir persönlich ist es am liebsten, dies noch in der ersten Hälfte der Sitzung zu tun. Wir könnten etwa Folgendes sagen: »Es gibt noch viel mehr, was ich darüber wissen möchte, wie es Ihnen geht, womit Sie Probleme haben und so weiter. Wir werden gleich darauf zurückkommen. Aber können wir einfach ein paar Minuten über die Art der Therapie sprechen, die ich praktiziere – worin sie besteht, wie lange sie dauert –, und uns vergewissern, dass sie für Sie der richtige Ansatz ist. Ist das okay?«

Erklären, was ACT ist und was dazugehört

Als das Allermindeste empfehle ich die folgenden Punkte, wenn Sie Zustimmung einholen, ACT anzuwenden. (Und bitte denken Sie daran, die Sprache so zu modifizieren, dass sie zu Ihrer Redeweise und Ihrer Klientel passt):

- ACT ist eine sehr aktive Form der Therapie, bzw. des Coachings. Sie besteht nicht nur aus Reden über Ihre Probleme und Gefühle.
- Es geht darum, dass wir als ein Team zusammenarbeiten, um Ihnen zu helfen, die Art Leben zu gestalten, das Sie führen möchten.
- Diese Arbeit besteht zum großen Teil darin, Fähigkeiten zu erwerben, sich aus dem Griff schwieriger Gedanken und Gefühle befreien zu können, zu lernen, wie Sie ihre Wirkung verringern und ihnen die Macht nehmen können, damit sie Sie nicht zum Narren halten oder heruntermachen können.
- Dazu gehört auch, dass Sie Ihre Werte klären: dass Sie herausfinden, was Ihnen wichtig ist, wofür Sie im Leben einstehen wollen, welche Stärken und Qualitäten Sie entwickeln und wie Sie sich selbst und andere behandeln wollen. Und dass Sie handeln, um Ihre Probleme zu lösen, dass Sie sich Ihren Herausforderungen stellen und Dinge tun, die Ihr Leben verbessern.
- Ich möchte, dass Sie einen Handlungsplan haben, wenn Sie nach einer Sitzung nach Hause gehen: etwas Praktisches, das Sie mitnehmen und benutzen, um Ihr Leben aktiv zu verändern.
- Ich werde Sie manchmal auffordern, neue Dinge auszuprobieren, die Sie aus Ihrer Komfortzone ziehen können, wie zum Beispiel neue Fer-

tigkeiten zu erlernen, um mit schwierigen Gedanken und Gefühlen umzugehen, aber Sie müssen nie tun, was ich Ihnen sage. Sie haben immer die Freiheit, zu allem, was ich vorschlage, Nein zu sagen.

Wenn Sie diese Punkte behandelt haben, können die folgenden zwei Metaphern sehr gelegen kommen.

Die Metapher der Pause-Taste

Die Pause-Taste-Metapher ist nicht essenziell, aber aus Gründen, die ich gleich erklären werde, empfehle ich sie sehr. Es wäre ideal, wenn Sie sie unmittelbar nach der informierten Zustimmung einführen. Sie geht so:

Therapeutin: Erlauben Sie mir, dass ich ab und zu die Pause-Taste drücke, wenn ich sehe, dass Sie etwas tun, das so aussieht, als könnte es hilfreich oder nützlich dabei sein, wie Sie mit Ihren Problemen umgehen und so Ihr Leben verbessern. Damit verlangsame ich die Sitzung und kann Ihnen helfen, wirklich darauf zu achten, was Sie tun.

Zum Beispiel könnte ich Sie auffordern anzuhalten oder langsamer zu werden, ein paarmal tief durchzuatmen und wahrzunehmen, was Sie denken oder fühlen oder sagen oder tun. So können Sie deutlicher sehen, was Sie tun, und wir können anschauen, wie Sie es außerhalb dieses Raums nutzen können. Ist das okay?

Und kann ich auch die »Pause-Taste« drücken, wenn ich sehe, dass Sie etwas tun, das so aussieht, als könnte es zu Ihren Problemen beitragen oder sie verschlimmern, damit wir es ansprechen können?

Und natürlich gilt dies für beide Richtungen – Sie können auch jederzeit bei mir die »Pause-Taste« drücken.

Mit dieser wechselseitigen Zustimmung, die »Pause-Taste« zu drücken, haben Sie nun eine wirklich sehr einfache Achtsamkeits-Intervention, die Sie an jedem beliebigen Punkt in einer Sitzung anwenden können, entweder um problematisches Verhalten zu unterbrechen oder um psychisch flexibles Verhalten zu bestärken, wenn es in einer Sitzung dazu kommt.

Angenommen zum Beispiel, der Klient erhebt seine Stimme und wird mit seinen Worten aggressiv und schüchtert mit seiner Körpersprache ein. Die Therapeutin könnte sagen: »Hm, erinnern Sie sich daran, dass Sie sagten, ich könnte manchmal die ›Pause-Taste‹ drücken? Ich glaube, dies ist so ein Moment, in dem es nützlich wäre. Ich möchte Sie bitten, einen Moment innezuhalten. Atmen Sie einfach durch, nehmen Sie sich einen Moment Zeit und beobachten Sie, wie Sie sprechen, hören Sie den Ton Ihrer Stimme, die Dinge, die Sie sagen … wie Sie Ihre Fäuste ballen …? Könnten Sie einfach einmal nachspüren, wahrnehmen, was Sie in diesem Moment fühlen? Ich mache das auch, und ich nehme wahr, dass ich ziemlich eingeschüchtert bin.« Die Therapeutin hat das Verhalten des Klienten unterbrochen und hat jetzt viele Möglichkeiten zu intervenieren: Sie kann an Erdung und Zentrieren oder an Defusion von Gedanken arbeiten, die von Wut oder Ärger erfüllt sind. Sie kann unter anderem daran arbeiten, Gefühle der Wut anzuschauen oder Kompetenzen der Selbstbehauptung zu üben.

Die Therapeutin kann auch einen interpersonellen Weg einschlagen: »In diesem Moment fühlt es sich nicht so an, als wären wir ein Team. Es fühlt sich so an, als gäbe es eine Menge Spannung zwischen uns. Ist es okay, wenn wir anschauen, was hier los ist? Schauen, ob wir es schaffen, wieder als Team zu arbeiten?«

Nun angenommen, dass Ihr Klient gewöhnlich abgelenkt und desinteressiert ist, aber ganz plötzlich nehmen Sie wahr, dass er wirklich engagiert ist: Er setzt sich gerade auf, statt eher zusammengesunken dazusitzen. Er schaut Sie an, statt auf den Boden, und er wirkt jetzt nicht mehr gelangweilt. Dies ist psychisch flexibles Verhalten, das Sie verstärken sollten. Wenn Sie es ignorieren, es als selbstverständlich nehmen oder versäumen, es zu benennen, verpassen Sie eine Gelegenheit. Sie könnten also etwas sagen wie: »Kann ich einen Moment die Pause-Taste drücken? Ich nehme einfach wahr, dass Sie in diesem Moment etwas ganz anderes tun. Vor ein paar Minuten saßen Sie zusammengesunken da und haben auf den Boden geschaut … und jetzt: Fällt Ihnen auf, dass Sie ganz anders sitzen und interessiert sind? Ich muss sagen, es ist für mich ein gewaltiger Unterschied. Ich fühle mich mit Ihnen viel verbundener. Ich habe das Gefühl, dass wir jetzt wirklich ein Team sind.«

Tipp für die Praxis

Wir können im Voraus nie sicher sein, was das Verhalten eines Klienten verstärkt, aber wir können es ganz gut einschätzen. Wenn wir der Klientin helfen, ihr Verhalten und die positive Wirkung, die es hat, wahrzunehmen, wird das gewöhnlich die Wirkung verstärken. Das heißt, wir werden sehen, dass der Klient sich häufiger so verhält. Angenommen aber, wir sehen das fragliche Verhalten abnehmen – wenn die Klientin zum Beispiel in Verlegenheit gerät oder befangen wird und Verhalten aufgibt. Wenn das der Fall ist, dann war das, was wir gesagt haben, für den Klienten eigentlich eine strafende Konsequenz. Wir würden dann damit aufhören und eine andere Strategie anwenden.

Nachdem Sie so die Pause-Taste in Ihr Gespräch eingeführt haben, könnten Sie jetzt die Gitarren-Metapher ausprobieren. Und die geht so:

Die Metapher von der Gitarre

Therapeut: Die Arbeit mit ACT ist ein wenig wie Gitarre spielen. Man kann Gitarre spielen nicht dadurch lernen, dass man darüber nachdenkt, darüber liest oder darüber spricht. Man kann es nur so lernen, dass man sie wirklich in die Hand nimmt und anfängt, an den Saiten zu zupfen. Wenn Sie diese neuen Fertigkeiten erlernen, werde ich Sie dabei begleiten, hier bei mir in den Sitzungen, und das wird Ihnen helfen. Ganz entscheidend aber ist, wie sehr Sie sie zu Hause üben. Auch das ist so wie lernen, Gitarre zu spielen. Wenn Sie gut werden wollen, müssen Sie üben. Ich werde Sie also auffordern, diese neuen Fertigkeiten mit nach Hause zu nehmen und zwischen den Sitzungen zu üben.

Defusion von Zweifel

Angenommen, Ihre Klientin drückt jetzt Zweifel oder Unsicherheit aus: »Ich glaube nicht, dass dies bei mir wirkt.« Solche Gedanken sind ganz natürlich und sie sind nur dann problematisch, wenn der Klient mit ihnen verschmilzt. Wir haben hier also eine sehr gute Gelegenheit, einen Kontext von Akzeptanz und Defusion herzustellen. Zum Beispiel könnten wir sagen: »Das ist ein vollkommen natürlicher Gedanke. Viele Menschen zweifeln zu Beginn. Und die Wahrheit ist, dass es keine Form der Behandlung gibt, die garantiert bei jedem wirkt. Ich kann also nicht versprechen, dass diese bei Ihnen wirkt. Ich könnte Ihnen sagen, dass sie bei vielen anderen Menschen gewirkt hat, und ich könnte all die veröffentlichten Studien und die Forschungsergebnisse und so weiter anführen, aber das würde immer noch nicht garantieren, dass sie bei Ihnen wirkt. Ich würde Ihnen sogar empfehlen, wenn Sie jemals eine Angehörige eines helfendes Berufs – einen Arzt, Zahnärztin, Psychologen, Therapeutin, wen auch immer – konsultieren und er Ihnen hundert Prozent garantiert: ›Dies wird wirken‹, keinen Termin mehr mit ihnen zu vereinbaren. Entweder lügen sie nämlich oder sie machen sich selbst etwas vor.«

Die Klientin wird an diesem Punkt häufig lächeln oder amüsiert sein. Wir können dann eine einfache Defusion vorstellen:

Therapeut: Natürlich erwarte ich, dass Ihnen dies hilft – sonst würde ich nicht weiter mit Ihnen arbeiten. Dies aber kann ich voraussagen: Ihr Verstand wird Zweifel haben, wenigstens während der ersten

Sitzungen. Er wird immer wieder Dinge wie dies sagen: *Dies wird nicht funktionieren.* Und jedes Mal, wenn solche Gedanken auftauchen, ist eine Entscheidung zu treffen: Wir können aufgeben und die Sitzung beenden, weil Ihr Verstand sagt, dass es nicht funktioniert – oder wir können Ihren Verstand das sagen lassen und weiterarbeiten und unser Bestes tun.

Klientin: Das verstehe ich.

Therapeut: Also auch wenn Ihr Verstand sagt *Dies wird nicht funktionieren,* können wir weitermachen?

Klientin: Klar.

Beachten Sie, dass wir in diesem Transkript nicht infrage stellen, was der Klient denkt. Vielmehr erkennen wir an, dass es natürlich und normal ist. Und wir stellen einen Kontext her, in dem es (a) okay ist, dass die Klientin diesen Gedanken hat (Akzeptanz), und (b) der Gedanke zwar da ist, er die Handlungen der Klientin aber nicht kontrolliert (Defusion). In Kapitel 12 schauen wir an, wie wir diese Intervention einen Schritt weiterführen können, wenn Klienten in Hoffnungslosigkeit versunken sind.

Das Risiko eines Abbruchs reduzieren

Wenn Sie wissen oder den Verdacht haben, dass Ihr Klient wahrscheinlich die Therapie abbricht, ist es hilfreich, etwa Folgendes zu sagen: »Manchmal kann die Therapie ein bisschen wie eine Achterbahnfahrt sein. Aber Sie und ich sind hier ein Team, und ich sitze zusammen mit Ihnen in diesem Achterbahn-Wagen. Und manchmal verspüren Sie vielleicht einen Impuls, die Therapie einfach abzubrechen. Das ist vollkommen normal, besonders wenn Sie mit einem sehr wichtigen Thema oder Problem konfrontiert sind. Wären Sie also bereit, wenn Sie sich einmal so fühlen, es mir mitzuteilen, damit wir in unseren Sitzungen mit diesen Gefühlen arbeiten können? Ich würde nämlich sehr ungern erleben, wenn Sie gerade dann abbrächen, wenn Sie gerade dabei sind, einen Durchbruch zu erleben.«

Vereinbarung der Anzahl von Sitzungen

Wie viele ACT-Sitzungen sind normalerweise erforderlich? Hmm, wie lang ist ein Seil? Ich habe schon erlebt, dass in einer einzigen ACT-Sitzung Erstaunliches passiert ist, und ich hatte Klientinnen, mit denen ich drei oder vier Jahre lang regelmäßig gearbeitet habe! Als generelle Regel gilt, dass eine Therapie umso länger dauert, je größer die Probleme des Klienten im Hinblick auf Anzahl, Dauer, Schweregrad und Auswirkung auf die Lebensqualität sind. Dies muss aber nicht *unbedingt* so sein.

ACT kann in sehr vielen unterschiedlichen Formaten angeboten werden:

- Langzeittherapie: Ein Therapieprotokoll einer ACT-Therapie bei Borderline-Persönlichkeitsstörung umfasst beispielsweise 40 Gruppensitzungen von je zwei Stunden Dauer (Brann, Gopold, Guymer, Morton und Snowdon, 2007).
- Kurzzeittherapie: Ein bekanntes ACT-Protokoll bei Angststörungen basiert beispielsweise auf zwölf einstündigen Sitzungen; eine veröffentlichte Studie zur ACT-Therapie bei chronischem Stress und chronischen Schmerzen basiert auf einem achtstündigen Therapieprotokoll (Dahl et al., 2004).
- Ultrakurzzeittherapie: Eine veröffentlichte Studie zur ACT-Therapie bei chronischer Schizophrenie umfasste gerade einmal drei bzw. vier einstündige Sitzungen. Durch diese extrem kurze Intervention reduzierten sich die Quoten der Wiedereinlieferungen in die Klinik um fast 50 Prozent (Bach & Hayes, 2002). (Selbstverständlich haben diese sehr kurzen ACT-Interventionen nicht zur Folge, dass die Klienten danach ein völlig achtsames, wertegeleitetes Leben führen und nie mehr irgendwelche Probleme haben. Es ist eher so, dass wir die Kernaspekte der ACT – präsent sein, sich öffnen und tun, was wichtig ist – relativ rasch und mit spürbarem Nutzen vermitteln können. Anschließend wird die Klientin zu ihrer eigenen ACT-

Therapeutin und das Leben liefert ihr alle möglichen Probleme und Herausforderungen, die ihr Gelegenheit bieten, ihre Fähigkeiten weiter zu verbessern.)

In einigen Büchern über ACT wird vorgeschlagen, sich zunächst auf zwölf Sitzungen zu einigen. Das ist aber keine magische Zahl; Sie können die Anzahl der Sitzungen natürlich jederzeit an die Bedürfnisse Ihrer Klienten anpassen. In Australien, wo ich lebe und praktiziere, sind die Menschen zum Beispiel nicht so offen für Therapie wie in den Vereinigten Staaten; daher vereinbare ich gewöhnlich zunächst nur sechs Sitzungen.

An dieser Stelle sagen wir der Klientin auch, dass eine Therapie kein Spaziergang ist, sondern Höhen und Tiefen mit sich bringt. Sie können das beispielsweise so formulieren: »Mir ist noch wichtig zu sagen, dass eine Therapie nicht immer glatt läuft. Manchmal machen Sie einen regelrechten Sprung nach vorn und manchmal fallen Sie einen großen Schritt zurück. Gewöhnlich empfehle ich anfangs also sechs Sitzungen – und danach können wir überlegen, wie es geht, und schauen, ob Sie mehr brauchen. Und Sie sind der ›Verhandlungsführer‹, nicht ich. Sie beurteilen, ob wir vorankommen. Tatsächlich benötigen manche Klientinnen keine vollen sechs Sitzungen, andere kommen damit nicht aus. Es ist wirklich ganz verschieden. Wären Sie also bereit, sich erst einmal auf sechs Sitzungen festzulegen?«

WIE DIREKTIV IST ACT?

Wenn wir mit ACT arbeiten, können wir so direktiv oder nichtdirektiv sein, wie wir wollen. Es hängt von den Fähigkeiten des Klienten und den Erfordernissen der Situation ab. Bei Klientinnen, die schlecht mitarbeiten, die viele Probleme und beträchtliche Mängel an Kompetenzen zur Bewältigung ihres Lebens haben, werden wir gewöhnlich ziemlich direktiv sein müssen: Wir müssen zu Beginn jeder Sitzung einen klaren

Plan festlegen und den Klienten so oft wie nötig zu ihm zurücklenken, um dafür zu sorgen, dass er in der Sitzung aktiv neue Fertigkeiten lernt, Werte klärt, Ziele für sich formuliert und Handlungspläne herstellt. Bei selbstmotivierten Klientinnen, die gut mitarbeiten, können wir viel weniger direktiv sein. Wir können also dosieren, wie direktiv wir in jeder Sitzung sind, um uns den Bedürfnissen jedes einzelnen Klienten, den wir vor uns haben, anzupassen. Es ist jedoch unmöglich, vollkommen nichtdirektiv zu sein, wenn wir Klientinnen Achtsamkeitskompetenzen vermitteln. Wir müssen sie anleiten, ihnen Vorschläge machen und Feedback geben, damit sie ihre neuen Fertigkeiten lernen und anwenden können.

AUFGABEN

Wenn Sie ein bisschen wie ich sind, kennen Sie auch die Neigung, Lehrbücher zu lesen und zu hoffen, dass Sie alles »in sich aufnehmen«, sodass Sie es spontan im Therapieraum anwenden können. Wenn das nur so wäre! Sie kommen nicht darum herum: Sie werden ACT nicht allein durch Lesen eines Buches lernen. Also hoffe ich, dass Sie die Aufgaben in diesem Abschnitt wirklich ernst genommen und gemacht haben. Für dieses Kapitel ist Ihre Aufgabe einfach Folgendes:

- Lesen Sie alle Interventionen des Therapeuten, die Sie oben finden. Lesen Sie sie laut, als wären Sie eine Schauspielerin, die den Text für ein Stück probt. Wenn Sie dazu nicht bereit sind, gehen Sie sie wenigsten im Kopf durch.
- Wenn Sie ein Skript nach dem anderen so lesen, modifizieren Sie es: Übertragen Sie es in Ihre eigenen Worte.

Ideal wäre, wenn Sie dies ein paarmal machen, bis Ihnen die Worte der Interventionen so leicht von der Zunge gehen, dass Sie die Hauptpunkte, wenn Sie wollten, für Kolleginnen, Therapeuten, mit denen Sie zusammenarbeiten, oder für Leute, die Sie beim Finale der Schachweltmeisterschaft treffen, schnell zusammenfassen könnten. Ich kann die Wichtigkeit hiervon nicht übertreiben: Wenn Sie dies nicht außerhalb der Sitzung üben, werden Sie sich wahrscheinlich nicht daran erinnern, wenn Sie in der Sitzung sind.

WAS SIE MITNEHMEN KÖNNEN

Die Hauptsache, die Sie aus diesem Kapitel mitnehmen, ist dies: Bereiten Sie Ihre Sitzungen effektiv vor. Es ist wie ein Fundament, das Sie für das Haus legen, das Sie bauen wollen. Wenn das Fundament nicht richtig gelegt ist, können Sie mit einer Menge Probleme bei dem Prozess des Bauens rechnen. Informierte Zustimmung ist ein essenzieller Teil dieses Fundaments: Sie können es sich nicht leisten, sie zu übergehen. Und das gilt auch dafür, dass eine starke Gemeinsamkeit aufgebaut wird – sehen Sie Ihre Klientinnen also als Regenbögen und nicht als Hemmnis.

6 Was ist das Problem?

MIT DEN AUGEN VON ACT

Neulinge bei der ACT finden es oft schwierig, Probleme eines Klienten durch die Optik der sechs Kernprozesse zu sehen. Um ihnen dabei zu helfen, schauen wir noch einmal kurz den Punkt der Entscheidung an, wie er unten abgebildet ist. Darin wird die Essenz der meisten therapeutischen Themen aus einer ACT-Perspektive zusammengefasst.

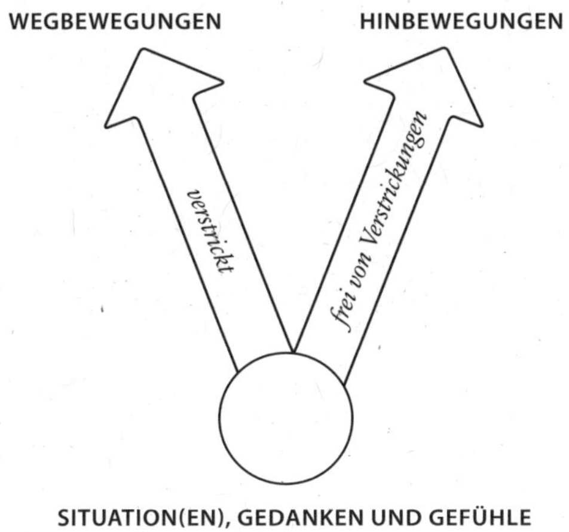

Unten und auf der linken Seite des Diagramms sind die Hauptzüge fast aller therapeutischen Themen und psychiatrischen Störungen zusammengefasst:

A. Die Klientin hat schwierige Situationen zu bewältigen (das können alle möglichen gesundheitlichen Probleme, Probleme mit einer Beziehung, mit dem Gesetz, im Zusammenleben in der Familie, Probleme finanzieller oder medizinischer Art sein, Probleme, die mit dem Lebensstil zu tun haben, oder berufliche Probleme) und hat eine Vielfalt schwieriger Gedanken und Gefühle. (Zur Erinnerung: »Gedanken und Gefühle« stehen für alle privaten Erfahrungen, darunter Emotionen, dringende Bedürfnisse, Impulse und physische Sinnesempfindungen).
B. Wenn der Klient unflexibel auf seine Gedanken und Gefühle reagiert, mit Fusion und/oder Vermeiden (»in ihren Griff gerät«), verhält er sich auf eine selbstschädigende Weise, die nicht mit seinen Werten kongruent ist und die sein Leben auf lange Sicht schlechter macht (»Wegbewegungen«).

Die rechte Seite des Diagramms erinnert uns daran, dass das Ergebnis, das wir von der Arbeit mit der ACT erwarten, ein achtsames (»nicht verstricktes«), wertebasiertes Leben (»Hinbewegungen«) ist. Wir möchten, mit anderen Worten, »Kompetenzen im Lösen aus dem Griff von etwas« (Defusion, Akzeptanz, Selbst als Kontext, flexible Aufmerksamkeit) entwickeln und wertegeleitet und engagiert handeln (Hinbewegungen), um ein Leben zu führen, das so reich, erfüllt und sinnvoll wie möglich ist.

Wenn wir die Anamnese erheben, finden Klientinnen es im Allgemeinen viel leichter, ihr Leiden und ihre Kämpfe (unten und linker Pfeil) zu beschreiben, als zu beschreiben, was sie tun wollen, um ein reiches und sinnvolles Leben aufzubauen (rechter Pfeil). Damit wir als Therapeuten jedoch effektiv sein können, brauchen wir Informationen über beides. Zum Glück gibt es alle möglichen Hilfsmittel und Techniken, um Menschen zu helfen, ihre Werte und Ziele zu klären, wie wir in Kapitel 19 sehen werden.

Es gibt zwei Hauptfragen, die uns erlauben, jedes Thema oder Problem aus einer ACT-Perspektive schnell zu konzeptualisieren:

1. An welchen Werten möchte sich die Klientin orientieren?
2. Was steht ihr dabei im Wege?

Schauen wir sie uns einmal näher an.

An welchen Werten möchte sich der Klient orientieren?
Diese Frage dient der Klärung von Werten: Auf welche Weise möchte die Klientin wachsen und sich entwickeln? Welche persönlichen Stärken und Qualitäten will sie kultivieren? Wie möchte sie sich verhalten? Wie möchte sie mit sich selbst umgehen? Welche Arten von Beziehung möchte sie aufbauen? Wie möchte sie die Menschen behandeln, mit denen sie in Beziehung ist? Wofür möchte sie sich einsetzen? Wofür möchte sie in dieser Krise oder herausfordernden Situation eintreten? Welche Lebensbereiche sind ihr am wichtigsten? Welche Ziele hat sie derzeit, die mit ihren Werten in Einklang stehen?

Nachdem wir Antworten auf diese Frage gefunden haben, können wir dieses Wissen nutzen, um wertekongruente Ziele festzulegen und den Klienten zu anhaltenden Handlungen zu inspirieren und entsprechend zu begleiten. Falls wir diese Frage *nicht* beantworten können, wissen wir, dass wir daran arbeiten müssen, Werte zu klären, Ziele zu setzen und Handlungspläne zu entwerfen.

Was steht ihm dabei im Wege?
Diese Frage bezieht sich auf psychische Barrieren: Was hindert den Klienten daran, angesichts der Herausforderungen des Lebens effektiv zu handeln? Psychische Barrieren können jeden einzelnen oder alle der sechs Prozesse psychischer Rigidität einschließen, die wir in Kapitel 2 behandelt haben: kognitive Fusion, Erlebnisvermeidung, unflexible Aufmerksamkeit, Werteferne, unzweckmäßiges Handeln und Fusion mit Selbstkon-

zepten. Nicht alle diese Prozesse werden für jede Klientin relevant sein, aber die meisten werden relevant sein, wenigstens in gewissem Maß, bei den meisten Klientinnen.

Wenn wir die Anamnese eines Klienten erheben, wird ein großer Teil davon darin bestehen, Antworten auf diese zwei Hauptfragen zu bekommen.

ERHEBUNG DER ANAMNESE

Die Erhebung der Anamnese ist kein glatter, geordneter, linearer Prozess. Gewöhnlich tun wir das stückchenweise im Laufe des Prozesses, springen vor und zurück und auf Nebenwege und vervollständigen so das Bild des gegenwärtigen Lebens der Klientin, der Probleme, die sie hat, und ihrer relevanten Vorgeschichte. Glücklicherweise müssen wir nicht alle Informationen in einer Sitzung bekommen. Nach Bedarf können wir auch später noch Fragen zur Geschichte des Klienten stellen. Um die Anamneseerhebung zu erleichtern und auch zu beschleunigen, bitte ich meine Klienten, vor der ersten Sitzung einige Arbeitsblätter auszufüllen. (Ich versende die Formulare entweder per Post oder per E-Mail oder bitte die Klientin, 20 Minuten früher zu kommen und sie im Wartezimmer auszufüllen.) Ich gebe ihnen die Arbeitsblätter »Die einzelnen Aspekte des Problems« und entweder »Zielscheibe« oder »Lebenskompass«. Diese Arbeitsblätter finden sich am Schluss dieses Kapitels. Werfen Sie jetzt bitte kurz einen Blick darauf.

Wollen wir eine generelle Einschätzung der Werte in den verschiedenen Lebensbereichen vornehmen, eignet sich »Zielscheibe« am besten. Dieses Arbeitsblatt sieht vier Lebensbereiche vor: Erwerbsarbeit/Bildung, persönliches Wachstum/Gesundheit, Beziehungen und Freizeit. Wenn der Klient dies zum ersten Mal ausfüllt, bekommen Sie wahrscheinlich eine ziemliche Mischung von Werten, Wünschen, Bedürfnissen und Zielen: ein wunderbarer Anfangspunkt für weitere Erkundungen.

Das Arbeitsblatt »Die einzelnen Aspekte des Problems« untersucht das Leiden des Klienten anhand der vier Kernprozesse Fusion mit Gedanken, Fusion mit Gefühlen, Erlebnisvermeidung und unzweckmäßiges Handeln. Ich bitte meine Klienten, diese Arbeitsblätter nach bestem Vermögen auszufüllen und zur ersten Sitzung mitzubringen. Ich erkläre ihnen, dass es auch dann sehr hilfreich ist, wenn sie nur ein paar Worte schreiben. Sie können diese Arbeitsblätter aber auch gemeinsam in der ersten Sitzung ausfüllen oder sie Ihren Klienten als »Hausaufgabe« mitgeben.

Wie viel von der Vorgeschichte erfassen wir?

Eine Anamnese kann wenige Minuten dauern, sie kann aber auch eine ganze Stunde in Anspruch nehmen, abhängig von der Situation. In dem Buch *ACT in Practice* (Bach & Moran, 2008) wird zum Beispiel empfohlen, sich eine ganze Sitzung Zeit zu nehmen, um die Vorgeschichte einer Klientin detailliert zu erheben und ihre Themen sorgfältig herauszuarbeiten. Andererseits muss in der Grundversorgung, bei der dem Therapeuten möglicherweise lediglich zwei bis drei Sitzungen zu je 15 oder 30 Minuten zur Verfügung stehen, die Anamnese sehr kurz sein (Robinson, 2008).

Die Botschaft lautet also auch hier wieder: Passen Sie die ACT Ihrer eigenen Arbeitsweise, Ihrem Stil und Ihrer Klientel an. Für die Anamnese können Sie jedes beliebige standardisierte Anamneseverfahren einsetzen. Dennoch ist Vorsicht geboten: Viele gängige Fragebögen messen Veränderungen bezüglich der Zahl und der Schwere von Symptomen, also die *Form* des Symptoms, aber keine Veränderungen bezüglich der psychischen Auswirkungen oder Einflüsse, also der *Funktion* des Symptoms. In der ACT gilt unser Interesse jedoch der Veränderung der *Funktion* und nicht der *Form.* Es ist also zwar nicht unbedingt notwendig, dass Sie ACT-spezifische Beurteilungsverfahren wie den AAQ-II, den Akzeptanz- und Handlungs-Fragebogen (*Acceptance and ACTion Questionnaire-II*; Bond et al., 2011) einsetzen, sie können jedoch sehr hilfreich sein. In diesem Buch werde ich nicht weiter auf solche Messinstrumente eingehen. Bei Bedarf finden Sie eine breite Palette von Fragebögen in englischer Sprache unter *www.contextualscience.org* zum Download.

Ich gehe jetzt davon aus, dass Sie schon ein Verfahren für die Anamneseerhebung haben, daher gebe ich Ihnen im Folgenden ein paar Tipps, wie Sie das, was Sie schon tun, an die ACT anpassen können.

Acht Schlüsselbereiche der Anamnese

Wenn Sie zur Vorbereitung auf die Arbeit mit der ACT eine Anamnese erheben, gibt es acht Schlüsselbereiche, die zu berücksichtigen sind:

1. das oder die präsentierten Anliegen
2. erste Klärung von Werten
3. aktueller Lebenskontext
4. relevante Vorgeschichte
5. psychische Rigidität
6. motivierende Faktoren
7. psychische Flexibilität
8. Ressourcen des Klienten.

Kurze Anmerkungen zu jedem dieser Punkte.

1. Das präsentierte Anliegen

Sie sollten hier im Grunde die Informationen sammeln, die beim Punkt der Entscheidung unten und links stehen: die schwierige Situation oder die schwierigen Situationen, mit der oder mit denen die Klientin konfrontiert ist, die Gedanken und Gefühle, die sie im Griff haben, und ihre selbstzerstörerischen Verhaltensweisen, wenn sie so mit ihnen identifiziert ist. (Und beachten Sie: Sie müssen den Punkt der Entscheidung nicht verwenden; er ist nur ein Hilfsmittel, der der Erleichterung Ihrer Arbeit dient und den Sie nur verwenden, wenn Sie möchten.)

2. Erste Klärung von Werten

Als Teil unserer Geschichte sollten wir ein Gefühl für die Werte des Klienten bekommen. Manchmal ist es fast unmöglich, diese Informationen direkt zu bekommen, daher schauen wir in den Kapiteln 19 und 20 an, wie man das machen kann. Ein guter Anfangspunkt ist jedoch die Zielscheibe.

3. Aktueller Lebenskontext

Der aktuelle Lebenskontext umfasst Gesundheit, Medikation, Arbeit, die finanzielle Situation, Beziehungen, die soziale Situation, Familie, Kultur, den Lebensstil (das heißt Ernährung, Sport, Rauchen, Drogen und Alkohol), rechtliche oder finanzielle Probleme und so weiter. Wenn wir den aktuellen Lebenskontext betrachten, identifizieren wir äußere Barrieren (im Gegensatz zu psychischen Barrieren), ein reiches und volles Leben aufzubauen, wie Arbeitslosigkeit, körperliche Krankheiten und Armut. Diese machen wertebasiertes Problemlösen und Handlungsplanung erforderlich.

4. Relevante Vorgeschichte

ACT ist sehr auf die Gegenwart fokussiert, aber es ist wichtig, die Vorgeschichte zu erfassen, wo sie für aktuelle Probleme unmittelbar relevant ist. Insbesondere sollten wir von wichtigen Beziehungen (vergangenen und gegenwärtigen) wissen, und wie Klientinnen von ihnen beeinflusst wurden. So eine Geschichte kann besonders hilfreich für die Entwicklung von Selbstakzeptanz und Selbstmitgefühl sein.

5. Psychische Rigidität

Halten Sie nach den sechs Kernprozessen psychischer Rigidität Ausschau, die wir in Kapitel 2 beschrieben haben. Noch einmal: Dies sind

Fusion (mit Gründen, Regeln, Wertungen, Vergangenheit und Zukunft), Erlebnisvermeidung, Werteferne, unzweckmäßiges Handeln, unflexible Aufmerksamkeit und Fusion mit den Selbstkonzepten. Verlassen Sie sich nicht allein auf Berichte von Klienten, achten Sie auf Verhalten dieser Art, wenn es spontan während der Sitzung erkennbar wird.

6. Motivierende Faktoren

Fangen Sie an, positive motivationale Faktoren zu identifizieren, zum Beispiel Ziele, Träume, Wünsche, Visionen und Werte. Und identifizieren Sie auch negative motivationale Faktoren, zum Beispiel Fusion mit Ratlosigkeit oder die verstärkenden Folgen problematischer Verhaltensweisen.

7. Psychische Flexibilität

Achten Sie auf Hinweise auf die sechs Kernprozesse psychischer Flexibilität: Werte, engagiertes Handeln, Defusion, Akzeptanz, flexible Aufmerksamkeit (Kontakt mit dem gegenwärtigen Moment) und Selbst als Kontext. Verlassen Sie sich auch hier nicht allein auf Berichte der Klientinnen. Achten Sie auf so ein Verhalten, wenn es spontan während der Sitzung auftaucht.

8. Ressourcen des Klienten

Welche Stärken, Fähigkeiten und Kompetenzen und andere persönlichen Ressourcen hat die Klientin, die genutzt werden könnten? Welche äußeren Ressourcen könnte der Klient nutzen? An wen kann sich die Klientin wenden, um Hilfe, Unterstützung und Ermutigung zu bekommen?

In späteren Kapiteln werden Sie viele nützliche Fragen finden, die Sie stellen können, um diese Schlüsselbereiche der Anamnese noch differenzierter zu erfassen. Jetzt aber möchte ich zu einem äußerst wichtigen Thema kommen.

FESTLEGEN VON VERHALTENSZIELEN FÜR DIE THERAPIE

Was immer Sie tun, übergehen Sie nicht diesen Teil des Kapitels. Er ist enorm wichtig. Zahlreiche Themen, denen ich in der Supervision begegne, gehen auf einen Hauptirrtum zurück: Der Coach oder die Therapeutin hat es versäumt, *Verhaltensziele* für die Therapie zu formulieren. Verhaltensziele sind Ziele, bei denen es um »Tun« geht: Sie beschreiben, was Sie *tun* wollen. (Kurz zur Erinnerung: Verdecktes Verhalten ist psychisches Handeln: was wir in unserer inneren privaten Welt tun. Offenes Verhalten ist physisches Handeln: alles, was wir mit unserem physischen Körper tun.)

Um Verhaltensziele zu beschreiben, können wir fragen:

Wenn die Arbeit, die wir hier machen, erfolgreich ist:

- Was werden Sie anders machen?
- Was würden Sie dann anfangen zu tun? Womit würden Sie aufhören?
- Was werden Sie mehr und was werden Sie weniger tun?
- Inwiefern werden Sie sich selbst, andere, die Welt anders behandeln?
- Auf welche Menschen, Orte, Aktivitäten, Herausforderungen werden Sie zugehen? Womit werden Sie beginnen, was wieder aufnehmen? Womit werden Sie Kontakt aufnehmen, was werden Sie nicht mehr vermeiden? Wovor werden Sie sich nicht mehr zurückzuziehen? Was nicht mehr beenden? Wovon nicht mehr fernhalten?

Diese Fragen tendieren dazu, *offene* Verhaltensziele zur Sprache zu bringen. Um *verdeckte* Verhaltensziele ins Bewusstsein zu rufen, können wir folgende Fragen stellen:

- Gibt es Aufgaben oder Aktivitäten, auf die Sie besser fokussieren oder auf die Sie sich dann besser einlassen können?

- Gibt es Menschen, die Sie mehr beachten oder bei denen Sie präsenter sein werden?
- Gibt es jemanden oder etwas, was Sie dann mehr wertschätzen können?

Emotionale Ziele versus Verhaltensziele

Wenn wir in der ACT therapeutische Ziele setzen, müssen wir diese entscheidende Unterscheidung im Blick behalten:

Emotionale Ziele = wie ich mich *fühlen* möchte
Verhaltensziele = was ich *tun* möchte

Raten Sie einmal, welche Ziele Klienten fast immer nennen? Ja! Sie bringen ihre *emotionalen* Ziele mit in die Praxis: wie ich mich *fühlen* möchte (»Ich möchte mich Y fühlen« – z. B. Glücklich, entspannt) oder *nicht fühlen* möchte (»Ich möchte aufhören, X zu fühlen« – z. B. deprimiert, ängstlich).

Häufige emotionale Ziele sind »Erholung von Depression (oder einer anderen psychischen Störung)«, »keine Angst mehr zu haben«, »mehr Selbstwertgefühl«, »verarbeiten, was geschehen ist«, »wieder werden, wie ich früher war«, »ruhiger werden«, »glücklich sein«, »mich gut fühlen«, »aufhören, mich wertlos zu fühlen«, »mehr Selbstvertrauen haben«, »keine Selbstzweifel mehr haben«, »ruhiger sein«, »weniger Angst haben«, »weniger ängstlich sein« und »aufhören, so wütend zu werden (oder mich so zu ärgern)«.

Diese Ziele laufen im Grunde alle auf dieselbe Agenda hinaus:

Unerwünschte Gedanken und Gefühle loswerden, ich möchte mich gut fühlen!

Und natürlich ist es vollkommen natürlich und überhaupt nicht überraschend, dass Klientinnen mit emotionalen Zielen kommen. Wir alle wollen uns gut fühlen, niemand möchte sich schlecht fühlen. Leider wird es aber nicht möglich sein, mit der ACT zu arbeiten, wenn wir uns auf solche Ziele einlassen. Warum nicht? Weil emotionale Ziele die Tendenz zur Erlebnisvermeidung verstärken: den andauernden Versuch, unerwünschte Gedanken und Gefühle zu vermeiden und loszuwerden. In der ACT zielen wir darauf, diese Tendenz zur Erlebnisvermeidung aktiv zu schwächen und den Klienten für eine radikal andere Agenda zu öffnen: für Akzeptanz von Erleben (was man auch »Bereitschaft« nennt). Wenn wir uns also auf emotionale Ziele einlassen, werden wir nicht in der Lage sein, mit der ACT zu arbeiten.

Solche emotionalen Ziele sollten wir jedoch nicht aktiv konfrontieren (außer wir verwenden eine bestimme Intervention, die »kreative Ratlosigkeit«, die wir in Kapitel 8 behandeln). Wir sollten emotionale Ziele behutsam zu Verhaltenszielen umformulieren. Mit denen können wir arbeiten.

Umdeuten *(reframing)* emotionaler Ziele als Verhaltensziele

Sind Sie ganz wach? Ich hoffe das, denn es ist sehr wichtig, dass Sie sich den nächsten Satz merken.

»Erlernen einer neuen Fertigkeit« ist ein Verhaltensziel.

Ja, das stimmt. Und dazu gehört natürlich, dass psychische sowie physische Fertigkeiten gelernt werden. Für viele Klientinnen ist also das erste Verhaltensziel, das wir vereinbaren »Erlernen neuer Fertigkeiten, um mit diesen schwierigen Gedanken und Gefühlen effektiver umzugehen«. (Ich bin sicher, dass Sie sich an diesen Teil des Prozesses informierter Zustimmung erinnern, den wir in Kapitel 5 angeschaut haben.) Schauen wir uns also ein paar Beispiele an, wie wir diese Idee, dass wir Fertigkeiten entwickeln, verwenden können, um emotionale Ziele zu Verhaltenszielen umzuformulieren.

Emotionales Ziel Nr. 1

Klient: Ich möchte nichts anders machen. Ich möchte mich einfach nicht mehr so fühlen. Ich möchte nur diese Gedanken/Gefühle/Emotionen/Erinnerungen loswerden.

Umformulierung als Verhaltensziel

Therapeutin: Es sieht also so aus, als müsste es bei einem großen Teil Ihrer Arbeit hier darum gehen, *neue Fertigkeiten zu lernen, mit diesen Gedanken/Gefühlen/Emotionen/Erinnerungen effektiver umzugehen.*

Emotionales Ziel Nr. 2

Klient: Ich möchte einfach nur, dass ich mich gut fühle (oder glücklich, zuversichtlich, ruhig, verliebt usw. bin).

Umformulierung als Verhaltensziel

Therapeutin: Sie fühlen sich also nicht so, wie Sie sich fühlen möchten. Können Sie mir sagen, was für schwierige Gedanken und Gefühle Sie haben? *(Der Therapeut bekommt diese Informationen.)* Es sieht also so aus, als würde ein großer Teil unserer Arbeit darum gehen, *neue Fertigkeiten zu lernen, mit diesen schwierigen Gedanken und Gefühlen effektiver umzugehen.*

Emotionales Ziel Nr. 3

Klientin (als Antwort auf die vorangegangene Umformulierung): Ich möchte nicht mit ihnen umgehen. Ich möchte sie einfach loswerden!

Umformulierung als Verhaltensziel

Therapeut: Natürlich wollen Sie das. Wer würde das nicht wollen? Sie sind schmerzhaft und schwierig und sie haben eine gewaltige negative Wirkung auf Ihr Leben. Wir werden also etwas *tun, um diese Situation so schnell wie möglich zu verbessern.* Gibt es noch etwas anderes, was Sie mit unserer gemeinsamen Arbeit erreichen möchten?

Tipp für die Praxis

Wenn das alles ist, was die Klientin will – sich gut fühlen und unerwünschte Gefühle loswerden –, und wenn sie nicht an etwas anderem interessiert ist, wird der Therapeut zu kreativer Ratlosigkeit übergehen müssen, wie in Kapitel 8 besprochen wird. Wenn die Therapeutin diese kreative Ratlosigkeit übergeht, werden sie mit der ACT nicht weiterkommen können.

Emotionale Ziele verkleidet als Verhaltensziele

Manchmal nennen Klienten etwas, was dem Anschein nach Verhaltensziele sind, aber in Wirklichkeit sind es einfach verkleidete emotionale Ziele. Dies ist häufig bei Suchtverhalten und impulsiven Verhaltensweisen so, und es hat gewöhnlich die Form »Ich möchte aufhören, dies zu tun«. Wenn wir unter die Oberfläche schauen, ist das verborgene Anliegen etwas wie »Die Gedanken und Gefühle (oder Neigungen, Sinnesempfindungen, Impulse, Zwänge, Rückzugssymptome) loswerden, die dieses Verhalten auslösen, denn solange sie nicht beseitigt sind, kann ich dieses Verhalten nicht aufgeben«. So kann sich dies anhören.

Verkleidetes Emotionales Ziel

Klientin: Ich möchte mit (Trinken, Rauchen, Glücksspiel, zu viel essen, meine Kinder anschreien usw.) aufhören.

Umformulierung als Verhaltensziel

Therapeut: Klar. Ein Teil unserer Arbeit wird hier also darin bestehen, die Gedanken und Gefühle (oder Erinnerungen, Neigungen, Impulse, Zwangsvorstellungen, Zwänge und so weiter), die dieses Verhalten auslösen, zu identifizieren und *neue Kompetenzen zu erlernen, um wirksamer mit ihnen umzugehen,* sodass sie aufhören, Sie zum Narren zu halten und immer wieder dazu bringen, diese Dinge zu tun. Ein anderer Teil der Arbeit besteht darin anzuschauen, was Sie *stattdessen tun wollen,* damit Sie, wenn Sie noch einmal in einer ähnlichen Situation sind, sich entscheiden können, *etwas anderes zu tun, was hoffentlich besser funktioniert.*

Achten Sie auf »Ziele eines Toten«

Wie wir gesehen haben, geben Klientinnen als Ziel an, aufhören zu wollen, auf eine bestimmte Weise zu fühlen oder zu handeln. Sie wollen zum Beispiel keine Drogen mehr nehmen, ihre Kinder nicht mehr anschreien, keine Panikattacken mehr bekommen oder sich nicht mehr depressiv fühlen. In der ACT bezeichnen wir diese Ziele als »Ziele eines Toten« (Lindsley, 1968). Unter einem »Ziel eines Toten« wird alles verstanden, was eine Leiche besser kann als eine lebende Person. Eine Leiche nimmt zum Beispiel nie Drogen, schreit niemanden an, hat keine Panikattacken und fühlt sich nie depressiv.

In der ACT wollen wir »Ziele eines Lebendigen« festlegen, also solche, die eine lebende Person besser erreichen kann als eine Leiche. Mit einfachen Fragen wie den folgenden gelangen Sie von Zielen eines Toten zu Zielen einer Lebendigen:

- Wenn das geschieht, was würden Sie dann anders machen? Womit würden Sie beginnen oder was würden Sie verstärkt tun? Und in welcher Weise würden Sie sich gegenüber Ihren Freunden oder Ihrer Familie anders verhalten?
- Wenn Sie keine Drogen mehr nehmen würden, was würden Sie dann stattdessen tun?
- Wenn Sie Ihre Kinder nicht mehr anschreien würden, wie würden Sie ihnen stattdessen begegnen?
- Wenn Sie sich nicht mehr depressiv fühlten oder keine Panikattacken mehr hätten, was würden Sie dann in Ihrem Leben anders machen?

- Es gibt zwei hilfreiche Fragen, mit denen sich emotionale Ziele und Ziele eines Toten in Verhaltensziele verwandeln lassen: die Zauberfrage und die Filmfrage. Lassen Sie uns kurz einen Blick auf diese beiden Fragen werfen.

Zauberfrage

Diese Frage eignet sich gut im Zusammenhang mit Erlebnisvermeidung. (Beachten Sie bitte, dass es einen großen Unterschied ausmacht, ob Sie sagen, dass die Gedanken und Gefühle »kein Problem mehr wären« oder ob Sie sagen, dass sie »alle verschwunden sind«.)

Therapeutin: Angenommen, ich könnte mit einem Zauber bewirken, dass alle Gedanken und Gefühle, gegen die Sie angekämpft haben, kein Problem mehr für Sie wären; sie wären wie Wasser, das vom Rücken einer Ente abläuft. Was würden Sie dann anders machen? Womit würden Sie beginnen oder was würden Sie verstärkt tun? In welcher Weise würden Sie sich anderen gegenüber anders verhalten? Was würden Sie an Ihrem Arbeitsplatz, zu Hause oder an den Wochenenden anders machen?

Filmfrage

Diese Frage unterstützt Klienten, die gewünschten Veränderungen genauer zu beschreiben.

Therapeutin: Angenommen, ich würde Sie eine Woche lang mit einem Kamerateam begleiten, das alles filmt, was Sie tun. Und angenommen, wir würden dies wiederholen, nachdem Sie die Therapie abgeschlossen haben. Was würden wir im zweiten Film sehen oder hören, dem wir entnehmen könnten, dass die Therapie hilfreich war? Was würden Sie tun oder sagen? Welche Unterschiede würden wir in der Weise bemerken, wie Sie andere Menschen, wie

Sie sich selbst, wie Sie Ihren Körper behandeln und wie Sie Ihre Zeit verbringen?

Zusätzlich zu emotionalen Zielen und Zielen eines Toten gibt es eine andere Kategorie von Zielen, die wir neu benennen wollen: Ergebnisziele.

Ergebnisziele versus Verhaltensziele

Hier die Definition von Ergebniszielen:

Ergebnisziele: was ich *bekommen* oder *haben* möchte

Viele Klientinnen kommen mit Ergebniszielen in die Therapie: damit, was sie bekommen oder haben möchten. Zum Beispiel möchte ein Klient eine Partnerin oder einen Partner finden, ein Kind bekommen, eine Arbeit finden, 10 Kilo abnehmen, eine Krankheit heilen, sich von einer Verletzung erholen, befördert werden, ein Haus kaufen oder seine »Kinder dazu bringen, dass sie gehorchen«. Wir sollten diese Ergebnisziele anerkennen. Sie sind häufig aus motivationalen Gründen nützlich und ein guter Anfangspunkt für eine Klärung der Werte und engagiertes Handeln. Zugleich sollten unsere Klientinnen ihre Selbstwirksamkeit entdecken. Dabei unterstützen wir sie, indem wir ihnen helfen, auf das zu fokussieren, was sie kontrollieren können. Wir haben alle eine Menge Kontrolle über unser eigenes Verhalten, besonders unser offenes Verhalten (über das, was wir sagen oder tun). Und wir haben überhaupt keine Kontrolle über das, was das *Ergebnis* unseres Verhaltens sein wird. Es gibt nie eine Garantie, dass wir das Ergebnis bekommen, das wir uns erhoffen. Also wandeln wir diese Ergebnisziele sobald wie möglich in Verhaltensziele um. Hier ein paar Beispiele:

Ergebnisziel Nr. 1

Klient: Ich möchte eine Partnerin oder einen Partner /eine bessere Arbeit finden.

Umdeutung (reframe) in ein Verhaltensziel

Therapeutin: Ein Teil unserer Arbeit hier besteht darin, Sie dazuzubringen, Dinge anders zu machen, Dinge zu sagen und zu tun, die wahrscheinlich Ihre Chancen erhöhen, einen Partner oder eine Partnerin/eine bessere Arbeit zu finden.

Ergebnisziel Nr. 2

Klient: Ich möchte, dass mir meine Kinder gehorchen/dass mein Mann zu trinken aufhört.

Umdeutung (reframe) in ein Verhaltensziel

Therapeutin: Ein Teil unserer Arbeit hier besteht darin, Sie dazuzubringen, dass Sie Dinge anders machen, dass Sie Dinge sagen und tun, die wahrscheinlich wirksamer sind, das Verhalten Ihrer Kinder/Ihres Mannes zu beeinflussen.

Ergebnisziel Nr. 3

Klient: Ich möchte diese Krankheit heilen/mich von dieser Verletzung erholen.

Umdeutung (reframe) in ein Verhaltensziel

Therapeutin: Unsere Arbeit hier hat zwei wichtige Teile: Ein Teil besteht darin, Sie dazu zu bringen, alles zu tun, was möglich ist, um Ihre Gesundheit zu verbessen – von der Kooperation mit Ihren Ärzten bis hin zu mehr Bewusstsein für Ihre Ernährung und sportliche Betätigung. Und der andere Teil ist, Sie dazuzubringen, alles zu tun, was möglich ist, um vor dem Hintergrund all der Schwierigkeiten, die Ihnen Ihre Krankheit/Ihre Verletzung bereitet, Ihr Leben so gut zu meistern, wie es in diesem Moment möglich ist.

Erkenntnisziele sind eine Untergruppe von Ergebniszielen. In diesem Fall ist das, was der Klient bekommen oder haben möchte (das erwünschte Ergebnis) Erkenntnis oder Selbstverständnis. Klientinnen drücken das vielleicht so aus: »Ich will verstehen, warum ich so bin«, »Ich muss herausfinden, warum ich das ständig mache« oder »Ich will wissen, wer ich wirklich bin«. Derartige Therapieziele – die vor allem darauf zielen, Einsicht in das eigene Verhalten zu gewinnen – führen leicht zu einer »Analyse-Paralyse«, die dadurch gekennzeichnet ist, dass Sie Sitzung um Sitzung mit intellektuellen/theoretischen/konzeptuellen Diskussionen und endlosem Nachdenken über die Vergangenheit verbringen, statt neue Kompetenzen zu entwickeln, die einem achtsamen, werteorientierten Leben dienen.

In der ACT geschieht es durchaus, dass Klienten Erkenntnisse gewinnen und ihr Verhalten oder ihre Gedanken, Gefühle, Persönlichkeit und Identität verstehen lernen. Sie werden sich in der Regel bewusst, wer sie sind, wie ihr Verstand funktioniert, was sie mit ihrem Leben wirklich anfangen wollen, wie die Vergangenheit sie beeinflusst hat und warum sie das tun, was sie tun. In der ACT gewinnen sie diese Erkenntnisse jedoch durch Erfahrung und nicht durch langatmige analytische Gespräche. Diese Erkenntnisse sind überdies kein Selbstzweck: Sie sind schlicht etwas, das sich auf dem Weg hin zu einem achtsamen, werteorientierten Leben einstellt.

Um also zu einem hilfreicheren Therapieziel zu gelangen, sage ich zum Beispiel Folgendes: »Darum geht es: Durch die Arbeit, die wir zusammen machen werden, werden Sie mit Sicherheit viel besser verstehen, wer Sie sind, wie Ihr Verstand funktioniert, warum Sie das tun, was Sie tun, und was Sie mit Ihrem Leben wirklich anfangen wollen. Dies wird sich im Laufe des Prozesses unweigerlich ergeben. Was ich gerne wissen würde, ist: Was würden Sie anders machen, wenn Sie dieses Verständnis einmal haben? Wenn Sie über dieses Wissen verfügen (würden?), was würden Sie dann tun, was Sie jetzt nicht tun? Auf welche Weise würden Sie sich anders verhalten? Welche Veränderungen würden anderen Menschen dann an Ihnen im Hinblick auf das, was Sie sagen oder tun oder wie Sie mit ihnen interagieren, auffallen?«

Zur Erinnerung: es gibt drei Arten von Zielen:

- **Verhaltensziele** = was ich *tun* möchte
- **Emotionale Ziele** = wie ich *mich fühlen* möchte
- **Ergebnisziele** = was ich *bekommen oder haben* möchte

Offene und verdeckte Verhaltensziele

Wenn wir einen Punkt der Entscheidung wählen, um die Probleme der Klientin zu erfassen und die Therapieziele zu entwerfen, können sich die Pfeile, die Hinbewegungen und Wegbewegungen anzeigen, auf offenes wie auf verdecktes Verhalten beziehen. *Verdeckte* Hinbewegungen können zum Beispiel sein: Fokussieren, sich Engagieren, Selbstmitgefühl, Akzeptieren, Vergeben, Wertschätzen, effektives Planen und strategisches Vorgehen, Reflektieren über Werte, Achtsamkeit u.a. sein. Verdeckte Wegbewegungen könnten sein: inneres Aussteigen, Aufmerksamkeit auf Gedanken und Gefühlen statt auf der gegenwärtigen Aktivität (häufig als »Zerstreutheit« oder »Unfokussiertheit« beschrieben), kognitive Aktivitäten wie Sorgen machen, Grübeln und Zwangsvorstellungen.

Manchmal begegnen Sie Klienten, die mit ihrem offenen Verhalten ziemlich zufrieden sind. Sie gehen durch das Leben und machen all Dinge, die sie machen möchten (oder wenigstens sagen sie das). Das Problem, über das sie sich beklagen, ist, dass sie sich an dem, was sie tun, nicht freuen oder dass sie es nicht wertschätzen können, weil sie so von Sorgen (oder anderen kognitiven Prozessen wie Grübeln, Fantasieren, Zwangsvorstellungen oder Verweilen in der Vergangenheit) eingenommen sind. In dem nächsten Beispiel ist die Klientin – die vor Kurzem an Krebs erkrankt war – von der Sorge verzehrt, dass sie oder jemand, den sie liebt, krank werden könnte. Sie sorgt sich auch über soziale Situationen, sowohl vorher wie nach dem Ereignis (ob die Leute sie mögen werden, ob sie sie langweilt).

Ihre Angst hält sie nicht davon ab, die Dinge zu tun, die sie tun möchte – sie besucht weiterhin Freundinnen, verbringt Zeit mit ihren Kindern, geht zur Arbeit und so weiter –, aber sie macht es ihr schwer, sich über diese Dinge zu freuen. Sie kam zur Therapie mit einer Reihe emotionaler Ziele: aufzuhören, sich Sorgen zu machen, aufzuhören, über die Möglichkeit nachzudenken, krank werden zu können, glücklicher zu sein und weniger Angst zu haben.

Der Therapeut macht bewusst, dass sich das offene Verhalten der Klientin (das heißt, ihre physischen Handlungen), wenn die Therapie erfolgreich ist, nicht verändert, aber ihr verdecktes Verhalten (das heißt, ihr inneres psychisches Verhalten). Zum Beispiel gerät die Klientin, obwohl sie zurzeit an sozialen Ereignissen teilnimmt, in den Griff ihrer Sorgen. Das führt zu Wegbewegungen, die vor allem in verdeckten Verhaltensweisen bestehen, wie innerem Aussteigen und Fokussieren auf Gedanken und Gefühle, statt darauf, ganz bei denen präsent zu sein, die ihr nahestehen (bei Klienten würden wir sagen, dass sie »abgelenkt werden«). Im folgenden Transkript formuliert die Therapeutin, wie ein Therapieerfolg (d. h. eine Veränderung verdeckten Verhaltens) aussehen würde.

Therapeut: Ein Teil unserer Arbeit hier besteht also darin, Ihnen zu helfen, neue Fertigkeiten zu entwickeln, um mit all diesen angstvollen Gedanken und Gefühlen effektiver umzugehen. Insbesondere soll sie Ihnen helfen, besser zu fokussieren, wenn Sie sich in solchen sozialen Situationen befinden, damit Sie sich wirklich auf das einlassen können, was Sie tun, und ganz bei Ihren Nächsten präsent sind – sodass Sie diese Ereignisse wirklich wertschätzen können.

Klientin: Aber wie ist es mit dem Sorgen machen? Ich möchte damit wirklich aufhören. Es ist nicht gut für mich.

Therapeut: Klar. Sorgen machen bedeutet im Grunde, dass angstvolle Gedanken Sie im Griff haben. Nun weiß ich nicht, wie Sie Ihren Verstand daran hindern können, Ihnen Gedanken an schlimme Dinge einzugeben, die passieren könnten. Jeder Verstand tut das in gewissem Maße. Aber wenn uns solche Gedanken in den Griff bekommen – wenn wir ganz in sie verstrickt sind, wenn wir uns ganz in ihnen verloren haben –, dann nennen wir das »Sorgen machen«. Ein anderer Teil unserer Arbeit besteht also darin, zu lernen, wie Sie sich aus dem Griff solcher angstvollen Gedanken lösen und Ihre Aufmerksamkeit wieder auf das richten können, was Sie tun. Das ist das Gegenmittel gegen Sorgen machen.

—

Haben Sie gesehen, wie die Therapeutin das Ziel des Toten, »Aufhören, sich Sorgen zu machen«, zu dem Ziel des lebendigen Menschen umformuliert hat, »sich aus dem Griff ängstlicher Gedanken zu befreien und die Aufmerksamkeit auf die anstehende Aktivität umzulenken«? Wir können eine ähnliche Umformulierung für andere kognitive Prozesse verwenden: Grübeln, Verweilen bei der Vergangenheit, Rachefantasien, Anklagen, Zwangsvorstellungen und so weiter. Wir können diese verdeckten Verhaltensweisen als »Verstrickungen« in den jeweiligen kognitiven Inhalt (z. B. Gedanken daran, »warum ich so bin«, schmerzhafte Erinnerungen, Rachefantasien) umformulieren. Das Gegenmittel besteht dann darin, zu lernen, wie man sich aus der Verstrickung in so einen kognitiven Inhalt befreit und die Aufmerksamkeit wieder auf die Aktivität richtet, um die es im Moment geht.

Mit einem Punkt der Entscheidung könnten wir diese Zusammenfassung des Therapeuten wie folgt veranschaulichen. (Beachten Sie, dass sowohl die Hinbewegungen als auch die Wegbewegungen verdeckte Verhaltensweisen sind).

WEGBEWEGUNG **HINBEWEGUNG**

Sich Sorgen machen, innerlich aussteigen, auf Gedanken und Gefühle fokussieren statt auf die Menschen, die einem nahestehen

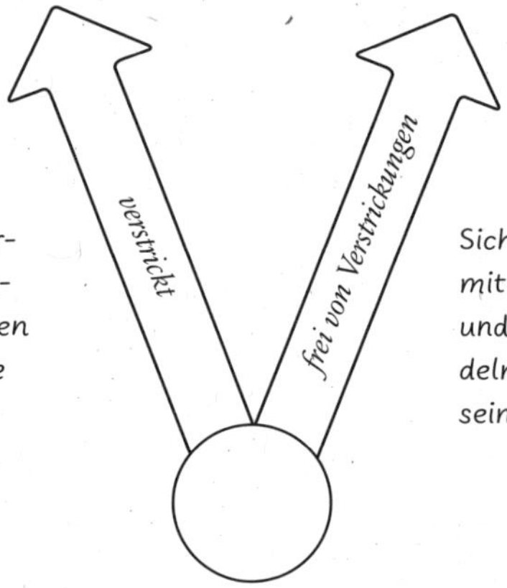

Sich aus der Verstrickung mit ängstlichen Gedanken und Gefühlen befreien, handeln, ganz bei denen präsent sein, die einem nahestehen

SITUATION(EN), GEDANKEN UND GEFÜHLE

Soziale Erlebnisse – besonders mit Menschen, die einem nahestehen

Gefühle der Angst, Gedanken daran, man selbst oder die, die einem nahestehen, könnten krank werden, Gedanken daran, bewertet oder nicht gemocht zu werden

Therapieziele: Zwei Beispiele

In diesem Kapitel gibt es eine Menge Neues. Um Ihnen zu helfen, den Überblick zu behalten, gebe ich Ihnen daher ein paar Beispiele für Verhaltensziele in der Therapie, wie sie vom Therapeuten zusammengefasst würden.

Verhaltensziele bei Depression

Diese Klientin antwortete auf die Zauberfrage, dass sie dann wieder arbeiten gehen, Sport treiben und mehr Zeit mit ihren Freunden und ihrer Familie verbringen würde.

Therapeut: Können wir es also so formulieren: Sie scheinen mit Depression zu meinen, dass Sie zum einen von zahlreichen unangenehmen Gedanken in Beschlag genommen werden – negative Selbstkritik, ein Gefühl von Ratlosigkeit sowie Gedanken und Erinnerungen an schmerzliche Ereignisse aus der Vergangenheit. Zum anderen kämpfen Sie gegen einige wirklich schmerzliche Gefühle wie Schuldgefühle, Traurigkeit, Ängste und körperliche Erschöpfung an. Klingt das richtig? Und wenn Sie in diese Gedanken und Gefühlen verstrickt werden, gehört zu Ihren Wegbewegungen, dass Sie viel Zeit im Bett verbringen, sich aus dem sozialen Leben zurückziehen, zu Hause bleiben, keinen Sport mehr treiben und nicht zur Arbeit gehen. Sehe ich das richtig? Für heute bestehen Ihre Ziele also darin, (a) einige neue Kompetenzen zu erlernen, um mit all diesen schwierigen Gedanken und Gefühlen besser umzugehen – sich von ihnen zu lösen, sodass sie Sie nicht mehr niederdrücken oder zurückhalten, und (b) wieder das zu tun, was Ihnen wichtig ist – soziale Kontakte pflegen, arbeiten gehen, Sport treiben und grundsätzlich das tun, was Sie erfüllt? Stimmt das so ungefähr?

Beachten Sie, wie die Therapeutin das Thema in zwei Aspekte aufteilt, die genau dem Punkt der Entscheidung entsprechen: (1) Verstrickung in Gedanken und Gefühle (Verschmelzung mit ihnen und ihre Vermeidung) und (2) unzweckmäßiges Handeln. Wenn es gewünscht wird, kann der Therapeut dies während seiner oben wiedergegebenen Ausführungen anhand eines Punktes der Entscheidung veranschaulichen. Das würde etwa so aussehen:

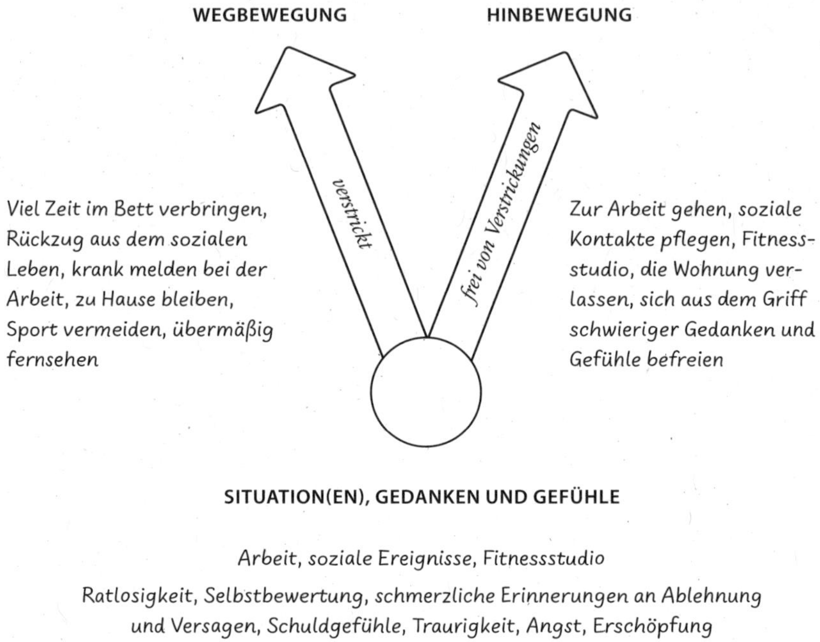

Halten Sie fest, dass wir von Anfang an auf subtile Weise die Grundlage für zwei entscheidende Einsichten herstellen können:

1. Das Hauptproblem sind nicht unsere Gedanken und Gefühle, sondern die Verstrickung in ihnen (Fusion und Vermeidung).
2. Unser Verhalten wird nicht von unseren Gedanken und Gefühlen kontrolliert.

Die zweite wesentliche Einsicht ist auch für Therapeutinnen oft überraschend, daher möchte ich näher darauf eingehen. Unser Verhalten wird zwar von unseren Gedanken und Gefühlen *beeinflusst,* aber nicht von ihnen *kontrolliert.* Wie wir in Kapitel 4 gesehen haben, wird unser Verhalten in jedem Moment von zahlreichen Stimuli sowohl aus unserer Innenwelt als auch aus unserer Umwelt beeinflusst.

Wann haben Gedanken und Gefühle also den größten Einfluss auf unsere Handlungen? Sie haben es erraten: im Kontext von Fusion und Vermeidung. Im Kontext von Defusion und Akzeptanz (also von Achtsamkeit) wirken sich dieselben Gedanken und Gefühle weitaus weniger auf unser Verhalten aus (das heißt, wir lösen uns aus der Verwicklung mit ihnen), was es uns leichter macht, im Einklang mit unseren Werten zu handeln.

Je größer also unsere psychische Flexibilität ist, desto mehr sind wir in der Lage, zu wählen, wie wir – unabhängig von unseren Gedanken und Gefühlen – uns verhalten wollen. Vor diesem Hintergrund unterscheiden wir immer wieder zwischen (a) den Gedanken und Gefühlen eines Klienten (den Antezedenzien) und (b) dem, was der Klient tut, wenn sich diese Gedanken und Gefühle zeigen (Verhalten). Letztlich wollen wir die Illusion zerstören, dass Ersteres Letzteres kontrolliert.

Betrachten wir jetzt ein weiteres Beispiel einer guten Zielsetzung für Verhalten.

Verhaltensziele bei einer Sucht

Dieser Klient möchte mit dem Trinken aufhören: einmal, weil seine Frau ihm gedroht hat, ihn zu verlassen, und zweitens, weil eine kürzlich durchgeführte ärztliche Untersuchung einen Leberschaden ergeben hat. Auf die Zauberfrage antwortete er, ein »besserer Ehemann« sein und seine Leber »retten« zu wollen.

Therapeutin: Fassen wir also zusammen: Als Sie in der Vergangenheit versucht haben, mit dem Trinken aufzuhören, ist Ihnen dies nie lange gelungen, weil das Verlangen so stark war oder Sie sich ängstlich fühlten, und wenn Sie im Griff dieser Gefühle sind, fangen Sie an zu trinken. Unsere Ziele hier sind also (a) ein paar neue Fähigkeiten zu erlernen, um mit dem Verlangen und den Gefühlen wirksamer umzugehen, (b) anzufangen, Dinge anders zu sagen und zu tun, um eine bessere Beziehung zu Ihrer Frau aufzubauen, und (c) sich um Ihre Leber zu kümmern und dafür zu sorgen, dass sie möglichst gesund bleibt. Stimmt das so ungefähr?

Wieder könnte der Therapeut, wenn gewünscht, diese Ziele am Punkt der Entscheidung eintragen:

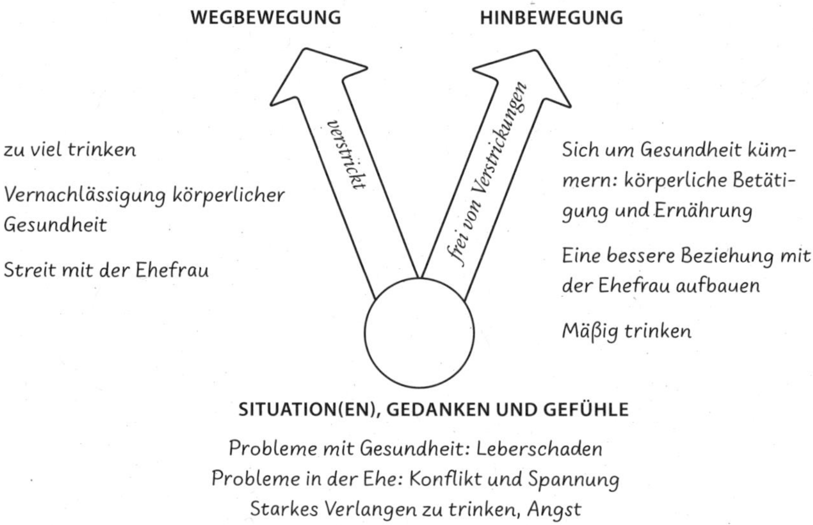

Tipp für die Praxis

Die Diagramme zum Punkt der Entscheidung in diesem Kapitel sind alle »minimalistisch«: nur ein paar Stichworte, um die Hauptthemen hervorzuheben. Wenn Sie möchten, können entweder Sie oder die Klientin viel mehr ins Detail gehen. Sie können auch für jedes Thema, an dem Sie arbeiten, einen besonderen Punkt der Entscheidung entwerfen. Wenn Sie zum Beispiel in einer späteren Sitzung darauf fokussieren, die Beziehung des Klienten mit seiner Frau zu verbessern, könnten Sie allein für diese Beziehungsprobleme einen eigenen Punkt der Entscheidung entwerfen.

Verhaltensziele für alle Indikationen

Manchmal kommt es vor, dass eine Klientin trotz all Ihrer Bemühungen nicht in der Lage oder bereit ist, bestimmte werteorientierte Behandlungsziele zu nennen, sondern auf jede Ihrer Fragen mit »Ich weiß nicht«, »Es ist nichts wichtig«, »Ich will das einfach nur nicht mehr fühlen« oder »Ich möchte mich einfach nur glücklich fühlen« antwortet.

Therapeut: Wie hört sich das an? Ein Teil unserer Arbeit hier wird darin bestehen, ein paar neue Fertigkeiten zu lernen, wie Sie sich aus der Verwicklung mit Ihren Gedanken und Gefühlen lösen können, damit sie Sie nicht zum Narren halten oder daran hindern, das Leben zu leben, das Sie leben wollen. Ein anderer Teil besteht darin – auch wenn Sie in diesem Moment keine Vorstellung davon haben, was Sie wollen, und Sie das Gefühl haben, als wäre nichts wichtig –, dies hier zu einem Ort zu machen, an dem sich das verändern kann. Wir können daran arbeiten herauszufinden, was Ihnen wichtig ist, und damit experimentieren, Dinge anders zu machen, um Ihr Leben zu verbessern.

AUFGABEN

Hier ein paar Möglichkeiten, wie Sie die Fertigkeiten üben können, die wir eben behandelt haben:

- Lesen Sie die Interventionen der Therapeutin in den Transkripten laut und paraphrasieren Sie sie, damit Sie sich an die Sprache der ACT gewöhnen und Ihren eigenen Arbeitsstil finden.
- Wählen Sie zwei Klienten aus und schreiben Sie kurze Antworten auf diese Kernfragen: In welche werteorientierte Richtung möchte sich der Klient bewegen? Was hindert ihn daran?

- Üben Sie Denken im Hinblick auf Verhaltensziele. Wählen Sie zwei Klientinnen und stellen Sie sich vor, wie Sie die Therapieziele zusammenfassend formulieren würden?
- Wenn es Ihnen sinnvoll erscheint, den Punkt der Entscheidung zu verwenden, füllen Sie ein Diagramm für eines der Probleme aus, die Sie in der zweiten und dritten Aufgabe oben ausgewählt haben.

Wenn Sie diese Übungen (und alle anderen in diesem Buch) gemacht haben, erlauben Sie sich bitte, dass Sie sie noch nicht gut machen. Sie lernen ein neues Therapiemodell, also erlauben Sie sich, ein Anfänger, ein Neuling, eine Lernende zu sein. Anfänger machen Fehler (wie auch Expertinnen). Das ist ein essenzieller Teil des Lernprozesses. Und wenn Ihr Verstand anfängt, Sie abzuwerten, merken Sie sich, was er sagt, damit Sie mit diesen Gedanken in Kapitel 12 arbeiten können.

WAS SIE MITNEHMEN KÖNNEN?

Das, was Sie aus diesem Kapitel vor allem mitnehmen können, besteht darin, sobald wie möglich Verhaltensziele zu formulieren, auch wenn es nur die vagen allgemeinen Ziele sind, die bei der informierten Zustimmung formuliert werden. Es ist besonders wichtig, dies zu tun, wenn Klienten sich mit einer Menge emotionaler Ziele vorstellen. Es kann eine Weile brauchen, aber es macht den ganzen Rest Ihrer therapeutischen Arbeit umso leichter.

Gedanken, mit denen Sie sich verstricken	**Handlungen, die Lebenskraft rauben**
Welche Erinnerungen, Sorgen, Ängste, Selbstkritik oder sonstigen nicht hilfreichen Gedanken im Zusammenhang mit diesem Thema halten Sie gefangen? Welche Gedanken tendieren dazu, Sie in den Griff zu bekommen oder von Ihrem Weg abzubringen?	Welche Ihrer jetzigen Handlungen mindern langfristig Ihre Lebensqualität, da Sie stecken bleiben, Zeit oder Geld verschwenden, Energie verlieren, Ihr Leben einschränken, Ihre Gesundheit gefährden, Ihre Arbeit oder Ihre Beziehungen belasten oder das Problem aufrechterhalten oder verschlimmern?
Gefühle, mit denen Sie sich verstricken	**Vermeiden schwieriger Situationen**
Welche Emotionen, Gefühle, Neigungen, Impulse oder Empfindungen in Verbindung mit dem Thema bekämpfen, vermeiden, unterdrücken oder versuchen Sie loszuwerden?	Welche Situationen, Aktivitäten, Menschen oder Orte meiden Sie? Wen oder was haben Sie verlassen? Wovon haben Sie sich zurückgezogen? Was verschieben Sie auf später?

Arbeitsblatt: Die einzelnen Aspekte des Problems

IHRE WERTE: *Was möchten Sie mit Ihrer Zeit auf diesem Planeten anfangen? Was für ein Mensch möchten Sie sein? Welche Stärken und Qualitäten möchten Sie entwickeln? Machen Sie zu jedem der nachstehend aufgeführten Lebensbereiche ein paar Angaben.*

Beruf/Ausbildung: *Arbeitsstelle, Karriere, Ausbildung, Entwicklung von Fähigkeiten*

Beziehungen: *Partnerinnen, Kinder, Eltern, Verwandte, Freunde, Kolleginnen*

Persönliches Wachstum/Gesundheit: *Religion, Spiritualität, Kreativität, Fähigkeiten, Meditation, Yoga, Natur, Übungen, Ernährung und/oder Umgang mit Gesundheitsrisiken*

Freizeit: *Wie Sie spielen, sich entspannen oder Spaß haben; Tätigkeiten für Freude, Entspannung, Erholung, Kreativität*

INS SCHWARZE TREFFEN: Kreuzen Sie für jeden Lebensbereich auf der Zielscheibe an, wo Sie heute stehen.

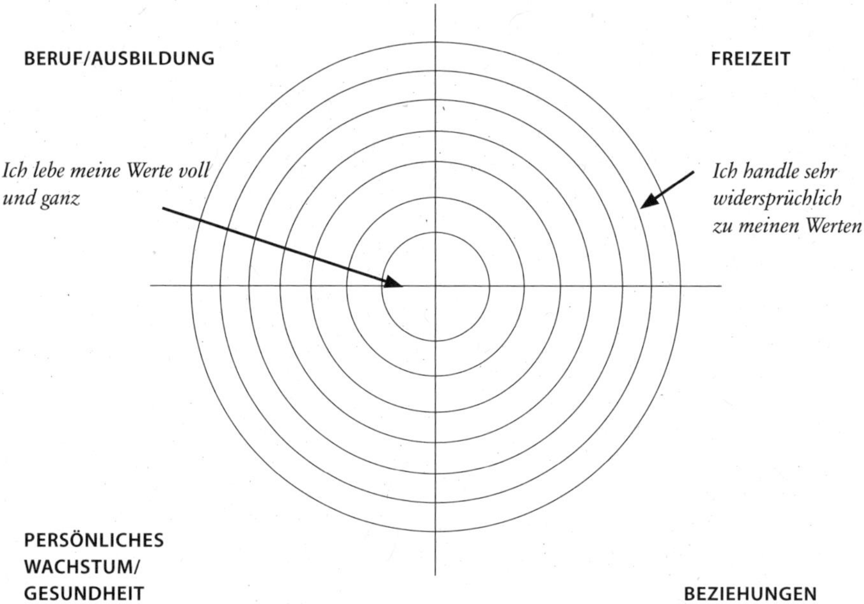

In Anlehnung an *Living Beyond Your Pain* von J. Dahl und T. Lundgren mit freundlicher Genehmigung von New Harbinger Publications (Oakland, CA), www.newharbinger.com

Arbeitsblatt: Ins Schwarze treffen

7 Wo fange ich an?

EIN GUTER ANFANG

Eine der häufigsten Fragen, die mir in ACT-Workshops gestellt werden, lautet: »Russ, woher hast du deine tollen Hemden?« Worauf ich antworte: »Tut mir leid, aber das ist ein Geschäftsgeheimnis.« Zwei andere Fragen, die mir auch oft gestellt werden, sind: »Wo fange ich an?« und »Auf welchen Prozess fokussiere ich zuerst?« Und meine Antwort auf diese beiden Fragen lautet: »Je nachdem.« Denken Sie daran: ACT ist ein nichtlineares Modell, und man kann an jedem beliebigen Punkt einer Sitzung mit jedem beliebigen Kernprozess arbeiten. Es gibt also keine feste Reihenfolge; wo Sie anfangen, variiert von Klientin zu Klient. Ich kann Ihnen jedoch ein paar Hinweise zu (a) den ersten Schritten in aktiver Therapie und (b) dazu geben, wohin man in folgenden Sitzungen gehen sollte. (Und denken Sie immer daran, alles zu modifizieren und anzupassen; was folgt, sind einfach Tipps und Vorschläge, nicht die Zehn Gebote.)

Idealerweise beginnen Sie Ihre ersten ACT-Sitzung(en), indem Sie alles machen, was wir in den letzten zwei Kapiteln besprochen haben:

- Sie stellen eine Beziehung her
- nehmen die Vorgeschichte der Klientin auf
- erhalten informierte Zustimmung
- vereinbaren Verhaltensziele.

ERSTE INTERVENTIONEN

Wenn Sie es geschafft haben, all das in Ihrer ersten Sitzung (oder den ersten zwei Sitzungen) zu machen, und immer noch etwas Zeit übrig haben, dann leiten Sie idealerweise (1) eine kurze Selbsterfahrungsübung an und (2) geben eine einfache Hausaufgabe. Schauen wir uns diese zwei Interventionen kurz an.

Eine kurze Selbsterfahrungsübung

In diesem Buch finden Sie eine weite Bandbreite von erfahrungsorientierten Übungen, und für die meisten von ihnen brauchen Sie weniger als fünf Minuten. Eine der einfachsten ist die Übung, die *Anker werfen* heißt, und die wir in Kapitel 10 besprechen. Eine andere ist die Defusionstechnik »Mir kommt der Gedanke, dass«, die in Kapitel 12 beschrieben wird. Es gibt viele andere, die in anderen Kapiteln behandelt werden, und Sie können alle anderen Achtsamkeitstechniken (z. B. Beobachten der Atmung oder eine Reise durch den Körper) auf eine drei- oder vierminütige Version verkürzen.

Denken Sie jedoch daran, dass Sie dafür sorgen müssen, wenn Sie eine Selbsterfahrungsübung einführen, dass Sie nicht nur Zeit haben, um die Übung zu machen, sondern auch genug Zeit für eine Nachbesprechung, um sicher zu sein, dass der Klient den Sinn der Übung versteht und sieht, wie wichtig sie dafür ist, dass er seine Therapieziele erreichen kann.

Vergessen Sie auch nicht, was wir im letzten Kapitel besprochen haben: Wenn Ihre Klientin nur daran interessiert ist, sich gut zu fühlen und Schmerz loszuwerden, und Ihren Bemühungen, Verhaltensziele zu formulieren, mit Widerstand begegnet, werden Sie als Erstes erfahrungsorientiert mit kreativer Ratlosigkeit arbeiten müssen (Kapitel 8).

Eine einfache Hausaufgabe

Es ist eine gute Idee, Klienten aufzufordern, zwischen den Sitzungen ein bisschen Hausarbeit zu machen. Wenn Sie Ihre Klientin zum Beispiel während einer Sitzung bei einer Achtsamkeitsübung begleitet haben, können Sie ihr als Hausaufgabe geben, sie zu Hause zu üben. Alternativ könnten Sie sie auffordern, ein Tagebuch zu führen oder ein Arbeitsblatt wie diejenigen auszufüllen, die am Ende dieses Kapitels erwähnt werden.

Tipp für die Praxis

Viele Klienten mögen das Wort »Hausaufgabe« nicht, daher empfehle ich Ihnen, andere Worte zu verwenden. Zum Beispiel könnten Sie fragen: »Wären Sie bereit, hiermit herumzuspielen (oder Folgendes auszuprobieren, zu testen, hiermit zu experimentieren, dies zu üben, dies auszufüllen, hieran zu arbeiten, dies anzuwenden, etwas Zeit hiermit zu verbringen)?«

Wenn Sie den Punkt der Entscheidung eingeführt haben, bietet er sich für einfache Hausaufgaben an. Hier meine Lieblingsaufgabe:

Hinbewegungen und Wegbewegungen beobachten

Therapeutin: Darf ich Sie bitten, zwischen heute und der nächsten Sitzung ein paar Dinge zu tun? Beobachten Sie als Erstes Ihre

> Hinbewegungen. Wann und wo machen Sie sie? Welche Auswirkung haben sie? Schauen Sie, ob Sie sie wirklich wertschätzen können, während Sie sie machen.
>
> Beobachten Sie zweitens Ihre Wegbewegungen. Wann und wo machen Sie sie? Und achten Sie besonders darauf, ob Sie beobachten können: was für Gedanken und Gefühle sind das, die Sie verwickeln und dazu verleiten, sich ihnen zu überlassen?

Es gibt viele Möglichkeiten, wie Sie diese Hausaufgaben modifizieren können. Sie könnten die Klientin zum Beispiel auffordern, ihre Beobachtungen in einem Tagebuch aufzuschreiben. Oder Sie geben dem Klienten die Abbildung eines Punktes der Entscheidung ohne Text, die er zu Hause an einer gut sichtbaren Stelle zur Erinnerung vor Augen haben kann. Oder Sie könnten Ihre Klientin auffordern, zwischen den Sitzungen einen Punkt der Entscheidung auszufüllen, und zwar mit dem Fokus auf einem bestimmten Thema (z. B. einer »schlechten Gewohnheit«, die sie aufzugeben versucht, wie zu viel Rauchen oder Trinken, oder eine wiederkehrende Situation, mit der sie Mühe hat, wie sich um ihre drei kleinen Kinder zu kümmern), und sie ausgefüllt zur nächsten Sitzung mitzubringen. Diese so täuschend einfache Aufgabe mit einem Punkt der Entscheidung dient einer Reihe verschiedener Zwecke:

- Sie steigert das Selbstgewahrsein.
- Sie liefert nützliche Informationen für die nächste Sitzung, was beim Entwerfen eines Plans und der Entscheidung, was als Erstes anzuzielen ist, hilfreich ist.
- Sie ist ein guter erster Schritt auf dem Weg, den Klienten dazuzubringen, seine Gedanken und Gefühle wahrzunehmen und sich seines Verhaltens bewusster zu werden.
- Die über Hinbewegungen gesammelten Informationen sind gewöhnlich sehr nützlich für die Erforschung von Werten, Zielen und engagiertem Handeln.

Tipp für die Praxis

Wenn Ihnen nicht besonders am Punkt der Entscheidung liegt, können Sie genau dieselbe Hausaufgabe stellen wie oben, ohne sie zu zeichnen oder sich auf ihn zu beziehen. Die Sprache und Konzepte (Sich verwickeln, Verwicklung lösen, Hin- und Wegbewegungen) sind für die meisten Menschen eindrücklicher, wenn Sie sie visuell veranschaulichen, aber Sie müssen nicht so vorgehen.

ARBEITSBLÄTTER FÜR KLIENTEN

Arbeitsblätter sind häufig hilfreich, weil sie als Erinnerungshilfe an die Sitzung fungieren, die Chance erhöhen, dass Ihre Klientin weitermacht, und gutes Material für die nächste Sitzung liefern. Wenn Klienten jedoch Arbeitsblätter ungern ausfüllen (oder wenn Sie als Therapeutin sie nicht mögen), müssen Sie sie nicht verwenden. Sie sind einfach Hilfen für ACT, aber nicht unverzichtbar.

Wenn Sie am Ende der ersten Sitzung nicht genug Informationen über Werte erhalten haben und Ihren Klienten nicht dazu bewegen konnten, die »Zielscheibe« (Kapitel 6) auszufüllen, bietet es sich an, ihm dies als Hausaufgabe mitzugeben. Dieses Angebot könnten Sie zum Beispiel so formulieren: »Wir haben heute viel über Ihre Probleme gesprochen, über die Gedanken und Gefühle, mit denen Sie zu kämpfen haben, und über das, was Sie tun und wodurch sich Ihr Leben verschlechtert. Aber wir haben wenig darüber gesprochen, wie Sie leben möchten und was Ihnen wirklich wichtig ist. Ich frage mich gerade, ob Sie bereit wären, dieses Arbeitsblatt, in dem es um solche Fragen geht, bis zur nächsten Sitzung auszufüllen?«

Sie können ihm jedoch auch »Lebendig sein statt leiden« oder »Probleme und Werte« mitgeben und ihm erklären, dass seine Antworten sehr hilfreich für den weiteren Fortgang der Therapie sind.

NACH DER ERSTEN SITZUNG: WAS ALS NÄCHSTES?

Hoffentlich haben dieses Kapitel und das vorige Ihnen eine hinreichend klare Vorstellung davon gegeben, was in der ersten Sitzung (oder in den ersten zwei Sitzungen) zu tun ist. Und die brennende Frage lautet nun: »Was kommt jetzt?« Und wieder lautet die Antwort: »Das hängt davon ab«. Das stimmt: Es gibt keine »richtige« Antwort auf diese Frage, es gibt nicht so etwas wie den »richtigen« oder »falschen« nächsten Schritt. Alle sechs Kernprozesse sind wechselseitig miteinander verbunden und überschneiden sich. Sie können sie alle an jedem beliebigen Punkt der Therapie verwenden. Was folgt, sind ein paar Ideen im Hinblick darauf, wohin Sie als Nächstes gehen *könnten,* aber das wird abhängig von Ihrer Einschätzung der Bedürfnisse der Klientin unterschiedlich sein. Sorgen Sie also dafür, dass Sie beweglich bleiben, wenn Sie diese Hinweise anwenden – und fühlen Sie sich frei, andere Entscheidungen zu treffen, die auf jeden einzelnen Klienten zugeschnitten sind.

- *Wenn Klientinnen von ihren Gefühlen überwältigt, extrem verschmolzen, dissoziiert, emotional dereguliert oder hoch impulsiv sind:* Beginnen Sie mit achtsamen Erdungsübungen, wie *Anker werfen* (Kapitel 10).
- *Wenn Klienten schweren Kummer oder Verlust erleben:* Beginnen Sie mit Selbstmitgefühl (Kapitel 18) und/oder *Anker werfen* (Kapitel 10).
- *Bei unmotivierten Klientinnen oder jenen, die mit Hoffnungslosigkeit verschmolzen sind:* Beginnen Sie mit Werten (Kapitel 19) und Defusion von Ratlosigkeit (Kapitel 14).
- *Bei Klienten, die darauf fixiert sind, sich gut zu fühlen und schmerzliche Gefühle loszuwerden:* Beginnen Sie mit kreativer Ratlosigkeit (Kapitel 8).

(Auf Klientinnen, denen auferlegt wurde oder die sich verpflichten mussten, sich einer Therapie zu unterziehen, kann im Rahmen dieses Buches nicht eingegangen werden. Ich behandle dieses Thema aber in meinem Lehrbuch für Fortgeschrittene, *Schwierige Situationen in der Akzeptanz- und Commitmenttherapie (ACT)* [Harris, 2014c].)

Entscheiden Sie, welchen Weg Sie einschlagen wollen

Allgemein gesprochen tendieren ACT-Protokolle dazu, nach der ersten Sitzung einen von zwei Wegen einzuschlagen, die auf diese beiden Fragen zurückgehen

A. *An welchen Werten möchte sich der Klient orientieren?*

Wenn dies der eingeschlagene Weg ist, sind dies typischerweise die Schritte, denen gefolgt wird (nicht notwendigerweise in dieser Reihenfolge):

- Werteklärung
- Ziele setzen
- Handlungsplanung
- Problemlösen
- Kompetenztraining
- Exposition

Im Hinblick auf den Punkt der Entscheidung ausgedrückt, fokussieren wir auf Klären und Planen von Hinbewegungen, wenn wir diesen Weg einschlagen.

B. *Was steht ihm dabei im Weg?*

Wenn wir diesem Weg folgen, sind die Schritte (häufig, aber nicht notwendigerweise in dieser Reihenfolge) typischerweise die folgenden:

- unflexible Aufmerksamkeit gezielt über den Kontakt mit dem gegenwärtigen Moment angehen
- Fusion gezielt mit Defusion angehen

- Erlebnisvermeidung gezielt mit Akzeptanz angehen
- entwertende Selbstkritik, Selbsthass und Selbstvernachlässigung gezielt mit Selbstmitgefühl angehen.

In der Sprache des Punktes der Entscheidung sind alle genannten Schritte *Fähigkeiten im Lösen aus einer Verwicklung*, die gewählt werden, um den spezifischen *Wegbewegungen* des Klienten zu begegnen.

Mit welchem Weg Sie auch beginnen, früher oder später wird er in den anderen Weg übergehen, denn alle Kernprozesse sind wechselseitig miteinander verbunden. Aber das braucht Sie jetzt nicht zu beschäftigen. Später werden wir anschauen, wie Sie von Weg zu Weg springen können.

Entscheiden, was in jeder Sitzung zu tun ist

Erinnern Sie sich daran, dass das Ziel der ACT darin besteht, psychische Flexibilität zu kultivieren: die Fähigkeit, ganz bewusst und offen für Ihre Erfahrung zu sein, während Sie Ihren Werten entsprechend handeln – oder, einfacher gesagt, die Fähigkeit, »präsent zu sein, sich zu öffnen und zu tun, was wichtig ist«. Das Ergebnis, das wir anstreben, ist achtsames, wertebasiertes Leben: tun, was sinnvoll ist, während wir jeden Moment des Lebens annehmen und ergreifen.

ACT-Praktizierende müssen lernen, drei Dinge wirklich gut zu machen:

1. die Offenheit einer Klientin für ihre eigenen Gedanken und Gefühle entwickeln;
2. dem Klienten helfen, ganz präsent zu sein – sich auf das Leben einzulassen und auf das zu fokussieren, was wichtig ist; und
3. der Klientin helfen, geleitet von ihren Werten das zu tun, was wichtig ist, und dabei effektiv zu handeln.

Das ACT-Triflex, dem wir zuerst in Kapitel 1 begegnet sind, zeigt, wie sich diese Aufgaben zueinander und zu den Kernprozessen verhalten:

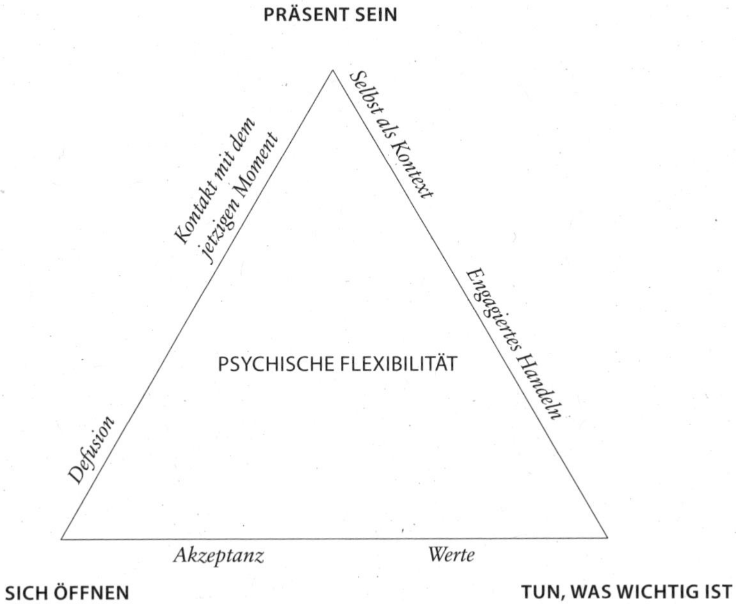

→ Das ACT-Triflex: präsent sein, sich öffnen, tun, was wichtig ist

In jeder Sitzung ist jede Intervention – gleich wie kurz oder lang, wie einfach oder komplex –, die dem Klienten hilft, präsent zu sein, sich zu öffnen und zu tun, was wichtig ist, nützlich. Sie hilft, psychische Flexibilität entwickeln.

Schwierige Terminologie

In vielen ACT-Lehrbüchern werden die Begriffe »präsent sein«, »sich öffnen« und »tun, was wichtig ist« als »bewusst«, »offen« und »innerlich beteiligt« bezeichnet.

Das Triflex dient als nützliche visuelle Veranschaulichung für das, was wir auf der Grundlage unserer Einschätzung dessen, was die Klientin in dem Moment braucht, in jeder Sitzung zu tun versuchen.

- Wenn der Klient überwältigt, dissoziiert oder extrem verschmolzen ist, beginnen wir oben mit *präsent sein:* mit *Erden* und *Anker werfen.*
- Wenn wir der Klientin helfen wollen, in Bewegung zu kommen, gehen wir zur rechten Seite des Triflexes: *tun, was wichtig ist* (Werte und engagiertes Handeln). Wir klären Werte, formulieren Ziele, entwerfen Pläne für das Handeln und üben Fähigkeiten.
- Wenn der Klient sehr feststeckt, sich nicht mehr bewegt und durch Fusion und Erlebnisvermeidung gelähmt ist, gehen wir zur linken Seite: *öffnen* (Defusion und Akzeptanz).
- Wenn wir auf der linken oder der rechten Seite (oder auf beiden Seiten) auf Barrieren stoßen, kommen wir zum Zentrum zurück: *präsent sein (Erden, Anker werfen).*
- Wenn die Klientin mit Erfolg tut, was wichtig ist, kommen wir zu präsent sein zurück: Wir helfen der Klientin, sich ganz auf ihre Erfahrung einzulassen und auf das zu fokussieren, was sie tut. Und wenn sie etwas potenziell Erfreuliches tut, helfen wir ihr dabei zu lernen, wie sie es wertschätzen und genießen kann.

Einen Plan entwerfen

Je blockierter, richtungsloser oder überwältigter Ihr Klient ist, umso wichtiger ist es, einen Plan für die Sitzung zu entwerfen. Dies ist umso mehr so, wenn Ihre Klientin immer wieder von Problem zu Problem springt: schnell von einem Problem zum nächsten Problem übergeht, ohne bei einem von ihnen lange genug zu bleiben, um einen effektiven Handlungsplan oder eine Strategie entwickeln zu können, um es angehen zu können. Sie könnten fragen: »Können wir ein wichtiges Problem oder einen Lebensbereich auswählen, den wir zum Hauptfokus der Sitzung machen können, um eine Verbesserung zu erreichen?«

Häufig ist es gut, wenn wir eine Begründung dafür angeben, wie zum Beispiel: »Der Grund dafür ist, dass unsere Arbeit dadurch viel effizienter wird. Wenn wir versuchen, mit mehreren verschiedenen Problemen gleichzeitig umzugehen, ist es sehr schwer, mit einem von ihnen effektiv umzugehen.«

Alternativ könnten Sie den Klienten auffordern, ein einzelnes Problem, ein Ziel, eine Beziehung oder andere Aspekte des Lebens zu benennen, auf die Sie sich in der heutigen Sitzung konzentrieren können. Dann vereinbaren Sie, an einer bestimmten Kompetenz zum Lösen aus einer Verstrickung oder an einem Handlungsplan zu arbeiten, um das gewählte Thema zu bewältigen.

Sie können natürlich auch den Punkt der Entscheidung nutzen, um eine Agenda zu entwerfen. Sie könnten ihn der Klientin vorstellen und sagen: »Für die heutige Sitzung haben wir zwei Hauptoptionen. Wir können auf die Hinbewegungen fokussieren – anschauen, was Sie anders machen wollen, um Ihr Leben in die Richtung zu bringen, in die Sie gehen wollen. Oder wir können mehr darauf fokussieren, die Fähigkeiten zum Lösen aus einer Verstrickung aufzubauen, um Ihnen zu helfen, mit diesen schwierigen Gedanken und Gefühlen umzugehen. Was ist Ihnen lieber?«

Wenn es Ihrem Klienten nur darum geht, dass er sich gut fühlt oder dass er seinen Schmerz los wird, und wenn das alles ist, was er von der Therapie will, arbeiten Sie mit kreativer Ratlosigkeit.

Wenn die Klientin sich für Hinbewegungen entscheidet, beginnen Sie entweder mit Werteklärung oder mit dem Setzen von Zielen:

- Wenn der Klient seine Werte schon kennt, formulieren Sie Ziele.
- Wenn er seine Werte nicht kennt, klären Sie sie mit ihm. Nutzen Sie die Werte dann, um Ziele zu formulieren.
- Wenn die Klientin einmal wertebasierte Ziele hat, machen Sie sie zu Handlungsplänen.

Wenn der Klient Fähigkeiten im Lösen von Verwicklungen wählt, beginnen Sie mit den leichtesten: *Anker werfen* und einfache Defusion.

Eine ungefähre Schrittfolge für Vermitteln von Fähigkeiten im Lösen von Verwicklungen

Wenn wir Fähigkeiten im Lösen von Verwicklungen lehren, folgen wir dabei keiner bestimmten Reihenfolge. Als ich jedoch mein eigenes ACT-Protokoll für die breite Öffentlichkeit formuliert habe (»Das Online-Programm der Glücksfalle«; mehr darüber finden Sie unter www.thehappinesstrap.com), verwendete ich diese Reihenfolge:

1. *Anker werfen*/achtsames erden (Kapitel 10)
2. Einfache Defusion (z. B. Wahrnehmen und Benennen) (Kapitel 11)
3. Meditative Defusion (z. B. Blätter auf einem Fluss) (Kapitel 15)
4. Aufmerksamkeitstraining und Fokussieren (z. B. Achtsames Atmen) (Kapitel 17)
5. Fertigkeiten im engagierten Handeln und Genießen (z. B. achtsames Essen, Trinken, Spazierengehen oder Wandern, Hören) (Kapitel 17)
6. Selbstmitgefühl (Kapitel 18)
7. Akzeptieren von Schmerz (Kapitel 22)
8. Das wahrnehmende Selbst (Kapitel 25)

Sie können diese Reihenfolge als allgemeine Orientierung nehmen, die wahrscheinlich bei den meisten Ihrer Klientinnen funktioniert. Aber sehen Sie sie nicht als etwas, an das Sie sich halten müssen. Wandeln Sie sie ab, wie Sie es brauchen. Wir sollten darin, wie wir arbeiten, immer flexibel sein und das, was wir tun, an den jeweiligen Klienten, den wir vor uns haben, anpassen.

Struktur Ihrer Sitzungen

Folgende Grundstruktur (und nehmen Sie sie wieder nur als grobe Orientierung und passen Sie sie an, wie nötig) eignet sich gut für die Sitzungen:

1. Achtsamkeitsübung
2. Rückblick auf die vorangegangene Sitzung
3. Plan für die heutige Sitzung
4. Hauptinterventionen
5. Hausaufgaben

Lassen Sie uns kurz einen Blick auf die einzelnen Elemente werfen.

Achtsamkeitsübung. Oft bietet es sich an, eine Sitzung mit einer kurzen Übung wie *Anker werfen* oder achtsames Atmen zu beginnen. Dies ist zwar nicht unbedingt notwendig, es bringt Klientinnen und Therapeut aber in einen achtsamen Zustand und bereitet sie darauf vor, dass sie erfahrungsorientierte Arbeit zu erwarten haben.

Rückblick auf die vorangegangene Sitzung. Sprechen Sie noch einmal über die vorangegangene Sitzung, die wesentlichen Inhalte, die Übungen und etwaige Gedanken oder Reaktionen, die die Klientin seither hatte. Hat der Klient seine Hausaufgaben gemacht? Fragen Sie ihn, was geschah und welche Veränderung bewirkte es. Falls nicht, was hat ihn daran gehindert?

Agenda. Vereinbarung eines Plans für die nächste Sitzung, wie oben beschrieben.

Hauptinterventionen. Falls Sie sich an einem Therapieprotokoll orientieren, werden Sie schon im Voraus eine Vorstellung davon haben, was Sie in der Sitzung behandeln möchten. Wichtig ist jedoch, flexibel zu bleiben und auf das einzugehen, was sich in der Sitzung zeigt. Seien Sie bereit, erforderlichenfalls alles loszulassen, was Sie geplant haben. (Sie können in einer späteren Sitzung immer noch darauf zurückgreifen.) Falls Sie sich nicht an einem Therapieprotokoll orientieren, können Sie entweder an die vorangegangene Sitzung anknüpfen oder ein neues Thema bearbeiten, das auf dem Plan beruht, den Sie gerade vereinbart haben.

Hausaufgaben. Es ist wichtig, den Klientinnen gegenüber immer wieder zu betonen, dass das, was sie zwischen den Sitzungen tun, wirkliche Relevanz für ihr Leben hat. Neue Kompetenzen brauchen Übung. Werteorientiertes Handeln erfordert Einsatz. Einigen Sie sich am Schluss jeder Sitzung mit dem Klienten darauf, was er zwischen den Sitzungen übt, tut oder womit er experimentiert. (Aber seien Sie vorsichtig – drängen Sie nicht zu sehr und versuchen Sie nicht, Werte aufzuzwingen.)

WAS SIE MITNEHMEN KÖNNEN

Wenn wir die Vorgeschichte erfasst, einen guten Rapport hergestellt, informierte Zustimmung erhalten und Verhaltensziele für die Therapie formuliert haben – das ist die Hauptaufgabe der ersten Sitzung (oder der ersten zwei Sitzungen) – gehen wir zu aktiven Interventionen über, mit einer Betonung auf erfahrungsorientierter Arbeit in den Sitzungen und Hausaufgaben zwischen den Sitzungen.

Wenn Sie zu erfahrungsorientierter Arbeit übergehen, ist das wie ein Tanz um die drei übergreifenden Prozesse, die das Triflex veranschaulicht: präsent sein, sich öffnen, tun, was wichtig ist.

- Die Klientin in Bewegung bringen: Arbeit über Werte und engagiertes Handeln (Hinbewegungen).
- Wenn der Klient feststeckt: Arbeit an Defusion und Akzeptanz (Fähigkeiten im Lösen von Verwicklungen).
- Und wenn Sie auf beiden Seiten blockiert sind: daran arbeiten, zum Präsentsein und Ankerwerfen zurückzukommen (mehr Fähigkeiten im Lösen aus Verwicklungen).

TEIL III

Die vielen kleinen Details

8 Kreative was?

ICH MÖCHTE NUR GLÜCKLICH SEIN!

Hatten Sie schon einen Klienten, der einfach nur glücklich sein wollte? Und das war alles, war er sich von der Therapie erhofft hat? Natürlich hatten Sie solche Klienten. Und ich bin sicher, Sie können sich erinnern, wie schwierig das war! Zum Glück werden Sie von jetzt an etwas haben, was Ihnen bei diesen Klienten helfen kann: *kreative Ratlosigkeit.* (Lassen Sie sich von dem Namen bitte nicht abschrecken.

Kreative Ratlosigkeit in Kurzform

Kurz und bündig: *Kreative Ratlosigkeit* ist ein Prozess, bei dem man sich bewusst wird, dass der angestrengte Versuch, unerwünschte Gedanken und Gefühle zu vermeiden oder loszuwerden, dazu tendiert, das Leben schlechter und nicht besser zu machen. Dies führt zu einem Gefühl der Hoffnungslosigkeit in Bezug auf die Strategie, schwierige Gedanken und Gefühle zu vermeiden. Daraus kann eine kreative innere Haltung entstehen, wie neue Möglichkeiten gefunden werden können, mit ihnen umzugehen.

Ziel: Sich der emotionalen Kontrollstrategie und der Kosten exzessiver Erlebnisvermeidung stärker bewusst sein (siehe unten); bewusst erkennen und anerkennen, dass Klammern an diese Strategie nicht funktioniert.

Synonym: Konfrontation mit der Kontrollstrategie.

Methode: Wir schauen an, was die Klientin getan hat, um unerwünschte Gedanken und Gefühle zu vermeiden oder loszuwerden, wir untersuchen, wie sie kurzfristig und auf lange Sicht funktionieren, decken alle Kosten dieser Strategien auf und schauen an, ob sie das Leben besser oder schlechter machen.

Anwendung: Wenn wir wissen oder vermuten, dass der Klient exzessiv Erleben vermeidet, stark an einer Strategie emotionaler Kontrolle hängt: *Ich muss mich gut fühlen; ich muss diese unerwünschten Gedanken und Gefühle loswerden.*

DIE STRATEGIE EMOTIONALER KONTROLLE

Kreative Ratlosigkeit ist Teil des ACT-Modells, das wir anwenden, wenn wir genau wissen oder ziemlich sicher sind, dass der Klient fest an der Strategie emotionaler Kontrolle hängt: Ich muss kontrollieren, wie ich fühle. Ich muss die ungewollten, unangenehmen und schwierigen Gedanken, Gefühle, Emotionen und Erinnerungen loswerden – und sie mit guten, angenehmen und erwünschten ersetzen.

Na ja, in gewissem Maß haben wir alle diese Strategie. Sie erinnern sich, dass wir in Kapitel 2 angeschaut haben, dass es normal ist, sich verzweifelt an diese Strategie zu klammern: dass Erlebnisvermeidung ausgeprägt und fast immer problematisch ist. (Denken Sie daran: Ein hoher Grad an Erlebnisvermeidung korreliert direkt mit hohem Risiko von Depression, Angststörungen, langfristiger Behinderung, geringer Arbeitsleistung, PTBS, Sucht und vielen anderen psychiatrischen Störungen.)

Kreative Ratlosigkeit heißt so, weil wir darauf abzielen, ein Gefühl von Ratlosigkeit *in Bezug auf diese Strategie der Kontrolle Ihrer Gefühle* zu erzeugen. (Es geht nicht um Hoffnungslosigkeit in Bezug auf Ihre Zukunft, auf sich selbst oder Ihr Leben.) Wir haben das Ziel, diese Strategie zu untergraben, damit wir unsere Klientinnen für eine neue Strategie öffnen können: die Strategie der Akzeptanz. (In ACT-Lehrbüchern wird diese neue Strategie häufig als »Bereitschaft« bezeichnet: das heißt, die Bereitschaft, schwierige Gedanken und Gefühle zu tolerieren, als Gegensatz dazu, mit ihnen zu kämpfen oder sie zu vermeiden.)

Kreative Ratlosigkeit (KR) ist selten eine einmalige Intervention. Sie ist gewöhnlich etwas, was man Sitzung für Sitzung wiederholt anwenden muss. Gewöhnlich kann man sie aber von Mal zu Mal schneller und leichter anwenden. Bevor wir nun auf den Kern kreativer Ratlosigkeit zu sprechen kommen, wollen wir den Begriff der Kontrollstrategien erklären.

EMOTIONALE KONTROLLSTRATEGIEN

Emotionale Kontrollstrategien (EKS) sind alles, was wir tun, um unerwünschte Gedanken und Gefühle loszuwerden: offenes und verdecktes Verhalten, das von Erlebnisvermeidung motiviert ist. EKS können alles sein, von körperlichen Aktivitäten, Gebet und Meditation bis zum Genuss von Alkohol oder Heroin oder Suizidversuchen. (Anmerkung: Wenn Sport, Gebet und Meditation vor allem von Werten motiviert sind, würden wir sie nicht als emotionale Kontrollstrategien bezeichnen. Wir bezeichnen sie nur dann so, wenn die Hauptintention solcher Aktivitäten darin besteht, unerwünschte Gefühle zu vermeiden oder loszuwerden.) Bei Arbeit mit EKS fordern wir den Klienten auf, offen und wertfrei alle Strategien emotionaler Kontrolle anzuschauen, die er benutzt. Wir bewerten diese Strategien aber nie als gut oder schlecht, richtig oder falsch, positiv oder negativ. Unser Ziel ist es, ganz einfach nur anzuschauen, wie brauchbar diese Strategien im Hinblick darauf sind (oder nicht sind), ein besseres Leben zu gestalten.

Richtet sich ACT gegen alle emotionalen Kontrollstrategien?

Mit einem Wort: auf keinen Fall! Erinnern Sie sich daran, dass das gesamte ACT-Modell auf dem Konzept der Nützlichkeit beruht. Die Frage lautet immer, ob ein Verhalten geeignet ist, die Lebensqualität zu erhöhen. Tragen Kontrollstrategien also für Sie zu einem reichen, erfüllten Leben bei, macht es Sinn, sie weiterhin anzuwenden. Die Realität ist in den meisten, wenn nicht sogar in allen Fällen jedoch, dass wir Menschen uns zu sehr auf Kontrollstrategien verlassen. Und wenn wir sie zu exzessiv oder unangemessen anwenden, leidet unsere Lebensqualität darunter.

Nehmen wir das Beispiel von der Schokolade: Wenn wir ein Stück hochwertige Schokolade essen und ihre Qualität schätzen und sie genießen, geht es uns gut (vorausgesetzt, wir mögen Schokolade). Maßvoll angewendet, trägt diese emotionale Kontrollstrategie zu einem guten Leben bei, sie funktioniert also. Essen wir jedoch extrem viel Schokolade, kann dies zum Beispiel wegen der Gewichtszunahme auf Kosten unserer Gesundheit gehen. Außerdem, wenn wir intensiven emotionalen Schmerz empfinden und Schokolade essen, um zu versuchen, uns damit davon abzulenken, ist es unwahrscheinlich, dass das funktioniert.

Das Gleiche gilt für Sport. Treiben wir Sport, geht es uns häufig – zumindest danach – besser. Durch Sport nimmt überdies unsere Lebensqualität zu. Daher funktioniert er grundsätzlich als Kontrollstrategie, wenn wir ihn flexibel und maßvoll benutzen. *Zu viel* Sport, wie ihn beispielsweise anorektische Klientinnen treiben, die täglich drei Stunden im Fitnessstudio verbringen, um extrem schlank zu bleiben, wird dazu führen, dass sogar etwas so Positives negative Folgen hat.

Die ACT geht überdies davon aus, dass auch das Leben bereichernde Aktivitäten wie Sport, Beten, Meditation und gesunde Ernährung für mehr Zufriedenheit sorgen und als lohnenswerter erlebt werden, wenn Werte wie Selbstfürsorge die treibende Kraft sind und nicht Erlebnisvermeidung.

Haben Sie beispielsweise jemals hauptsächlich deshalb gegessen, um »schlechte« Gefühle wie Langeweile, Stress oder Angst zu unterdrücken?

War dies eine zutiefst befriedigende Erfahrung? Vergleichen Sie diese Erfahrung mit Situationen, in denen das Essen von Werten wie Genießen und Wertschätzen Ihres Essens, Kontakt und Zusammensein mit Freunden geleitet war. Was war befriedigender? Das Gleiche gilt für ehrenamtliche Tätigkeiten, die davon geprägt sind, etwas zu teilen oder zu geben oder zu helfen. Sie werden Tätigkeiten, die sich an solchen Werten orientieren, weitaus befriedigender empfinden als solche, mit denen vor allem Schuld- oder Minderwertigkeitsgefühle vermieden werden sollen.

Wir wollen unsere Klienten dabei unterstützen, ihr Handeln nicht von Erlebnisvermeidung, sondern von Werten leiten zu lassen, indem wir ihnen helfen, sich bewusst auf das zuzubewegen, was ihnen sinnstiftend erscheint, statt vor unangenehmen Gedanken und Gefühlen wegzulaufen.

Ich möchte diesen Aspekt noch einmal betonen: Wenn Sie hauptsächlich deshalb Sport treiben, weil Ihnen Selbstfürsorge am Herzen liegt, oder wenn Sie beten, weil Sie sich mit dem Göttlichen verbinden wollen, ist dies keine emotionale Kontrollstrategie, da solche Aktivitäten nicht *primär* dazu dienen, Ihre Gefühle zu kontrollieren. Emotionale Kontrollstrategien *sind es* dann, wenn der Hauptzweck darin besteht, unerwünschte Gedanken und Gefühle loszuwerden.

KR ist eine Intervention, die auf dem Prinzip der Nützlichkeit beruht. Wir bitten die Klientin, ausgiebig, ehrlich und achtsam auf alle ihre emotionalen Kontrollstrategien (EKS) zu achten und welchen Preis sie dafür zahlt. Wir wollen ihr vermitteln, dass sie sich so zwar kurzfristig besser fühlt, auf lange Sicht aber *kein* reiches, erfülltes und sinnvolles Leben führt.

Ist die Arbeit mit kreativer Ratlosigkeit bei allen Klienten erforderlich?

Auch hier lautet die Antwort wieder: Keinesfalls. (Das Wort gefällt mir.) Falls ein Klient sehr motiviert ist, etwas zu verändern, nicht stark an emotionaler Kontrolle festhält oder bereits mit der Achtsamkeitspraxis oder der ACT vertraut und offen für diesen Ansatz ist, bedarf es keiner Arbeit mit kreativer Ratlosigkeit.

Wie viel Zeit nehmen solche Interventionen in Anspruch?

Die Länge der KR-Interventionen schwankt beträchtlich. In Zettles (Zettle, 2007) Muster für ein Depressions-Therapieprotokoll dauert die erste Intervention 20 Minuten. Möglich ist jedoch auch eine sehr kurze Intervention von wenigen Minuten (Strosahl, 2005). Idealerweise stimmen wir die Intervention also auf das Anliegen unserer Klientin ab. Ein Klient mit komplexeren Kognitionen und viel Selbstbewusstsein und Offenheit für neue Ideen ist etwas anderes als eine Klientin mit einer lebenslangen Vorgeschichte mit Substanzmissbrauch, die sich verzweifelt an das Kontrollprinzip klammert. Letztere wird wahrscheinlich eine weitaus intensivere Intervention mit kreativer Ratlosigkeit benötigen als Ersterer.

Wie führen wir den Klienten geschickt an KR heran?

Wie lang auch immer die Intervention mit kreativer Ratlosigkeit dauert, wir sollten die Klientin behutsam in die Untiefen kreativer Ratlosigkeit führen, dann schrittweise in Tieferes übergehen. Wir sollten sie nicht mit dem Kopf voran in kaltes Wasser stoßen. Das könnte etwa so aussehen:

Therapeut: Okay, es sieht also so aus, als erhofften Sie sich von unserer gemeinsamen Arbeit vor allem, dass Sie diese schwierigen Gedanken und Gefühle wie … *(der Therapeut rekapituliert die Hauptgedanken, -gefühle, -emotionen, -erinnerungen, Neigungen und so weiter, die die Klientin vermeiden möchte)* loswerden.

Klient: Ja. Das stimmt schon so. Ich hasse es, das zu fühlen. Ich will einfach glücklich sein.

Therapeutin: Natürlich wollen Sie das. Wer würde das nicht wollen? Diese Gefühle sind ziemlich schmerzhaft und schwierig und sie haben eine gewaltige negative Wirkung auf Ihr Leben. Wir sollten die Situation also so schnell wie möglich verändern. Bevor wir aber etwas Neues versuchen, müssen wir erst Klarheit über alles

> bekommen, was Sie in der Vergangenheit schon ausprobiert haben – herausfinden, was funktioniert hat und was nicht. Ist es also okay, wenn wir uns einfach ein paar Minuten anschauen, was Sie in der Vergangenheit schon versucht haben?

Sie sind jetzt so weit, die Kontrollstrategie direkt anzugehen, indem Sie dem Klienten fünf Grundfragen stellen.

FÜNF GRUNDFRAGEN

Es gibt viele verschiedene Weisen, wie man mit kreativer Ratlosigkeit arbeiten kann, aber alle laufen auf diese Fragen hinaus:

1. Was haben Sie versucht zu tun?
2. Wie nützlich war es?
3. Welchen Preis haben Sie dafür gezahlt?
4. Was taucht auf?
5. Sind Sie für etwas Neues offen?

Wir werden diese Fragen jetzt gründlich untersuchen. Es gibt eine Menge aufzunehmen, aber keine Sorge. Sie können das Arbeitsblatt zur kreativen Ratlosigkeit (oder ein anderes Arbeitsblatt oder Hilfsmittel oder einfach Ihren Notizblock) verwenden, um die wertvollen Informationen, die Sie und Ihre Klientin mittels dieser fünf Fragen bekommen werden, festzuhalten.

Frage 1: Was haben Sie ausprobiert?

Die erste Frage bei kreativer Ratlosigkeit (KR) lautet: »Was haben Sie bisher zu tun versucht, um diese unerwünschten Gedanken und Gefühle zu vermeiden und loszuwerden?« Normalerweise müssen wir den Klienten helfen, sich zu erinnern, daher verwende ich vier Stichworte als Hilfe:

- Sich ablenken
- Abstand nehmen
- Denken
- Substanzen, selbstschädigendes Verhalten, sonstige Strategien.

Schauen wir uns diese nacheinander an.

Sich ablenken

Ich sage zu Klientinnen: »Haben Sie schon einmal versucht, sich von diesen Gefühlen abzulenken? Womit haben Sie das versucht? Mit Fernsehen? Musik hören? Ausgehen? Sich beschäftigen? Computerspiele spielen? Gibt es etwas anderes, womit Sie versucht haben, sich abzulenken?«

Abstand nehmen

So bezeichnen Laien offenes Vermeiden, das heißt, etwas vermeiden, was sich außerhalb meiner Haut befindet – Menschen, Orte, Situationen, Aktivitäten, Ereignisse. Wir können den Klienten also fragen: »Haben Sie schon einmal versucht, sich von Situationen und Menschen und Aktivitäten, die diese unangenehmen Gedanken und Gefühle häufig auslösen, zurückzuziehen, von ihnen Abstand zu nehmen oder ihnen fernzubleiben? Was für Dinge haben Sie aufgegeben, welchen sind Sie ferngeblieben?«

Am einfachsten ist es, wenn man mit Aufschieben beginnt, daher frage ich Klienten:

Gibt es wichtige Dinge, die Sie auf die lange Bank schieben?
Gibt es wichtige Aufgaben, die Sie vermeiden?
Gibt es Menschen oder Orte, von denen Sie sich fernhalten?
Gibt es wichtige Aktivitäten, die Sie verschieben?

Denken

Die Frage, die wir hier stellen, lautet: »Wie haben Sie versucht, Ihren Schmerz wegzudenken?« Gehen Sie mit Ihren Klientinnen ein paar verbreitete Denkstrategien durch: »Haben Sie versucht, an Menschen zu denken, denen es schlechter als Ihnen geht? Positives Denken? Haben Sie Ihre Gedanken infrage gestellt oder mit sich selbst debattiert? Haben Sie Gedanken aus Ihrem Kopf verdrängt? Haben Sie sie verharmlost? Sich selbst kritisiert? Sich gesagt, dass Sie sich einfach *aus ihnen ausklinken* oder *einfach weitermachen* sollten?«

Substanzen und andere Strategien

Hier fragen wir zuerst: »Welche Substanzen haben Sie versucht, in Ihren Körper zu bringen, um Schmerz loszuwerden? Drogen? Alkohol? Medikamente? Aspirin? Paracetamol? Kaffee? Tee? Zigaretten? Coca-Cola? Pizza? Eiscreme? Doppelt mit Schokolade überzogene Tim Tams? (Tim Tams sind die tollste Erfindung in Australiens Geschichte – ein wahrlich erstaunlicher, mit Schokolade überzogener Keks, der für die meisten Australier ein Grundnahrungsmittel ist.)

Und danach untersuchen wir: »Gibt es irgendwelche anderen Strategien, die Sie manchmal benutzen, um diesen Gefühlen zu entkommen? Haben Sie Ärzte oder Therapeutinnen zu Rate gezogen? Selbsthilfebücher gelesen? Dinge wie Sport, Yoga, Meditation, Ernährungsumstellung ausprobiert? Sich selbst verletzt? Suizid versucht? Riskante oder gefährliche Dinge gemacht? Sich geprügelt oder Streit gesucht? Sich in Aktivitäten gestürzt? Urlaube geplant? Hausarbeit gemacht? Gebetet? Sich fertiggemacht? Aufgegeben? Die Zähne zusammengebissen und sich gezwungen weiterzumachen? Sich gefragt *Warum bin ich so?«*

Hier ein Beispiel dafür, wie sich der Prozess in einer Sitzung anhören kann:

Therapeut: Die meisten Menschen haben, wenn sie sich in Therapie begeben, bereits alles Mögliche ausprobiert, um sich besser oder nicht so schlecht zu fühlen, und manche von ihnen funktionieren und andere nicht. Ich denke, bei Ihnen ist es genauso. Mir ist es wichtig, auch dafür zu sorgen, dass wir nicht noch mehr von dem machen, was nicht funktioniert. Deshalb möchte ich mit Ihnen noch einmal alles rekapitulieren, was Sie versucht haben, um diese schmerzlichen Gedanken und Gefühle zu vermeiden oder loszuwerden. Ist das für Sie in Ordnung?

Klientin: Mir fällt, ehrlich gesagt, gar nichts ein.

Therapeut: Lassen Sie mich Ihnen helfen. Eine der häufigsten Strategien ist, sich abzulenken. Haben Sie das schon einmal gemacht?

Klientin: Natürlich!

Therapeut: Ich auch. Was für Dinge tun Sie, um sich abzulenken?

Klientin: Ich sehe fern, höre Musik, lese oder rauche Haschisch.

Therapeut: Computer?

Klientin: Genau, Computerspiele, im Internet surfen, Videos über YouTube anschauen, dieser ganze Schrott.

Therapeut: Was noch?

Klientin: *Pause, schüttelt den Kopf.*

Therapeut: Eine weitere, häufig angewendete Strategie ist, den Dingen aus dem Weg zu gehen, die schmerzliche Gefühle hochholen. Gibt es Menschen, Orte, Situationen, Tätigkeiten, die Sie meiden oder von denen Sie sich zurückgezogen haben?

—

Auf diese Weise arbeitet die Therapeutin die vier Punkte durch. Dafür braucht sie zwischen fünf und fünfzehn Minuten. Sie besprechen nur zwei oder drei Strategien für jeden dieser Punkte oder sie gehen die verschiedenen Strategien durch, die der Klient einmal benutzt hat. Es hängt ganz davon ab, (a) wie sehr der Klient der Strategie emotionaler Kontrolle verhaftet ist, und (b) wie viel Zeit Sie in der Sitzung haben.

Frage 2: Wie hat es funktioniert?

Die zweite Frage, die wir bei KR untersuchen, lautet: »Wie hat diese Strategie *auf die Dauer* funktioniert?« Wir sollten validieren, dass die meisten dieser EKS kurzfristig den Schmerz der Klientin lindern, und dann sollten wir mit Mitgefühl und respektvoll fragen: »Wie funktionieren sie auf lange Sicht? Gehen diese Gedanken und Gefühle auch langfristig (auf die Dauer) weg oder kehren sie zurück?«

Der Zweck dieser Frage liegt darin, dem Klienten zu helfen, sich ein Bild vom Erfolg seiner Strategien zu verschaffen: Er hat immer wieder versucht, diesen Schmerz loszuwerden und er hat unzählige Weisen gefunden, dies auf kurze Sicht zu erreichen – aber auf lange Sicht kommt der Schmerz immer wieder!

Es gibt zwei Möglichkeiten, wie Sie diese Frage 2 in der Therapie verwenden können: manche führen Frage 2 als getrennte zweite Phase der Arbeit mit KR ein. In der ersten Phase listen Sie alle emotionalen Kontrollstrategien der Klientin auf und in Phase 2 sagen Sie etwa dies:

Therapeut: Die meisten dieser Strategien verschaffen Ihnen also auf kurze Sicht eine gewisse Erleichterung? *(Die Klientin stimmt zu.)* Und hat eine von ihnen diese Gefühle auf Dauer beseitigt, sodass sie nie wieder gekommen sind?

Klientin: Ich weiß nicht. Vielleicht ein paar.

Therapeut: Okay, aber vor allem kommen sie wieder, oder? Sonst würden Sie nicht hier sein?

Klient: Ja.

Andere ziehen es vor, Frage 1 und Frage 2 miteinander zu verbinden und nicht getrennt anzusprechen. Nachdem die Klientin also EK (oder eine Kategorie der EK) identifiziert hat, fragt der Therapeut: »Hat das also für Sie auf kurze Sicht funktioniert? Haben Sie ein bisschen Erleichterung bekommen?« Die Klientin antwortet mit »Ja« oder »Zuerst« oder »Ein bisschen«

oder »Anfangs hat es ein bisschen geholfen«. Der Therapeut antwortet: »Und wie war es auf die Dauer?« oder »Und wie lange hat das angehalten?« oder »Und wie lange hat es gedauert, bis die Gefühle wieder da waren?«

In jedem Fall schließt die Therapeutin Frage 2 etwa so ab: »Sie haben also eine Menge verschiedene Strategien versucht. Und auf kurze Sicht funktionieren die meisten dieser Strategien; sie verschaffen eine gewisse Erleichterung; aber auf längere Sicht hin kommen diese schwierigen Gedanken und Gefühle wieder.«

Es lohnt sich auch zu fragen: »Und würden Sie sagen, dass Ihr Schmerz/Ihre Angst/Ihre Depression von Jahr zu Jahr gleich bleibt oder dass es besser oder schlechter wird?« Fast alle Klienten berichten von einer Verschlechterung.

Frage 3: Welchen Preis haben Sie dafür gezahlt?

Ein wenig Erlebnisvermeidung ist für die meisten von uns selten ein Problem, aber wenn sie ausgeprägt ist, hat sie einen hohen Preis. Wir fragen jetzt also die Klientin: »Können wir ein paar Momente den Preis anschauen, den alle diese Strategien, um Unangenehmes zu vermeiden, gekostet haben?« Wieder werden wir unseren Klienten gewöhnlich helfen müssen, damit sie mit dem Preis in Kontakt kommen können. Glücklicherweise stehen uns dafür wieder die vier Erinnerungshilfen zur Verfügung. Wir können alle emotionalen Kontrollstrategien (Ablenkung, Abstand nehmen, Denken, Substanzen, selbstschädigendes Verhalten und sonstige Strategien) anschauen und so die Kosten entdecken, die es mit sich bringt, wenn Klientinnen sie exzessiv benutzen.

Tipp für die Praxis

Sie erinnern sich, wir sind keine »Achtsamkeitsfaschisten« in der ACT; wir sind nicht gegen alle emotionalen Kontrollstrategien. In dem Punkt sollten Sie Ihren Klienten gegenüber glasklar sein und zum Beispiel sagen: »Wenn Ihnen eine dieser Strategien auf lange Sicht hilft, das Leben zu gestalten, das Sie leben möchten, dann behalten Sie sie bitte bei! Ich fordere Sie nicht auf, damit aufzuhören. Ich würde aber gern, wenn Sie damit einverstanden sind, den Preis dieser Strategien anschauen, wenn Sie sie exzessiv benutzen.«

Kosten von Ablenkung

Ablenkung, in Maßen und flexibel benutzt, ist selten ein Problem und manchmal sehr hilfreich. Aber wie ist es mit manchen Kosten exzessiver Ablenkung? Wir sollten die Klientin fragen: »Wie viel Zeit verbringen Sie damit, sich abzulenken?« »Bei wie viel dieser Zeit haben Sie das Gefühl, dass Sie sie gut verbracht haben, und wie viel dieser Zeit fühlt sich verschwendet an?« »Wie viel Geld haben Sie dafür ausgegeben?« »Bezahlen Sie diese Dinge mit Ihrer Gesundheit oder Arbeit oder mit Ihren Beziehungen?«

Kosten von Abstandnehmen

Als Nächstes sollten wir die Kosten exzessiven Abstandnehmens (offener Vermeidung) untersuchen. Für die meisten Menschen sind die größten Kosten verpasste Gelegenheiten. Je mehr wir wichtige und bedeutsame Menschen, Orte, Situationen, Aktivitäten und Ereignisse vermeiden, umso kleiner wird unser Leben und umso mehr Leben verpassen wir. Wie groß ist der finanzielle Nachteil, wenn Ihr Klient vermeidet, seinen Chef nach einer Gehalts- oder Lohnerhöhung zu fragen? Wie groß ist der Verlust an Intimität in der Beziehung, wenn er ein schwieriges Gespräch von Herz zu Herz mit seiner Partnerin vermeidet? Wie groß ist der Preis im Hinblick auf seine Gesundheit, wenn er vermeidet, zum Arzt oder zum Zahnarzt oder ins Fitnessstudio zu gehen?

Kosten von Strategien mit Denken

Mit die höchsten Kosten von Strategien mittels Denken bestehen darin, dass Sie Ihren Tag in Gedanken verbringen und dabei das Leben verpassen, unbeteiligt bleiben, Dinge automatisch quasi mit Autopilot machen oder sich durch Analysieren lähmen. Wenn der emotionale Schmerz gering ist – wenn Angst, Traurigkeit oder Schuldgefühle gering sind –, ist es häufig natürlich möglich, diesen Schmerz durch Denken in irgendeiner Form zu reduzieren. Je schwieriger aber die Situation und je größer der emotionale Schmerz ist, umso unzweckmäßiger sind Denkstrategien.

Ein anderer Preis besteht für die meisten Klientinnen in der verschwendeten Lebenszeit: die Zeit, die im Kopf verbracht wird, statt sich im wirklichen Leben zu engagieren. Hier wird der Therapeut Leitfragen stellen müssen: »Wie viel Zeit haben Sie in Ihrem Kopf damit verbracht, Ihren Schmerz wegzudenken? Wie viel haben Sie verpasst?«

Kosten des Gebrauchs von Substanzen und sonstiger Strategien

Die Kosten exzessiven Gebrauchs von Substanzen – in Bezug auf Gesundheit, Arbeit, Wohlbefinden, Finanzen und Beziehungen – sind für Klientinnen oft am leichtesten zu erkennen. Die Kosten von »Zähne zusammenbeißen, sich abfinden und zwingen, weiterzumachen« sind Unzufriedenheit und Erschöpfung. Wenn andere Strategien erwähnt werden, sollten wir auch deren Kosten untersuchen.

Abschluss von Frage 3

Wir sollten Frage 3 damit abschließen, dass wir bestätigen, dass der Klient hart gearbeitet hat und nicht dumm ist. Wir könnten zum Beispiel sagen: »Sie haben wirklich hart hieran gearbeitet. Sie haben sehr lange immer wieder versucht, diese schmerzlichen Gedanken und Gefühle loszuwerden. Niemand kann Sie faul nennen. Sie haben sich sehr angestrengt. Und auch dumm kann Sie niemand nennen, weil jeder diese

Dinge macht; wir versuchen alle, uns abzulenken oder schwierige Aufgaben und Situationen zu vermeiden oder unseren Schmerz wegzudenken, oder nehmen Substanzen zu uns, damit wir uns besser fühlen. Das machen wir alle, und unsere Kultur fördert das. Solche Strategien werden uns von Freundinnen, der Familie, von Angehörigen des Gesundheitswesens, von Frauenzeitschriften, in Selbsthilfebüchern empfohlen. Und natürlich wirken diese Dinge *tatsächlich* auf kurze Sicht: Sie geben Ihnen diesen süßen Moment der Erleichterung. Auf lange Sicht aber kommen diese Gefühle immer wieder. Und ich frage mich, geben Ihnen diese Strategien wirklich das Leben, das Sie leben wollen, und helfen Sie Ihnen die Art Mensch zu sein, der Sie sein möchten?«

Tipp für die Praxis

Damit diese Arbeit wirksam ist, müssen wir aus einem Raum von Mitgefühl, Gleichheit und Respekt kommen. Unser Ziel ist es, die Erfahrung des Klienten zu bestätigen – dass er sich sehr anstrengt, aber dass es auf lange Sicht nicht zu dem gewünschten Ergebnis führt. Offensichtlich wird sich unsere Klientin entwertet fühlen, wenn sie das Gefühl hat, dass wir sie kritisieren oder ihr Verhalten bewerten. Dies ist der Grund, weshalb es so wichtig ist, dass wir betonen, dass wir diese Strategien in gewissem Maß alle anwenden und dass es uns mit ihrer Hilfe häufig auf kurze Sicht gelingt, dass wir uns besser fühlen.

Frage 4: Was taucht auf?

An diesem Punkt untersuchen wir mit viel Mitgefühl, wie es dem Klienten geht. Wir könnten zum Beispiel sagen: »Wissen Sie, viele Menschen erleben an diesem Punkt ziemlich intensive Gefühle … zum Beispiel Traurigkeit oder Wut oder Angst … und ich frage mich, was Sie in diesem Moment fühlen?«

Viele Klientinnen haben eine emotionale Reaktion – häufig eine Kombination von Traurigkeit, Ärger oder Wut, Angst oder Schuldgefühlen – und wir sollten normalisieren und bestätigen, was immer es ist. Zugleich empfinden sie Erleichterung, weil wir ihre Erfahrung bestätigen: Sie haben alle diese emotionalen Kontrollstrategien angewendet und erfahren kurzfristig ein bisschen Erleichterung, aber auf lange Sicht funktioniert es nicht.

Manchmal verschmilzt ein Klient an diesem Punkt mit negativer Selbstbewertung (z. B. »Ich bin so ein Loser!«). Wenn das passiert, sollten wir wiederholt betonen, dass diese Strategien sehr verbreitet sind, dass alle sie benutzen und dass uns unsere Kultur ermutigt, uns so zu verhalten. Dann können wir zu einer schnellen Defusion übergehen, wie in diesem Beispiel:

Therapeutin: Beachten Sie, was Ihr Verstand hier macht. Sehen Sie, wie schnell er einspringt und anfängt, auf Sie einzuschlagen. Und ob Sie es glauben oder nicht: Was Ihr Verstand hier versucht, ist, Ihnen zu helfen. Er hat hier eine Strategie: »Wenn ich mich hart genug schlage und es mir schlecht genug gehen lasse, dann wird mir das helfen, mein Leben weiterzuleben und aufzuhören, Mist zu bauen.« Es ist also vollkommen natürlich und normal, dass Ihr Verstand dies macht; es ist nur nicht besonders hilfreich. Wie wäre es also, wenn wir Ihren Verstand sagen lassen, was er zu sagen hat, uns aber nicht davon ablenken lassen? Und können wir zu dem zurückkommen, womit wir hier zu tun haben?

Diese Reaktion wird vielen Klienten ermöglichen, sich aus dem festen Griff zu lösen. Falls das nicht der Fall ist, kann es sein, dass wir mehr Zeit auf Defusion verwenden müssen. Dabei können wir Strategien aus den Kapiteln 12 bis 16 verwenden. In ähnlicher Weise können wir zu *Erdung* und *Anker werfen* (Kapitel 10) übergehen, wenn die Klientin an diesem Punkt von intensiven Emotionen überwältigt wird. Der Punkt ist, dass wir die Reaktion des Klienten, wie auch immer sie ist, bestätigen, normalisieren und mit Mitgefühl und Verständnis auf sie reagieren.

Frage 5: Sind Sie für etwas Neues offen?

Wenn wir spüren, dass die Klientin mit der Einsicht in Kontakt ist, wie vergeblich es ist, sich so sehr anzustrengen, um ihre Emotionen zu kontrollieren, können wir fragen: »Sind Sie für etwas Neues offen?«

Das kann sich etwa so anhören:

Therapeut: Könnte ich einfach einmal schnell rekapitulieren? Sie haben sich sehr lange sehr bemüht, Ihre unerwünschten Gefühle loszuwerden. Sie haben eine ganze Reihe an Strategien gefunden, die Ihnen kurzfristig Erleichterung verschaffen, die aber auf lange Sicht entweder nicht funktionieren oder Ihr Leben schlechter machen. Und das war für Sie mit hohen Kosten verbunden. Ihr Leben auf diese Weise zu leben, hat einen hohen Preis gehabt. Vor dem Hintergrund all dessen frage ich mich nun … sind Sie bereit für etwas Neues? Für eine neue Weise, auf schwierige Gedanken und Gefühle zu reagieren, die sich radikal von allem unterscheidet, was Sie bisher versucht haben?

Solange wir diesen Prozess mit Offenheit, Neugier und Mitgefühl verfolgen, werden Klientinnen ihn als Bestätigung empfinden; er bestätigt ihre Erfahrung, ohne zu bewerten: dass sie sich sehr anstrengen, ihre Gefühle zu kontrolliere, aber dass es auf lange Sicht nicht funktioniert, und dass ihr Leben schlechter und nicht besser wird.

WAS KOMMT ALS NÄCHSTES?

Die Reaktionen von Klienten variieren an diesem Punkt enorm. Sie können gelassen sein (»Okay«), begeistert oder gespannt (»Also dann los!«) oder ängstlich (»Ich weiß nicht. Was muss ich da machen?«). Was immer ihre emotionale Reaktion, wir sollten sie anerkennen, bestätigen und auch selbst einschätzen: Hat die Klientin wirklich Kontakt mit der Unzweckmäßigkeit der emotionalen Kontrollstrategie gehabt? Wenn nicht, müssen wir ein wenig länger bei der kreativen Ratlosigkeit bleiben. Aber wenn ja, würden die meisten Therapeuten jetzt zu einer Gruppe von Interventionen weitergehen, die »Aufgeben des Kampfes« (Kapitel 9) heißen.

AUFGABEN

Es gibt ziemlich viele Schritte bei der Arbeit mit KR, sie braucht also Übung. Ich empfehle Ihnen, Folgendes zu tun:

- Machen Sie ein Arbeitsblatt mit den obigen Fragen zur kreativen Ratlosigkeit und drucken Sie zwei Exemplare aus. Füllen Sie eines *selbst* aus (schließlich sind Sie die Person, mit der Sie am besten üben können) und die andere aus der Sicht eines derzeitigen Klienten.
- Danach proben Sie die verschiedenen Schritte laut (oder wenigstens im Kopf) mit einem imaginären Klienten, wobei Sie die Worte so verändern, dass sie zu Ihrer eigenen Redeweise passen.
- Wenn Sie das so geprobt haben, probieren Sie es in einer Sitzung mit einem Ihrer Klienten aus.

WAS SIE MITNEHMEN KÖNNEN

Kreative Ratlosigkeit ist eine Option, die das ACT-Modell bietet. Sie müssen sie nicht in der Arbeit mit jeder Klientin verwenden. Wenn Ihr Klient jedoch in hohem Grad Erlebnisvermeidung benutzt und nur daran interessiert ist, dass er sich gut fühlt oder seine schwierigen Gedanken und Gefühle los wird, dann müssen Sie auf jeden Fall kreative Ratlosigkeit einführen. Wenn Sie sie bei solchen Klientinnen auslassen, werden

Sie an einem bestimmten Punkt nicht mehr weiterkommen. Solange sie mit Mitgefühl und Neugier durchgeführt wird – nicht mit Bewerten, Herablassung oder indem Sie Vorträge halten – werden Klienten die Erfahrung machen, dass sie ihre eigene Erfahrung nachdrücklich bestätigt.

9 Das Kämpfen aufgeben

WENN NICHT VERMEIDEN, WAS DANN?

Welche Alternative haben wir, wenn wir unerwünschte Gedanken und Gefühle nicht vermeiden? In der traditionellen Terminologie der ACT ist die Alternative *Bereitschaft:* das heißt, die Bereitschaft, unsere Gedanken und Gefühle zu haben, statt vor ihnen wegzulaufen oder sie zu bekämpfen. Bereitschaft kann in jeder einzelnen oder jeder Kombination der vier Kernfertigkeiten der Achtsamkeit bestehen: Defusion, Akzeptanz, flexible Aufmerksamkeit (Kontakt mit dem gegenwärtigen Moment) und Selbst als Kontext.

Schwierige Terminologie

Der Begriff »Bereitschaft« hat in der ACT zwei verschiedene Bedeutungen: (a) ist er ein Synonym für Akzeptanz: bereitwillig Raum für Gedanken und Gefühle zu haben bzw. ihnen zu geben (statt das ungern oder halbherzig zu tun, was wir »Toleranz« nennen würden) und (b) ist es eine Qualität von Handeln: man tut etwas bereitwillig, und nicht widerwillig oder widerstrebend.

Wenn schwierige Gedanken oder Gefühle auftauchen, besteht das Standardverhalten der meisten Menschen darin, sie zu bekämpfen. Wir bekämpfen sie, versuchen, sie zu unterdrücken oder zu überwinden oder wegzulaufen und uns vor ihnen zu verstecken. Der allererste Schritt der Bereitschaft ist also, einfach mit dem Kämpfen aufzuhören: aufzuhören, gegen unsere eigenen Gedanken und Gefühle zu kämpfen und vor ihnen zu fliehen.

Zwei Hauptarten von Interventionen fallen in diese Phase der Therapie:

A. Kämpfen als das Problem benennen

B. Erschüttern der Illusion emotionaler Kontrolle

Wenn in der Folge kreativer Ratlosigkeit Ihre Klientin ungeduldig fragt: »Was sollte ich also machen?«, könnten Sie antworten: »Gute Frage. Sie wissen schon, dass wir hier ein paar neue Fertigkeiten für den Umgang mit schwierigen Gedanken und Gefühlen lernen werden. Aber dieser Ansatz ist so anders als alles andere, was Sie versucht haben. Wenn Sie einfach direkt hineinspringen, würde es wahrscheinlich fehlschlagen. Wenn Sie bereit sind, ein wenig länger mit mir Geduld zu haben, möchte ich mit einigen Vorarbeiten die Grundlagen für das, was als Nächstes kommt, legen. Vielleicht könnten Sie das so sehen ...«

Der Therapeut verwendet jetzt seine Lieblingsmetapher, um zu vermitteln, dass Kämpfen das Problem ist (wozu wir gleich kommen werden).

Kämpfen ist das Problem, nicht die Lösung

Dieser Satz bedeutet, dass eine Klientin, solange sie an der Strategie festhält, kontrollieren zu wollen, wie sie sich fühlt, in einem Teufelskreis zunehmenden Leidens bleibt. In den meisten ACT-Lehrbüchern findet sich ein alternativer Satz: »Kontrolle ist das Problem, nicht die Lösung.« Diese Version gefällt mir nicht, weil sie leicht zu Verwirrung um das Thema Kontrolle führt. Das möchte ich erklären.

Wenn wir darauf zielen, Menschen zu Handlungsfähigkeit zu verhelfen, müssen wir ihnen helfen, sich auf das zu konzentrieren, was sie kontrollieren können. Das ist der Grund, weshalb wir ihnen in der ACT helfen,

A. den Unterschied zwischen dem, was sie kontrollieren können, und dem, was sie nicht kontrollieren können, zu erkennen,

B. ihren Versuch aufzugeben zu kontrollieren, was sie nicht kontrollieren können, und

C. aktiv Kontrolle über das auszuüben, was sie kontrollieren können (wenn das nützlich ist).

Hier eine Tabelle, die diesen Unterschied verdeutlicht:

Außerhalb meiner Kontrolle	Was (potenziell) meiner Kontrolle unterliegt
Die überwiegende Mehrzahl meiner Emotionen und Gefühle	Wie ich auf meine Emotionen und Gefühle reagiere
Die überwiegende Mehrzahl meiner Gedanken	Wie ich auf meine Gedanken reagiere
Die überwiegende Mehrzahl meiner Sinnesempfindungen	Wie ich auf meine Sinnesempfindungen reagiere
Erinnerungen	Wie ich auf meine Erinnerungen reagiere
Ob ich die Ergebnisse erziele, die ich haben möchte, oder nicht	Was ich sage und tue, um die Chancen zu erhöhen, das zu erreichen, was ich erreichen möchte
Wie gut es mir geht, wenn ich tue, was ich tue	Wie sehr ich mich auf das konzentriere oder in dem engagiere, was ich tue

Was andere Menschen sagen und tun	Was ich sage und tue, um andere Menschen zu beeinflussen
Wie andere Menschen mich beurteilen oder wahrnehmen	Ob ich wie der Mensch handele, der ich sein möchte
Was in der Zukunft passiert	Was ich sage und tue, um die Zukunft zu beeinflussen
Was in der Vergangenheit passiert ist	Wie ich auf Gedanken über die Vergangenheit reagiere
Schmerzliche Verluste	Angesichts von Verlusten Mitgefühl mit mir zu haben
Ob mir das Leben gibt, was ich möchte, oder nicht	Die Werte, nach denen ich lebe und handle, gleich, ob ich im Leben bekomme, was ich möchte
Die meisten schwierigen Ereignisse im Leben (z. B. Probleme um Arbeit, Krankheit, Verletzungen, Leiden geliebter Menschen, Naturkatastrophen, Wirtschaftskrisen, Klimaveränderung)	Die Werte, nach denen ich angesichts schwieriger Lebensereignisse lebe und handle, und der Grad an Selbstmitgefühl

Beachten Sie das Wort »potenziell« in der rechten Spalte ganz oben. Wenn Sie in hohem Grad verschmolzen sind, wie mit Autopilot funktionieren oder dissoziieren, haben Sie in diesen Bereichen natürlich nicht viel Kontrolle. Wenn sich aber Ihre psychische Flexibilität entwickelt und zunimmt, nimmt damit Ihr Grad an Kontrolle zu.

Hoffentlich können Sie dann sehen, dass wir in der ACT eigentlich eine Menge Kontrolle *ermutigen*. Tatsächlich habe ich Klientinnen oft gesagt: »Ich möchte Ihnen helfen, viel mehr *Kontrolle über das, was Sie sagen und tun*, auszuüben, wenn Ihr Leben schwer wird und diese schwierigen Gefühle auftauchen.«

Vor dem Hintergrund dieser potenziellen Verwirrung ziehe ich es vor, nicht von »Kontrolle« als dem Problem zu sprechen, sondern den Begriff »Kampf« oder die längere Formulierung »Kämpfen mit schwierigen Gedanken und Gefühlen oder vor ihnen weglaufen« zu verwenden.

Intervention: Kämpfen als das Problem erkennen

Die erste Art Intervention dafür, das Kämpfen aufzugeben, besteht darin, dem Klienten zu helfen, dass er erkennt, dass sein Kampf gegen schwierige Gedanken und Gefühle das Problem ist, nicht die Gedanken oder die Gefühle selbst. Es gibt viele Metaphern, die wir verwenden können, um dies zu vermitteln. In diesem Kapitel betrachten wir zuerst meine Lieblingsmetapher – die Übung *Ein Blatt Papier wegschieben* – und dann zwei bekannte Alternativen: *Kämpfen im Treibsand* und *Tauziehen mit einem Monster* (beide aus Hayes et al., 2013).

Ein Blatt Papier wegschieben

Diese Übung, die sich aus meiner früheren Übung *Das Klemmbrett wegschieben* (Harris, 2011) entwickelt hat, ist eine Metapher für Akzeptanz und Erlebnisvermeidung. Das Skript, das folgt, ist eine allgemeine Version, die praktisch für jede passt. Sie ist noch viel wirksamer, wenn man sie mit Einzelheiten aus dem Leben der jeweiligen Klienten versieht. Statt also etwa zu sagen »alle Menschen, an denen dir liegt«, würden wir zum Beispiel sagen »Ihr Ehemann Michael und Ihre Tochter Sarah, die in der Pubertät ist«.

Wenn ich diese Übung mache, rücke ich meinen Stuhl an die Seite der Klientin und wir sitzen Seite an Seite, jede mit einem Blatt Papier. Unsere Stühle stehen mit dem Rücken an der Wand, wir schauen beide in den Raum und wir tun alles gemeinsam. Sie müssen es natürlich nicht genauso machen; Sie es können es modifizieren und anpassen, wie es zu Ihnen passt. Die Übung ist wirksamer, wenn wir zuerst die besonderen

Gedanken, Gefühle, Emotionen, Erinnerungen, Neigungen, heftigen Wünsche und Sinnesempfindungen aufschreiben, die der Klient zu vermeiden oder denen er zu entkommen versucht.

Wenn Sie das Skript unten lesen, machen Sie mit: Nehmen Sie ein Blatt Papier und halten Sie es von sich weg wie angeführt, und stellen Sie sich vor, wie Sie es wirklich mit Ihrer Klientin durchführen.

Ein paar Worte zur Warnung: Dies ist eine sehr körperliche Metapher. Wenn Ihr Klient Hals- oder Schulterprobleme oder andere Probleme hat, durch die diese Übung schmerzhaft werden könnte, sollten Sie sie nicht machen. Nehmen Sie dann eine rein verbale Übung wie die, die wir gleich anschauen: *Kämpfen in Treibsand* oder *Tauziehen mit einem Monster.*

—

Therapeut: *(sitzt Seite an Seite mit dem Klienten, beide dem Raum zugewandt):* Stellen Sie sich vor, dass da vor Ihnen (zeigt auf das, was im Raum ist, und auf die Wand gegenüber) alles ist, was Ihnen, tief in Ihrem Herzen, wirklich wichtig ist; alles, was Ihr Leben sinnvoll macht (oder in der Vergangenheit normalerweise Sinn gegeben hat); alle Menschen, Orte und Aktivitäten, die Sie lieben; alles, was Sie gern essen und trinken, und die Musik und die Bücher und Filme; alle Dinge, die Sie gern tun, und alle Menschen, an denen Ihnen liegt und mit denen Sie Zeit verbringen möchten.

Aber das ist nicht alles. Da sind auch all die Probleme und Herausforderungen, mit denen Sie in Ihrem Leben heute umgehen müssen wie … *(der Therapeut nennt Beispiele, die auf der Geschichte der Klientin beruhen, wie »Ihr Konflikt mit Ihrem Sohn«, »Ihre finanziellen Probleme«, »Ihre gesundheitlichen Probleme«, »Ihr Rechtsstreit«, »Ihre Suche nach einem Job«).*

Und da sind auch all die Aufgaben, die Sie regelmäßig erfüllen müssen, damit Ihr Leben funktioniert: Einkaufen, Kochen, Putzen, Autofahren, Ihre Steuererklärung machen und so weiter.

Machen Sie mir nun nach, was ich mache. Angenommen, dieses Blatt Papier steht für alles an schwierigen Gedanken, Gefühlen, Emotionen und Erinnerungen, was Sie gern loswürden. Halten Sie es jetzt fest an den Kanten, und zwar so, und halten Sie es so weit von sich weg, wie Sie können. *(Der Therapeut hält das Papier mit beiden Händen fest an den Kanten und streckt seine Arme aus und hält das Papier weit weg. Der Klient macht ihn nach.)* Dies ist das, was Ihre Kultur sagt, was Sie tun sollten – diese Gedanken und Gefühle von Ihnen weghalten.) Freunde sagen Ihnen, Sie sollten das tun, Ärztinnen, Therapeuten, Frauenzeitschriften, alle. Stimmt's? Aber hallo *(der Therapeut sagt diesen nächsten Teil unernst, mit Humor),* es sieht so aus, als würden Sie sich nicht wirklich sehr anstrengen; strengen Sie sich mehr an. Strecken Sie die Arme so sehr aus, wie Sie können. Strecken Sie die Ellbogen, Dehnen Sie Ihre Schultern; versuchen wir, diese Gedanken und Gefühle so weit weg wie nur möglich wegzuhalten. *(Der Therapeut und der Klient bleiben während des nächsten Abschnittes der Übung in dieser Haltung: sie halten das Blatt Papier an den Kanten fest, mit ausgestreckten Armen, halten es so weit wie möglich von ihrer Brust entfernt.)*

Achten Sie jetzt auf drei Dinge: erstens, wie ermüdend das ist. Wir sind erst weniger als eine Minute dabei, und schon ist es ermüdend. Stellen Sie sich vor, dass Sie das den ganzen Tag machen. Wie viel Energie würde das brauchen?

Zweitens, schauen Sie, wie ablenkend das ist. Wenn die Person, die Sie lieben, genau da vor Ihnen wäre, wie schwer wäre es, Ihre volle Aufmerksamkeit auf sie zu richten? Wenn Ihr Lieblingsfilm da hinten auf einer Leinwand zu sehen wäre, wie viel würde Ihnen entgehen? Wenn es in diesem Moment vor Ihnen eine wichtige Aufgabe oder ein Problem gäbe, mit dem Sie sich befassen müssen, oder eine Herausforderung, die Sie angehen müssen, wie schwer wäre es, sich auf sie zu konzentrieren?

Drittens, spüren Sie, wie schwer es ist zu handeln, wenn Sie Ihre ganze Kraft und Energie dafür brauchen, dieses Blatt Papier so festzuhalten. Wie schwer es ist, die Dinge zu tun, die Sie tun müssen, um Ihr Leben zu bewältigen, wie *(der Therapeut nennt auf der Grundlage der Geschichte des Klienten ein paar Beispiele wie »eine Mahlzeit zubereiten«, »Ihr Auto fahren«, »mit Ihrem Baby kuscheln«, »an Ihrem Computer schreiben«).* Nehmen Sie wahr, wie schwierig das Leben ist, wenn wir so mit unseren Gedanken und Gefühlen kämpfen. Wir sind abgelenkt, wir verpassen das Leben, es ist schwer zu fokussieren, wir sind erschöpft, und es ist so schwer, lebensnotwendige Dinge zu tun.

Schauen wir jetzt, was passiert, wenn wir den Kampf mit unseren Gedanken und Gefühlen aufgeben. *(Der Therapeut entspannt seine Arme, lässt das Papier auf seinen Schoß fallen. Der Klient macht das nach. Meistens wird er einen Seufzer der Erleichterung hören lassen: »Ah – das ist besser.«)* Ein großer Unterschied, oder? Wie viel weniger anstrengend ist das? Wie viel mehr Energie haben Sie jetzt? Wie viel leichter ist es, sich auf das einzulassen und zu konzentrieren, was Sie vor sich haben? Wie viel verbundener wären Sie mit dem Menschen, der Ihnen am liebsten ist, wenn er in diesem Moment vor Ihnen stünde? Wenn es eine Aufgabe gäbe, die Sie erfüllen müssten, oder ein Problem gäbe, das Sie angehen müssten, wie viel leichter wäre es für Sie, sich auf sie zu konzentrieren? Bewegen Sie jetzt Ihre Arme und Hände *(der Therapeut schüttelt leicht seine Arme und Hände, der Klient macht das nach).* Wie viel leichter ist es jetzt zu handeln: Auto zu fahren, mit einem Baby zu kuscheln, eine Mahlzeit zuzubereiten?

Sie sehen jetzt *(der Therapeut deutet auf das Blatt Papier auf seinem Schoß),* dass diese Dinge nicht verschwunden sind. Wir sind sie nicht losgeworden. Sie sind immer noch da. Aber wir reagieren anders auf sie. Wir gehen anders mit ihnen um.

Sie halten uns nicht mehr zurück oder belasten uns oder halten uns zum Narren. Und wenn es etwas Nützliches gibt, was wir mit ihnen tun können, können wir sie nutzen. Sie sehen, sogar wirklich schmerzliche Gedanken und Gefühle enthalten häufig nützliche Informationen, die uns helfen können, auch wenn das nur darin besteht, dass sie uns auf Probleme, die wir angehen müssen, oder auf Dinge hinweisen, die wir anders machen müssen. Oder sie erinnern uns einfach daran, freundlicher zu uns selbst zu sein. Und wenn es nichts Nützliches gibt, was wir mit ihnen machen können, lassen wir sie einfach da sein.

—

Bitte achten Sie auf den letzten Abschnitt dieser Übung; in der ACT übergehen oder ignorieren wir schmerzliche Gefühle nicht. Wir betrachten Sie mit Offenheit und Neugier. Unsere Emotionen sind eine großartige Quelle der Weisheit, und wir belassen es nicht dabei, sie zu akzeptieren; wir machen Sie aktiv zu Verbündeten, wie wir in Kapitel 23 sehen werden.

Tipp für die Praxis

Manchmal sagt eine Klientin »Kann ich nicht einfach das machen?« und wirft das Blatt Papier auf den Boden. Der Therapeut antwortet damit, dass er ein paar der wichtigsten Vermeidungsstrategien, die in der Arbeit mit kreativer Ratlosigkeit erkannt wurden, so zusammenfasst: »Ja, wir haben schon gesehen, dass Sie viele Möglichkeiten kennen, wie Sie das für kurze Zeit tun können – Medikamente nehmen, eine schwierige Situation vermeiden, sich mit einem Computerspiel ablenken – aber wie lange dauert es, bis es wieder kommt? Nicht lange, stimmt's? Also dies *(macht eine Geste, als werfe er das Blatt Papier weg)* ist dasselbe wie dies *(macht eine Geste, als schöbe er das Blatt Papier weg)*. Es geht darum, dass Sie etwas radikal anderes tun, wie zum Beispiel dies *(macht eine Geste, als legte er das Blatt Papier auf seinen Schoß)*.

Als Nächstes schauen wir uns zwei bekannte Metaphern für das Aufgeben zu kämpfen an.

Kampf im Treibsand

Therapeutin: Es gibt alte amerikanische Filme, in denen der »Böse« in Treibsand gerät und umso tiefer einsinkt, je mehr er sich herauszukämpfen versucht. Das Schlechteste, was man im Treibsand tun kann, ist zu kämpfen. Stattdessen sollte man sich auf den Rücken legen, Arme und Beine ausbreiten und auf der Oberfläche treiben. Das ist nicht so einfach, weil Ihr Instinkt Ihnen sagt, dass Sie kämpfen müssen. Wenn Sie jedoch das tun, was Ihnen instinktiv in den Sinn kommt, sind Sie verloren. Sich auf den Rücken legen und treiben lassen ist schwierig, weil es eben kein angeborenes Verhalten ist – aber es ist körperlich weitaus weniger anstrengend, als zu kämpfen.

Tauziehen mit einem Monster

Therapeut: Stellen Sie sich vor, Sie würden mit einem riesigen Monster Tauziehen spielen. *(Wählen Sie für das Monster einen Namen, der dem Anliegen der Klientin entspricht – zum Beispiel Depressionsmonster.)* Sie halten das eine Ende des Seils und das Monster das andere Ende. Zwischen Ihnen befindet sich ein riesiger, bodenloser Graben. Sie ziehen mit aller Kraft, aber das Monster zieht Sie immer näher an den Graben heran. Was sollten Sie in dieser Situation am besten tun?

Klientin: Stärker ziehen.

Therapeut: Diese Antwort scheint naheliegend. Aber je stärker Sie ziehen, desto stärker zieht auch das Monster. Sie stecken fest. Was müssen Sie tun?

Klientin: Das Seil loslassen?

Therapeut: Genau. Wenn Sie das Seil loslassen, ist das Monster zwar immer noch da, aber Sie sind nicht mehr in einen Kampf mit ihm verwickelt. Jetzt können Sie etwas Sinnvolleres tun.

Es gibt zahlreiche weitere Metaphern, die Sie verwenden könnten, um zu veranschaulichen, dass der Kampf selbst das Problem ist. Im Grunde können Sie alles benutzen, das folgende Botschaft vermittelt: Je mehr Sie von dem tun, was sich in dieser problematischen Situation ganz von selbst anbietet, desto schlimmer wird die Lage. Weitere gute Beispiele sind: bremsen, wenn ein Fahrzeug schleudert, gegen eine starke Strömung schwimmen, sich aus einem Loch ausgraben, einen juckenden Ausschlag aufkratzen und sich beim Skifahren zurücklehnen, wenn Sie zu schnell sind. Eine weitere Möglichkeit ist die Metapher des *Kampfschalters* (Harris, 2014), die wir in Kapitel 22 behandeln.

Tipp für die Praxis

Sie können in späteren Sitzungen zu diesen Metaphern zurückkommen, wenn eine Klientin in selbstschädigende emotionale Kontrollstrategien zurückfällt. Wenn sie zum Beispiel erzählt, dass sie sich drei Tage lang betrunken hat, können Sie mit Mitgefühl und respektvoll antworten: »Wieder Kämpfen im Treibsand. Es passiert so oft. Es ist so schwer, alte Gewohnheiten zu verändern«, oder: »Drei Tage. *(Der Therapeut macht die Geste, wie er ein Blatt Papier wegschiebt.)* Sie müssen erschöpft sein.«

Intervention: Erschüttern der Illusion emotionaler und kognitiver Kontrolle

Diese Art Intervention dient dazu, den Mythos bzw. die Illusion zu erschüttern, dass wir unsere Gefühle kontrollieren könnten. Als Einleitung bietet sich zum Beispiel Folgendes an: »Wir laufen also alle herum und versuchen, unsere Gefühle zu kontrollieren, was nicht funktioniert. Es ist nicht so, dass wir überhaupt keine Kontrolle hätten, aber wir können sie weitaus weniger kontrollieren, als uns lieb ist. Falls Sie einverstanden sind, möchte ich nun ein paar kurze Übungen mit Ihnen machen, damit Sie selbst die Erfahrung machen.« Sie können dann mit der Klientin jede beliebige oder alle folgenden Übungen in jeder beliebigen Kombination oder Reihenfolge machen. (Die ersten zwei Übungen sind Harris, 2014, und die anderen Hayes et al., 2013, entnommen.)

Eine Erinnerung löschen

Therapeut: Erinnern Sie sich daran, wie Sie heute hier hergekommen sind. Haben Sie sich erinnert? Okay, und jetzt streichen Sie diese Erinnerung aus Ihrem Gedächtnis. Befreien Sie sich ganz einfach von der Erinnerung. *(Pause)* Hat es funktioniert?

Das Bein gefühllos werden lassen

Therapeutin: Sorgen Sie jetzt dafür, dass Ihr linkes Bein völlig gefühllos wird. So gefühllos, dass ich es abhacken könnte, ohne dass Sie etwas merken. *(Pause)* Hat es funktioniert?

Denken Sie nicht an …

Therapeut: Bei dieser Übung dürfen Sie nicht an das denken, was ich sage. Noch nicht einmal eine Millisekunde lang. Denken Sie nicht an … Eiscreme. Denken Sie nicht an Ihre Lieblingssorte. Stellen Sie sich nicht vor, wie das Eis an einem heißen Sommertag in Ihrem Mund schmilzt. *(Pause)* Hat es funktioniert?

Die Lügendetektor-Metapher

Therapeutin: Stellen Sie sich vor, ich wäre ein verrückter Wissenschaftler, der Sie für ein Experiment entführt hätte. Für dieses Experiment hätte ich Sie an einen hochempfindlichen Lügendetektor angeschlossen. Dieses Gerät misst die geringste Angst, die sich in Ihrem Körper zeigt. Und es lässt sich nicht täuschen. Beim kleinsten Hinweis auf ängstliche Gefühle läuten sämtliche Alarmglocken. Bei diesem Experiment, das ich mit Ihnen durchführe, dürfen Sie nicht die geringste Angst haben. Sobald Sie Angst zeigen, werde ich diesen Hebel umlegen und Sie durch einen Stromschlag von einer Million Volt töten. *(Pause.)* Was würde geschehen?

Klientin: Ich wäre tot.

Therapeutin: Genau. Sie können die Angst selbst dann nicht stoppen, wenn Ihr Leben davon abhängt.

Sich verlieben

Therapeutin: Angenommen, ich biete Ihnen eine Milliarde Euro – eine Milliarde –, falls Sie das tun, was ich sage. Ich werde jemanden in dieses Zimmer bringen – jemanden, den oder die Sie nie zuvor gesehen haben. Wenn Sie sich sofort Hals über Kopf in diesen Menschen verlieben können, bekommen Sie das Geld. Wäre das möglich?

Klient: Wenn es Brad Pitt wäre, dann schon.

Therapeutin: Es ist ein sexistischer, rassistischer, homophober Lastwagenfahrer, der ununterbrochen sehr beleidigende Dinge schreit und der sich seit einem Jahr nicht gewaschen und seine Zähne geputzt hat.

Klient: Nein, dann nicht.

Therapeutin: Auch nicht für eine Milliarde Euro?

Klient: Ich könnte es versuchen.

Therapeutin: Klar. Sie könnten schauspielern, ihn umarmen, küssen und sagen: »Ich liebe dich.« Ihre Handlungen könnten Sie tatsächlich kontrollieren. Aber können Sie Ihre Gefühle kontrollieren?

Klient: Nein.

WAS KOMMT ALS NÄCHSTES?

An diesem Punkt wird Ihre Klientin hoffentlich bereit sein, ein paar neue Fertigkeiten zu lernen. Falls in dieser Sitzung noch Zeit bleibt, können Sie sofort damit anfangen. Die leichtesten Fertigkeiten sind für die meisten Klienten für den Anfang *Anker werfen* oder einfache (nichtmeditative) Defusion; schwierigere Fertigkeiten sind für den Anfang Akzeptanz, Selbstmitgefühl und Selbst als Kontext.

Wenn Sie nicht genug Zeit haben, um anzufangen, Fertigkeiten aktiv aufzubauen, erklären Sie das der Klientin, etwa mit folgenden Worten: »Wenn Sie bereit dazu sind, wird in der nächsten Sitzung unser Hauptfokus darauf liegen, ein paar neue Möglichkeiten zu lernen, wie Sie mit den schwierigen Gedanken und Gefühlen umgehen können. Wie hört sich das für Sie an?« In solchen Fällen ist es nützlich, wenn Sie eine einfache Hausaufgabe geben, die auf der Kampfmetapher aufbaut, die wir benutzt haben: Fordern Sie Ihren Klienten auf wahrzunehmen, wenn er »kräftig wegdrückt« oder »am Seil zieht« oder »im Treibsand kämpft«, und auch, falls er das überhaupt kennt, wenn er aufhört zu drücken, zu ziehen oder zu kämpfen und welche Wirkung das hat.

Noch besser ist der Vorschlag, ein Tagebuch zu führen, sofern die Klientin dazu bereit ist: Wann und wo kommt es dazu, dass sie kämpft? Was löst es aus? Und was sind die Folgen? Wann, wenn überhaupt, hört sie auf zu kämpfen? Welche Auswirkungen hat das? Diese Hausaufgabe können Alternativen oder Ergänzungen zur Hausaufgabe mit KR aus dem vorigen Kapitel sein.

AUFGABEN

Wahrscheinlich können Sie erraten, was ich als Nächstes sagen werde: dass Sie diesen Stoff lesen, reicht nicht. Sie müssen ihn wirklich anwenden. Also:

- Lesen Sie alle Übungen und Metaphern laut, als ob Sie einen Klienten begleiten würden. (Oder spielen Sie sie wenigstens innerlich durch.)
- Nehmen Sie Ihre eigenen Tendenzen wahr, mit Ihren Gedanken und Gefühlen zu kämpfen. Führen Sie ein Tagebuch: Wann und wo kommt es dazu, dass Sie kämpfen? Wodurch wird es ausgelöst? Welche Folgen hat es? Wann, wenn überhaupt, lassen Sie das Kämpfen sein? Welche Auswirkungen hat das?

WAS SIE MITNEHMEN KÖNNEN

Metaphern für das Aufgeben des Kampfes lassen sich gut als Übergang zur formalen Arbeit an Akzeptanz nutzen. Sie bilden auch eine nützliche Brücke zwischen kreativer Ratlosigkeit und Bereitschaft.

10 Den Anker werfen

EINE ACHTSAMKEITSÜBUNG FÜR VIELE ZWECKE

Anker werfen ist eine einfache, aber sehr wirksame Technik, um mit dem gegenwärtigen Moment in Kontakt zu kommen. Ihr Ziel ist es, Klienten zu helfen, »ganz präsent« zu werden, sich in dem zu engagieren, was sie tun, Kontrolle über ihre Handlungen zurückzugewinnen und ihre Aufmerksamkeit auf das zu richten, was hier und jetzt am wichtigsten ist. Sie ist bei den meisten Menschen so wirksam und im Vergleich zu anderen Achtsamkeitstechniken so leicht zu vermitteln, dass ich hoffe, dass sie in Zukunft noch viel mehr in ACT-Protokollen verwendet wird als bisher.

Anker werfen empfehle ich Ihnen als erste Achtsamkeitsübung für Klientinnen, die Probleme mit Folgendem haben:

- Emotionale Dysregulation
- Untererregung
- Übererregung

- Dissoziation
- Überwältigenden Emotionen
- Impulsives Verhalten
- Zwanghaftem Verhalten
- Extremer Fusion
- Flashbacks
- Panikattacken.

Außerdem ist es eine gute erste Technik für Klienten, die an Achtsamkeit interessiert sind oder ihre Fähigkeit verbessern wollen, sich aus der Verstrickung in schwierige Gedanken und Gefühlen zu lösen. *Anker werfen* ist auch eine hervorragende Möglichkeit, aktiv Bereitschaft zu entwickeln, nachdem Klientinnen kreative Ratlosigkeit und Aufgeben des Kämpfens kennengelernt haben. (Können Sie sich vorstellen, dass mir diese Übung gefällt?)

ANKER WERFEN EINFÜHREN

Die Metapher des emotionalen Sturmes (Harris, 2014) ist eine gute Möglichkeit, Ihre Klienten in *Anker werfen* einzuführen.

Die Metapher Emotionaler Sturm

Im folgenden Transkript ist der Klient von Angst überwältigt. Die Therapeutin hat eben gefragt: »Wo fühlen Sie dies am meisten?«

Klient: Überall! Hier drin arbeitet es wie wild *(zeigt auf seine Brust und seinen Unterbauch).*

Therapeutin: Es ist also intensiver in der Brust und im Bauch. Und wie ist es in Ihrem Kopf?

Klient: Schrecklich! Es dreht sich einfach alles. (Er macht mit seinem Finger eine drehende Bewegung an der Seite seines Kopfes.)

Therapeutin: In Ihrem Kopf wirbeln also alle diese Gedanken, alle diese Gefühle in Ihrem Körper. Es ist wie ein emotionaler Sturm, der in Ihnen tobt. Und wenn Sie von diesem Sturm mitgerissen werden, gibt es nichts, was Sie dagegen tun können. Sie sind den Elementen ausgeliefert, oder nicht?

Klient: Ganz genau!

Therapeutin: Also angenommen, Ihr Boot erreicht einen Hafen, gerade als ein gewaltiger Sturm losbricht; was machen Sie als Erstes?

Klient: Festmachen, nehme ich an.

Therapeutin: Genau. Festmachen oder *Anker werfen*, so schnell, wie möglich. Und dasselbe gilt für uns. Wenn ein emotionaler Sturm aufzieht, ist das Erste, was wir tun müssen, Anker zu werfen. Und natürlich geht der Sturm deshalb nicht vorbei. Anker beeinflussen nicht das Wetter. Aber sie sind ein Halt, bis der Sturm vorbei ist.

Tipp für die Praxis

Wichtig zu erwähnen ist, dass das Boot in der Nähe des Hafens oder schon im Hafen ist. Ein Boot auf hoher See würde während eines Sturms nicht Anker werfen, es würde versuchen, die Wellen auszureiten.

In der ACT sollten wir mit unseren Metaphern flexibel sein und sie immer anpassen oder verändern, damit sie zu unseren Klienten passen. Im Jahr 2016 hatte ich den Auftrag, ein ACT-Protokoll für die Weltgesundheitsorganisation (WHO) zur Verwendung in Flüchtlingslagern auf der ganzen Welt zu verfassen. (Epping-Jordan et al., 2016). Ausgehend von der Annahme, dass es unter den Flüchtlingen eine Menge traumatisierte und emotional deregulierte Menschen gibt, habe ich *Anker werfen* zur ersten Achtsamkeitsübung des Therapieprotokolls gemacht. Die ersten zwei Länder, in denen es angewendet werden sollte, waren Syrien und Uganda, die beide keinen starken kulturellen Bezug zu Booten und Segeln haben. Daher habe ich die Metapher für das »Erden« so verändert:

Stellen Sie sich vor, dass Sie sich auf einem hohen Baum befinden, auf einem der höchsten Äste, als plötzlich ein Sturm aufzieht. Ein starker Wind wirbelt Sie herum, und Sie klammern sich verzweifelt an einen Ast, um zu verhindern, dass Sie in die Tiefe fallen. Was müssen Sie jetzt tun? Natürlich sollten Sie nicht in der Baumkrone bleiben. Sie sollten so schnell wie möglich auf den Boden kommen. Davon würde der Sturm nicht aufhören, aber die Erde ist für Sie der sicherste Ort. Außerdem könnten Sie, wenn Sie hoch oben in diesem Baum bleiben würden, wirklich nichts Nützliches tun. Wenn Sie zum Beispiel ein kleines Kind am Fuß des Baumes haben, könnten Sie nichts tun, um es zu schützen oder zu trösten, wenn Sie hoch oben auf dem Baum wären. Aber sobald Sie auf dem Boden sind, können Sie es halten und trösten, bis der Sturm abzieht. Unser Ziel ist hier zu lernen, wie wir uns selbst so »erden« können, wenn emotionale Stürme in uns aufziehen. Worin immer der emotionale Sturm besteht – Ärger oder Wut oder Traurigkeit oder Angst oder Schuldgefühle oder Ratlosigkeit –, je eher wir uns erden können, umso besser.

DREI SCHRITTE ZUM *ANKER WERFEN*

Übungen des *Anker werfens* folgen immer einer dreiteiligen Struktur:

- Anerkennen Ihrer inneren Erfahrung
- Rückkehr in Ihren Körper
- Einlassen auf die Welt.

Schauen wir uns diese drei Schritte näher an.

Anerkennen Ihrer inneren Erfahrung. Das Ziel ist hier, einfach anzuerkennen, was an Gedanken, Gefühlen, Emotionen, Erinnerungen, Sinnesempfindungen und Neigungen da ist. Häufig ist es nützlich, dies (still oder laut) in Worte zu fassen, zum Beispiel: »Da ist Traurigkeit«, »Mir kommen schmerzliche Erinnerungen«, »Ich bin ärgerlich«.

Rückkehr in den Körper. Ziel ist, dadurch wieder ein Gefühl von Selbstkontrolle zu bekommen, dass Sie sich auf das konzentrieren, was Sie am besten kontrollieren können, wenn sich schwierige Gedanken und Gefühle einstellen: Ihre physischen Handlungen. Bewegen und strecken Sie sich, verändern Sie Ihre Körperhaltung, setzen Sie sich aufrecht hin, stehen Sie auf, gehen Sie, verändern Sie Ihre Atmung, richten Sie Ihre Wirbelsäule auf, drücken Sie Ihre Füße in den Boden und so weiter. All das kann helfen, schnell wieder Kontrolle über den physischen Körper zu bekommen: ein großer erster Schritt in Richtung jeder Art wirksamer physischer Handlung.

Einlassen auf die Welt. Das Ziel ist jetzt, Ihr Gewahrsein zu erweitern: Nehmen Sie wahr, wo Sie sind, was Sie tun und was Sie sehen, hören, berühren, schmecken, ertasten und riechen können. Sie tun das nicht, um sich von Gedanken und Gefühlen abzulenken, sondern um wahrzunehmen, was außerdem sonst noch da ist.

WELCHE INDIKATIONEN GIBT ES FÜR DAS *ANKER WERFEN?*

Für das *Anker werfen* gibt es drei Hauptindikationen:

1. Die Klientin möchte eine einfache Achtsamkeitskompetenz lernen (die als Grundlage für Defusion, Akzeptanz, Kontakt mit dem gegenwärtigen Moment oder Selbst als Kontext dienen kann).
2. Der Klient ist so verschmolzen, dass er unfähig ist, sich in der Sitzung zu engagieren oder an ihr teilzunehmen.
3. Die Klientin ist emotional überwältigt, handelt impulsiv oder zwanghaft oder dissoziiert.

ANKER WERFEN: WARUM SOLLTEN SIE SICH NICHT AN DAS SKRIPT HALTEN?

Wenn Sie diese Übung selbst oder mit Klienten machen, *halten Sie sich bitte nicht an das Skript.* Es gibt zahllose mögliche Variationen des folgenden Skripts. Versuchen Sie deshalb bitte, flexibel und kreativ zu sein. Wenn Ihre Klientin zum Beispiel chronische Schmerzen hat, die sich verschlimmern, wenn sie ihre Füße in den Boden stemmt, dann fordern Sie sie bitte nicht dazu auf! Bitten Sie sie vielmehr, mit dem Kopf zu nicken, ihre Zehen zu bewegen, mit den Fingern zu klopfen oder mit den Schultern zu zucken.

Die Übung »Anker werfen«

Am besten hat der Klient Ihnen, bevor Sie mit dieser Übung beginnen, die Elemente seines emotionalen Sturms genannt: die Gedanken, Gefühle, Emotionen und Erinnerungen, mit denen er kämpft. Wenn das so ist, können Sie sich ausdrücklich auf sie beziehen, zum Beispiel: »In diesem Moment taucht eine sehr schmerzhafte Erinnerung auf, und viel Traurigkeit und Wut.« Aber wenn die Klientin zu verzweifelt ist, um sprechen zu können, oder wenn sie unfähig oder nicht bereit ist zu sagen, was für Gedanken und Gefühle da sind, dann können Sie sie mit unspezifischen Worten ansprechen wie »Schmerz«, »Unbehagen«, »Verletztheit«, »etwas Schwieriges«, »schwierige Gedanken und Gefühle« oder auch »emotionaler Sturm«. (Ich habe solche Sätze im Skript kursiv gesetzt, denn wir werden sie später besprechen.)

Lassen Sie zwischen den Anleitungen gute zehn Sekunden verstreichen und sprechen Sie mit einer freundlichen und beruhigenden Stimme. Sie sollten dem Klienten vormachen, was er tun soll (z. B. die Füße nach unten drücken, die Fingerspitzen zusammendrücken), um ihm zu helfen, weniger befangen zu sein und um ein Gefühl von Rapport entstehen zu lassen: *Wir sind hier zusammen engagiert; wir sind ein Team.* Ich empfehle

Ihnen dringend, dieses Skript vorher laut zu lesen und die Anleitungen auszuführen, als würden Sie Text und Handlungen für eine Rolle in einem Theaterstück proben. Wenn Sie das aber nicht können oder wollen, proben Sie mindestens aktiv in Ihrem Kopf.

> *In diesem Moment taucht bei Ihnen eine Menge emotionaler Schmerz auf.* Ich kann sehen, wie sehr Sie mit ihm kämpfen, wie schwer er zu ertragen ist. Und ich möchte Ihnen wirklich helfen, damit umzugehen. Also würden Sie bitte meinen Anleitungen folgen? Sie müssen nichts sagen, wenn Sie nicht wollen, und Sie können etwas sagen, wenn Ihnen danach ist.
>
> Okay. Nehmen Sie sich zuerst einen Moment Zeit für das *Anerkennen, dass in diesem Moment schwierige Gedanken und Gefühle auftauchen.*
>
> Und schauen Sie zugleich, ob Sie Ihre Füße fest in den Boden drücken können. Drücken Sie sie nach unten *(der Therapeut drückt seine Füße fest nach unten)* … Genau. Spüren Sie den Boden unter sich.
>
> Setzen Sie sich jetzt vorn auf Ihren Stuhl und richten Sie Ihre Wirbelsäule auf *(der Therapeut macht das selbst, während er spricht)* … Spüren Sie den Stuhl unter sich, nehmen Sie wahr, wie Ihr Rücken Sie unterstützt.
>
> Drücken Sie jetzt langsam Ihre Fingerspitzen zusammen, und während Sie das tun, bewegen Sie behutsam Ihre Ellbogen und Ihre Schultern *(der Therapeut macht das selbst, während er spricht).*
>
> Spüren Sie, wie sich Ihre Arme bewegen, von Ihren Fingerspitzen bis zu den Schulterblättern.
>
> Nehmen Sie sich einen Moment Zeit für *das Anerkennen, dass eine Menge Schmerz da ist,* mit dem Sie kämpfen … Sie wollen ihn nicht … aber hier ist er … und es ist eine Herausforderung, und es ist schwierig, und Sie wollen, dass er weggeht, und doch geht er nicht weg …
>
> *Erkennen Sie still bei sich an, was für ein Schmerz das ist* … Sagen Sie sich zum Beispiel: *Da ist Traurigkeit* oder *Ich habe Angst* oder *Da ist eine*

schmerzliche Erinnerung. (Wenn die Therapeutin weiß, was der Schmerz ist, kann sie ihn benennen.)

Nehmen Sie jetzt wahr, dass schmerzhafte Gedanken und Gefühle da sind. Und da ist um den ganzen Schmerz auch ein Körper – der ihn hält und enthält. Und es ist ein Körper, den Sie bewegen und kontrollieren können. Richten Sie Ihren Rücken wieder auf und nehmen Sie jetzt Ihren ganzen Körper wahr – Ihre Hände, Füße, Arme, Beine. *(Der Therapeut richtet seinen Rücken auf.)* Bewegen Sie sie behutsam und spüren Sie, wie sie sich bewegen … Dehnen Sie sich richtig *(die Therapeutin streckt ihre Arme aus)* … Nehmen Sie wahr, wie sich Ihre Muskeln dehnen … Drücken Sie Ihre Füße nach unten und spüren Sie den Boden *(der Therapeut drückt seine Füßen nach unten).*

Schauen Sie sich jetzt im Raum um – nach oben, nach unten, zu den Seiten – *(die Therapeutin schaut sich im Raum um)* und wählen Sie fünf Dinge aus, die Sie sehen.

Und nehmen Sie auch drei oder vier Dinge wahr, die Sie hören können – Geräusche, die von mir oder von Ihnen oder aus dem Raum um Sie herum kommen.

Und nehmen Sie auch sich und mich wahr *(der Therapeut zeigt auf sich und auf die Klientin)*, die wir hier als Team zusammenarbeiten.

Nehmen Sie also wahr, dass es hier ein paar schwierige Gedanken und Gefühle gibt, mit denen Sie kämpfen, und schauen Sie zugleich, ob Sie auch Ihren Körper auf dem Stuhl wahrnehmen können … und bewegen Sie behutsam diesen Körper, strecken Sie sich (der Therapeut bewegt und streckt sich) … Genauso übernehmen Sie Kontrolle über Ihre Arme und Beine.

Und nehmen Sie auch den Raum um sich herum wahr *(die Therapeutin schaut sich im Raum um).*

Und nehmen Sie auch sich und mich hier wahr *(der Therapeut zeigt auf sich wie auch auf die Klientin)*, die wir hier zusammen als Team arbeiten.

Der Therapeut setzt seine Anleitung der Übung fort – immer mit der Anerkennung innerer Erfahrung, Rückkehr in den Körper, Einlassen auf die Welt –, bis die Klientin geerdet ist, worauf nonverbale Reaktionen hinweisen können (z. B. der Gesichtsausdruck, die Körperhaltung, Blickkontakt). Oder es lassen verbale Reaktionen auf Engagement schließen (z. B. bereitwilliger verbaler Ausdruck, Stellen und Beantworten von Fragen, Verbalisieren von Gedanken und Gefühlen). Der Therapeut beendet die Übung mit einfachen Fragen, die eine Nachbesprechung anregen können, wie zum Beispiel diesen:

> Spüren Sie jetzt einen Unterschied? Sind Sie weniger in diese schwierigen Gefühle und Gedanken verstrickt? Werden Sie weniger von ihnen »mitgerissen« oder »an der Nase herumgeführt«?
>
> Ist es ein bisschen leichter für Sie, sich auf mich einzulassen, präsent zu sein, auf das zu fokussieren, was ich sage oder was wir hier tun?
>
> Haben Sie jetzt mehr Kontrolle über Ihre Handlungen – über Ihre Arme und Beine und Ihren Mund? Schauen Sie einmal: Bewegen Sie Arme und Beine, strecken und dehnen Sie sich *(die Therapeutin bewegt und streckt sich und fordert den Klienten auf, es ihr nachzumachen).* Haben Sie mehr Kontrolle über das, was Sie jetzt tun?

Tipp für die Praxis

Bemerken Sie, dass die Therapeutin bei dieser Nachbesprechung nie fragt, ob der Schmerz abgenommen hat oder ob es dem Klienten »besser geht«. Mit solchen Fragen würde man eine falsche Botschaft vermitteln: dass das Ziel der Übung wäre, emotionalen Schmerz zu verringern oder loszuwerden. Natürlich passiert das oft, aber in der ACT ist das eine Zugabe, nicht das Ziel.

Sind Ihnen in dem Skript die kursiv gesetzten Sätze aufgefallen? Dies sind alles Varianten der Anleitung »Nehmen Sie Ihre schmerzlichen Gedanken und Gefühle wahr«. Dies ist der große (und sehr wichtige) Unterschied zwischen Erdungsübungen in der ACT und bei fast allen anderen Modellen. In praktisch allen anderen Therapieansätzen werden Sie diese wiederholten Anleitungen, schmerzliche private Erfahrungen wahrzunehmen und anzuerkennen, nicht finden. Und warum ist dies ein Problem? Weil diese Übungen sehr wahrscheinlich als Mittel der Ablenkung und nicht als Achtsamkeitstechniken wirken, wenn Sie versäumen, die Anwesenheit von Schmerz immer wieder anzuerkennen. Klientinnen nutzen diese Erdungsübungen dann fast immer, um ihren schmerzlichen Gedanken und Gefühlen zu entkommen oder sie zu vermeiden, um weniger ihre Not zu fühlen oder um Angst zu verringern. (Tatsächlich ist dies bei manchen Ansätzen das Ziel solcher Erdungstechniken.) Zur Erinnerung: Ablenkung ist das genaue Gegenteil von Achtsamkeit. Wenn Sie den Unterschied vergessen haben, schauen Sie noch einmal in Kapitel 3.)

WIE LANGE MACHT MAN *ANKER WERFEN*?

Das Ziel dieser Technik ist, dem Klienten zu helfen, »ganz präsent« zu werden, sich bei dem, was er tut, zu engagieren, Kontrolle über seine Handlungen zurückzugewinnen und seine Aufmerksamkeit auf das hin zu orientieren, was hier und jetzt am wichtigsten ist. Die Übung dauert also solange wie nötig, um dies zu erreichen. Normalerweise reichen eine bis drei Minuten, aber ich habe Klientinnen gehabt, die emotional so überwältigt oder dissoziiert waren, dass wir dies zehn oder 15 Minuten lang machen mussten. Aber wenn Klienten nur ein wenig »wegdriften«, kann auch eine Zehn-Sekunden-Version reichen.

Ein Wort zur Warnung: Wenn Sie diese Technik benutzen würden, um die Klientin vom Weinen abzuhalten, sie von ihren Gefühlen abzulenken weil Ihnen unbehaglich ist, wäre das eine Zweckentfremdung der Methode.

Wir können diese Übungen natürlich so oft wiederholen, wie wir es nützlich finden. Wenn wir zum Beispiel mit Klienten arbeiten, die immer wieder dissoziieren oder Flashbacks haben, können wir in einer Sitzung viele Male *Anker werfen* lassen. Wir können diese Übungen auch von Sitzung zu Sitzung immer kürzer werden lassen, wenn die Klientin schneller und dramatischer reagiert. Auf der anderen Seite können wir auf diesen einfachen Übungen zunehmend aufbauen, sie erweitern und andere Kernprozesse einführen. Zum Beispiel können wir sie leicht um Übungen zum Selbstmitgefühl erweitern (siehe Kapitel 18).

WIE KÖNNEN WIR KLIENTEN HELFEN, DIE GUTEN WIRKUNGEN ZU ERKENNEN?

Nachdem wir die Übung beendet haben, ist es gut, wenn wir Klientinnen helfen, sich den Nutzen klarzumachen, den sie daraus ziehen, wenn sie sie machen. Hier ein paar nützliche Fragen:

- Wie könnte Ihnen dies außerhalb dieses Raums nützen?
- Wann und wo erleben Sie emotionale Stürme? Wie könnte Ihnen diese Übung in solchen Situationen helfen?
- Wann und wo könnten Sie sie anwenden? Mit wem und wobei?
- Wie könnte Ihnen dies bei XYZ *(wobei XYZ = Probleme oder Verhaltensziele des Klienten)* helfen?

Wenn die Klientin einmal sieht, wie *Anker werfen* außerhalb Ihrer Praxis nützlich sein kann und für ihre Verhaltensziele (siehe Kapitel 6) von Bedeutung ist, können wir fragen: »Wären Sie bereit, diese Übung zwischen den Sitzungen zu machen?« Wenn die Antwort *Ja* lautet, können wir weiter fragen: »Wann und wo werden Sie üben?« »Wie lange?« »Wie oft?« und so weiter.

Tipp für die Praxis

Angenommen, Sie fragen den Klienten, inwiefern dies nützlich sein könnte, und er antwortet etwas wie: »Es entspannt mich«, »Ich habe dann weniger Angst« oder »Es lenkt mich von meinen Gefühlen ab«. Wenn das der Fall ist, könnten wir sagen: »Gut, das ist eine schöne Zugabe, wenn das passiert – freuen Sie sich daran, wenn es passiert – aber das ist nicht wirklich das Ziel der Übung. Können wir uns einen Moment Zeit nehmen, um zu klären, was das eigentliche Ziel ist?« Wiederholen Sie dann die Übung *Ein Blatt Papier wegschieben* (Kapitel 9).

WANN UND WIE WENDEN WIR DIES AN?

Anker werfen ist eine der vielseitigsten Techniken in der ACT. Und haben Sie bemerkt, wie die drei Schritte genau zum Triflex passen? Anerkennen Ihrer inneren Erfahrung ist ein nützlicher erster Schritt beim Lernen, **sich zu öffnen.** Rückkehr in Ihren Körper ist ein nützlicher erster Schritt, wenn Sie sich darauf vorbereiten zu **tun, was wichtig ist.** Einlassen auf die Welt bedeutet Lernen, **präsent zu sein.** Mit dieser einen einfachen Übung lernen Sie also, die Grundlagen für alle ACT-Kernprozesse zu legen. Das macht *Anker werfen* zu einer so nützlichen Intervention bei vielen Arten von Problemen. Werfen wir einen schnellen Blick auf einige der vielen Anwendungsmöglichkeiten.

Anker werfen bei Schönwetter

Anker werfen können Sie jederzeit üben, überall, bei allem, was Sie tun – auch wenn das emotionale Wetter wunderbar ist. Schließlich kann selbst an einem warmen und sonnigen Tag ein Boot aus dem Hafen treiben, wenn man es nicht verankert. Und wir alle »treiben« im Laufe eines Tages wiederholt ab: Wenn wir uns in unsere Gedanken verstricken, wandert unsere Aufmerksamkeit von dem weg, was wir tun. Ich empfehle also Ihren Klientinnen als Hausaufgabe, im Alltag *Anker werfen* zu praktizieren. Sie könnte es vielleicht so formulieren:

Therapeutin: Wann immer Sie im Alltag merken, dass Sie »abgetrieben« werden, werfen Sie Anker – wenn Sie wissen, dass Sie sich ganz in Ihre Gedanken und Gefühlen verstrickt haben und daher nicht wirklich fokussiert oder bei dem sind, was Sie tun. Machen Sie eine Zehn-Sekunden-Version dessen, was wir hier geübt haben: Erkennen Sie alle Gedanken und Gefühle an, die Ihre Aufmerksamkeit erregt und besetzt haben, kommen Sie dann in Ihren Körper zurück und übernehmen Sie die Kontrolle. Nehmen Sie dann die Welt um sich herum wahr – wo Sie sind, was Sie tun. Und richten Sie Ihre Aufmerksamkeit dann wieder zurück auf das, worauf sie gerichtet sein muss, was immer es ist, damit Sie tun können, was zu tun ist.

(Die Therapeutin bespricht dies kurz mit dem Klienten und schließt eine weitere Empfehlung an.)

Therapeutin: Es ist auch gut, dies in schwierigen, aber *nicht allzu herausfordernden* Situationen zu üben, die sich immer wieder im Laufe des Tages einstellen – zum Beispiel, wenn Sie in einer Warteschlange oder in einem Verkehrsstau stehen und warten, oder wenn Sie zu spät zu einer Verabredung kommen. Oder wenn Ihre Kinder eine Ewigkeit brauchen, um sich fertig zu machen, oder wenn Sie grade einen dummen Fehler gemacht haben, den Sie niemals noch einmal hatten machen wollen, oder jemand hat achtlos etwas gesagt, was Sie angekratzt hat. Wenn Sie dies viel üben, wenn Sie nur ein wenig ängstlich oder ärgerlich oder erregt sind, dann sind Sie viel besser vorbereitet, wenn diese großen emotionalen Stürme aufziehen. Und umgekehrt, wenn Sie es nicht regelmäßig üben, werden Sie es nicht anwenden können, wenn Sie es am meisten brauchen.

Kreativ sein

Der erste Schritt beim *Anker werfen* besteht darin, die Gedanken und Gefühle anzuerkennen, die da sind, unabhängig davon, ob diese extrem schmerzhaft, mäßig unangenehm, irgendwie neutral oder eher angenehm sind oder ob einfach eine Empfindung von Taubheit da ist.

Danach ist die Grenze für die nächsten zwei Schritte nach oben offen. Um dem Klienten zu helfen, wieder Kontrolle über seinen Körper zu bekommen, können Sie ihn einladen, achtsam ein Glas Wasser zu trinken, aufzustehen und ein wenig im Raum umherzugehen, eine Kleinigkeit zu essen, sich zu dehnen und zu rekeln, die Körperhaltung zu verändern, Däumchen zu drehen, mit dem Kopf zu nicken. Sie können ihm vorschlagen, einen Gegenstand zu nehmen (z. B. ein Buch, einen Bleistift) und die Oberfläche mit seinen Fingern zu untersuchen, den Stuhl unter sich berühren, behutsam eine Hand auf sein Herz zu legen (was in eine schöne Übung zu Selbstmitgefühl übergehen kann, wie wir in Kapitel 18 sehen werden) oder mit seiner Zunge über die Zähne zu streifen und so weiter.

Und um ihm zu helfen, sich auf die Welt einzulassen, können wir ihn auffordern, alles wahrzunehmen, was er hören, sehen, berühren, schmecken und riechen kann. Ihn einladen wahrzunehmen, wie er atmet, wie er sitzt; das Gefühl der Tränen in seinen Augen oder wenn sie seine Wangen herunterlaufen, die Luft an seinem Gesicht, die Geradheit seiner Wirbelsäule, seine Körperhaltung, das Geräusch der Klimaanlage und so weiter.

Sie sollten also kreativ sein. Improvisieren Sie nach Herzenslust, solange Sie immer wieder zurückkommen, um die Gedanken und Gefühle anzuerkennen, die da sind. Warum das so wichtig ist? Weil wir möchten, dass die Klientin lernt, dass sie sogar auf die schwierigsten Gedanken und Gefühle flexibel reagieren kann. Sie kann achtsam ihre Anwesenheit anerkennen, ihre Handlungen kontrollieren und ihre Aufmerksamkeit dahin richten, wo es am wichtigsten ist.

WAS MACHE ICH, WENN ICH DEN ANKER GEWORFEN HABE?

Manchmal werden Klienten Ihnen eine Version der oben genannten Frage stellen. Wir würden etwa so antworten:

Therapeutin: Das ist eine gute Frage. Es geht darum, dass Sie, wenn Sie sich einmal verankert haben, etwas tun können, wodurch Ihr Leben wirklich besser wird. Fragen Sie sich: *Ist das, was ich jetzt tue, eine Hinbewegung?* Wenn die Antwort *Nein* lautet, hören Sie mit dem auf, was Sie tun, was immer es ist, und machen Sie stattdessen eine Hinbewegung. Wenn die Antwort *Ja* lautet – Sie machen eine Hinbewegung –, dann richten Sie darauf Ihre volle Aufmerksamkeit; engagieren Sie sich bei dem, was Sie tun.

Klient: Was, wenn mir keine Hinbewegung einfällt?

Therapeutin: Gut, während der nächsten Sitzungen werden wir ziemlich viel Zeit auf die Frage verwenden: was für eine Art Person Sie sein wollen und wie Sie Ihr Leben leben wollen, also sollte es kein Problem sein, Hinbewegungen zu finden. Und wenn es ein Problem sein sollte, werden wir es ansprechen.

AUFGABEN

Ich empfehle Ihnen, die so oft aktiv wie möglich zu machen. Wenn Sie sich die Mühe machen, diese Kompetenz zu entwickeln, werden Sie nicht nur in der Lage sein, sie Ihren Klienten besser zu vermitteln, sondern Sie wird Ihnen auch gut in den heiklen Momenten einer Therapiesitzung dienen, wenn Sie selbst verschmolzen oder überwältigt sind. Außerdem, warum nicht Folgendes ausprobieren?

- Lesen Sie alle Skripte aus diesem Kapitel (ideal wäre laut), modifizieren Sie die Sprache wie erwünscht, als würden Sie sie mit Ihren Klientinnen verwenden.

- Erfinden Sie Ihre eigenen Übungen zum *Anker werfen*; schreiben Sie sie auf und probieren Sie sie aus.
- Üben Sie *Anker werfen* während des Tages sowohl während einer emotionalen Schönwetterperiode als auch dann, wenn es eher stürmisch ist.
- Beginnen Sie sobald wie möglich, diese Übung in Sitzungen einzusetzen.

WAS SIE MITNEHMEN KÖNNEN

Übungen mit *Anker werfen* folgen einer wiederholten dreistufigen Struktur:

A. Anerkennen Ihrer inneren Struktur

B. Rückkehr in Ihren Körper

C. Engagieren in der Welt

Um diese Struktur herum können Sie buchstäblich Hunderte verschiedener Übungen improvisieren. Diese Praxis kann dabei helfen, den Modus des Autopiloten abzuschalten, jemanden aus einer Verstrickung zu lösen oder schwierigen Gedanken und Gefühlen Raum zu geben. Sie erhöht die Bewusstheit und vermittelt bewusste Kontrolle über das eigene Handeln. Dadurch wird sie zu einer sehr nützliche Kompetenz für (a) das Unterbrechen impulsiver, zwanghafter, aggressiver, suchterzeugender oder selbstschädigender Verhaltensweisen. Ferner ist sie eine nützliche Kompetenz (b) bei störenden kognitiven Prozessen wie sorgenvollen Gedanken und Grübeln und (c) für eine zweckmäßige Reaktion auf überwältigende Gefühle, extreme Verschmelzung und Dissoziation.

11 Diesen Gedanken wahrnehmen

DAS GROSSE PROBLEM

Was ist aus einer Perspektive der ACT das größte einzelne Problem, mit dem Klientinnen kämpfen? (Klar, ich weiß, dass Sie das schon wissen; es schien mir einfach eine gute Frage zu sein, um das Kapitel zu beginnen.) Kognitive Fusion ist das überragende therapeutische Problem. (Viele Neulinge haben die falsche Vorstellung, dass in der ACT Erlebnisvermeidung das Problem Nummer 1 ist, daher möchte ich Sie erinnern: Erlebnisvermeidung ist häufig aber nicht immer ein Problem, und sie ist selten – wenn überhaupt – das einzige Problem.)

Steckbrief zu Defusion

Kurz und bündig: *Fusion* bedeutet, dass Ihre Kognitionen Ihr Verhalten beherrschen. Sie beherrschen Ihre Handlungen (offenes Verhalten) oder Ihre Aufmerksamkeit (verborgenes Verhalten) oder beides. *Defusion* bedeutet, dass Sie auf Ihre Kognitionen flexibel reagieren, sodass sie Ihr Verhalten *beeinflussen* können, es aber nicht *beherrschen*.

Ziele: Erkennen, was Kognitionen eigentlich sind – nicht mehr und nicht weniger als Konstruktionen aus Worten und Bildern – und auf sinnhafte Weise auf sie einzugehen, statt sie wörtlich zu nehmen (das heißt, zu überprüfen, wie hilfreich sie sind, statt, wie wahr oder falsch oder positiv oder negativ sie sind).

Synonyme: Gedanken nicht wörtlich nehmen (dieser Ausdruck wird heute kaum noch verwendet); Distanzieren.

Methode: Wir richten unsere Aufmerksamkeit auf unsere Kognitionen mit:

Neugier: Erkennen ihrer wahren Natur als Konstruktionen aus Worten und Bildern.

Offenheit: Untersuchen, ob sie hilfreich sind oder nicht.

Flexibilität: Wenn unsere Kognitionen hilfreich sind, lassen wir uns von ihnen leiten; wenn nicht, lassen wir sie einfach sein.

Anwendung: Wenn Kognitionen Verhalten (offenes oder verborgenes) in einem Maß beherrschen, dass sie zweckmäßiges, wertebasiertes Leben verhindern.

Zu Defusion gehört, lernen:

- aus dem Inhalt von Kognitionen herauszutreten (es geht nicht um wahr/falsch/positiv/negativ)
- aufzuhören, mit Kognitionen zu kämpfen oder zu versuchen, sie zu vermeiden (sie stellen keine Gefahren oder Hindernisse dar)
- aufzuhören, Kognitionen zu gehorchen (sie sind keine Handlungsanweisungen oder Gesetze, denen wir gehorchen müssen)
- aufzuhören, an Kognitionen festzuhalten (sie sind nicht etwas, woran wir uns klammern oder bei dem wir bleiben müssen)
- aufzuhören, Kognitionen unsere ganze Aufmerksamkeit zu widmen (sie sind nur ein Aspekt Ihrer Erfahrung hier und jetzt)

Erinnern Sie sich an diese zwei wichtigen Punkte über Kognition:

1. Wenn wir bei der ACT das Wort »Gedanke« benutzen, meinen wir damit jede Art Kognition: was geglaubt wird, innere Haltungen, Annahmen, Schemata, Fantasien, Erinnerungen, Bilder, Bedeutungen und Wünsche sowie die kognitiven Aspekte von Neigungen, heftigem Verlangen, Emotionen und so weiter.
2. Kognition ist ein integrales Element aller Emotionen; es gibt keine solchen Dinge wie Emotion *ohne* Kognition. (Dies ist der Grund, weshalb ich häufig von »Fusion mit Gedanken und Gefühlen« spreche.)

WIE KOMMEN WIR MIT DEFUSION IN DIE GÄNGE?

Wenn wir in einer Sitzung ausdrücklich auf Defusion fokussieren wollen, können wir die Klientin auf verschiedene Weise an dieses Thema heranführen. Angenommen zum Beispiel, wir entscheiden uns dafür, Therapie damit zu beginnen, auf Hinbewegungen zu fokussieren: wir identifizieren Werte und setzen ein paar Ziele, aber die Klientin bewegt sich nicht. Wir könnten zum Beispiel Folgendes fragen: »Was hält Sie vom Handeln ab?« »Wie bringt Sie Ihr Verstand davon ab?« »Was hält Sie davon ab, im Einklang diesen Werten zu handeln/diese Ziele zu erreichen/der Mensch zu sein, der Sie sein möchten/die Beziehungen aufzubauen, die Sie sich wünschen?« »Womit hält Ihr Verstand Sie zurück?/macht Ihnen das Leben schwer?« oder »Wodurch sorgt Ihr Verstand dafür, dass Sie stecken bleiben?«

Alternativ könnten wir die Therapie mit einem Fokus auf Lernen von »Kompetenzen im Lösen aus dem Griff einer Fusion« beginnen. Wir könnten dann einfach Defusionstechniken wie die in diesem Kapitel vorstellen, als die ersten Kompetenzen, die wir aktiv vermitteln. (Meiner Erfahrung nach sind Übungen mit *Anker werfen* jedoch für die meisten Menschen leichter zu lernen, deshalb beginne ich mit diesen.) Und eine weitere Option ist die, nach kreativer Ratlosigkeit und Aufgeben zu kämpfen zu Defusion überzugehen: die Bereitschaft entwickeln, schwierige Gedanken zu haben, statt sie zu bekämpfen oder vor ihnen zu fliehen.

Das Erste, was wir nun wissen müssen, wenn wir aktiv mit Defusion beginnen, ist…

Was hat Sie im Griff?

Von der ersten Sitzung an legen wir allein dadurch die Samen für Defusion, dass wir beim Erheben der Anamnese Fragen stellen. Eine meiner Standardfragen ist zum Beispiel: »Was sind die bösesten oder am meisten abwertenden Dinge, die ich Ihren Verstand sagen hören würde, wenn ich ihn hören könnte, wenn er Sie aufmischt und alle die Dinge sagt, die an Ihnen oder an Ihrem Leben nicht gut genug sind?«

Ich hoffe, Sie können die Defusion erkennen, die in solchen Fragen implizit enthalten ist: Vorstellungen, dass man dem Verstand »zuhören« und wahrnehmen kann, was »er sagt« (und auch schon allein die Tatsache, von »dem Verstand« oder »Ihrem Verstand« zu sprechen) können ein wenig Defusion ermöglichen. Gewöhnlich hilft diese Art, uns auszudrücken, Klienten, auf eine neue Weise ihre Kognitionen zu beachten, mit mehr Neugier und Offenheit. Und wir können diese Fragen enorm variieren. Wenn zum Beispiel Angst ein Problem ist, könnten wir fragen: »Was sagt Ihr Verstand, wenn er Ihnen wirklich Angst machen möchte?« Oder wenn Aggression ein Problem ist: »Was sagt Ihr Verstand, um Sie in dieser Angelegenheit wirklich wütend zu machen?« Oder bei Depression: »Welche Dinge würde ich Ihren Verstand sagen hören, wenn ich ihm zuhören könnte, wenn er sich die größte Mühe geben würde, Sie hoffnungslos zu machen?«

Solche Fragen helfen uns die Hauptkategorien von Kognitionen zu erkennen, mit denen eine Klientin verschmilzt. (Können Sie sich an die sechs Kategorien von Fusion: Vergangenheit, Zukunft, Selbstkonzept, Gründe, Regeln, Wertungen erinnern? Wenn nicht, lesen Sie noch einmal

Kapitel 2.) Ferner hören wir, wenn wir genau hinhören, den Klienten viel von seiner Fusion verraten, wenn er sich kritisiert (Selbstkonzept), oder Ihnen sagt, dass er keine Angst haben möchte (Erlebnisvermeidung), oder bekennt, worum er sich Sorgen macht (Zukunft), oder erklärt, warum er nicht tun kann, was er tun möchte (Gründe angeben), oder Ihnen sagt, was er von anderen hält (Wertung), oder perfektionistische Vorstellungen verrät (Regeln), oder alle die Male aufzählt, als er versagt hat (Vergangenheit) und so weiter.

Und natürlich erhalten Sie eine Menge wertvoller Informationen, mit denen Sie arbeiten können, wenn die Klientin eine Hausaufgabe wie die vom Ende von Kapitel 7 gemacht hat – bei der sie aktiv die Gedanken und Gefühle, in die sie verstrickt ist, und die Wegbewegungen, die das Ergebnis dieser Verstrickung sind, beobachtet hat.

Zusätzlich zu alledem können wir an jeder beliebigen Stelle einer Sitzung Fragen wie diese stellen:

- »Was sagt Ihnen Ihr Verstand in diesem Moment?«
- »Und was sagt Ihnen Ihr Verstand dazu?«
- »Können Sie wahrnehmen, was Sie in diesem Moment denken?«
- »Was würde ich hören, wenn ich in diesem Moment Ihrem Verstand zuhören könnte?«

Alle Fragen, die wir bisher besprochen haben, sind nützlich, um den *Inhalt* von Kognitionen zu erkennen. Weit wichtiger aber ist der nächste Schritt: Erkennen der *Funktion* der Kognitionen (das heißt der Wirkungen, die sie auf offenes oder verdecktes Verhalten haben). Diesen nächsten Schritt nenne ich:

Die Verknüpfung herstellen

Wir wollen Klienten helfen, zwischen Fusion mit Kognition und der Weise, wie dies ihr Verhalten verändert, »die Verbindung herzustellen«.

Mit anderen Worten: Wir möchten erkennen, was eigentlich passiert, wenn die fraglichen Kognitionen das Verhalten bestimmen: Welche problematischen Veränderungen des (offenen oder verborgenen) Verhaltens sind die Folge? Wenn Sie diesen Schritt übergehen, werden Sie fast mit Sicherheit nicht weiterkommen. Warum? Weil Ihre Klientin, wenn sie nicht sieht, wie ihr Verhalten von der Fusion negativ beeinflusst wird, wahrscheinlich nicht daran interessiert ist, Kompetenzen für die Defusion zu lernen.

Dies können Fragen sein, die helfen, die Verbindung zwischen Fusion und Verhalten (Handlungen) zu erkennen:

- Was passiert als Nächstes, wenn Sie sich in solche Gedanken verstricken? (Was tun Sie oder was hören Sie auf zu tun? Wie verändert sich Ihr Verhalten? Was sagen oder tun Sie anders?)
- Wenn eine Filmcrew Sie ununterbrochen filmen würde, und wenn ich dann die Aufnahmen sehen würde: Was würde ich Sie tun sehen oder sagen hören, woraus ich schließen könnte, dass Sie mit diesen Gedanken verstrickt sind?
- Was machen Sie anders, wenn diese Gedanken Sie verstören / zum Narren halten / Ihr Leben bestimmen / das Sagen haben? Womit fangen Sie an oder hören Sie auf und was machen Sie mehr oder weniger?
- Was passiert als Nächstes, wenn Sie in diese Gedanken verstrickt werden/sich in ihnen verlieren? Was tun Sie? Womit hören Sie auf und was verschieben Sie auf später?
- Zu welchen Handlungen neigen Sie, wenn Sie auf diese Gedanken hin handeln, wenn Sie sich von ihnen bei dem, was Sie sagen und tun, leiten lassen? Wie würde das auf einem Video aussehen oder klingen?
- Inwiefern verhalten Sie sich gegenüber Ihrer Partnerin / Ihrem Kind / Ihrem Freund / Ihrem Vater oder Ihrer Mutter / Ihrem Arbeitgeber / Ihren Angestellten / Ihren Kolleginnen anders, wenn Sie in diese Gedanken verstrickt sind? Was sagen oder tun Sie anders?

Im Allgemeinen ist es schwieriger, Veränderungen in verborgenem Verhalten zu erkennen (z. B. Distanzieren, Fokussieren auf Gedanken und Gefühle statt auf das, was man tut, Nichtbeachtung nahestehender Menschen oder Geistesabwesenheit, Handeln wie mit Autopilot), daher ist es oft nötig, »Leitfragen« zu stellen wie:

Wenn Sie in diese Gedanken oder Gefühle verstrickt sind:

- Von wem (oder von was) schneiden Sie sich dann ab / unterbrechen Sie die Verbindung / distanzieren Sie sich?
- Auf was (oder wen) können Sie sich dann nur schwer konzentrieren?
- Bei wem können Sie dann schwer präsent sein? Auf wen können Sie sich dann schwer einlassen?
- Um welche wichtigen Dinge kümmern Sie sich dann tendenziell schlecht, von welchen Dingen lassen Sie sich dann tendenziell leicht ablenken?

Bemerken Sie, wie sich alle diese Fragen leicht mit dem Diagramm zum Punkt der Entscheidung veranschaulichen lassen. Die schwierigen Kognitionen stehen unten, und wenn man mit ihnen verschmilzt (Pfeil »verstrickt«), führt das zu problematischen Veränderungen in offenem wie in verborgenem Verhalten (Wegbewegungen).

Tipp für die Praxis

In allen oben aufgeführten Fragen werden »Gedanken« genannt, aber Sie können sie mit Worten wie Sorgen, Selbstbewertungen, Ängsten, Vorhersagen, Geschichten, »nicht gut genug« sein, Rachefantasien, Untergangsszenarien, mit von Ärger oder Wut erfüllten Gedanken und so weiter ersetzen. Sie können dieselben Fragen auch zu Gefühlen, Neigungen, Impulsen, heftigem Verlangen, Emotionen, Bildern und Erinnerungen stellen.

Nachdem wir entdeckt haben, »was Sie verstrickt«, und »wir die Verbindung hergestellt« haben, können wir weitergehen.

Eine neue Kompetenz anbieten

Immer wieder stellen mir ACT-Neulinge eine Version dieser Frage: »Wie verkaufe ich der Klientin Achtsamkeit, Defusion, Akzeptanz oder Selbstmitgefühl?« und meine Antwort lautet immer: »Tun Sie das nicht«. Versuchen Sie nicht, Ihren Klienten diese Dinge zu verkaufen, vielmehr »bieten Sie sie an«. Finden Sie als Erstes heraus, welche Probleme Ihre Klientin hat und formulieren Sie sie dann in Begriffen der ACT. Bieten Sie dann Kompetenzen an, deren Relevanz und Nutzen für die Lösung ihrer spezifischen Probleme ihr deutlich einleuchten. Wenn wir das tun, brauchen wir nicht zu versuchen, ihr etwas zu verkaufen.

Wenn ein Klient zum Beispiel »deprimiert« ist, und eine Therapeutin sagt »Achtsamkeit kann helfen«, ist die Verbindung zwischen dem Problem (Depression) und der Lösung (Achtsamkeit) nur schwer zu erkennen. Daher ist es unwahrscheinlich, dass der Klient sich für diese Möglichkeit interessiert. Angenommen aber, die Therapeutin sagt etwa Folgendes:

Therapeut: Kann ich es so zusammenfassen? Ihre Depression hat verschiedene Aspekte, und wir wollen sie alle ansprechen, aber ich glaube, am besten beginnen wir damit, wie Ihr Verstand Sie entwertet – dass er Ihnen sagt, was für eine Loserin Sie sind, wie hoffnungslos das Leben ist, wie niemand Sie mag, dass es keinen Sinn hat, sich anzustrengen und dass es im Grunde keine Zukunft gibt. Es sieht so aus, als täten Sie, wenn diese Gedanken Sie im Griff haben, Dinge, die Ihr Leben nicht in die Richtung orientieren, in die Sie gehen wollen. Sie neigen dann dazu, zu trinken und Gras zu rauchen, in Ihrem Schlafzimmer zu bleiben und Menschen zu vermeiden. Was Sie früher gern gemacht haben, haben Sie aufgegeben und tun es nicht mehr. Sehe ich das richtig?

Klient: Ja, ziemlich genau.

Therapeutin: *(mit Mitgefühl):* Das klingt ziemlich hart. Sie haben viel gelitten, über eine lange Zeit.

Klient: Deshalb bin ich hier.

Therapeutin: Solange diese Gedanken Sie im Griff haben, werden Sie weiter leiden. Ich frage mich daher, ob Sie interessiert sind, hier ein paar neue Techniken zu lernen. Zu lernen, wie Sie sich von diesen schwierigen Gedanken lösen können? Wie Sie ihnen ihre Kraft nehmen können, sodass sie Sie nicht weiter irreführen und fertigmachen und zurückhalten?

—

Bitte lesen Sie das Transkript noch einmal und achten Sie darauf, wie der Therapeut

A. den Hauptinhalt der Fusion kurz zusammenfasst (»Was hat Sie im Griff?«)
B. die Beziehung zwischen Fusion und problematischem Verhalten erkennt (»die Verbindung herstellt«) und
C. die Möglichkeit vor Augen hält, als Gegenmittel gegen Fusion eine bestimmte neue Kompetenz zu lernen (ohne den Begriff »Achtsamkeit« zu erwähnen).

Ohne diese Klarheit können wir von vielen Klientinnen Verwirrung, Ungewissheit, Mangel an Motivation oder sogar direkten Widerstand erwarten.

Im nächsten Transkript geht der Therapeut dieselben drei Schritte durch, in diesem Fall ist die Verhaltensänderung aber vorwiegend verdeckt:

Therapeutin: Kann ich einfach mal versuchen, dies zusammenzufassen? Offensichtlich ist Sorgen machen für Sie ein großes Thema.

Klient: Ja, das ist so.

Therapeutin: Und wenn alle diese Angst machenden Gedanken Sie im Griff haben, ist es sehr schwer für Sie, sich dem zu widmen, was Sie grade tun oder sich auf eine anstehende Aufgabe zu konzentrieren oder wertzuschätzen, was passiert, oder bei den Menschen wirklich präsent zu sein, die Ihnen nahestehen. Und dies hat eine starke Wirkung auf Sie. Sie leiden.

Klient: Das tue ich.

Therapeutin: Natürlich. Und solange diese Angst machenden Gedanken Sie im Griff haben, wird das weiter so passieren. Ich frage mich, ob Sie offen dafür sind, hier eine neue Kompetenz zu lernen.

Klient: Was meinen Sie?

Therapeutin: Ich meine, zu lernen, sich aus der Verstrickung mit allen diesen Gedanken, die Ihnen Angst machen, zu befreien. Sie können also lernen, statt sich ganz in sie verwickeln zu lassen, sie loszulassen, sich im Leben zu engagieren, besser zu fokussieren und bei den Menschen, die Sie lieben, präsenter zu sein. Wie hört sich das an?

—

Bemerken Sie, wie der Therapeut Sorgen machen als »in Angst machende Gedanken verstrickt sein« umformuliert? Dies ist eine sehr nützliche Umformulierung von Sorgen, Katastrophendenken, Vorhersagen des Schlimmsten und so weiter. Schließlich sind Angst und Sorgen machen nicht dasselbe. Angst ist eine Emotion; »Sorgen machen« ist Verschmelzen mit Kognitionen über schlechte Dinge, die passieren könnten. Wir können Angst nicht daran hindern zu entstehen, aber wir können lernen, uns aus der Verschmelzung mit Gedanken zu lösen, die Angst machen, Gefühlen der Angst Raum zu geben und unsere Aufmerksamkeit auf das umzulenken, was wir tun. Dies ist das Gegenmittel gegen Sorgen machen.

An diesem Punkt ist die Klientin hoffentlich dafür offen und daran interessiert, Kompetenzen der Defusion zu lernen. Aber was tun, wenn nicht? Was tun, wenn sie sagt, es wird nicht funktionieren, oder wenn sie es schon versucht hat und gescheitert ist? Oder wenn sie die Gedanken einfach loswerden möchte, oder wenn sie zu deprimiert ist, um neue Kompetenzen zu lernen, oder wenn das nicht das ist, weshalb sie hierher gekommen ist, oder wenn sie positiv denken möchte, oder wenn sie einzig und allein möchte, dass es ihr nicht mehr schlecht geht? Alle diese Fragen (und mehr) beantworten wir in Kapitel 14: Barrieren gegen Defusion. Nehmen wir für jetzt einmal an, dass der Klient bereit ist. Im Allgemeinen werden die nächsten Stufen dann aus Folgendem bestehen:

A. Einer Metapher für Defusion

B. Üben von Kompetenzen zu Defusion

C. Formulieren von Hausarbeit mit Defusion

In den nächsten zwei Kapiteln kommen wir zu B und C. A werden wir gleich in diesem Kapitel anschauen – erst aber schauen wir kurz eine sehr wichtige Übung an. Dies ist etwas, das in der ersten Sitzung beginnt, in allen folgenden Sitzungen fortgesetzt wird und zur Ermutigung von Defusion eine gewaltige »Rolle im Hintergrund« spielt.

GEDANKEN NORMALISIEREN UND BESTÄTIGEN

Wenn wir schwierige Gedanken normalisieren und bestätigen, erleichtert dies sowohl Akzeptanz als auch Defusion. Klientinnen werden eher bereit, ihre Gedanken zu haben und da sein zu lassen, und sind weniger darauf aus, sie loszuwerden. Und häufig empfinden sie eine große Erleichterung, einfach weil sie wissen, dass sie »normal« sind. Es gibt viele Möglichkeiten, wie wir dies tun können, in jeder Sitzung. Meistens sage ich (und ich meine es wirklich so) etwa Folgendes:

Ihr Denken ist meinem ganz ähnlich

Therapeut: Wissen Sie, Ihr Verstand klingt ganz wie meiner.

Klientin: *(überrascht)* Wirklich?

Therapeut: Ja, all diese Dinge, die Ihr Verstand Ihnen sagt – dass Sie nicht gut genug sind, dass Sie versagt haben, dass andere Menschen Sie nicht mögen – mein Verstand sagt mir auch solche Sachen.

Klientin: Das überrascht mich.

Therapeut: Warum?

Klientin: Also, ich habe einfach gedacht, Sie sind ein Therapeut, Sie sind hierin ausgebildet …

Therapeut: Klar, und mein Verstand hat sich auf genau die gleiche Weise entwickelt wie Ihrer.

Wenn die Therapeutin schon behandelt hat, wie sich der menschliche Verstand entwickelt hat, kann sie sich kurz fassen und das Wichtigste rekapitulieren. Wenn sie dieses Thema noch nicht angesprochen hat, wäre jetzt ein guter Moment. Sie finden in der ACT viele verschiedene Versionen dieser evolutionären Sichtweise. Ich bezeichne sie als Metaphern vom »Verstand des Höhlenmenschen«.

Metaphern vom »Verstand des Höhlenmenschen«

Wir können Versionen dieses Narrativs verwenden, um praktisch alle schwierigen Muster von Kognitionen zu normalisieren. Hier ein Beispiel:

Therapeut: Sie haben mir einige der schwierigen Gedanken erzählt, die dazu tendieren, Sie zurückzuhalten oder Ihnen das Leben schwerer zu machen, wenn Sie sich in sie verstricken. Und wenn Ihr Verstand so ähnlich wie meiner ist, dann herrscht an diesen Dingen kein Mangel. Er ist immer da.

Klientin : *(nickt)* Oh ja.

Therapeut: Es gibt eigentlich einen guten Grund dafür, dass das so ist. Ist es okay, wenn wir einen Moment darüber sprechen?

Klientin: Sicher.

Therapeut: Also, es hat damit zu tun, wie sich der menschliche Verstand entwickelt hat. Sehen Sie, unsere primitiven Vorfahren lebten in einer Welt, in der sie ständig von Gefahren umgeben waren – große Kreaturen mit großen Zähnen lauerten hinter jeder Ecke. Damals musste ihr Verstand ständig nach Gefahr Ausschau halten, um alles vorauszusehen, was einen verletzen oder einem auf irgendeine Weise schaden konnte: *Pass auf. Es könnte ein Bär in dieser Höhle sein. In diesen Büschen könnte ein Wolf sein. Ist dieser Mensch dahinten in der Ferne ein Freund oder ein Feind?* Wenn Sie ein Höhlenmensch wären, und Ihr Verstand würde diese Aufgabe nicht gut erfüllen, wären Sie bald tot. Und das haben wir von unseren Vorfahren geerbt. Unser moderner Verstand ist im Grunde eine Maschine, die nach dem Prinzip »Pass auf, dass dir nichts passiert« funktioniert. Er versucht ständig, Sie vor allem zu warnen, was Sie verletzen oder Ihnen auf irgendeine Weise schaden könnte: *Du wirst fett. Du wirst das Examen nicht bestehen. Er könnte dich ablehnen.* Dies ist normal. Der Verstand jedes Menschen tut das. Unser Verstand versucht einfach, seine Hauptaufgabe zu erfüllen: uns zu schützen und am Leben zu erhalten.

—

Wir vermitteln mit dieser Metapher eine deutliche Botschaft: »Ihr Verstand ist nicht dysfunktional, er macht nur, was jeder Verstand tut. Unser Verstand hat sich entwickelt, um zu beurteilen und zu bewerten, bei der Vergangenheit zu verweilen, sich um die Zukunft zu sorgen, Probleme aufzuspüren, uns mit anderen zu vergleichen. Ihr Verstand ist nicht irgendwie verkehrt, er macht einfach seinen Job.«

Tipp für die Praxis

Nicht jeder glaubt an die Evolution. Wenn Ihre Klientin nicht an sie glaubt, modifizieren Sie die Metapher und lassen Sie die evolutionären Aspekte des Höhlenmenschen und der Vorgeschichte weg, und sagen Sie einfach Dinge wie diese: »Die Hauptaufgabe Ihres Verstandes besteht darin, für Ihre Sicherheit zu sorgen, Sie zu schützen und zu verhindern, dass Sie verletzt werden.«

Bei einer anderen Version der Geschichte vom »Verstand des Höhlenmenschen« geht es um die Unvermeidlichkeit von Vergleichen. Unten steht, wie wir Klienten dies vermitteln könnten, abgesehen davon, dass wir im wirklichen Leben ab und zu eine Pause machen und den Klienten fragen würden: »Klingt das nicht ein bisschen wie Ihr Verstand?«

Wie sich Ihr Verstand so entwickelt hat, dass Sie sich mit anderen vergleichen

Therapeutin: Wir haben schon ein bisschen darüber gesprochen, wie sich unser Verstand entwickelt hat, aber es ist noch mehr dazu zu sagen. Sie sehen, dass es in vorgeschichtlicher Zeit für das Überleben absolut essenziell war, zur Gruppe zu gehören. Wenn die Gruppe jemanden ausstieß, hat es nicht lange gedauert, bis er von den Wölfen gefressen wurde. Wie hat nun der Verstand zu verhindern versucht, dass es dazu kommt? Er vergleicht Sie mit jedem anderen Mitglied des Stammes: Bin ich richtig? Mach ich das Richtige? Mach ich es gut genug? Tu ich irgendwas, was dazu führen könnte, dass ich ausgestoßen werde? Als Ergebnis vergleicht uns unser moderner Verstand immer mit anderen. Aber jetzt gibt es nicht nur eine kleine Gruppe oder einen Stamm. Jetzt können wir uns mit jedem Menschen auf dem

Planeten vergleichen – mit den Reichen, Berühmten und Schönen, mit Filmstars, mit Topathleten, sogar mit fiktiven Superhelden. Und wir müssen nicht weit suchen, um jemanden zu finden, der in irgendeiner Weise »besser« als wir ist – reicher, größer, älter, jünger, mit mehr Haar, besserer Haut, höherem Status, schickerer Kleidung, mit einem größeren Auto und so weiter. Als Ergebnis all dieses Vergleichens gehen wir mit einer Version der »Ich bin nicht gut genug«-Geschichte umher. Bei den meisten von uns beginnt das in der Kindheit; bei ein paar Menschen beginnt es erst im Teenager-Alter. Und es ist das am besten gehütete Geheimnis des Planeten. Jede und jeder hat mehrere Versionen dieser Geschichte – »Ich bin zu alt/fett/dumm/langweilig/unecht/wenig liebenswert/faul/inkompetent, blah, blah, blah« oder »Ich bin nicht smart genug/reich genug/schlank genug und so weiter«. Wir alle kennen diese Geschichte, aber fast niemand spricht über sie.

Einführung einer Metapher für Defusion

Bevor wir anfangen, aktiv Defusionskompetenzen zu üben, ist es nützlich, eine Metapher einzuführen, die den Preis der Fusion und den Nutzen von Defusion vermittelt. Dies hilft der Klientin, den Sinn der Defusion zu verstehen und wie ihr Defusionskompetenzen helfen können. Meine Lieblingsmetapher für diesen Zweck ist die Übung *Hände als Gedanken und Gefühle*. Ich habe Ihnen eine ultrakurze Version in Kapitel 2 vorgestellt. Was folgt, ist eine längere, detailliertere Version. Im Allgemeinen würde man etwa vier Minuten brauchen, wenn man sie mit einem Klienten macht. Ich empfehle Ihnen, sie laut zu lesen und sie so zu machen, als würden Sie mit einer Klientin arbeiten.

Metapher von den Händen als Gedanken und Gefühle – erweiterte Fassung

Diese Übung ist vor allem eine Metapher für Fusion und Defusion. Sie hat sich aus meiner früheren Übung *Hände als Gedanken* (Harris, 2011) entwickelt und die Anleitungen überschneiden sich sehr mit der Übung *Ein Blatt Papier wegschieben*, die in Kapitel 9 beschrieben wird. Das Skript, das folgt, ist eine allgemein gehaltene Version, die für fast alle Klienten passt. Ihre Wirkung ist erheblich stärker, wenn man sie an die individuelle Situation jeder einzelnen Klientin anpasst. Dann sagen wir zum Beispiel statt »alle Menschen, die Ihnen wichtig sind« »Ihr Ehemann Michael und Ihre Tochter Sarah«.

Wenn ich das tue, stelle ich gewöhnlich meinen Stuhl neben den Klienten, und wir sitzen nebeneinander, mit dem Rücken zur Wand und vor uns der Raum, und wir machen alle Bewegungen gemeinsam. Sie müssen das natürlich nicht genauso machen und wie jede Übung in der ACT können Sie sie modifizieren und frei an Ihre Bedürfnisse anpassen. Ich habe sie so einfach am wirksamsten gefunden.

Ich verwende auch gern zwei schöne Varianten dieser Übung. Bei der einen Variante schreibt man ein paar relevante Gedanken und Gefühle auf ein Blatt Papier und benutzt das anstatt der Hände. Bei der anderen schreibt man Gedanken und Gefühle mit einem Marker auf etwas Dünnes, Glattes und Transparentes wie eine Luftpolsterfolie, Overhead-Folie, Zellophan oder eine durchsichtige Plastikhülle.

Therapeut: *(sitzt neben der Klientin, beide mit dem Gesicht zum Raum)* Stellen Sie sich vor, dass da vor Ihnen *(zeigt auf die Dinge im Raum und auf die gegenüberliegende Wand)* alles ist, was für Sie wirklich von Herzen wichtig ist, alles, was Ihr Leben sinnvoll macht *(oder in der Vergangenheit für Sie so war)*. Alle Menschen, Orte und Aktivitäten, die Sie lieben. Alle Ihre Lieblingsspeisen und Lieblingsgetränke und Musik und Bücher und Filme, die Sie lieben, alles, was Sie gern tun, und alle Menschen, an denen Ihnen liegt und mit denen Sie Zeit verbringen möchten.

Aber das ist nicht alles. Da drüben sind auch alle Probleme und Schwierigkeiten, mit denen Sie heute in Ihrem Leben zu tun haben, wie … *(der Therapeut nennt auf der Grundlage der Geschichte der Klientin Beispiele, wie »Ihr Konflikt mit Ihrem Sohn«, »Ihre finanziellen Sorgen«, »die Probleme mit Ihrer Gesundheit«, »Ihr Rechtsstreit«, »Ihre Suche nach einem Job«, »die Chemotherapie für Ihren Krebs«).*

Und da drüben sind alle Aufgaben, die Sie regelmäßig erledigen müssen, damit Ihr Leben funktioniert: Einkaufen, Kochen, Putzen, Autofahren, Ihre Steuererklärung und so weiter.

Machen Sie mir bitte genau nach, was ich tue, wenn wir jetzt die Übung machen. Stellen wir uns vor, dass unsere Hände unsere Gedanken und Gefühle sind, und legen wir sie so zusammen. *(Der Therapeut legt seine Hände zusammen, nebeneinander, die Handflächen nach oben, als wären sie die Seiten eines Buches. Die Klientin ahmt ihn nach.)* Schauen wir, was jetzt passiert, wenn wir uns in unsere Gedanken verstricken. *(Der Therapeut hebt seine Hände langsam an sein Gesicht, bis sie seine Augen verdecken. Die Klientin macht ihn nach. Beide lassen während des nächsten Abschnitts der Übung ihre Hände vor ihren Augen.)*

Achten Sie jetzt auf drei Dinge. Erstens: Wie viel entgeht Ihnen in diesem Moment? Wie unverbunden und distanziert sind Sie von den Menschen und Dingen, die wichtig sind? Wie unverbunden wären Sie, wenn der Mensch, den Sie lieben, genau vor Ihnen wäre? Wie viel würden Sie verpassen, wenn da drüben auf einer Leinwand Ihr Lieblingsfilm gezeigt würde?

Nehmen Sie zweitens wahr, wie schwierig es ist, Ihre Aufmerksamkeit auf das zu richten, was Sie tun müssen. Wenn Sie in diesem Moment eine wichtige Aufgabe vor sich haben – wie schwer wäre es, Ihre Aufmerksamkeit auf sie zu richten? Wenn es ein Problem, das Sie angehen müssen, oder etwas Schwieriges gäbe, dem Sie sich stellen müssen, wie schwer wäre es, Ihre volle Aufmerksamkeit darauf zu richten?

Nehmen Sie drittens wahr, wie schwierig es ist, wenn Sie sich in dieser Situation befinden, zu handeln und die Dinge zu tun, die nötig sind, damit Ihr Leben weitergeht, wie … *(der Therapeut nennt vor dem Hintergrund der Geschichte der Klientin ein paar Beispiele wie: »eine Mahlzeit zubereiten«, »Autofahren«, »mit Ihrem Baby kuscheln«, »an Ihrem Computer schreiben«, »zärtlich mit der Person sein, die Sie lieben«).* Sehen Sie, wie schwierig das Leben ist, wenn man verstrickt ist. Wir verpassen etwas, wir sind abgeschnitten und unverbunden, es ist schwer zu fokussieren und es ist schwer, die Dinge zu tun, die lebensnotwendig sind.

Schauen wir jetzt, was passiert, wenn wir uns aus der Verstrickung in unsere Gedanken und Gefühle lösen. *(Der Therapeut nimmt jetzt langsam seine Hände von seinem Gesicht und lässt sie sinken, bis sie in seinem Schoß liegen. Die Klientin ahmt ihn nach.)* Schauen Sie jetzt, was passiert, wenn wir uns aus der Verstrickung lösen. Wie sehen Sie jetzt den Raum? Wie viel leichter ist es, sich zu engagieren und in Verbindung zu sein? Wenn in diesem Moment ein lieber Mensch vor Ihnen wäre, wie viel verbundener wären Sie? Wenn es eine Aufgabe gäbe, die Sie erledigen müssten, oder ein Problem, das Sie lösen müssten, wie viel leichter wäre es so, Ihre Aufmerksamkeit darauf zu richten? Bewegen Sie jetzt Ihre Arme und Hände *(der Therapeut schüttelt leicht seine Arme und Hände umher, die Klientin macht ihn nach).* Wie viel leichter ist es jetzt zu handeln: Auto zu fahren, mit einem Baby zu kuscheln, eine Mahlzeit zuzubereiten, an einem Computer zu schreiben, mit der Person zärtlich zu sein, die Sie lieben? *(Der Therapeut begleitet seine Worte mit den passenden Gesten. Die Klientin macht ihn dabei normalerweise nicht nach, aber das ist nicht wichtig.)*

Sehen Sie jetzt, dass diese Dinge *(der Therapeut weist auf seine Hände, die jetzt wieder in seinem Schoß liegen)* nicht verschwunden sind. Wir haben Sie nicht abgehackt und sind sie nicht losgeworden. Sie sind immer noch da. Wenn wir also etwas Nützliches mit ihnen machen können, können wir sie benutzen. Sie sehen, auch wirklich schmerzhafte Gedanken und Gefühle haben nützliche Informationen, die uns helfen können, auch wenn das nur darin besteht, dass sie uns auf Probleme hinweisen, die wir angehen müssen, oder auf Dinge, die wir anders machen müssen, oder uns einfach daran erinnern, freundlicher zu uns zu sein. Und wenn es nichts Nützliches gibt, was wir mit ihnen machen können, lassen wir sie einfach da sein.

AUFGABEN

Da Sie jetzt die ganzen Einzelheiten der Defusion kennen, sind Sie so weit, dass Sie sich an die Arbeit machen und sie selbst anwenden können. Hier also Ihre Aufgabe:

- Praktizieren Sie alle Skripten und verbalen Interventionen dieses Kapitels, wobei Sie die Sprache anpassen und modifizieren.
- Gehen Sie die Metapher der *Hände als Gedanken und Gefühle* wenigstens zweimal durch. Sie besteht aus so vielen kleinen Schritten, es braucht eine gewisse Übung.
- Wählen Sie aus dem Abschnitt »Die Verbindung knüpfen« zwei oder drei Fragen aus, die Ihnen wirklich gefallen, und prägen Sie sie sich ein oder entwerfen Sie eigene Alternativen. Wiederholen Sie sie probeweise laut oder innerlich ein paarmal und probieren Sie sie dann in einer Sitzung sobald wie möglich aus.

- Wählen Sie zwei oder drei Ihrer Klientinnen aus. Stellen Sie sich vor, wie Sie (a) kurz zusammenfassen könnten, womit sie verschmelzen, (b) die problematischen Verhaltensänderungen (offene und verdeckte) beschreiben könnten, die eine Folge der Fusion sind, und (c) die Idee einer bestimmten neuen Kompetenz vorstellen könnten, die helfen könnte. Wenn Sie dies ein paarmal geprobt (laut oder innerlich) haben, probieren Sie es mit Ihren Klienten aus.

WAS SIE MITNEHMEN KÖNNEN

Um den Weg für Defusion zu bereiten, gibt es fünf Grundschritte: (1) herausfinden »In was verstricken Sie sich?« (den kognitiven Inhalt identifizieren, mit dem die Klientin verschmilzt); (2) die Verknüpfung herstellen (die Verbindung zwischen Fusion und problematischen Verhaltensweisen herstellen); (3) eine neue Kompetenz anbieten (Defusion als eine Lösung der oben identifizierten Probleme anbieten); (4) schwierige Gedanken normalisieren und validieren; und (5) eine Metapher einführen, um die Probleme der Fusion und den Nutzen von Defusion zusammenfassend zu beschreiben.

12 Weiter mit Defusion

EINE SCHATZTRUHE WARTET AUF SIE

Wenn Sie die Erlaubnis des Klienten haben, eine Selbsterfahrungsübung anzubieten, gibt es eine reichhaltige Auswahl an Optionen für Defusion. (So viele, dass es überwältigend sein kann – siehe Kapitel 16: Überfrachtung mit Techniken und andere Risiken.) Im nächsten Kapitel schauen wir Transkripts von Therapiesitzungen an, in diesem aber möchte ich, dass Sie Defusion an sich selbst (immer die beste Person, um ACT zu üben) praktizieren.

Wenn Sie weiterlesen und diese Übungen machen, denken Sie an dies: Es gibt eine potenzielle Gefahr, wenn man die Gedanken von Klientinnen als »Geschichten« bezeichnet oder spielerische Defusionstechniken verwendet, wie zum Beispiel Singen von Gedanken. Wenn wir diese Arbeit unachtsam machen, kann das leicht als entwertend, lieblos, verharmlosend oder herabsetzend verstanden werden.

Es ist also wichtig, dass wir den Klienten mit Mitgefühl begleiten: Wir sind mit seinem Leiden in Kontakt und bestätigen, wie viel Schmerz er erlebt hat. Aus einer inneren Haltung von Empathie, Freundlichkeit,

Gleichheit und Respekt gehen wir mit ihm ein Arbeitsbündnis ein. Wir arbeiten als Team mit ihm zusammen, um eine neue Weise zu finden, auf seine Gedanken zu reagieren und eine neue innere Haltung zu entwickeln, die achtsames, wertebasiertes Leben ermöglicht.

EINE KOSTPROBE ZUR DEFUSION

Ich werde Ihnen nun einige Defusionstechniken vorstellen. Nehmen Sie ein Blatt Papier und schreiben Sie zwei, drei negative, abwertende Gedanken auf, mit denen Ihr Verstand Sie von Zeit zu Zeit traktiert. Mit diesen Gedanken werden Sie in den Übungen arbeiten.

Haben Sie ein paar Gedanken aufgeschrieben? Dann wählen Sie für die folgenden Übungen jetzt denjenigen Gedanken, der Ihnen am meisten zusetzt. (Ich werde Sie zu Beginn jeder Übung bitten, mit diesem Gedanken zehn Sekunden lang zu verschmelzen. Bei Ihren Klientinnen ist dies im Allgemeinen nicht erforderlich, da sie sowieso bereits mit ihren Gedanken verschmolzen sind.)

Machen Sie dies als ein Experiment

Wenn wir mit Klienten solche Übungen machen, ist es nützlich, wenn wir sagen: »Können wir das als ein Experiment durchführen? Ich erwarte, dass es hilfreich ist, aber ich bin nie sicher, was passieren wird.« Dies hilft sowohl der Klientin als auch dem Therapeuten, eine innere Haltung der Offenheit und Neugier zu nutzen. Und dasselbe gilt für Sie, wenn Sie die folgenden Übungen ausprobieren. Betrachten Sie sie als Experimente und seien Sie offen für unerwartete Ergebnisse. Manche dieser Übungen werden überhaupt keine Wirkung haben, und der Grad Ihrer Fusion wird sich nicht verändern. Manche führen vielleicht zu ein bisschen Defusion, andere wirken stark, manche können sogar zu mehr Fusion führen, sie ein wenig steigern. Seien Sie also gespannt, was passiert.

Jetzt zu ein paar Techniken

Beginnen wir mit der ersten Defusionstechnik, die ich gewöhnlich formal unterrichte, nachdem im vorigen Kapitel die Grundlagen dafür vermittelt wurden.

Ich habe den Gedanken, dass …

Dies ist eine schnelle und einfache Übung (angepasst übernommen von Hayes et al., 1999), die fast jeder eine Erfahrung von Defusion vermittelt. Sie geht so:

1. Drücken Sie Ihre negative Selbstkritik in der kurz gefassten Form »Ich bin X« aus – zum Beispiel: Ich bin ein Versager oder Ich bin nicht klug genug.
2. Verschmelzen Sie jetzt zehn Sekunden lang mit diesem Gedanken. Mit anderen Worten: Lassen Sie sich ganz in seinen Sog hineinziehen und schenken Sie ihm möglichst viel Glauben.
3. Wiederholen Sie den Satz jetzt noch einmal leise für sich, stellen Sie ihm aber dieses Mal den Satz »Ich habe den Gedanken, dass …« voran – zum Beispiel: Ich habe den Gedanken, dass ich ein Versager bin.
4. Wiederholen Sie ihn nun noch einmal, fügen Sie aber diesmal folgenden Satz hinzu: »Ich nehme wahr, den Gedanken zu haben, dass…« – zum Beispiel: Ich nehme wahr, den Gedanken zu haben, dass ich ein Versager bin.
5. Was ist geschehen? Haben Sie wahrgenommen, dass Sie sich von dem Gedanken distanziert oder einen Abstand zu ihm hergestellt haben? Falls nein, wiederholen Sie die Übung mit einem anderen Gedanken. Dies ist eine schöne einfache Übung, mit der sich Defusion gut erfahren lässt.

In einer Therapiesitzung könnten Sie nun wie folgt fortfahren:

Therapeut: Was ist mit dem Gedanken geschehen?
Klientin: Er hat irgendwie seinen Stachel verloren.

Therapeut: Hat es sich so angefühlt, als ob Sie sich von ihm distanziert oder einen Abstand zu ihm hergestellt hätten?

Klientin: Ja, er ist irgendwie ein Stück zurückgewichen.

Therapeut: Können Sie mir mit Ihren Händen und Armen zeigen, wo sich der Gedanke hinbewegt zu haben scheint?

Klientin: Hierhin. *(Die Klientin streckt ihre Arme vor der Brust aus.)*

Therapeut: Das ist es unter anderem, was wir unter Defusion verstehen: Sie beginnen, sich von Ihren Gedanken zu distanzieren und geben ihnen Raum, in dem sie sich bewegen können.

Sie können zur Klientin zum Beispiel aber auch Folgendes sagen: »Ich frage mich, ob Sie bereit wären zu versuchen, solche Formulierungen in den Sitzungen zu wählen. Also angenommen, Sie hätten einen bedrückenden, schmerzlichen oder nicht hilfreichen Gedanken wie *Das ist alles zu schwer*. Könnten Sie sich vorstellen, dann zu mir zu sagen: ›Ich habe den Gedanken, dass das alles zu schwer ist?‹«

Anschließend können Sie immer wieder auf diese Vereinbarung Bezug nehmen und im Rahmen einer kurzen Intervention damit spielen. Hier sind zwei Beispiele:

Klient: Ich kann damit nicht umgehen.

Therapeutin: Sie haben also den Gedanken, dass Sie damit nicht umgehen können.

—

Therapeut: Könnten Sie diesen Satz noch einmal wiederholen, aber diesmal mit der Einleitung »Ich habe den Gedanken, dass …«

Klientin: Ich habe den Gedanken, dass ich eine Vollidiotin bin.

Therapeut: Haben Sie einen Unterschied bemerkt?

Klientin: Ja. Beim zweiten Mal hat es mir nicht so viel ausgemacht.

Tipp für die Praxis

Die Technik »Ich habe den Gedanken, dass …« können Sie auch verwenden, wenn Sie mit Emotionen, Neigungen, Erinnerungen oder Sinnesempfindungen arbeiten: »Ich habe Angst« oder »Ich spüre die Neigung wegzulaufen«. Eine gute Alternative sind Sätze, die mit »Ich nehme wahr …« beginnen, zum Beispiel »Ich nehme wahr, dass sich mir eine schlimme Erinnerung aufdrängt« oder »Ich nehme Enge in meiner Brust wahr«.

Singen und mit verstellter Stimme sprechen

Nutzen Sie für diese beiden Übungen die negative Selbstkritik aus der ersten Übung oder finden Sie eine neue, falls die erste ihre Wirkung verloren hat:

1. Formulieren Sie Ihre negative Selbstkritik in der kurz gefassten Form »Ich bin X« und verschmelzen Sie zehn Sekunden lang damit.
2. Singen Sie den Gedanken jetzt still im Kopf zu einer selbst ausgedachten Melodie.
3. Sprechen Sie den Gedanken jetzt still im Kopf mit der Stimme einer Figur aus einem beliebigen Film – zum Beispiel einem Zeichentrickfilm – oder eines Sportkommentators.

—

Was geschieht diesmal? Haben Sie wahrgenommen, dass Sie sich von dem Gedanken distanziert oder Abstand zu ihm herstellt haben? Falls nein, wiederholen Sie die Übung mit einem anderen Gedanken.

Variationen zu diesem Thema sind, die Gedanken laut zu singen, sie laut mit verstellter Stimme auszusprechen oder sie übertrieben langsam auszusprechen. Bedenken Sie jedoch, dass solche »verrückten« Techniken im geeigneten Kontext zwar sehr wirkungsvoll sein können, im falschen

Kontext unter Umständen jedoch abwertend und entwürdigend wirken. Eine Klientin mit Krebs im Endstadium würden Sie zum Beispiel nicht bitten, ihre Gedanken über das Sterben zu singen.

Computerbildschirm

Diese Übung (Harris, 2014) ist besonders für Menschen mit gutem Visualisierungsvermögen geeignet. Das Skript verlangt einen imaginären Computerbildschirm, aber Sie können dies auch an einem wirklichen Computer machen (es als PowerPoint-Präsentation auf einem Laptop, Tablett oder iPad schreiben), mit Buntstiften auf Papier oder eine der vielen Smartphone-Apps zum Zeichnen oder Malen benutzen. Dies sind die Schritte:

Verschmelzen Sie zehn Sekunden lang mit Ihrer negativen Selbstkritik.

Stellen Sie sich nun einen Computerbildschirm vor, auf dem Ihr Gedanke in schlichter schwarzer Schrift geschrieben steht.

Spielen Sie diesmal vor Ihrem inneren Auge mit dem Format. Ziehen Sie die Wörter auseinander und lassen Sie große Lücken zwischen ihnen. Dann lassen Sie sie zusammenlaufen, zu einem einzigen Wort, ohne Lücken, und ordnen Sie sie schließlich senkrecht auf dem Bildschirm an.

Lassen Sie das Wort nun in verschiedenen Farben erst grün, dann blau und dann gelb vor Ihrem geistigen Auge erscheinen.

Verändern Sie im Geiste nun die Schrift, lassen Sie den Begriff kursiv erscheinen, dann in einer modernen Schriftart und schließlich in großen verspielten Buchstaben, wie sie in Kinderbüchern zu finden sind.

Stellen Sie sich die Aussage jetzt wieder in schlichter schwarzer Schrift vor und lassen Sie sie dann in animierter Form zum Beispiel wie in den Sesamstraßencomics vor Ihrem geistigen Auge erscheinen. Lassen Sie die Wörter auf und ab hüpfen, sich wie eine Raupe winden oder sich im Kreis drehen.

Stellen Sie sich die Aussage jetzt wieder in schlichter schwarzer Schrift vor und lassen Sie diesmal einen kleinen Karaoke-Ball von Wort zu Wort hüpfen. (Wenn Sie wollen, können Sie die Aussage gleichzeitig auch noch nach der Melodie von »Happy Birthday« gesungen hören.)

—

Was ist passiert? Haben Sie ein Gefühl für Abstand oder Distanziertheit von den Gedanken bekommen? Haben Sie etwas von ihrer Wirkung verloren?

DEFUSION NÄHER BETRACHTET

Da Sie jetzt einen Eindruck bekommen haben, was Defusion ist, wenden wir uns jetzt ein paar Reaktionen, Missverständnisse und Unterscheidungen zu.

Entwertung?

Hat sich eine dieser Übungen demütigend oder verharmlosend angefühlt? Falls das der Fall ist, entschuldige ich mich. Das war keinesfalls meine Absicht. Es gibt sehr viele Menschen auf der Welt, die ihre Anliegen problemlos entwerten oder verharmlosen werden, aber zu denen gehöre ich nicht. Wenn Sie also so reagiert haben, tut es mir wirklich leid, und es bedeutet, dass diese besondere Übung für Sie nicht passt.

Der obige Absatz entspricht ziemlich genau dem, was ich Klientinnen antworte, die auf eine Übung negativ reagieren. Wir sollten uns schnell entschuldigen, die wirkliche Absicht klarstellen und die entsprechende Technik, die negativ gewirkt hat, weglassen (wenigstens für jetzt).

Aber es ist doch wahr!

Es kann vorkommen, dass sich ein Klient gegen die Defusionstechnik wehrt oder sie kritisiert, weil ein Gedanke für ihn wahr ist. Darauf lässt sich im Allgemeinen mit der Frage nach der Nützlichkeit eingehen: »In der ACT sind wir nicht so sehr daran interessiert, ob Gedanken richtig oder falsch sind, sondern, ob sie hilfreich sind. Trägt es dazu bei, das Leben zu leben, das Sie sich wünschen, wenn Sie an diesem Gedanken festhalten? Hilft er Ihnen, Ihre Ziele zu erreichen, Ihre Beziehungen zu verbessern oder als der Mensch zu handeln, der Sie sein wollen?« Als Beispiel möchte ich folgendes Transkript aus einer Therapiesitzung anführen:

Klientin: Aber es ist doch wahr. Ich bin eine schlechte Mutter.

Therapeut: Wissen Sie, eines werde ich niemals tun. Ich werde nie mit Ihnen darüber diskutieren, was richtig und was falsch ist. Uns interessiert, ob ein Gedanke hilfreich ist. Hilft es Ihnen, die Mutter zu sein, die Sie sein möchten, wenn Sie sich von diesem Gedanken völlig in Beschlag nehmen lassen?

Klientin: Manchmal wirkt er wie ein Tritt in den Hintern.

Therapeut: Ja, manchmal. Aber meistens zieht Sie der Gedanke eher runter, oder nicht?

Klientin: Ja.

Therapeut: Und wenn er Sie heruntergezogen hat, dann ist die Wahrscheinlichkeit am größten, dass Sie die Kinder vernachlässigen, stimmt's? Meistens hilft es Ihnen nicht, die Mutter zu sein, die Sie sein möchten, wenn Sie sich von diesem Gedanken in Beschlag nehmen lassen.

Klientin: Nein.

Therapeut: Können wir also das Thema, wie wahr es ist, auf sich beruhen lassen und stattdessen daran arbeiten, dass Sie lernen, sich aus Verstrickung zu lösen, damit Sie Ihre Energie darauf verwenden können, die Mutter zu sein, die Sie wirklich sein möchten?

Fusion versus Glaubwürdigkeit

Fusion ist nicht dasselbe wie Glaubwürdigkeit. Sie können mit einem Gedanken verschmelzen, den Sie für nicht glaubwürdig halten, und Sie können zu einem Gedanken auf Abstand gehen, der für Sie glaubwürdig ist. Bei einem Workshop, den ich vor einigen Jahren durchführte, kam eine der Teilnehmerinnen – nennen wir sie Naomi – in der Kaffeepause zu mir und teilte mir mit, dass sie an einem bösartigen Hirntumor litte. Der Tumor konnte nicht behandelt werden und Naomi hatte nur noch wenige Monate zu leben. Sie nahm aus zwei Gründen an dem Workshop teil: um mit ihrer Angst umgehen zu lernen und um mit ihrem bevorstehenden Tod ins Reine zu kommen. Für Naomi war es schwer, im Workshop den Fokus zu halten. Sie dachte ständig ans Sterben: an den Verlust ihrer Lieben, an den sich in ihrem Gehirn ausbreitenden Tumor, an die Lähmung und das Koma durch die unausweichlich zunehmende Schädigung des Gehirns und schließlich an den Tod.

Menschen, die an einer unheilbaren Krankheit leiden, benötigen selbstverständlich Zeiten und Räume, um sich mit dem Sterben auseinanderzusetzen: wenn sie ihr Testament verfassen, die Bestattung planen, die Pflege organisieren oder ihre Ängste mit ihren Lieben teilen. Wenn sie jedoch an einem Workshop zu persönlichem Wachstum teilnehmen, ist es nicht sinnvoll, so sehr mit den Gedanken ans Sterben verschmolzen zu sein, dass sie nichts vom Workshop mitbekommen. Nachdem ich Naomi empathisch zugehört hatte, erzählte ich ihr daher von der Übung, der Geschichte einen Namen zu geben, und sie wählte den Titel »Angst vor dem Tod«.

Ich bat sie, diese Übung während des gesamten Workshops zu praktizieren. In der Mitte des zweiten Tages konnte sie bereits deutlich auf Abstand zu diesen Gedanken über Tod und Sterben gehen. Sie hatten nichts von ihrer Glaubwürdigkeit eingebüßt, aber Naomi war jetzt in der Lage, sie kommen und gehen zu lassen, ohne sich in ihnen zu verstricken.

Wenn wir einen Abstand zu unseren Gedanken herstellen, verlieren sie häufig an Glaubwürdigkeit. Aus der ACT-Perspektive ist dies jedoch nicht so wichtig. Einem Gedanken Glauben zu schenken bedeutet einfach nur, ihn für wahr zu halten. In der ACT interessiert es uns aber nicht, ob ein Gedanke wahr oder falsch ist, sondern, ob wir ihn als Führung nutzen können, um effektiv zu handeln und das Leben zu gestalten, das wir leben wollen.

Die Macht flexiblen Denkens

Wir helfen nicht nur Klienten, sich aus der Verstrickung in nutzlose kognitive Repertoires zu lösen, wir helfen ihnen auch lernen, flexibler zu denken. Dies bezeichnen wir als *kognitive Flexibilität.* Am häufigsten helfen wir Klientinnen, durch Problemlösung, Handlungsplanung, Entwickeln von Strategien, Umformulieren, Gedankenexperimente und Perspektivenwechsel kognitive Flexibilität zu entwickeln. Verschiedene Aspekte kognitiver Flexibilität kommen in vielen Kapiteln zur Sprache, und gegen Ende des Buches gibt es ein ganzes Kapitel (27) zu diesem Thema.

Häufige Missverständnisse

Klienten (und viele Anfänger unter den Therapeuten) haben oft falsche Vorstellungen von Defusion. Sie denken, Defusion bedeute, unangenehme Gedanken, Bilder oder Erinnerungen loszuwerden oder die damit verbundenen schmerzlichen Gefühle abzuschwächen. Darum geht es jedoch nicht:

- Das Ziel von Defusion *ist nicht,* sich besser zu fühlen oder unerwünschte Gedanken loszuwerden.
- Das Ziel von Defusion *ist,* die problematische Dominanz von Kognitionen über Verhalten zu verringern und psychische Präsenz sowie Erfahrungen zu fördern.
- Mit anderen Worten: Das Ziel von Defusion ist, ein achtsames, wertebasiertes Leben zu ermöglichen.

Klientinnen stellen häufig fest, dass ein schmerzlicher Gedanke verschwindet oder sie sich besser fühlen – oder beides –, wenn sie einen Abstand zu diesem Gedanken herstellen. Geschieht dies, muss der Therapeut klarstellen, (1) dass dies lediglich ein positiver Nebeneffekt ist und nicht das Hauptziel, und (2) dass dies nicht immer geschieht, also nicht erwartet werden sollte. Stellt die Therapeutin dies nicht klar, wird der Klient versuchen, Defusion zur Kontrolle seiner Gedanken und Gefühle einzusetzen. In diesem Fall dient sie natürlich nicht mehr als Achtsamkeitstechnik, sondern als Kontrolltechnik. Und dann ist es nur eine Frage der Zeit, bis die Klientin frustriert oder enttäuscht ist (und kommt und sagt »Es funktioniert nicht«). Die beiden folgenden Beispiele zeigen, wie ein Therapeut damit umgehen kann:

Klientin: Das war super. Der Gedanke war einfach weg.

Therapeut: Interessant. Ja, manchmal geschieht dies – und manchmal nicht. Manchmal bleibt ein Gedanke einfach weiterhin da. Unser Ziel ist es nicht, ihn zu verscheuchen, sondern uns von ihm nicht mehr in Beschlag nehmen zu lassen. Wir wollen ihm Raum geben und ihn da sein lassen, ohne gegen ihn anzukämpfen, damit wir uns auch dann voll und ganz auf unser Leben einlassen und das tun können, was uns wichtig ist, wenn der Gedanke noch eine Weile bleibt.

—

Klientin: Das ist gut. Jetzt bin ich viel weniger ängstlich.

Therapeut: Interessant. Defusion hat hin und wieder diese Wirkung, aber mit Sicherheit nicht immer. Defusion ist definitiv keine Zauberformel, mit der sich Gefühle kontrollieren lassen. Unser Ziel ist es, sich aus der Verstrickung in unsere Gedanken zu lösen, damit wir im Jetzt sein und das tun können, was uns wichtig ist. Wenn es Ihnen also besser geht, genießen Sie es. Betrachten Sie das aber wie einen positiven Nebeneffekt und nicht als Hauptzweck. Wenn Sie diese Techniken nutzen, um Ihre Gefühle zu kontrollieren, werden Sie rasch enttäuscht sein.

—

Wirkt Ihre Klientin enttäuscht oder überrascht, wenn Sie ihr dies sagen, dann hat sie den Sinn der Defusion missverstanden. In diesem Fall sollten Sie noch einmal erklären, was es mit der Defusion auf sich hat – und möglicherweise (erneut) mit kreativer Ratlosigkeit arbeiten. Eine Möglichkeit ist hier, die »Metapher zu ACT« aus Kapitel 1 oder die Metapher »Hände als Gedanken« (Kapitel 11) kurz zu wiederholen.

Defusion bedeutet nicht Verwerfen

Wir sollten auf unsere Kognitionen mit Offenheit und Neugier reagieren – sie nicht einfach verwerfen. Auch die schwierigsten Kognitionen und kognitiven Prozesse haben uns gewöhnlich etwas Nützliches zu geben. Zum Beispiel weisen uns Gedanken, die Angst machen, häufig auf wichtige Themen hin, die wir angehen sollten, und selbstentwertende Gedanken können uns häufig auf Werte schließen lassen, die wir vernachlässigen. In späteren Kapiteln schauen wir an, wie wir Gedanken, die nicht hilfreich sind, »Gutes entnehmen« können.

Manchmal haben Therapeuten die Vorstellung, wir seien in der ACT am Inhalt von Gedanken nicht interessiert. Dies ist wieder ein Missverständnis. Wir stellen den Inhalt von Gedanken zwar nicht direkt in Frage und diskutieren ihn nicht, wir bewerten auch nicht, ob er positiv oder negativ ist, aber wir sind an ihm interessiert. Wir müssen schließlich erst den Inhalt eines Gedankens kennen, um ihn im Hinblick auf seine Nützlichkeit einschätzen zu können.

Wenn Defusion das Gegenteil bewirkt

Es kann vorkommen, dass wir einer Klientin eine Defusionstechnik vermitteln, die dann aber das Gegenteil von dem bewirkt, was wir beabsichtigen: Ihr Klient ist noch stärker verschmolzen als vorher. Glücklicherweise geschieht dies nicht häufig, aber auch wenn es geschieht, ist es nicht wirklich ein großes Problem. Als Erstes wenden wir ACT auf uns selbst an: indem wir *Anker werfen*, uns aus der Verstrickung mit der Geschichte »Ich bin eine schlechte Therapeutin« lösen, unserer Angst Raum geben und den Fokus wieder auf den Klienten legen. Und dann entschuldigen wir uns und nutzen es als Gelegenheit, um unserer Klientin zu helfen, den Unterschied zwischen Fusion und Defusion zu verstehen. Ein Beispiel:

Therapeut: Das tut mir leid. Das ist nicht das, was ich beabsichtigt habe. Diese Übung trägt normalerweise dazu bei, einen Schritt zurückzutreten und sich von seinen Gedanken distanzieren zu können. In Ihrem Fall scheint sie jedoch das Gegenteil bewirkt zu haben. Also werden wir die Situation nun nutzen, um etwas daraus zu lernen. Nehmen Sie wahr, dass Sie jetzt noch viel stärker in den Gedanken verstrickt sind. Und nehmen Sie wahr, was er bei Ihnen bewirkt. Das meinen wir mit »fest im Griff«.

AUFGABEN

Ist dies schon alles zur Defusion? Auf keinen Fall. Im nächsten Kapitel schauen wir das bunte Angebot zur Defusion an und im darauffolgenden Kapitel bekannte Barrieren gegen Defusion. Aber bevor Sie weiterlesen, ein paar Vorschläge, wie Sie Ihre Kompetenzen entwickeln können:

- Gehen Sie noch einmal zurück und probieren Sie Defusionstechniken aus, die Sie übergangen haben.

- Lesen Sie alle Übungen laut, als würden Sie sie mit einer Klientin besprechen (oder stellen Sie sich wenigstens vor, dass Sie das tun).
- Wählen Sie Ihre Lieblingstechnik aus und verwenden Sie sie während der kommenden Woche. Wenn Sie merken, dass Sie sich verstrickt haben, machen Sie *Anker werfen* und beobachten Sie, in welchen Gedanken Sie sich verstrickt haben. Wenn er Sie immer noch im Griff hat, nachdem Sie *Anker werfen* gemacht haben, wenden Sie die Technik an, die Sie ausgewählt haben, und spielen Sie mit ihr. Schauen Sie, was passiert.

WAS SIE MITNEHMEN KÖNNEN

Es gibt unzählige Defusionstechniken, und die in diesem Kapitel beschriebenen sind nur eine kleine Auswahl. Wenn Sie sie Klienten vorstellen, tun Sie das immer mit viel Empathie und Respekt und sorgen Sie dafür, dass Sie zuerst eine klare Begründung angeben (siehe »Die Verbindung herstellen« in Kapitel 11), um Verwirrung bei den Klientinnen und das Risiko zu vermeiden, dass sie sich entwertet fühlen.

Machen Sie alles als ein Experiment – denn Sie wissen nie ganz sicher, was passieren wird. Und seien Sie auf der Hut vor Missverständnissen, wie der Meinung, das Ziel bestünde darin, sich gut zu fühlen oder unerwünschte Gedanken loszuwerden.

13 Optionen für den Defusionsprozess

SO VIELE WAHLMÖGLICHKEITEN!

Konventioneller Weisheit nach gibt es viele Wege nach Rom. Ich persönlich kann mich für die Wahrheit dieser Behauptung nicht verbürgen, aber unabhängig vom Wahrheitsgehalt dieses Spruches ist es ein nützlicher Übergang zur Vorstellung, dass es buchstäblich Hunderte verschiedener Möglichkeiten gibt, Defusion in einer Sitzung vorzustellen, anzuregen und zu verstärken. Es ist kaum überraschend, dass viele ACT-Neulinge von der großen Vielfalt an Techniken überrascht sind, die zur Verfügung stehen. Schauen wir also, ob wir die Dinge ein bisschen vereinfachen können.

DIE DREI SCHRITTE DER DEFUSION

Es gibt keine feste Reihenfolge (oder Anzahl) der Schritte bei der Defusion. Alle Defusionstechniken beginnen jedoch mit »Wahrnehmen« einer

Kognition, und die meisten von ihnen kombinieren dies mit »Benennen« der Kognition. Zusätzlich gehört zu vielen Defusionstechniken auch »Neutralisieren« der Kognition. Betrachten wir diese »drei Schritte der Defusion« näher:

Wahrnehmen

Der grundlegende Schritt bei jeder Art Intervention zur Defusion besteht darin wahrzunehmen, welche Kognitionen da sind. Um Klienten zu helfen, ihre Kognitionen wahrzunehmen, könnte eine Therapeutin sagen: »Nehmen Sie wahr, was Sie denken«, »Nehmen Sie wahr, was Ihr Verstand tut«, »Nehmen Sie wahr, welche Gedanken auftauchen«, »In was werden Sie verstrickt?«, »Was macht Ihr Verstand?« und so weiter.

Benennen

Benennen der Kognition oder des kognitiven Prozesses ist gewöhnlich der zweite Schritt der Defusion. Benennen kann einfach sein (z. B. »Denken«, »Sorgen machen«, »Selbstbewertung«, »Schwarz-Weiß-Denken«, »Voraussagen des Schlimmsten«). Es kann spielerisch sein (z. B. »die Geschichte, nicht gut genug zu sein«, »die Untergangs-Platte«, »Geplapper im Kopf«, »schon wieder der innere Kritiker«). Das Benennen kann sich auf einen selbst beziehen (z. B. »Mir kommt der Gedanke, dass …« oder »mein Verstand geht in Urlaub«). Und es können Worte oder Sätze gebraucht werden, die sich darauf beziehen, dass die Kognition wiederholt auftritt, wie »Aha!«, »Schon wieder« oder »Das kenne ich«.

Neutralisieren

Zu den meisten Defusionstechniken gehört ein Schritt, den ich »Neutralisieren« nenne. (Dies ist kein offizieller ACT-Begriff, aber er ist einer, den ich für die Ausbildung von Therapeuten nützlich finde.) Dieser Begriff bedeutet, dass Sie Ihre Kognitionen in einen neuen Kontext stellen, der ihren Einfluss neutralisiert, sie entwaffnet. Die einfachste Weise, wie man eine Kognition neutralisieren kann, besteht darin, sie im Hinblick auf ihre Anwendbarkeit zu betrachten: Wenn Sie diesem Gedanken entsprechend handeln/sich von ihm führen oder leiten lassen/sich mit ihm beschäftigen/ihn vertiefen/sich in ihm verlieren/im folgen/Ihre Entscheidungen nach ihm richten ... wird Sie das dem Leben, das Sie führen wollen, näher oder eher von ihm weg bringen? Wird Ihnen das helfen, der Mensch zu werden, der Sie sein wollen, und Ihnen helfen effektiv zu handeln?

Zusätzlich zur Nützlichkeit kann Neutralisieren auch in jeder möglichen Kombination der folgenden Strategien bestehen (von denen sich viele überschneiden).

Beobachten Sie den Gedanken, als wäre er ein Objekt. Nehmen Sie die Worte oder Bilder wahr, aus denen der Gedanke besteht; nehmen Sie seine Größe und seinen Ort wahr; nehmen Sie wahr, wie er kommt und geht – seine Bewegung, Geschwindigkeit, Richtung.

Beschreiben Sie den Gedanken. Beschreiben Sie die Natur oder die Eigenschaften des Gedankens im Hinblick auf die Worte oder Bilder, die er enthält. Seine Größe, seinen Ort, seine Bewegung, Geschwindigkeit oder Richtung und andere symbolische Eigenschaften (z. B. »heiße Gedanken«, »schwere Gedanken«, »klebrige Gedanken«, »verführerische Gedanken«).

Spielen Sie mit den Eigenschaften des Gedankens. Spielen Sie mit:

- seinen visuellen Eigenschaften Form, Größe, Farbe, Textur, Festigkeit, Helligkeit
- auditorischen Eigenschaften Lautstärke, Geschwindigkeit, Stimme, Ton, Tonhöhe; singen Sie ihn, sprechen Sie ihn langsam oder schnell oder mit verschiedenen Stimmen, fügen Sie Musik hinzu

- kinästhetischen Eigenschaften Lage, Bewegung, Richtung, Geschwindigkeit, Ort.

Bilden Sie den Gedanken ab. Schreiben Sie ihn auf, zeichnen oder malen Sie ihn, stellen Sie ihn gegenständlich als Skulptur dar, tanzen Sie ihn, agieren Sie ihn, singen Sie ihn, stellen Sie ihn mimisch dar, schreiben Sie ihn als SMS, stellen Sie ihn als Fotografie oder Collage dar.

Übertragen Sie den Gedanken auf Gegenstände. Stellen Sie sich vor, dass Sie Ihre Gedanken auf andere Objekte in Ihrer Imagination übertragen (z. B. Blätter auf einem Fluss, Koffer auf einem Förderband, Wolken, die am Himmel treiben, Etiketten auf Gegenständen in einem Schaufenster), dass Sie sie auf Gegenstände im Raum übertragen (z. B. auf einen Stuhl oder ein Bücherregal oder als Projektion auf eine Wand) oder dass sie sie in ein anderes Medium übertragen (z. B. als Untertitel auf einem Fernsehschirm oder als SMS auf einem Smartphone oder als Nachrichten im Radio).

Beschreiben Sie den kognitiven Prozess als einen Charakter. Charakterisieren Sie ein Muster harter entwertender Selbstkritik als den »inneren Kritiker« oder ein Muster von Sorgen machen, Katastrophen-Fantasien und Voraussagen des Schlimmsten als »Radio Weltuntergang«.

DEFUSION: TRANSKRIPT EINER THERAPIESITZUNG

Das Skript, das folgt, illustriert eine kleine Anzahl der vielen Möglichkeiten, wie man Klienten bei Defusion helfen kann. Die Klientin ist eine 24 Jahre alte, alleinstehende Chiropraktikerin. Ungefähr 20 Minuten der zweiten Sitzung sind bereits vorbei, in denen sie und ihr Therapeut (a) als Einstieg in die Sitzung kurz die Übung *Anker werfen* durchführten, (b) kurz über die vorausgegangene Sitzung sprachen (und ansprachen, wie sehr die Klientin *Anker werfen* geübt hat und was ihr das gebracht hat) und (c) kurz darüber sprachen, wie sich der menschliche Verstand entwickelt hat.

Einführung in die Defusion: Teil 1

Therapeut: Letzte Woche haben wir unter anderem herausgefunden, dass ein Großteil Ihres Problems darin besteht, dass viele Ihrer Gedanken darum kreisen, wie wertlos oder nutzlos Sie sind.

Klientin: Ja. Ich fühle mich, als wäre ich eine Platzverschwendung. Ich verstehe auch nicht, warum Sie Ihre Zeit mit mir vergeuden.

Therapeut: Ich nehme wahr, dass Sie zusammensacken, wenn Sie dies sagen. Es ist so, als würden Sie im Stuhl versinken. Für mich sieht es so aus, als ob diese Gedanken Sie im wahrsten Sinne des Wortes herunterziehen. *(Klientin nickt.)* Das muss wehtun. *(Die Klientin nickt wieder und hat Tränen in den Augen.)* Was fühlen Sie in diesem Moment?

Klientin: *(Schüttelt den Kopf)* Das ist blöd.

Therapeut: Was ist blöd?

Klientin: Ich bin blöd. Das ist es *(wischt sich die Tränen aus den Augen)*. Ich denke nicht, dass Sie mir helfen können.

Therapeut: Ein solcher Gedanke ist ganz natürlich. Viele Menschen denken so etwas – vor allem zu Beginn der Therapie. Und ich kann Ihnen – ehrlich gesagt – nicht garantieren, dass ich Ihnen helfen kann. Aber ich kann Ihnen garantieren, dass ich mein Bestes geben werde, um Sie dabei zu unterstützen, ein besseres Leben zu führen. Was halten Sie also davon, es einfach mal zu versuchen – trotz der Gedanken, dass es hoffnungslos ist – und zu schauen, was geschieht?

Klientin: In Ordnung.

Therapeut: Okay. In der letzten Sitzung haben wir uns darauf geeinigt, dass eines Ihrer Ziele in dieser Therapie lautet, neue Möglichkeiten kennenzulernen, um mit schwierigen Gedanken und Gefühlen umzugehen. Ist Ihnen das immer noch wichtig?

Klientin: Ja.

An diesem Punkt kann der Therapeut jede Defusionsintervention vornehmen, die ihm geeignet erscheint.

Therapeut: Okay. *(Er nimmt eine weiße Karteikarte in die Hand.)* Ich würde nun gerne einige Ihrer Gedanken auf diese Karte schreiben, damit wir etwas haben, womit wir arbeiten können. Sind Sie damit einverstanden?

Klientin: Klar.

Therapeut: Danke. Wenn Ihr Verstand Sie also so richtig in die Mangel nimmt und Sie sich in all den Gedanken verstricken, was mit Ihnen und Ihrem Leben nicht in Ordnung ist, und wenn ich mich sozusagen an Ihr Gehirn anschließen könnte, was würde ich dann hören?

Klientin: Oh. Hmm. So negative Dinge wie »Du bist dumm«, »Du bist faul«, »Keiner mag dich«.

Therapeut: Okay. Das schreibe ich mal auf. *(Schreibt die Gedanken auf die Karteikarte.)* Ihr Verstand sagt: »Ich bin dumm«, »Ich bin faul«, »Keiner mag mich«. Was noch?

Klientin: Ich weiß nicht.

Therapeut: Sie sprachen vorhin von »blöd« und »Platzverschwendung« und letzte Woche von »wertlos« und »nutzlos«. Beschimpft Ihr Verstand Sie häufig so?

Klientin: Ja.

Therapeut: *(notiert diese Begriffe.)* Okay. Ihr Verstand sagt also: »Ich bin blöd«, »Ich bin wertlos«, »Ich bin nutzlos«, »Ich bin eine Platzverschwendung«. Was noch?

Klientin: *(lacht leise.)* Reicht das nicht?

Therapeut: Doch. Ich habe mich nur gefragt, ob Ihr Verstand Ihnen so richtig düstere oder beängstigende Geschichten über die Zukunft erzählt? Wie klingt es, wenn er will, dass Sie sich so richtig hoffnungslos fühlen und Angst haben?

Klientin: Hmm. Dass ich verdammt scheiße bin. Es gibt keine Zukunft. Das Leben ist scheiße, und dann stirbt man.

Therapeut: Ihr Verstand flucht also auch gerne mal ein bisschen. Ich schreibe das eben auf. »Ich bin scheiße. Es gibt keine Zukunft. Das Leben ist scheiße und dann stirbt man.« Und ich weiß, wir haben das in der letzten Sitzung berührt, aber erinnern Sie sich: Wenn diese Gedanken Sie im Griff haben, was für Wegbewegungen machen Sie?

Defusion konkret. Lesen Sie das obige Skript noch einmal durch. Auf welche Weise hat der Therapeut geschickt einen Defusionskontext geschaffen? Er hat die Gedanken normalisiert und zugelassen, den Verstand wie ein »Wesen« behandelt, ihm zugehört, die Gedanken laut gelesen und als »Geschichten« bezeichnet und »die Verbindung hergestellt«. Lassen Sie mich kurz näher auf diese einzelnen Elemente eingehen.

Gedanken normalisieren und zulassen. Auf die Aussage der Klientin, dass er ihr wohl nicht helfen könne, geht der Therapeut ein, indem er dies als einen ganz natürlichen Gedanken bezeichnet. Wir fördern Defusion, indem wir einen Gedanken als normal, natürlich, typisch oder üblich bezeichnen und ihn weder verurteilen noch bestreiten, ihn korrigieren oder loswerden wollen.

Den Verstand wie ein »Wesen« behandeln. Defusion beinhaltet, einen Abstand zu unseren Gedanken herzustellen. Wir sprechen in der ACT vom Verstand daher häufig metaphorisch und spielerisch wie von einem eigenständigen Wesen. Wir stellen zum Beispiel Fragen wie »Was sagt Ihr Verstand dazu?«, oder »Wer spricht da gerade – Sie oder Ihr Verstand?« In obigem Transkript spricht der Therapeut überdies davon, dass der Geist die Klientin »in die Mangel nimmt«, »schimpft« und bemerkt auch humorvoll, dass er »ganz gerne flucht«.

Dem Verstand zuhören. Viele Defusionstechniken nutzen im Zusammenhang mit Gedanken das Bild des »Hörens«. In obigem Transkript fragt der Therapeut zum Beispiel: »Was höre ich dann?« oder »Wie klingt es …?«.

Gedanken aufschreiben. Eine der einfachsten Methoden, um Abstand zu seinen Gedanken herzustellen, ist, sie aufzuschreiben. Dies hilft Ihnen, einen Schritt zurückzutreten und die Gedanken als das zu betrachten, was sie sind: Aneinanderreihungen von Worten. Die Therapeutin kann die Gedanken niederschreiben und sie dann dem Klienten geben. Die Klientin kann die Gedanken aber auch selbst aufschreiben.

Gedanken laut lesen. Der Therapeut liest die Gedanken der Klientin laut (immer beginnend mit den Worten »Ich bin« und nicht »Sie sind«). Dies verstärkt häufig den Eindruck einer Trennung, als würde der Therapeut seine eigenen Gedanken laut lesen.

Gedanken als Geschichten. In der ACT bezeichnen wir Gedanken häufig als »Geschichten«. Dies passt gut zur Metapher vom Verstand als Geschichtenerzähler und zu den Formulierungen »von einer Geschichte absorbiert werden« oder »sich in einer Geschichte verlieren«. Der Therapeut fragt speziell nach »düsteren oder beängstigenden Geschichten« über die Zukunft.

Die Verbindung herstellen. Ganz am Ende beginnt die Therapeutin, mit dieser nützlichen Frage zum »Herstellen der Verbindung« überzuleiten: »Welche Wegbewegungen machen Sie, wenn Sie in diese Gedanken verstrickt sind?«

Einführung in Defusion Teil 2

Die Therapeutin verbringt jetzt drei Minuten damit, schnell »die Verbindung herzustellen« (Kapitel 11). Sie entdeckt, dass sich der Klient, wenn er verstrickt ist, sozial zurückzieht, unmäßig fernsieht, Marihuana raucht, seiner Familie gegenüber schnell genervt ist und gereizt reagiert, sich übermäßig viel im Bett aufhält, sich krankmeldet statt zur Arbeit zu gehen, die Suche nach einem besseren Job aufschiebt und eine Menge Junkfood isst.

Nachdem er diese Informationen gesammelt hat, beschreibt die Therapeutin eine neue Kompetenz:

Therapeutin: Wenn diese Gedanken Sie im Griff haben, bringen sie Sie dazu, alle möglichen Sachen zu machen, die nur Ihre Probleme vergrößern, Ihr Leben schlechter machen?

Klient: Ja. Wie gesagt, ich bin völlig kaputt

Therapeutin: Ich habe Sie das sagen hören und ich habe es aufgeschrieben, hier. *(zeigt auf die Karte)* Wären Sie daran interessiert zu lernen, wie Sie sich von diesen Dingen befreien können?

Klient: Ja, aber ich weiß nicht, ob ich das kann.

Therapeutin: Gut, das werden wir dann sehen *(reicht dem Klienten die Karte).* Dies sind also die Dinge, die Ihnen Ihr Verstand sagt, wenn Sie sich runtermachen?

Klient: *(schaut auf die Karte)* Ja.

Die Therapeutin begleitet den Klienten jetzt durch die Metapher *Hände als Gedanken und Gefühle*, aber mit einer wichtigen Veränderung gegenüber der Version in Kapitel 11: Statt den Klienten aufzufordern, seine Hände zu benutzen, bittet sie ihn jetzt, die Karteikarte zu nehmen. Der Klient hält die Karte vor seine Augen (um Fusion darzustellen) und senkt sie dann und legt sie auf seinen Schoß (was der Defusion entspricht).

Einführung in die Defusion Teil 3

Dieses Transkript setzt beim Ende der Metapher von den Händen als Gedanken und Gefühlen ein. Die Karte liegt jetzt auf dem Schoß der Klientin, mit der Schrift nach oben, sodass die transkribierten Gedanken für die Klientin als auch den Therapeuten deutlich sichtbar sind.

Therapeut: Okay, das ist also die Grundidee von Lösen aus einer Verwicklung. Ich werde Sie jetzt auffordern, eine Reihe von Experimenten zu machen. Das wird Ihnen helfen, zu verstehen, wie das vonstatten geht. Ich nenne sie Experimente, denn obwohl ich erwarte, dass dies für sie hilfreich ist, weiß ich nie mit Sicherheit, wie es genau ablaufen wird. Die Idee ist also, dass wir mit einem Gefühl von Neugier herangehen und schauen, wie es läuft.

Klientin: Okay.

Therapeut: Okay *(zeigt auf die Karte)*, diese Gedanken sind, wie Sie sehen, immer noch da, auf Ihrem Schoß. Und wenn Sie wollen, können Sie sich immer noch von ihnen absorbieren lassen. Überzeugen Sie sich selbst: Schauen Sie auf die Karte und schenken Sie ihr Ihre ganze Aufmerksamkeit, und schauen Sie, ob Sie sich von diesen Gedanken einfangen lassen können. *(Die Klientin blickt auf die Karte auf ihrem Schoß.)* Nehmen Sie wahr, wie Sie von mir abgeschnitten sind und den Kontakt zur Welt um sich herum verlieren, wenn Sie sich von diesen Gedanken absorbieren lassen. *(Klientin nickt.)* Schauen Sie mich jetzt wieder an. *(Klientin schaut den Therapeuten an.)* Sehen Sie nun, da sind Sie und ich hier, und wir arbeiten zusammen. Und kommen Sie in Ihren Körper zurück, drücken Sie Ihre Füße in den Boden, strecken Sie sich und machen Sie Ihren Rücken gerade. Und nehmen Sie den Raum um sich herum wahr – nehmen Sie wahr, was Sie sehen und hören können. *(Klientin sieht sich im Raum um.)* Es gibt also einen Haufen schwieriger Gedanken, und um diese Gedanken haben Sie einen Körper, und einen Raum um Ihren Körper, und Sie und ich sind hier und machen diese Arbeit. Was ist Ihnen nun lieber – in Ihre Gedanken da unten abzutauchen *(zeigt auf die Gedanken auf seinem Schoß)* oder hier draußen in der Welt zu sein und mit mir in Interaktion zu treten?

Klientin: *(lächelt)* Letzteres.

Therapeut: Mir auch.

Klientin: Aber ich möchte immer wieder darauf schauen.

Therapeut: Natürlich. Unser Verstand bringt uns bei zu glauben, dass alles, was er sagt, super wichtig ist und wir auf seine Worte achten sollen. Aber Tatsache ist, dass nichts, was auf der Karte steht, neu ist, oder? Ich will damit sagen, dass Sie diese Gedanken schon hundert oder tausend Mal hatten.

Klientin: Millionen Mal.

Therapeut: Sie haben jetzt die Wahl. Sie können entweder auf Ihre Gedanken blicken und sich völlig von dem Zeug absorbieren lassen, von diesen Gedanken, die Sie schon zigmal hatten. Oder Sie können sie einfach dort liegen lassen und mit der Welt in Kontakt treten. Es liegt ganz an Ihnen. Wofür entscheiden Sie sich?

Klientin: Hmm … *(Sie wirkt unsicher, blickt auf die Karte.)*

Therapeut: *(Warmherzig, humorvoll):* Jetzt habe ich Sie verloren. *(Klientin schaut den Therapeuten wieder an.)* Ah, da sind Sie wieder. Fällt Ihnen auf, wie leicht diese Gedanken Sie vereinnahmen?

Klientin: Ich weiß. Das passiert ständig.

Therapeutin: Ja Ihnen, mir und allen anderen Menschen auf dieser Erde. Damit sind wir alle konfrontiert. So ist der Verstand einfach. Er vereinnahmt uns. Eine Möglichkeit, wie man sich nun aus seinem Griff lösen kann, ist mit diesem *Anker werfen*. Aber es gibt noch eine Menge anderer Möglichkeiten. Ich möchte Ihnen also gern, wenn Sie dazu bereit sind, ein paar dieser andern

Techniken vorstellen – und wieder, es sind Experimente – und schauen, wie Sie bei Ihnen wirken. Wäre das okay?

Klientin: Okay.

Jetzt ein bisschen konkreter. Wenn wir Gedanken auf eine Karteikarte schreiben und die Karte dann in eine physische Metapher verwandeln, ist dies an sich schon eine Defusionstechnik: Auch diese Technik enthält ein psychoedukatives Element: Die Übung hilft dem Klienten zu erleben, wie ihn Defusion befähigt, präsent zu sein und mit der Therapeutin in Kontakt zu treten, wohingegen Fusion dies verhindert. (Diese Übung ist natürlich eine Variante von *Anker werfen.*)

Am Schluss des Skripts fragt der Therapeut die Klientin, ob sie zu einem Versuch bereit ist, und sie bejaht diese Frage. Der Therapeut kann nun mit jeder beliebigen Defusionstechnik arbeiten. Grundsätzlich bietet es sich an, mit etwas Kurzem und Einfachem zu beginnen statt mit den längeren, eher meditativen Techniken.

Angenommen, die Klientin wäre jedoch nicht ganz bereit. Vielleicht möchte sie die Gedanken nicht einfach auf Ihrem Schoß liegen lassen, sondern will sie loswerden. Oder angenommen, sie sagt zwar, dass sie einverstanden sei, ihre Stimme und ihre Körpersprache ließen jedoch darauf schließen, dass sie von dieser Idee nicht wirklich begeistert ist. Was könnte eine gute Reaktion des Therapeuten sein?

Genau. In beiden Fällen würden wir wahrscheinlich eine schnelle Intervention mit kreativer Hoffnungslosigkeit einschieben: Wir gehen noch einmal alle ihre Versuche durch, diese Gedanken loszuwerden, finden heraus, wie gut dies funktioniert hat, und fragen nach dem Preis. Dann sagen wir etwa Folgendes: »Sie versuchen also seit Jahren, diese Gedanken loszuwerden und ganz offensichtlich funktioniert das nicht. Sind Sie bereit, etwas anderes auszuprobieren?«

Einführung in die Defusion: Teil 4

Der vierte und letzte Teil dieses Skripts beginnt rund zwanzig Minuten nach dem Ende von Teil 3. In dieser Zeit hat die Therapeutin dem Klienten mehrere kurze Defusionstechniken vermittelt, wobei sie mit bestimmten Gedanken arbeitet, die auf der Karteikarte geschrieben sind. Während dieser ganzen Zeit lag die Karteikarte als Metapher für Defusion und Akzeptanz auf dem Schoß der Klientin. Von Zeit zu Zeit hat sie auf die Karte geschaut, und der Therapeut hat sie gefragt: »Haben sie Sie im Griff?« Die Klientin schaute dann sofort wieder auf, und der Therapeut kommentierte das heiter mit: »Ah, da sind Sie ja wieder«.

In Teil 4 rundet die Therapeutin die Sitzung mit einer weiteren Defusionstechnik ab, welche die Bezeichnung »Der Geschichte einen Namen geben« trägt und eine Hausaufgabe enthält.

Therapeut: Lassen Sie uns jetzt noch einmal zu den Gedanken auf der Karte zurückkommen. Ich möchte Sie etwas fragen, was vielleicht ein bisschen ungewöhnlich ist.

Klientin: So langsam gewöhne ich mich daran.

Therapeut: Es gibt eine Menge schmerzlicher Gedanken, Gefühle, Emotionen und Erinnerungen in dieses Thema verflochten, die ganz zurück bis zu Ihrer frühen Kindheit gehen, als Ihre Mutter zum ersten Mal Ihr Zuhause verließ. Und angenommen, wir nähmen alle diese Gedanken, Gefühle und Erinnerungen und es gelänge uns irgendwie, sie alle in einen Dokumentarfilm über Ihr Leben zu bringen, oder in eine Autobiographie – wir machen also daraus dieses Video oder spezielle Buch, das all das enthält – und Sie könnten es nie jemandem zeigen oder Sie könnten es nur einigen wenigen zeigen, denen Sie wirklich vertrauen. Und angenommen, Sie geben ihm einen Titel, der auf dem Umschlag steht, einen Titel, der das Ganze zusammenfasst. Am besten einen kurzen. Der Titel der Geschichte könnte das Schlagwort »Ich bin zu nichts nütze« sein. Sie geht immer so, dass jemand oder etwas oder ein Aspekt des Lebens nicht gut genug ist oder war oder sein wird. Die Geschichte könnte also heißen: »Ich bin zu nichts nütze«, oder Sie denken sich Ihren eigenen Titel aus, wie zum Beispiel »Wertlos« oder die »Ich bin kaputt«.

Klientin: Hmm. Wie wäre es mit »Nutzlose Jane«?

Therapeut: Okay. Sind Sie sich ganz sicher, dass dieser Titel würdigt, wie sehr Sie gelitten haben, und Ihren Schmerz nicht bagatellisiert?

Klientin: Ja.

Therapeut: Okay. Kann ich die Karte noch einmal kurz bekommen? *(Die Klientin gibt ihm die Karte.)* Ich werde ein paar Worte hier auf die Rückseite schreiben. *(Der Therapeut dreht die Karte um und schreibt. Während er schreibt, liest er die Worte laut und langsam)* Dies ist, was ich schreibe: »Aha! Da ist sie wieder, die Geschichte der nutzlosen Jane. Die kenne ich.«

Klientin: Okay.

Therapeut: Hier ist nun das nächste Experiment. Wenn Sie dazu bereit sind, werde ich Sie bitten, alle diese schwierigen Gedanken auf dieser Seite der Karte durchzulesen und sich ganz von ihnen einfangen zu lassen. Und wenn Sie das Gefühle haben, dass Sie sie so richtig im Griff haben, drehen Sie die Karte um und lesen, was auf der Rückseite geschrieben steht. Drücken Sie dann Ihre Füße in den Boden, machen Sie *Anker werfen* und berichten Sie mir, was passiert ist, und ob es nützlich war oder nicht, okay?

Klientin: Soll ich das laut lesen?

Therapeut: Nein. Lesen Sie es leise für sich. Und ich weiß ehrlich nicht, was geschieht. Ich hoffe, es ist hilfreich, aber denken Sie daran, wir machen das als ein Experiment, okay?

Klientin: Klar. *(Der Therapeut gibt ihr die Karte. Sie liest leise alle negativen Gedanken durch und runzelt dabei die Stirn. Dann dreht sie die Karte um, liest leise die Aussage auf der Rückseite: »Aha! Da ist sie wieder, die Geschichte der nutzlosen Jane. Die kenne ich.« Dann grinst sie und sieht den Therapeuten an.)*

Therapeut: Sie lächeln? Wie kommt's?

Klientin: Es ist so, wie Sie sagten. Ich kann es als Geschichte betrachten. Genau das ist es. Es ist die »Geschichte der nutzlosen Jane«.

Therapeut: Hat die Geschichte Sie im Griff?

Klientin: Nein. Es ist, als ob die Karte sie enthält.

Therapeut: Zeigen Sie mir, was passiert ist, während Sie dieses Experiment gemacht haben. Wenn dieses *(Therapeut hält seine Hand vor die Augen)* total im Griff ist und dies *(Therapeut legt seine Hände in den Schoß)* total aus dem Griff befreit, wie war es zu Beginn und wie ist es jetzt?

Klientin: Ich glaube, als ich zu Beginn wirklich verstrickt war, war es so *(hält die Karte vor ihre Augen),* und jetzt ist es so *(lässt die Karte sinken, sodass sie auf der Mitte zwischen ihrem Gesicht und ihren Schoß ist – etwa auf der Höhe des unteren Randes ihres Brustkorbs).*

Therapeut: Sehr gut. Also ein erfolgreiches Experiment. Sie können die Geschichte nicht loswerden – jedenfalls nicht ohne Gehirnoperationen – aber Sie können lernen, sich aus ihrem Griff zu befreien.

Klientin: Ja, hier gelingt mir das. Aber ich weiß nicht, ob es mir auch im Alltag gelingt.

Therapeut: Ich bin froh, dass Sie das sagen. Dies ist nämlich eine Fertigkeit, die Übung erfordert. Ich sagte ja schon das letzte Mal, dass man zwischen den Unterrichtsstunden üben muss, wenn man ein guter Gitarrist werden will. Wären Sie bereit, bis zur nächsten Sitzung ein paar Dinge zu üben, damit Sie noch besser darin werden?

Klientin: Was zum Beispiel?

Therapeut: Als Erstes bitte ich Sie zu üben, der Geschichte einen Namen zu geben. Sagen Sie sich jedes Mal, wenn ein Gedanke, ein Gefühl oder eine Empfindung aufsteigt: »Aha! Da ist die Geschichte der nutzlosen Jane wieder« – oder so ähnlich. Mehr müssen Sie nicht tun. Geben Sie ihr einfach diesen Namen. Manchmal wird sie Sie fest im Griff haben, bevor Sie es merken. Das ist normal. Wir rechnen sogar damit. Sobald Sie merken, dass dies geschehen ist, sagen Sie sich: »Oh, jetzt hat mich die Geschichte der Jane wieder im Griff.« Dann machen Sie *Anker werfen*, und nehmen Sie Kontakt mit der Welt um Sie herum auf. Klingt dies machbar?

Klientin: Ja, ich werde es versuchen.

Therapeut: Da wäre noch etwas. Das könnte ein bisschen seltsam für Sie sein. Fühlen Sie sich also frei, Nein zu sagen, wenn Sie es nicht tun möchten.

Klientin: Okay.

Therapeut: Gut. Kann ich noch einmal die Karte haben? *(nimmt die Karte und faltet sie zweimal).* Wären Sie bereit, diese Karte in Ihr Portemonnaie zu tun und bei sich zu haben, wo immer Sie hingehen, was immer Sie tun, sagen wir den nächsten Monat? Und Sie nehmen sie mindestens drei- oder viermal am Tag heraus und falten Sie sie auf und lesen all diese schwierigen Gedanken, drehen sie dann um und lesen, was auf der Rückseite steht?

Klientin: Ich hoffe ja nur, dass niemand in mein Portemonnaie schaut.

Therapeut: *(lacht)* Wären Sie zu dieser Aufgabe bereit? Wenn nicht, ist das auch in Ordnung. Ich kann Ihnen noch alles Mögliche andere vorschlagen.

Klientin: Nein. Das ist schon in Ordnung.

Therapeut: Wunderbar.

Zunächst möchte ich Sie auf ein paar Aspekte hinweisen:

1. Es läuft nicht immer so glatt. Diese Klientin hat rasch erfasst, worum es bei der Defusion geht. Für einige kann es aber auch schwierig sein, oder sie verstehen nicht, worum es geht. Andere wiederum kehren zu der Strategie zurück zu versuchen, den Gedanken loszuwerden.

Wenn das der Fall ist, bietet es sich an, noch einmal mit kreativer Ratlosigkeit zu arbeiten.

2. Der Therapeut kann in einer Sitzung wie dieser auch beliebige andere Defusionstechniken anwenden. Es gab keinen besonderen Grund, Gedanken auf eine Karteikarte schreiben oder einen Namen für die Geschichte finden zu lassen. Sie haben sich wahrscheinlich schon gedacht, dass ich der Therapeut war und dieser Doppelpack mein persönlicher Favorit ist. Ich arbeite besonders gerne mit Karteikarten (oder mit einem Blatt Papier), da (a) sie eine hervorragende physische Metapher darstellen, (b) die Klientin sie mit nach Hause nehmen kann und durch sie an ihre Hausaufgabe erinnert wird, (c) die Karte (oder das Blatt Papier) im Portemonnaie oder der Brieftasche als Metapher für Defusion und Akzeptanz ständig präsent ist.
3. Angenommen, die Klientin möchte die Karte nicht mit nach Hause nehmen. Angenommen, sie sagt: »Nein, das will ich nicht.« (Das könnte es schlimmer machen.) Das wäre ein Hinweis auf Fusion und Erlebnisvermeidung. Sie würden dann sagen: »Also gut, in diesem Fall wäre es, glaube ich, nicht gut für Sie, wenn Sie dies täten. Probieren wir etwas anderes.« Sie würden eine andere Hausaufgabe geben und die Karte in ihre Therapieakte legen und in der nächsten Sitzung damit weiterarbeiten.

TECHNIKEN IN HÜLLE UND FÜLLE

In den Fachbüchern und Selbsthilfebüchern zur ACT finden sich über hundert Defusionstechniken, und es bietet sich Ihnen oder Ihren Klienten immer wieder die Gelegenheit, neue zu erfinden. Sie können Gedanken auf jede denkbare Weise in einen neuen Kontext stellen, solange sie als das erkennbar sind, was sie sind: nicht mehr und nicht weniger als Worte oder Bilder. Nichts, gegen das Sie ankämpfen, an das Sie sich klammern müssten.

Sie können sich einen Gedanken beispielsweise als Spruch auf einer Grußkarte, aus Zuckerguss auf einer Geburtstagstorte oder in der Sprechblase einer Comicfigur vorstellen. Sie könnten sich aber auch vorstellen, dass er im Radio oder vom Handy zu hören ist oder ihn im Geiste aus dem Munde eines bekannten Politikers oder Sportkommentators hören. Oder Sie könnten sich vorstellen, dass Sie mit ihm tanzen, Hand in Hand mit ihm spazieren gehen oder ihn wie einen Ball auf und ab hüpfen lassen. Sie könnten den Gedanken zeichnen, in verschiedenen Farben schreiben oder mit Ton formen. Sie könnten ihn sich auf dem T-Shirt eines Joggers, als SMS auf Ihrem Mobiltelefon oder in einem Dialogfenster auf Ihrem Computer vorstellen. Sie könnten ihn in verschiedenen Musikstilen (zum Beispiel Opernmusik, Jazz, Rock'n'Roll) singen, mit ausländischem Akzent sprechen oder eine Handpuppe ihn laut hersagen lassen. Den Möglichkeiten sind keine Grenzen gesetzt. Fallen Ihnen ein paar Techniken ein? Falls ja – viel Spaß damit. (Wie oft ist in einem Fachbuch von Spaß die Rede?)

Es folgt eine Zusammenfassung vieler (aber nicht annähernd aller) bekannter Defusionstechniken. Wir behandeln fast alle diese Techniken in diesem Buch.

Metaphern in Hülle und Fülle

Wir können als Hilfe bei der Defusion alle möglichen Metaphern verwenden. Wir können den Verstand zum Beispiel vergleichen mit

- einer Wortmaschine, die ohne Unterlass Wörter produziert
- Radio »Schwarzmaler«, dessen »Sendungen« Vergangenheit und Zukunft in düsteren Farben malen und ohne Unterlass die Gegenwart kritisieren
- einem verwöhnten Gör, das alle möglichen Forderungen stellt und einen Wutanfall bekommt, wenn es seinen Willen nicht durchsetzen kann

Gedanken

Pragmatismus
Wenn Sie diesem Gedanken folgen, ihm Glauben schenken und sich von ihm kontrollieren lassen, wo bleiben Sie dann? Was bekommen Sie dafür, dass Sie ihm Glauben schenken? Wohin führt Sie das? Können Sie es trotzdem versuchen, auch wenn Ihr Verstand Ihnen sagt, dass es nicht funktionieren wird?

Interessanter Gedanke
Das ist ein interessanter Gedanke.

Meditativer Ansatz
Lassen Sie Ihre Gedanken kommen und gehen wie vorüberziehende Wolken oder Autos, die vor Ihrem Haus vorbeifahren.

Ihr Verstand ist wie

- eine Maschine, die sich nicht abstellen lässt
- eine Wortmaschine
- Radio »Schwarzmaler«
- ein geschäftstüchtiger Verkäufer
- der größte Geschichtenerzähler der Welt
- ein faschistischer Diktator
- eine Urteilsfabrik

Als Schikane umettiketieren
Wie ist es, von diesem Gedanken/Glaubenssatz/dieser Vorstellung herumgestoßen zu werden? Wollen Sie, dass er/sie Ihr Leben bestimmt und Ihnen ständig sagt, was Sie tun sollen?

Problemlösung
Ihr Verstand versucht einfach, das Problem zu lösen. Sie leiden, also versucht Ihr Verstand herauszufinden, wie sich das Leiden beenden ließe. Ihr Verstand hat sich im Laufe der Evolution dahin entwickelt, Probleme zu lösen. Das ist kein Makel, sondern seine Aufgabe. Er tut, wozu er sich entwickelt hat. Manche Lösungen sind jedoch nicht sehr wirkungsvoll. Ihre Aufgabe liegt darin, zu beurteilen, ob die Lösungen Ihres Verstandes wirkungsvoll sind: Tragen sie langfristig zu einem reichen und erfüllten Leben bei?

Nützlichkeit
Wie wirkt es sich langfristig aus, wenn Sie zulassen, dass Denken Ihnen vorschreibt, was Sie zu tun haben, und Sie dazu bringt, sich in Gedanken zu verwickeln: Bringt es Sie dem Leben näher, das Sie leben wollen, oder von ihm weg? Hilft es Ihnen, sich wie die Person zu verhalten, die Sie sein möchten, wenn Sie sich von diesem Denken leiten und von ihm beraten lassen?

Die Klassiker
Ich habe den Gedanken, dass …
Sprechen Sie ihn mit verstellter Stimme.
Singen Sie ihn.
Sagen Sie ihn sehr langsam.
Wiederholen Sie ihn mehrmals ganz schnell.
Schreiben Sie Ihre Gedanken auf eine Karteikarte.
Metapher »Fahrgäste im Bus«.
Danken Sie Ihrem Verstand für diesen Gedanken.
Wer spricht hier: Sie oder Ihr Verstand?
Übung »Blätter auf einem Fluss«.
Wie alt ist diese Geschichte?

Sekundärgewinn
Welche Gefühle, Gedanken oder Situationen können Sie – kurzfristig – vermeiden oder verlassen, wenn Sie diesen Gedanken wörtlich nehmen/ihm folgen/sich von ihm sagen lassen, was Sie tun sollen?

Form und Ort
Wie sieht dieser Gedanke aus? Wie groß ist er? Wie klingt er? Spricht er mit Ihrer Stimme oder mit der Stimme einer anderen Person? Schließen Sie die Augen und sagen Sie mir, wo im Raum sich der Gedanke befindet? Bewegt er sich oder ist er unbeweglich? Falls er sich bewegt, wie schnell und in welche Richtung bewegt er sich?

Computerbildschirm
Stellen Sie sich diesen Gedanken auf einem Computerbildschirm geschrieben vor. Ändern Sie Schriftart, Farbe und Format. Animieren Sie die Wörter. Lassen Sie einen Ball von Wort zu Wort hüpfen.

Einsicht
Inwiefern ändert sich Ihr Verhalten, wenn Sie diesem Gedanken Glauben oder Ihre volle Aufmerksamkeit schenken? Was tun oder lassen Sie, sobald dieser Gedanke auftaucht?

Der Geschichte einen Namen geben
Angenommen, über alle diese Gedanken und Gefühle würde ein Buch geschrieben oder ein Film mit dem Titel »Die Soundso-Geschichte« gedreht, wie würde der Titel lauten? Sie könnten dann jedes Mal, wenn diese Geschichte auftaucht, sagen: »Aha, hier ist die Soundso- Geschichte wieder.«

Wahrnehmen
Nehmen Sie wahr, was Ihr Verstand Ihnen in diesem Moment sagt. Nehmen Sie wahr, was Sie denken.

Das wahrnehmende Selbst
Treten Sie einen Schritt zurück und betrachten Sie diesen Gedanken aus der Perspektive Ihres beobachtenden Selbst.

→ Überblick über bekannte Defusionstechniken

- einer Begründungsmaschine, die am laufenden Band Begründungen dafür produziert, warum Sie sich nicht ändern können oder sollten
- einem faschistischen Diktator, der Sie pausenlos herumkommandiert und Ihnen vorschreibt, was Sie tun dürfen und was nicht
- einer Urteilsfabrik, die den lieben, langen Tag Urteile produziert.

Diese Liste ließe sich beliebig fortsetzen. Sobald Sie diese Metaphern in der Arbeit mit einer Klientin eingesetzt haben, können Sie sie in den folgenden Sitzungen immer wieder als kurze Defusionsintervention nutzen. Zu einem Klienten, der sich zum Beispiel heftig selbst verurteilt, könnten Sie beispielsweise sagen: »Die Urteilsfabrik scheint heute voll ausgelastet zu sein.« Und zu einer Klientin, die nicht aufhört zu sagen, dass sie X und Y tun sollte, könnten Sie sagen: »Dieser kleine faschistische Diktator in Ihrem Kopf scheint heute ja keine Ruhe zu geben.«

Vielleicht kennen Sie ja auch schon ein paar Metaphern für den Verstand. »Plappermaul« und »die innere Kritikerin« sind zum Beispiel zwei sehr gängige Metaphern. Fallen Ihnen weitere Metaphern ein?

Defusion einfach halten

Wie wir gesehen haben, gibt es die verschiedensten Defusionstechniken. Außerdem macht es sicher Spaß, weitere zu erfinden und/oder Ihre Klienten dazuzubringen, welche zu erfinden. Ich habe jedoch festgestellt, dass ich sie aus dem einen oder anderen Grund meistens sehr einfach halten möchte. Im Folgenden stelle ich Ihnen einige der einfachsten Defusionsinterventionen vor, die mir bekannt sind:

»Nehmen Sie wahr, was Ihr Verstand Ihnen in diesem Moment sagt.« Mit diesem einfachen Satz – oder der Kurzform: »Nehmen Sie diesen Gedanken wahr« – lässt sich normalerweise sofort ein Abstand zu dem Gedanken herstellen. Er sorgt dafür, dass Ihre Klientin ihre Gedanken wahrnimmt, statt sich in ihnen zu verlieren. Damit erreicht sie sicherlich kein hohes

Maß an Defusion, kann sich jedoch rasch etwas von ihren Gedanken distanzieren. Dieser Abstand lässt sich anschließend durch beliebig viele kurze Defusionstechniken vergrößern. Dazu bieten sich zum Beispiel folgende Fragen an: »Wohin führt Sie dieser Gedanke, wenn Sie sich von ihm führen lassen? Wird er Ihnen helfen?«, »Wie alt ist diese Geschichte?«, »Was geschähe, wenn Sie sich völlig in diesen Gedanken verwickeln lassen würden? Würden Sie Ihre Zeit und Energie dann gut nutzen?«.

Die Form wahrnehmen. Sie können Ihren Klienten nach der Form des Gedankens fragen: »Besteht er aus Worten, Geräuschen oder Bildern? Sehen, hören oder fühlen Sie ihn?« Sie können den Fokus aber auch auf Geräusche legen: »Wie klingt dieser Gedanke in Ihrem Kopf? Ist es Ihre Stimme oder die Stimme einer anderen Person? Ist sie laut oder leise? Welche Emotion schwingt in dieser Stimme mit?« Oder Sie legen den Schwerpunkt auf Ort und Richtung: »Schließen Sie kurz die Augen und nehmen Sie wahr, wo sich dieser Gedanke befindet: vor, über oder hinter Ihnen, in Ihrem Kopf oder in Ihrem Körper? Bewegt er sich oder ist er unbeweglich? Falls er sich bewegt, wie schnell und in welche Richtung bewegt er sich?«

»Das ist ein interessanter Gedanke.« Das sage ich, wenn ich ein bisschen aus dem Konzept gebracht oder überrascht bin. Wenn eine Klientin etwas sagt, das mich aus der Fassung bringt, eine starke Reaktion auslöst oder meinen Verstand verzweifelt nach einer Antwort suchen lässt, hilft mir dieser Satz, innezuhalten, damit ich mich nicht in den Inhalt verstricke. Dieser einfache Satz erinnert sowohl mich als auch den Klienten daran, dass wir es mit einem Gedanken zu tun haben – unabhängig davon, was er gerade gesagt hat. Und er lädt uns beide ein, innezuhalten und den Gedanken zu betrachten, statt uns geradewegs auf seinen Inhalt zu stürzen. Ich lasse dieser Aussage oft eine lange Pause folgen (mindestens 10 Sekunden lang), die es mir erlaubt, mich zu zentrieren, um effektiv und achtsam auf die Klientin eingehen zu können.

Dem Verstand danken. Ermutigen Sie Ihren Klienten, seinem Verstand für dessen Beitrag zu danken (Hayes et al., 2013). Dies sollte spielerisch, mit etwas Humor gemacht werden. Sie könnten zum Beispiel sagen: »Was immer Ihr Verstand Ihnen sagt, sei es gemein oder angsteinflößend – probieren Sie, ob Sie sich bei ihm schlicht mit ‹Danke, Verstand! Danke, dass du das sagst‹, bedanken können.

Kurze Sätze. Äußert Ihre Klientin einen besonders negativen, kritischen oder nicht hilfreichen Gedanken, könnten Sie lässig und mit humorvoller Offenheit sagen: »Der ist nett.« Statt »nett« bietet sich auch »reizend«, »klasse«, »wunderbar« oder »sehr kreativ« an. Hat der Klient Konzept und Zweck erst einmal verstanden und Erfahrungen mit Defusion gemacht, können Sie mit diesen Begriffen auf harte Kritik, Verurteilung, Katastrophendenken und sonstige »gemeine Geschichten« antworten, vorausgesetzt, die therapeutische Beziehung ist gut, sodass die Klientin sich nicht abgewertet oder kleingemacht fühlt. Auch »Aua!« mit einer entsprechend mitfühlenden Miene kann sehr wirkungsvoll sein.

Den Klienten im Blick behalten

Als ich ACT neu kennengelernt hatte, war ich manchmal so sehr damit beschäftigt, all diese neuen Defusionstechniken auszuprobieren, dass ich den Menschen vor mir ganz vergaß. Denken Sie daher immer daran: Wir wenden die Techniken *mit* dem Klienten an, nicht *auf* die Klientin. Im Übrigen geht es in der ACT nicht darum, Techniken zu vermitteln, sondern darum, zu einem lebendigen, werteorientierten Leben beizutragen.

Das Wesentliche in dieser Arbeit ist eine achtsame, empathische Beziehung zum Klienten. Wir müssen unseren Klientinnen gegenüber aufmerksam sein, respektieren, wo sie sich jeweils befinden, und für ihre Antworten offen sein. Hat uns die Anwendung von Techniken so in Beschlag genommen, dass wir die Beziehung aus den Augen verloren haben, sollten wir uns entschuldigen, sobald wir es bemerken: »Oh, es tut mir leid. Mir ist gerade aufgefallen, was ich hier mache. Ich habe mich so von meiner Begeisterung mitreißen lassen, dass ich die Verbindung zu Ihnen verloren habe. Können wir hier unterbrechen und bis zu dem Punkt zurückkehren, bevor ich Sie mit all diesem Zeug bombardiert habe?«

Diese Art von Interaktion trägt nicht nur zu einer vertrauensvollen und offenen Beziehung bei, sondern ermöglicht uns, Selbstgewahrsein und Selbstakzeptanz zu entwickeln. Und sie macht deutlich, dass wir uns mit den Klienten im selben Boot befinden: Auch wir lassen uns von unseren Gedanken in Beschlag nehmen und verlieren den Kontakt zum jetzigen Moment – *und* wir können in die Gegenwart zurückkehren und zweckmäßig handeln.

HAUSAUFGABEN UND NÄCHSTE SITZUNG

Hausaufgaben sind wichtig, da Defusion – wie jede Fertigkeit – Übung erfordert. Selbstverständlich werden nicht alle Klientinnen ihre Hausaufgaben machen, aber wir sollten sie zumindest darum bitten. Sie können eine kurze Übung wie »Der Geschichte einen Namen geben« als Hausaufgabe wählen, die sich irgendwann am Tag einschieben lässt. Wenn Sie mit dem Klienten »Blätter auf einem Fluss« oder achtsames Atmen praktiziert haben, könnten Sie ihn anschließend bitten, diese Übung jeden Tag oder jede Woche zu wiederholen.

Soll die Hausaufgabe etwas informeller sein, könnten Sie zum Beispiel Folgendes sagen:

Therapeutin: Ich frage mich, ob Sie bereit wären, bis zur nächsten Sitzung ein paar Übungen zu machen. Zunächst geht es darum, herauszufinden, wie Ihr Verstand Sie in Beschlag nimmt und Sie in Gedanken verstrickt. In welchen Situationen geschieht dies? Was sagt er zu Ihnen? Sobald Sie bemerken, dass Ihr Verstand Sie fest im Griff hat, nehmen Sie es einfach zur Kenntnis: »Aha!

Wieder mal fest im Griff.« Als Nächstes schlage ich Ihnen vor, mit einer der Defusionstechniken zu experimentieren, über die wir gesprochen haben. *(Wählen Sie eine aus oder lassen Sie den Klienten eine auswählen.)* Wann immer Sie sich zum Beispiel genervt, gestresst oder ängstlich fühlen, finden Sie heraus, was der unangenehmste Gedanke ist, und versuchen Sie, einen Abstand zu ihm herzustellen. Drittens bitte ich Sie wahrzunehmen, wenn Sie sich nicht fangen lassen, obwohl Ihr Verstand seine Fänge nach Ihnen ausstreckt – Sie lassen den Verstand einfach sein Ding machen, ohne sich zu verstricken.

In der nächsten Sitzung besprechen wir die Hausarbeit und schauen an, was passiert ist. Wir müssen vielleicht noch mehr an Defusion arbeiten oder müssen vielleicht auf kreative Ratlosigkeit zurückgreifen, wenn die Klientin auf die Strategie emotionaler Kontrolle verfallen ist. Bei den meisten meiner Klienten neige ich dazu, dann zu den Werten weiterzugehen, wenn sie *Anker werfen* schon kennen und gute Fortschritte bei Defusion machen – Sie können jedoch zu jedem anderen Teil des Hexaflexes übergehen.

AUFGABEN

Um Ihre Arbeit mit Defusionstechniken zu beschleunigen:

- Wählen Sie zwei oder drei Klientinnen aus, mit denen Sie zurzeit arbeiten, und überlegen Sie, welche Technik oder welche Techniken aus diesem Kapitel Sie bei ihnen vielleicht anwenden könnten.
- Lesen Sie alle Übungen und Metaphern laut, oder wenn nicht, proben Sie sie wenigstens innerlich.

- Spielen Sie die Gedanken zur Intervention mit Karteikarten (illustriert im Transkript in diesem Kapitel) mit einem imaginären Klienten durch. Malen Sie sie sich lebendig aus. Dann probieren Sie sie mit ihm in einer realen Sitzung aus.

WAS SIE MITNEHMEN KÖNNEN

Wenn Sie den Weg so weit geebnet haben, dass Sie anfangen können, mit Klientinnen explizit an Kompetenzen für Defusion zu arbeiten (wobei Sie die Prinzipien anwenden, die in Kapitel 11 besprochen wurden), sind die nächsten Schritte, (a) die gelernten Fertigkeiten aktiv in Sitzungen anzuwenden, (b) jede Übung nachzubesprechen und zu fragen, wie sie dem Klienten bei seinen Problemen helfen konnten, und (c) weitere Übungen als Aufgabe für die Zeit zwischen den Sitzungen vorzuschlagen.

Hier ein paar Faustregeln, wenn es darum geht, Defusionskompetenzen zu lernen:

- Beginnen Sie mit schnellen und leichten Techniken, bevor Sie zu schwierigeren meditativen Übungen wie denen, die in Kapitel 15 beschrieben wurden, weitergehen.
- Achten Sie auf die Möglichkeit von Entwertung. Versuchen Sie bei den Techniken, die Sie anwenden, im Zweifel eher übervorsichtig vorzugehen.
- Denken Sie daran, dass Defusion ein Prozess, keine Technik ist. Es gibt unzählige Techniken zur Anregung und Verstärkung dieses Prozesses, und das Ziel besteht darin, die zu finden, die sowohl zu Ihnen als auch zu Ihren Klientinnen passen.

14 Barrieren gegen Defusion

ALLES, WAS SCHIEFGEHEN KANN …

ACT-Neulinge stellen mir oft Fragen wie diese: »Ist es möglich, dass der Klient, wenn Sie das machen (eine Defusionstechnik anwenden), daran Anstoß nimmt, sich beschämt fühlt, ärgerlich wird, sich dumm fühlt, sich ärgert oder sich entwertet fühlt?« Meine Antwort lautet immer »Ja«. Dies ist die einzige gültige Antwort auf alle Fragen, die sinngemäß lauten: »Könnte die Klientin *x* denken, fühlen, sagen oder tun?« Die bekannte Redensart fasst zusammen: »Alles, was schiefgehen kann, geht schief!« Unter Garantie versagen früher oder später sogar Ihre tollsten erprobten wahren und zuverlässigsten Lieblings-Defusionsinterventionen auf eine nie vorgestellte Weise oder gehen nach hinten los.

In diesem Kapitel werden wir also Barrieren gegen Defusion anschauen. (Das haben Sie natürlich schon dem Titel entnommen, aber hallo – es schadet nie, wenn man einen wichtigen Punkt wiederholt.) Denken Sie daran, wenn Sie dieses Kapitel durcharbeiten, dass viele Barrieren gegen Defusion auch andere Kernprozesse behindern, und die meisten Strategien, die wir hier behandeln, könnten auch gut in solchen Situationen angewendet werden. Wir beginnen mit einem sehr wichtigen Thema: Entwertung.

ENTWERTUNG

Wie in Kapitel 5 besprochen (und wie wir in Kapitel 30 vertiefen) ist eine starke therapeutische Beziehung fundamental, um ACT gut anwenden zu können. Wenn ein Therapeut also Dinge sagt und tut, durch die sich eine Klientin entwertet fühlt, wird das wirksame therapeutische Arbeit (jeder Art, nicht nur Defusion) verhindern. Deshalb ist es gut, wenn man Folgendes tut:

Erst im Dunkeln tanzen, dann zum Licht führen

In *ACT Questions and Answers* (Harris, 2018) habe ich diese Formulierung gefunden: »Erst im Dunkeln tanzen, dann zum Licht führen«, um zu vermitteln, wie wichtig ein ruhiger, geduldiger, empathischer Ansatz ist, um Klienten, die sehr verschmolzen sind, zu helfen, behutsam die Fusion zu lösen. Wenn unsere Klienten in einem dichten, schwarzen, undurchdringlichen Rauch einer Fusion umhertaumeln, empfinden wir natürlich den Drang, den hellen Strahl der Defusion einzuschalten und einen Weg aus der Dunkelheit zu erhellen. Das Problem ist, wenn wir gleich mit Defusionstechniken beginnen, ohne uns erst Zeit zu wirklicher Empathie zu nehmen, die Situation aus der Sicht des Klienten zu sehen und seinen Schmerz anzuerkennen und zu bestätigen, dann läuft es wahrscheinlich nicht gut. Vielmehr wird sich die Klientin eher entwertet fühlen, und ihre Fusion wird noch verstärkt werden. Und dies ist besonders dann wahrscheinlich, wenn wir Techniken mit spielerischen Elementen verwenden, die für solche Situationen nicht geeignet sind (wie Gedanken singen oder dem Verstand danken).

Wenn Ihr Klient zum Beispiel sagt: »Ich halte es nicht mehr aus. Meine Chefin ist immer hinter mir her. Sie sieht mir immer über die Schulter, sie kontrolliert mich. Sie erkennt nie an, was ich mache. Und sie hat sogar meine Ideen benutzt und dann behauptet, sie seien ihre eigenen. Und jedes Mal, wenn ich einen Fehler mache, oder wenn etwas nicht absolut perfekt ist, fällt sie über mich her. Ich habe so die Schnauze voll davon. Ich hoffe dauernd, dass ihr etwas Schlechtes passiert – wie ein Autounfall oder Krebs oder oder so was. Ich weiß, das klingt nicht gut. Aber ich hasse sie einfach.«

Stellen Sie sich vor, was passieren würde, wenn der Therapeut jetzt lächelt und munter sagt. »Aha, da haben wir Ihre Geschichte vom bösen Chef« oder »Danken Sie Ihrem Verstand für diese Gedanken« oder »Dann wollen wir mal ›Meine Chefin nervt‹ nach der Melodie von Happy Birthday singen«. Darauf würde der Klient sicher nicht gut reagieren.

Wenn ein Klient also sehr verschmolzen ist, »tanzen wir« erst eine Weile »im Dunkeln« mit ihm und »führen« ihn dann behutsam und respektvoll »zum Licht«. Mit anderen Worten, wir erkennen die Fusion also eine Weile an und lassen sie zu; bleiben Sie mit Mitgefühl bei ihm, und beeilen Sie sich nicht, sie aufzulösen. Wir nehmen uns Zeit, ein Gefühl dafür zu bekommen, was der Klient erlebt, um die Dinge aus seiner Perspektive zu sehen, mit seiner Not Empathie zu empfinden und anzuerkennen, wie schmerzhaft sie ist. Zum Tanzen im Dunkeln würde gehören:

A. mit Offenheit und Neugier zuhören

B. Dinge aus der Perspektive des Klienten sehen

C. mit Empathie normalisieren und bestätigen.

Wir könnten zum Beispiel etwa Folgendes sagen: »Das ist wirklich krass. Mich würde das auch sehr wütend machen. Es ist besonders verletzend, wenn man sieht, wie hart Sie arbeiten und wie sehr Sie sich einsetzen. Und Ihre Ideen stehlen – wenn das jemand mit mir machen würde, wäre ich auch sehr wütend! Und wissen Sie, wenn Leute mir das Leben schwer machen, habe ich auch solche Fantasien und hoffe, dass sie auf irgendeine Weise verletzt werden, dass sie an eigener Haut zu spüren bekommen, wie das ist. Fast jedem geht das so. So funktioniert unser Verstand. Unsere unmittelbare Reaktion ist, wenn uns jemand verletzt, wollen wir, dass er auch verletzt wird«.

Es versteht sich von selbst, dass wir keine formalhafte Erklärung von Empathie geben wollen, wenn wir so mit Klientinnen reden. Wir wollen authentisch reagieren, von Herzen – mit dem Klienten mit unserer eigenen authentischen Stimme sprechen. Und uns die Zeit nehmen, die nötig ist, um ihm zu helfen, sich gehört, verstanden und bestätigt zu fühlen Wie viel Zeit braucht das? Nicht sehr viel. Wenn wir achtsam zuhören und mit Mitgefühl bestätigen, was er empfindet, brauchen wir gewöhnlich nicht mehr als ein paar Minuten. (Wenn Sie also den größten Teil der Sitzung mit dieser Art Arbeit verbringen, laufen Sie Gefahr, sich von der ACT zu entfernen und zu einer Form unterstützender Beratung überzugehen, und es besteht ein reales Risiko, die Fusion der Klienten zu verstärken.)

Wenn wir dann lange genug im Dunkeln getanzt haben, damit der Klient sich verstanden und bestätigt fühlt und uns als Tanzpartnerin vertraut, sollten wir ihn behutsam zum Licht führen. Mit anderen Worten, wir sollten ihn behutsam in einen der sechs Kernprozesse einführen, um ihm zu helfen, sich psychisch flexibler zu verhalten.

Zum Beispiel können wir häufig wichtige Werte freilegen, die unter der Lawine der Fusion verschüttet waren. Bei diesem Klienten finden wir unter seiner Wut und seinem Gefühl, unfair behandelt zu werden, wahrscheinlich wichtige Werte wie Fairness, Gerechtigkeit und Respekt.

Auf der anderen Seite können wir zu engagiertem Handeln hinübertanzen. Wir können anschauen, wie die Klientin handeln möchte: sich mehr behaupten, eine formelle Beschwerde vortragen oder sich nach einem anderen Arbeitsplatz umsehen.

Dann könnten wir Akzeptanz und Selbstmitgefühl untersuchen: ihr helfen, ihre Emotionen zu beobachten und zu benennen, ihr Leiden anzuerkennen und auf sich selbst mit Freundlichkeit zu reagieren.

Oder wir gehen zum *Anker werfen*: üben, geerdet zu bleiben, wenn intensive Emotionen aufkommen.

Und nicht zuletzt können wir direkt zu Defusion übergehen. Wir könnten zum Beispiel mit mitfühlender Anerkennung dessen beginnen, was der Verstand tut: »Sie wissen, Ihr Verstand ist ganz wie meiner. Wenn das Leben hart ist, und wir mit wirklich schwierigen Gefühlen kämpfen, sagt uns unser Verstand häufig Dinge, die uns nicht wirklich helfen, wirklich gut damit umzugehen. – Dinge, die, wissen Sie, die Situation oft nur schwerer machen., als sie schon ist. Wäre es also okay, wenn wir einmal anschauen, was Ihnen Ihr Verstand über all das sagt, und schauen, was er zu sagen hat, das nützlich ist, und vielleicht auch, was nicht so nützlich ist?«

Jedes Mal, wenn Sie also mit einem stark verschmolzenen Klienten arbeiten und sehen, dass sich seine Fusion verdichtet, statt sich aufzulösen, nehmen Sie sich einen Moment Zeit, um zu prüfen: Haben Sie den Lichtstrahl der Defusion zu schnell eingeschaltet? Wenn das so ist, schalten Sie ihn wieder aus. Und gehen Sie mit Ihrer Klientin behutsam in die Dunkelheit zurück. Und tanzen Sie da eine Weile. Dann führen Sie sie, freundlich, ruhig, geduldig Schritt für Schritt zum Licht zurück.

Viele Möglichkeiten der Entwertung

Es gibt zahlreiche Möglichkeiten, wie ein Therapeut die Erfahrung einer Klientin unabsichtlich entwerten kann. Das beste Gegenmittel gegen unabsichtliche Entwertung besteht darin, ACT in einer Sitzung zu verkörpern; leben Sie Ihre Werte von Mitgefühl, Respekt, Offenheit und Authentizität und bringen Sie Ihrem Klienten achtsam Wertschätzung entgegen. Betrachten Sie ihn als einen Regenbogen, nicht als Hemmnis. Und achten Sie wachsam darauf, dass Sie nicht in eine der folgenden Fallen geraten.

»Geschichte«

Wenn Sie die Worte »Geschichte« oder »Erzählung« benutzen, können sie bei den meisten Klientinnen für Defusion sehr nützlich sein, vorausgesetzt sie werden klug und angemessen, mit Gefühl, Empathie und Respekt verwendet. Wenn sie jedoch unbedacht oder ohne echte Empathie oder Mitgefühl gebraucht werden, können sie als herabsetzend oder verharmlosend verstanden werden. Wenn Sie den Verdacht haben, dass Ihr Klient nicht gut auf ein Wort reagieren könnte, benutzen Sie es nicht. Bleiben Sie bei Begriffen wie »Gedanken«, »Kognitionen«, »Sorgen« und so weiter.

Wenn Sie das Wort »Geschichte« doch einmal verwenden, und Ihre Klientin empfindet Ärger oder ist verletzt (»Es ist keine Geschichte!«), entschuldigen Sie sich sofort. Sagen Sie etwas wie: »Es tut mir leid. Ich wollte Sie nicht verletzen. Mit ›Geschichte‹ habe ich nicht gemeint, dass es erfunden oder nicht wahr ist. Ich habe nur gemeint, dass es eine Reihe von Worten ist, die zusammenkommen, um Informationen zu vermitteln oder eine Geschichte im Sinne eines Narrativs zu erzählen. Ich benutze den Ausdruck einfach, weil die meisten Menschen finden, dass er ihnen hilft, sich aus einer Verwicklung zu befreien. Wenn Sie es vorziehen, kann ich statt dessen das Wort ›Kognition‹ oder ›Gedanke‹ benutzen. Wäre das besser?«

Spielerische Defusionstechniken

Im richtigen Kontext sind spielerische Defusionstechniken – wie wenn Sie zum Beispiel Ihre Gedanken singen, Ihrem Verstand danken und Gedanken mit verstellter Stimme aussprechen –, sehr wirksam (und können auch viel Spaß machen). Im falschen Kontext sind sie eindeutig entwertend. Stellen Sie sich zum Beispiel einen Klienten vor, der in überwältigender Trauer kommt, weil der Mensch, den er am meisten liebt, grade gestorben ist, und die Therapeutin fordert ihn auf, seine Gedanken zur Melodie von »Happy Birthday« zu singen. Oder einem Klient kommen schreckliche Erinnerungen an sexuellen Missbrauch in seiner Kindheit, und die Therapeutin sagt: »Danken Sie Ihrem Verstand für diese Gedanken.« Es ist klar, wie unsensibel und unpassend solche Interventionen wären, aber wir alle werden einmal, unabsichtlich und trotz unserer besten Absichten, etwas sagen, was einen Klienten entwertet. Wenn dies passiert, tritt die ACT dafür ein, sofort Verantwortung zu übernehmen, es einzugestehen, sich zu entschuldigen und zu versuchen, es zu reparieren. (Ausführlicher behandeln wir das in Kapitel 16.)

Mangel an Empathie

Fusion erzeugt eine gewaltige Menge Leiden. Wenn die Therapie es versäumt, empathisch die gewaltige Menge an Schmerz, Schwierigkeiten und Leiden anzuerkennen, die Fusion verursacht hat, können Defusionsinterventionen als geringschätzig oder trivialisierend ankommen. Dies löst häufig eine Reaktion der Klientin aus wie: »Sie verstehen nicht« oder »Sie wissen nicht, wie das für mich ist!«. Dies passiert im Allgemeinen, wenn ein Therapeut sagt: »Es ist nur ein Gedanke.« Das wird fast immer als Trivialisierung des Gedankens verstanden. Es kann für die Therapeutin »nur ein Gedanke« sein, aber für den Klienten fühlt es sich in diesem Moment nicht so an. Deshalb vermittelt diese Art Kommentar von der Therapeutin einen Mangel an Empathie. (Wenn auf der anderen Seite ein Klient über seine eigene Kognition spontan sagt »Es ist nur ein Gedanke«, ist das gewöhnlich ein Hinweis auf Defusion.)

Gefühle vernachlässigen

Angenommen, Sie fangen an, mit Defusion zu arbeiten, und schmerzhafte Emotionen werden ausgelöst. Sie sollten dann mit der Defusion innehalten und mit den Emotionen arbeiten: *Anker werfen*, Akzeptanz, Selbstmitgefühl. Wenn Sie mit aller Gewalt die Defusion vorantreiben und den großen emotionalen Schmerz, der aufkommt, ignorieren, ist das nicht nur wahrscheinlich unzweckmäßig, es kann auch leicht als lieblos und entwertend verstanden werden.

Mangel an Klarheit

Es ist ganz entscheidend, dass der Boden dafür bereitet wird, dass die Klientin aktiv Fertigkeiten zur Defusion lernt. Das erreicht man dadurch, dass (a) die Verbindung zwischen Fusion und unzweckmäßigem Verhalten einsehbar wird, (b) der Zweck der Defusion erklärt wird und (c) herausgearbeitet wird, inwiefern diese Fertigkeit nützlich und wichtig ist, damit der Klient seine Therapieziele erreicht. Therapeutinnen übergehen dies häufig oder übergehen es teilweise, bevor sie zu aktiver Arbeit an Defusion übergehen, und das kann Klienten dann natürlich verwirren oder irritieren. Und manchmal ist der Grund für so ein Versäumnis eigentlich die eigene Fusion der Therapeutin, wie wir als Nächstes sehen werden.

BARRIERE DES THERAPEUTEN GEGEN DEFUSION

Beginnen wir mit einem Blick auf unsere eigene Fusion. (Zur Erinnerung: Die beste Person, mit der sich ACT üben lässt, sind Sie selbst.)

Fusion mit Selbstzweifel und Angst vor Versagen (Scheitern)

Wenn wir neu in der ACT sind, verwickeln wir uns fast alle mit unseren eigenen schwierigen Geschichten: *Ich kann das nicht, ich werde scheitern, es wird schiefgehen, es wird nicht funktionieren, ich werde die Klientin ärgern, es wird danebengehen, es wird die Beziehung mit dem Klienten zerstören* und so weiter. Und natürlich sind diese Gedanken völlig normal und natürlich; es ist unser Verstand des »Höhlenmenschen«, der übertrieben hilfsbereit ist und versucht, uns vor Schaden zu bewahren. Und wir sollten diese Gedanken nicht ganz verwerfen: Sie können nützliche Hilfen zur Erinnerung an die Notwendigkeit sein, unsere neuen Fertigkeiten der Therapie aktiv zu üben, damit wir sie kompetent anwenden können; sie müssen an unsere Klientinnen angepasst werden, mit

Mitgefühl und respektvoll, statt hineinzuspringen und sie in die ACT zu drängen, wenn sie noch nicht bereit sind. Und sie können uns an die Notwendigkeit erinnern, in Bezug auf den Sinn und Zweck der Fähigkeiten, die wir einführen, und wie sie im Einzelnen bei den Problemen des Klienten hilfreich sein können, immer klar zu sein.

Aber während wir aus unseren Ängsten und Zweifeln »die Weisheit entnehmen« sollten, sollten wir nicht mit ihnen verschmelzen. Denn wenn wir das tun, bleiben wir in unserer Komfortzone und halten uns an das, bei dem wir uns sicher fühlen: Wir hören empathisch zu, sind unterstützend, reden mit Mitgefühl über die Probleme und Gefühle der Klientin – und vermeiden aktiv die an der Erfahrung orientierte Arbeit am Aufbauen neuer Fertigkeiten. Mit anderen Worten, wir werden schließlich reden statt tun.

Über ACT reden, statt ACT anzuwenden

Dies ist der häufigste einzelne Fehler, den ACT-Neulinge machen (ein Fehler, den ich selbst viele Male gemacht habe). Es ist leicht, über ACT zu sprechen, weil es so viele tolle Metaphern und interessante Stücke Psychoedukation gibt. Es ist viel schwerer, aktiv ACT anzuwenden: in einer Sitzung neue ACT-Fertigkeiten einzuführen und zu praktizieren. Ich weiß, wenn meine Supervisanden eher über ACT gesprochen als ACT angewendet haben, dann sagen sie Dinge wie: »Wir haben Defusion besprochen« oder »Thema war die Metapher Hände und Gedanken und Gefühle«. Es ist okay, mithilfe einer Metapher zu besprechen, was Defusion ist und wie sie helfen kann, und dann mithilfe einer Metapher zu veranschaulichen, worin sie besteht – aber dies ist nicht dasselbe wie aktives Anwenden von Defusionskompetenz, wie »Ich habe den Gedanken, dass …«, Blätter auf einem Fluss, Benennen der Geschichte, Gedanken singen oder Ihrem Verstand danken.

Zu viele Metaphern?

Wenn Therapeutinnen im Modus »über ACT sprechen« feststecken, tun sie häufig etwas, das wir scherzhaft »Metaphernmissbrauch« nennen. Dies passiert dann, wenn ein Klient zur Therapie kommt und die Therapeutin (im Griff von Selbstzweifeln, Angst und Unsicherheit) zum Bücherschrank geht und eine große Dose Metaphern nimmt. Sie macht den Deckel auf, fängt an, Hände voll Metaphern herauszuholen und wirft sie in Richtung des Klienten, eine nach der anderen, in der Hoffnung, dass ein oder zwei schon ankommen. Am Ende der Sitzung verlässt die Klientin den Therapieraum und trieft von Metaphern.

Die Hauptgründe dafür, dass wir in der ACT Metaphern benutzen, sind (a), dass sie in kurzer Zeit eine Menge Informationen vermitteln, (b) dass Klienten dazu neigen, sie zu akzeptieren, weil sie Binsenweisheiten sind, und (c) Klientinnen dazu neigen, sich nach der Sitzung an sie zu erinnern. Man kann sie jedoch leicht im Übermaß nutzen, und wir tun das sehr wahrscheinlich dann, wenn wir ihren Zweck nicht ganz verstehen oder wenn wir vermeiden, in der Sitzung aktiv Fertigkeiten aufzubauen.

Also Befreiung aus der Verwicklung, weniger reden, mehr handeln

Die Botschaft, die Sie mitnehmen können, ist diese: erkennen Sie, wenn Sie in Ihre eigenen Ängste und Zweifel verstrickt sind (wir sind ja im selben Boot wie unsere Klienten) und praktizieren Sie selbst Defusion. Nehmen und benennen Sie diese angstmachende Geschichte, die Sie zurückhält. Befreien Sie sich aus ihrem Griff. Sprechen Sie in der Sitzung weniger über Defusion und verwenden Sie mehr Zeit darauf, sie aktiv zu anzuwenden.

BARRIERE DER KLIENTIN GEGEN DEFUSION

Lernen, unsere eigenen Barrieren gegen Defusion zu erkennen und sich aus ihrem Griff zu lösen, ist nur die halbe Miete. Die andere besteht darin, Barrieren bei unserem Klienten aufzuspüren – und sie behutsam aufzulösen. Hier ein paar der häufigsten.

Ich muss diese Gedanken loswerden!

Sehr häufig strengen Klientinnen sich sehr an, ihre Gedanken zu vermeiden oder loszuwerden – besonders unangenehme Gedanken, wie harte Selbstbewertungen, schmerzhafte Erinnerungen an Verletzungen und Versagen und Sorge im Hinblick auf die Zukunft. Diese Tendenz zu Erlebnisvermeidung besteht gewöhnlich, weil sie solche Gedanken für schlecht halten (z. B. für ein Zeichen einer psychischen Störung, Charaktermangel, eines schwachen Verstandes oder dass sie schlechte Menschen sind), sie für gefährlich ansehen (z. B. eine Gefahr für die Gesundheit) oder einfach für nicht normal (niemand anders hat diese Gedanken). Zudem glauben sie vielleicht, dass diese Gedanken ihr Verhalten kontrollieren, weshalb sie diese Gedanken loswerden müssen, wenn sie verändern wollen, was sie tun (z. B. eine Sucht beenden, eine schlechte Gewohnheit ablegen). (Kurz zur Erinnerung: Exzessive Erlebnisvermeidung liegt (a) an der Fusion mit Wertungen – *diese Gedanken und Gefühle sind schlecht* – und (b) an der Fusion mit Regeln – *Ich muss sie loswerden; Ich kann kein gutes Leben haben, solange sie da sind.*)

Wenn wir mit diesen Themen arbeiten, verwenden wir, wie Sie in Kapitel 11 lesen, viel Normalisieren und Bestätigen der schwierigen Gedanken des Klienten (z. B. mit Selbstoffenbarung, Metapher des Verstandes des Höhlenmenschen) und versuchen die Illusion zu erschüttern, dass Gedanken Handlungen kontrollieren. Wenn die Klientin aber darauf fixiert bleibt, ihre Gedanken zu vermeiden, ist sie an echter Defusion wahrscheinlich nicht interessiert. Wozu es dann kommt, ist wahrscheinlich eine Schein-Defusion.

Schein-Defusion (das ist kein offizieller ACT-Begriff) bezieht sich auf ein häufiges Szenario, in dem ein Klient eine Defusionstechnik zweckentfremdet, um zu versuchen, unerwünschte Gedanken zu vermeiden oder sie loszuwerden (gewöhnlich in der Hoffnung, dass er sich dann besser fühlt). Wenn dies passiert, wird Ihnen das nicht lange verborgen bleiben, weil Ihre Klientin dann nämlich sagt: »Es funktioniert nicht!« Sie werden dann fragen: »Was meinen Sie, wenn Sie sagen, dass es nicht funktioniert?« Und sie wird etwa Folgendes antworten: »Mir geht es überhaupt nicht besser« oder »Diese Gedanken gehen einfach nicht weg«.

Wenn Klienten die Absicht haben, unerwünschte Gedanken zu vermeiden oder loszuwerden, werden Sie mit kreativer Ratlosigkeit (Kapitel 8) arbeiten müssen, und diese Technik entweder einführen oder sie auffrischen, wenn Sie sie schon eingeführt haben. Besprechen Sie alle ihre Versuche, diese Gedanken loszuwerden. Seien Sie extrem mitfühlend, wie auch immer sie reagieren, und schauen Sie dann, ob sie interessiert sind, eine neue Möglichkeit kennenzulernen. Wenn das der Fall ist, arbeiten Sie noch einmal mit der Metapher *Hände als Gedanken und Gefühle* und betonen Sie dabei das Stück am Ende, wenn die Hände immer noch da sind und auf dem Schoß liegen.

Aber ich habe wirkliche Probleme!

Wenn wir Defusion einführen, bekommen Klientinnen manchmal eine falsche Vorstellung. Sie können auf den Gedanken kommen, sie meinten, alles wäre nur in ihrem Verstand. Dann protestieren sie vielleicht: »Es sind nicht nur meine Gedanken. Ich habe wirkliche Probleme«. Fast immer passiert das, weil der Therapeut (a) die sehr realen Probleme und Schwierigkeiten, mit denen die Klientin konfrontiert ist, nicht anerkannt und bestätigt hat, und (b), weil er nicht erklärt hat, wie Fusion diese Probleme verschlimmert und nicht besser macht. Die Metapher *Hände als Gedanken und Gefühle* (erweiterte Version) ist die beste Möglichkeit, wie man solche Missverständnisse vermeiden kann, weil sie

- die Probleme und Herausforderungen der Klientin deutlich anerkennt und benennt: »Da vor Ihnen sind alle die Probleme, die Sie angehen müssen, all die Herausforderungen, denen Sie sich stellen müssen, wie …« *(der Therapeut benennt die wichtigsten Themen der Klientin, z. B. Gesundheit, Beziehung, soziale, berufliche und finanzielle Probleme)*;
- die Probleme des Klienten von seinen Gedanken *über* die Probleme und seinen Gefühlen, *die die Probleme auslösen*, trennt;
- es klar macht, dass er angesichts seiner Probleme mit diesen Gedanken und Gefühlen verschmelzen oder die Verschmelzung mit ihnen lösen kann; und
- klärt, dass es viel leichter ist, effektiv mit diesen Problemen umzugehen, wenn er die Fusion gelöst hat.

(An diesem Punkt empfehle ich dringend, dass Sie aufhören zu lesen und zurückblättern und noch einmal die erweiterte Fassung der Metapher *Hände als Gedanken und Gefühle* in Kapitel 11 rekapitulieren und sich vergewissern, dass diese wichtigen Funktionen erfüllt sind. Wenn Sie diese Übung nicht mögen und sie nicht verwenden möchten, überprüfen Sie, wie Ihre eigene Arbeitsweise ohne diese Metapher diese Funktionen erfüllen kann.)

Wenn eine Klientin trotz Ihrer Bemühungen so reagiert (»Aber ich habe reale Probleme«), ist es meistens am besten, wenn Sie sich direkt entschuldigen und Ihre Absichten klarstellen: »Es tut mir sehr leid. Das habe ich nicht gewollt. Natürlich haben Sie sehr reale Probleme, wie …« *(Sie benennen dann die Hauptprobleme des Klienten, und wenn Sie sie in Form eines Punktes der Entscheidung veranschaulicht haben, zeigen Sie dabei auf sie)*. Was ich hier tue, soll Ihnen helfen, diese Probleme anzugehen. Den meisten von uns fällt das sehr schwer, wenn wir in schwierige Gedanken verstrickt sind. Daher dachte ich, es wäre nützlich, an Fähigkeiten zu arbeiten, die Ihnen helfen können, sich so aus ihrem Griff zu befreien. Aber wir müssen das nicht tun. Wenn Sie möchten, können wir an Problemlösen und Handlungsfähigkeit arbeiten, um mit diesen Problemen umzugehen.« Wenn die Klientin dies vorzieht, können Sie zu »Tun, was nötig ist« übergehen – zu Werten, Zielen, Handlungsplanung und Kompetenztraining – und dann später zu Defusion zurückkehren, wenn sich die Fusion als Barriere gegen Werte oder engagiertes Handeln erweist.

Ich habe mich nicht ganz aus dem Griff befreit

Klienten und Therapeutinnen haben häufig die Vorstellung, sie müssten sich ganz aus einer Verwicklung befreit haben – 100 Prozent Defusion –, um Hinbewegungen machen zu können. Das ist nicht so! Auch ein wenig Befreiung aus der Verwicklung reicht schon aus, um sich bewegen zu können. Wenn Sie den Autopilot abschalten können, werden Sie ein wenig mehr gewahr, wo Sie sind und was Sie tun und was Sie bis zu diesem Moment im Griff hat, und für den Anfang reicht das häufig aus. Mit dieser gesteigerten Bewusstheit können Sie sich für Hinbewegungen entscheiden und ganz auf sie verlegen und sich, wenn Sie mehr auf Ihre neue wertegeleitete Aktivität fokussieren, zunehmend aus dem Griff Ihrer schwierigen Gedanken und Gefühle befreien.

Manchmal glauben Klientinnen (und Therapeuten), dass sie erst dann aus dem Griff eines Gedanken befreit sind, wenn sie nicht mehr an ihn glauben oder wenn er sie nicht mehr belastet. Keine dieser Vorstellungen ist korrekt. Häufig reduziert Defusion die Glaubwürdigkeit oder das emotionale Unbehagen, das mit einem Gedanken verbunden ist – aber nicht immer. Solche Ergebnisse sind Zugaben oder Nebenwirkungen. Genießen Sie sie unbedingt, wenn sie sich einstellen, aber suchen oder erwarten Sie sie nicht. Das Ziel der Defusion besteht darin, die Dominanz von Kognitionen über offenes oder verborgenes Verhalten zu verringern, und dazu kann es auch dann kommen, wenn man dem Gedanken weiter glaubt, oder wenn er einen weiter aufregt.

SIEBEN STRATEGIEN FÜR RATLOSIGKEIT UND SUCHEN NACH GRÜNDEN

Viele Klientinnen – besonders jene, die an Depression leiden – kommen in Therapie, weil sie ratlos sind. Sehr häufig identifizieren sie sich mit allen möglichen Gründen, warum Therapie nicht funktioniert. Und dieses Suchen nach Gründen überschneidet sich häufig mit vielen anderen Kategorien von Fusion: mit Fusion mit der Vergangenheit (Ich habe das schon versucht und bin gescheitert), mit der Zukunft (Es wird nie funktionieren), mit einem Selbstkonzept (Ich bin ein hoffnungsloser Fall; Ich verdiene es nicht anders; Ich bin immer so gewesen; So bin ich; Ich bin zu deprimiert; Ich habe zu viel Angst; Ich bin süchtig; Ich habe keine Willenskraft/Disziplin/Motivation; Ich habe die Diagnose X; Ich bin irreversibel von Y geschädigt), mit Wertungen (Es ist zu schwer; Dies ist Blödsinn, Mein Leben ist Y; Andere Menschen sind Z; Ich bin zu A; Ich bin nicht B genug; Therapie hilft nicht) und mit Regeln (Ich kann nichts Schwieriges tun, wenn es mir so schlecht geht; Es muss mir erst gut gehen, bevor ich etwas machen kann; Ich sollte dies allein machen können).

Wenn diese Art Fusion sich ganz zu Beginn der Therapie zeigt, fühlen sich Therapeuten häufig machtlos. Schließlich ist man grade dabei, die Anamnese zu erheben und eine therapeutische Beziehung aufzubauen – wie soll man der Klientin da helfen, sich aus dem Griff dieser Identifikation zu befreien? Nun, das Schöne ist, dass Sie sogar in dieser frühen Phase Defusion einführen können, ohne das explizit zu machen. Hier ein paar Ideen dafür, wie wir das tun könnten. Sie können ein paar oder alle der folgenden sieben Strategien anwenden, in jeder Kombination oder Reihenfolge, und sie auf vielerlei verschiedene Weise modifizieren, wie Sie es brauchen.

Strategie 1: Wahrnehmen und Benennen

Glücklicherweise befassen wir uns in der ACT nicht damit, den Inhalt oder die Gültigkeit von Kognitionen infrage zu stellen (d. h. ob sie wahr oder falsch, gültig oder nicht gültig, positiv oder negativ, richtig oder falsch, angemessen oder unangemessen, berechtigt oder unberechtigt sind). Wenn wir versuchen müssten, Klienten davon zu überzeugen, dass ihre Zweifel an Therapie, falsch oder gegenstandslos sind, hätten wir ein Problem!

Zweifel an Therapie sind vollkommen natürlich und nur zu erwarten. Wenn Klientinnen (oder ihre Therapeuten) mit diesen Zweifeln verschmelzen, wird das effektive Arbeit verhindern. Daher sind solche Kognitionen gute Kandidatinnen für Defusion, ganz von Anfang an. Unser Ziel ist es, so schnell wie möglich einen Kontext für Defusion herzustellen: einen Raum, wo wir hinderliche Kognitionen da sein lassen und sie als das sehen können, was sie sind. Wir sollten auch einen Kontext der Akzeptanz fördern, in dem es kein Kämpfen mit oder Infragestellen von Gedanken gibt, keine Versuche, sie zu entwerten oder sie loszuwerden.

Ein guter erster Schritt ist die einfache, aber wirksame Strategie von *Wahrnehmen und Benennen:* die Anwesenheit von Kognitionen wahrnehmen und benennen, ohne sie zu bewerten. Sie könnten zum Beispiel sagen: »Ich kann sehen, dass bei Ihnen in diesem Moment eine Reihe von Gedanken darüber auftauchen, warum dies bei Ihnen nicht funktionieren wird.« (Denken Sie daran, dass Sie Ihre Sprache so modifizieren, dass sie Ihren Bedürfnissen und denen Ihrer Klienten gerecht wird. Statt von Gedanken könnten Sie von Bedenken, Sorgen, Zweifeln, Ängsten, Einwänden und so weiter sprechen.)

Strategie 2: Bestätigen und normalisieren

Für uns als Therapeutinnen ist es entscheidend, dass wir solche Kognitionen bestätigen. Sie sind sehr verbreitet – sowohl bei Klienten, für die Therapie neu ist, als auch für jene, die viel Erfahrung mit Therapie haben. Und diese Gedanken sind vollkommen normal und natürlich. Ich neige also dazu, etwa Folgendes zu sagen: »Dies sind sehr verbreitete Gedanken (oder Bedenken, Sorgen, Zweifel, Ängste, Einwände usw.).« Viele meiner Klientinnen haben ähnliche Gedanken, wenn wir mit der Arbeit beginnen. Sie sind vollkommen natürlich. Und um ehrlich zu sein, ich erwarte, dass sie immer wieder auftauchen.

Ein großer Teil von Defusion wie von Akzeptanz in der ACT besteht darin, Klienten verstehen zu helfen, dass ihr Verstand nicht irrational, irgendwie eigenartig oder fehlerhaft ist; er versucht im Grunde nur zu helfen. Dies ist für Klientinnen sowohl normalisierend als auch bestätigend. Sie könnten etwa sagen: »Diese Gedanken sind nur Versuche Ihres Verstandes, für Sie aufzupassen, etwas für Sie zu tun. Er versucht im Grunde nur, Sie vor etwas zu bewahren, das schiefgehen oder falsch laufen oder unangenehm sein könnte. Ihr Verstand sagt: *He, bist du sicher, dass du dies tun willst? Vielleicht verschwendest du nur Zeit, Geld und Energie. Dies könnte die Dinge für dich sogar noch schlimmer machen.* Und wissen Sie, die Wahrheit ist, dass es wahrscheinlich nichts gibt, was ich sagen könnte, das Ihren Verstand davon abhalten könnte, das zu tun. Er macht nur seine Arbeit – er versucht nur, Sie zu schützen.«

Beachten Sie, wie diese Worte Samen für Metaphern vom Verstand des Höhlenmenschen sind, die später kommen.

Strategie 3: Erklären Sie, dass Sie nichts garantieren

Sie könnten dann weitermachen und etwa dies sagen:

»Wissen Sie, es gibt einen Teil von mir, der Sie beruhigen und sagen möchte: ›Hey! Dies wird Ihnen helfen!‹ Aber die Wahrheit ist, ich kann nicht garantieren, dass es funktioniert. Und falls Sie einmal einem Therapeuten oder einer Ärztin begegnen, die Ihnen sagen: ›Dies wird garantiert helfen!‹ – mein Rat wäre, gehen Sie da nicht wieder hin, weil sie entweder lügen oder einer Täuschung erliegen. Denn niemand kann so etwas garantieren.

Ich meine, sicher, ich könnte Ihnen die Forschungsergebnisse zeigen. Es gibt über tausend Artikel über das ACT-Modell, es hat Hunderttausenden Menschen in der ganzen Welt geholfen. Aber das garantiert nicht, dass es bei Ihnen wirkt. Und ich könnte Ihnen von all meinen anderen Klienten erzählen, denen es geholfen hat – aber auch das würde nicht garantieren, dass es bei Ihnen wirkt. Aber es gibt zwei Dinge, die ich garantiere. Ich verspreche Ihnen, dass ich mein Bestes tun werde, um Ihnen zu helfen. Und ich garantiere, dass wir nichts erreichen, wenn wir aufgeben, weil Ihr Verstand Zweifel hat. Also auch wenn Ihr Verstand weiter Gründe findet, weshalb dies bei Ihnen nicht funktionieren kann oder wird – können wir trotzdem damit weitermachen?«

An diesem Punkt werden sich viele meiner Klientinnen aus dem Griff ihrer Zweifel, Bedenken, Einwände und anderer Barrieren gegen Therapie lösen. Was aber, wenn das nicht geschieht? Was, wenn der Klient weiter darauf besteht, dass die Therapie nicht helfen kann oder wird? Wir werden gleich darauf zurückkommen, aber erst sind zwei wichtige Warnungen zu berücksichtigen:

- Erstens muss die Therapeutin wie bei jeder Art Intervention bei jedem Therapiemodell der Erfahrung des Klienten mitfühlend, respektvoll und eindeutig bestätigend begegnen. Wenn die Techniken, die folgen, auf eine ablehnende, ungeduldige, lieblose oder sonst entwertende Weise angewendet werden, wird das die Klientin natürlich verletzen oder ärgern.
- Zweitens gibt es keine Intervention, ganz gleich auf welchem Therapiemodell sie beruht, die bei allen Klienten zuverlässig wirkt und erfolgreich ist. Wenn Sie also etwas aus diesem Buch (oder aus einem anderen ACT-Lehrbuch) oder etwas, was Sie aus einer Ausbildung kennen, anwenden und es nicht die beabsichtigte Wirkung hat, dann versuchen Sie, flexibel zu bleiben. Überlegen Sie: Müssen Sie das, was Sie tun, in irgendeiner Weise modifizieren? Oder sollten Sie besser damit aufhören und stattdessen etwas anderes tun?

Strategie 4: Schreiben Sie Gedanken auf

Wenn die bisher erwähnten Strategien, der Klientin zu helfen, sich aus der Verstrickung in ihre Einwände, Zweifel, Bedenken oder andere Kognitionen zu befreien, die als Barrieren gegen die Therapie wirken, misslingen, wäre ein guter nächster Schritt, die Gedanken aufzuschreiben. Dadurch wird es meistens für uns alle viel leichter, einen »Schritt zurückzutreten« und unsere Gedanken »anzuschauen«, statt sich in ihnen zu »verfangen«.

Ich empfehle Ihnen, um Erlaubnis zu fragen, die Gedanken aufzuschreiben: »Sie machen sich also reale und berechtigte Sorgen, ob dies bei Ihnen wirken wird. Und ich denke, wir müssen diese Sorgen an dieser Stelle ansprechen oder wir kommen nicht weiter. Ist es für Sie okay, wenn ich als ersten Schritt diese Gedanken kurz aufschreibe, damit ich dafür sorgen kann, dass wir alle ansprechen?«

Der Therapeut schreibt die Gedanken auf – jeden Einwand und alle Bedenken, die die Klientin in Bezug darauf hat, warum dies nicht funktionieren wird: *Ich habe das schon probiert, ich kann es nicht* und so weiter.

Während die Therapeutin dies tut, wiederholt sie am besten einige ihrer früheren Kommentare: »Ich möchte nur wiederholen: Dies sind alles sehr verbreitete … Viele meiner Klienten haben ähnliche Gedanken, wenn wir zu arbeiten beginnen … Es ist ganz natürlich – Ihr Verstand versucht zu helfen, Sie vor etwas zu bewahren, was unangenehm sein könnte … Es ist also wirklich nicht überraschend, dass diese Art Gedanken immer wieder auftauchen.«

Strategie 5: Versuchen Sie nicht, Klientinnen zu überzeugen

Häufig ist es nützlich, etwa Folgendes zu sagen: »Wissen Sie, ich glaube nicht, dass ich Sie überreden oder überzeugen kann, dass dieser Ansatz für Sie der richtige ist. Vielmehr nehme ich an, dass diese Gedanken umso mehr auftauchen, je mehr ich mich anstrenge, Sie zu überzeugen. Was meinen Sie?«

An diesem Punkt antworten die meisten Klienten sinngemäß: »Ja, ich glaube, Sie haben recht.« Oft sind sie bei dieser Antwort leicht belustigt, was gewöhnlich auf eine gewisse Defusion hinweist. Die Tür ist jetzt weit offen, um das Konzept der Nützlichkeit einzuführen: Die Klientin hat mehrere Möglichkeiten, wie sie auf diese Gedanken reagieren möchte, und einige dieser Möglichkeiten sind funktionaler als andere.

Strategie 6: Die Strategie der »drei Wahlmöglichkeiten«

Der Therapeut könnte jetzt etwas Folgendes sagen:

»Darum geht es. Diese Gedanken (zeigt auf die Gedanken, die auf dem Papier aufgeschrieben sind) werden immer wieder auftauchen, wenn wir diese Arbeit zusammen machen. Ich habe keine Ahnung, wie man verhindern kann, dass das passiert. Und jedes Mal, wenn sie auftauchen, müssen wir eine Entscheidung treffen, wie wir auf sie reagieren wollen. Eine Möglichkeit ist: Wir geben auf. Wir lassen Ihren Verstand bestimmen. Ihr Verstand sagt: *Dies funktioniert nicht,* und wir stimmen zu – wir machen Schluss und packen ein.

Eine zweite Möglichkeit ist: Wir lassen uns auf eine Auseinandersetzung ein. Ich bemühe mich, Ihren Verstand dazuzubringen aufzuhören, so zu denken. Ich versuche zu beweisen, dass Ihre Gedanken falsch sind, und Sie zu überzeugen, dass dieser Ansatz funktionieren wird. Das Problem ist, dass so eine Auseinandersetzung Ihre wertvolle Zeit der Sitzung aufbraucht, und ich kann Ihnen so ziemlich garantieren, dass Ihr Verstand die Debatte sowieso gewinnt – wir werden also nichts dabei gewinnen.

Eine dritte Möglichkeit ist diese: Wir können Ihren Verstand diese Dinge sagen lassen, und wir machen einfach weiter … wir arbeiten einfach weiter als Team zusammen … arbeiten weiter daran, Ihnen zu helfen, ein besseres Leben aufzubauen … und auch wenn Ihr Verstand weiter all dies (zeigt auf die Gedanken auf dem Blatt Papier) sagt, machen wir einfach weiter.«

Schließlich fragt der Therapeut: »Welche dieser Optionen würden Sie nun vorziehen?«

Wenn sich die Klientin jetzt für die dritte Option entscheidet, dann ist genau das Defusion: Die Gedanken sind da, aber sie bestimmen nicht mehr auf selbstschädigende Weise das Verhalten des Klienten. Und die Klientin lässt auch bewusst zu, dass die Gedanken da sind: ein behutsamer ersten Schritt in Richtung Akzeptanz. Wenn der Klient später mehr Einwände vorbringt, können wir sie der Liste hinzufügen und dieselben drei Wahlmöglichkeiten noch einmal anschauen.

Wenn unsere Klientin zu diskutieren versucht, können wir das sehen und benennen: »Es sieht also so aus, als wollten Sie das mit mir diskutieren. Aber das macht keinen Sinn. Ich werde nicht gewinnen. Ich werde Ihren Verstand nicht überzeugen. Ich werde Ihre Zweifel oder Bedenken nicht zerstreuen können. Wir haben hier nur zwei Möglichkeiten: Wir geben auf und packen ein, weil Ihr Verstand sagt, es funktioniere nicht, oder wir lassen Ihren Verstand alle diese Dinge sagen und machen mit der Arbeit weiter.« Wenn der Klient jetzt die dritte Möglichkeit wählt – dann ist genau das wieder die Defusion.

Ich habe nur zweimal erlebt, dass sich eine Klientin für die erste Option entscheidet. Beide Male habe ich geantwortet: »Okay. Ich sehe, das ist das, wofür Sie sich entschieden haben. Aber vor dem Hintergrund der Tatsache, dass Sie einmal hier sind, wäre es jammerschade, jetzt aufzugeben. Können wir wenigstens diese eine Sitzung bis zu ihrem regulären Ende fortsetzen, da Sie einmal hier sind? Und können wir in dieser einen Sitzung darauf verzichten, eine Diskussion über diese Gedanken anzufangen? Können wir einfach Ihren Verstand diese Dinge sagen lassen und weitermachen?« Beide Male stimmte der Klient zu. (Natürlich kann diese Strategie nicht bei einer Klientin funktionieren, der auferlegt wurde, sich einer Therapie zu unterziehen, aber das ist ein anderes Thema, das über den Rahmen dieses Lehrbuches hinausgeht. Wie man mit solchen Klienten arbeitet, behandle ich in meinem Lehrbuch für Fortgeschrittene: *Schwierige Situationen in der Akzeptanz- und Commitmenttherapie (ACT)* [Harris, 2014c].)

Strategie 7: Wiederkehrende Gedanken anerkennen

Die Therapeutin kann jetzt die beschriebenen Methoden während der ganzen Sitzung für die Arbeit an Defusion und Akzeptanz verwenden. Wenn zum Beispiel neue Einwände vorgebracht werden, kann der Therapeut sie aufschreiben und die Klientin wieder auffordern, sich zu entscheiden, wie sie reagieren möchte. Wenn aber ein früher schon aufgezeichneter Einwand wiederkehrt, kann der Therapeut ihn respektvoll und mit Mitgefühl anerkennen und auf das Papier zeigen. »Den haben wir schon. Es ist hier also noch einmal eine Entscheidung zu treffen.«

Alternativ (und meiner Meinung nach wirksamer) ist es, wenn Sie der Klientin das Blatt mit einem Stift geben und sie auffordern, jeden Gedanken zu markieren, wenn sie sich wieder einstellt. Der Therapeut kann ihn jedes Mal respektvoll und mit Mitgefühl anerkennen: »Taucht immer wieder auf. Sollen wir jetzt aufgeben oder Zeit mit Diskutieren verschwenden, oder erkennen wir an, dass der Gedanke einfach wieder da ist, und machen weiter?«

Wenn Sie diese Strategie benutzen, ist es häufig hilfreich, wenn Sie das Blatt Papier aufheben und es der Klientin in der nächsten Sitzung vorlegen: »Ich gehe davon aus, dass diese Gedanken heute wieder auftauchen. Sind in diesem Moment welche da? Die meisten? Alles klar. Können wir sie da sein lassen und weitermachen? Sehr gut. Und schauen wir mal, ob Ihr Verstand heute neue anbringt.«

Sie sehen, wie viel wir hier in Bezug auf die Arbeit an Defusion abgedeckt haben. Wir haben jetzt einen Schatz an Strategien, den wir immer wieder nutzen und in den folgenden Sitzungen weiterentwickeln können. Und alle diese Strategien enthalten eine Kombination dieser drei Elemente: Wahrnehmen, Benennen und Neutralisieren. (Denken Sie daran, der leichteste Schritt beim Neutralisieren besteht darin, Gedanken daraufhin zu prüfen, wie funktional er ist: Wenn Sie diesen Gedanken bestimmen lassen, was Sie tun – wohin führt sie das?) Beachten Sie auch, dass all dies wenn nötig schon in der allerersten Stunde gemacht werden kann – ja sogar, wenn wir die Klientin gerade erst kennenlernen und ihre Vorgeschichte aufnehmen.

Therapeuten sehen Fusion mit Ratlosigkeit und Suchen nach Gründen häufig als Hindernis der Therapie. Ich hoffe, Sie sehen das jetzt anders: Diese Fusion ist kein Hindernis von Therapie, sondern eine wunderbare Gelegenheit, aktiv therapeutisch zu arbeiten. Sie bietet die Gelegenheit, aktiv Fertigkeiten der Defusion in Sitzungen aufzubauen (statt nur über sie zu sprechen).

ANPASSEN DIESER STRATEGIEN AN ANDERE KOGNITIVE PROZESSE

Mit ein wenig Fantasie können Sie die Strategien 1, 2, 4 und 7 leicht so anpassen, dass Sie praktisch mit jedem problematischen kognitiven Prozess umgehen können, der den Fortschritt in einer Sitzung behindert: zum Beispiel mit Vorwürfen, Grübeln, obsessiver Beschäftigung mit einem Gedanken, Rache-Fantasien, Sorgen und Katastrophendenken.

Angenommen zum Beispiel, eine Klientin gibt immer wieder allen anderen Schuld an ihren Problemen. Strategie 1 besteht in Wahrnehmen und Benennen, daher könnten wir sagen: »Nehmen Sie wahr, was Ihr Verstand hier tut? Es gibt eine Menge Leute in Ihrem Leben, die sich nicht so verhalten, wie Sie möchten – was für Sie wirklich ärgerlich ist –, und Ihr Verstand erinnert Sie immer wieder daran.« (Beachten Sie, dass man das Wort »Vorwürfe« vermeidet, wenn man sich so ausdrückt, denn das könnte entwertend wirken.)

Strategie 2 bestätigt und normalisiert, daher könnten wir sagen: »Und dies ist ganz natürlich. Wenn es in unserem Leben Dinge gibt, die uns ärgern, erinnert uns unser Verstand immer wieder daran, weil er möchte, dass wir etwas daran tun. Der Job Ihres Verstandes ist es, auf Sie aufzupassen, Ihr Leben zu verbessern, deshalb macht er Sie auf Probleme aufmerksam, um die Sie sich kümmern sollten.«

Danach würden wir Verhaltensziele formulieren (oder neu formulieren) (Kapitel 6). Wir könnten zum Beispiel sagen: »Angenommen, Ihr Verstand möchte, dass Sie etwas verändern, können wir einen Moment darauf verwenden und klären, was Sie sich von unseren Sitzungen erhoffen? Möchten Sie anschauen, wie Sie mit Ihren Gefühlen umgehen sollen, wenn andere sich so verhalten? Oder möchten Sie anschauen, wie Sie ihr Verhalten auf eine konstruktive Weise beeinflussen können, die hilft, gesunde Beziehungen aufzubauen? Oder möchten Sie lernen, wie Sie sich befreien und neu fokussieren können, wenn sich Ihr Verstand verstrickt hat und Sie immer wieder dazu bringet, über über diese Dinge nachzudenken?«

Wenn der Klient lernen möchte, wie er besser mit seinen Gedanken und Gefühlen umgehen kann, können wir anschauen, was passiert, wenn sein Verstand anfängt, Vorwürfe zu machen, und ihm helfen zu lernen, wie er sich aus dieser Verwicklung befreien kann. Dabei könnte es sehr nützlich sein, Strategie 4 zu verwenden: Gedanken aufschreiben. Wir könnten alle Gedanken der Klientin aufschreiben, die Vorwürfe enthalten (ohne das Wort »Vorwürfe« zu verwenden), und untersuchen: »Was passiert, wenn Sie in den Griff dieser Gedanken geraten? Was sagen Sie? Was tun Sie dann? Worauf richtet sich Ihre Aufmerksamkeit? Hilft Ihnen das, die Person zu werden, die Sie sein wollen, oder andere wirksam zu beeinflussen?«

Wenn der Klient lernen möchte, wie er andere wirksamer beeinflussen kann, können wir jetzt anschauen, wie er das mithilfe von Kompetenzen in Selbstbehauptung und Kommunikation, positiver Verstärkung und Formung des Verhaltens machen kann (siehe Kapitel 29: Flexible Beziehungen). Wir können auch Strategie 7 anwenden: Anerkennen wiederkehrender Gedanken; jedes Mal, wenn in einer Sitzung Vorwürfe zur Sprache kommen, können wir sagen: »Hier erinnert Ihr Verstand Sie wieder an all die schwierigen Beziehungen in Ihrem Leben.« Die Strategie, wiederkehrende Gedanken zu markieren, ist hier meistens sehr zweckmäßig. Nachdem die Therapeutin einen wiederkehrenden Gedanken so notiert hat, kann sie fragen: »Machen wir also mit XYZ weiter (wobei XYZ für die eben gesetzten Verhaltensziele steht) oder lassen wir uns von diesem Gedanken ablenken?«

> ***Tipp für die Praxis***
>
> Damit Strategie 7 funktioniert, müssen Sie deutlich Verhaltensziele für die Therapie definieren. Wenn Sie das nicht tun, ist der Klient nicht motiviert, sich aus der Verwicklung mit Gedanken zu lösen. Die Klientin wird nur dann daran interessiert sein, wenn sie sieht, dass die Verwicklung mit Gedanken sie daran hindert, ihre Verhaltensziele zu erreichen.

AUFGABEN

Zeit, Sie noch einmal daran zu erinnern, permanent und immer wieder zu üben. Können Sie »die Verknüpfung zwischen Fusion und problematischem Verhalten« deutlich sehen? Können Sie den Sinn von Defusion erklären? Bitte lesen Sie die Skripte und proben Sie die sieben Strategien für die Arbeit mit Ratlosigkeit und Suchen nach Gründen:

- Wahrnehmen und Benennen
- Bestätigen und Normalisieren
- Erklären Sie, dass Sie nichts garantieren
- Schreiben Sie Gedanken auf
- Versuchen Sie nicht, Klienten zu überzeugen
- Die Strategie der »drei Wahlmöglichkeiten«
- Wiederkehrende Gedanken anerkennen.

Üben Sie innerlich oder laut mit imaginären Klienten, bereitwilligen Freundinnen, Kollegen, Mitarbeiterinnen oder anderen Mitgliedern einer ACT-Interessengruppe, um das Niveau Ihrer Kompetenzen zu verbessern.

WAS SIE MITNEHMEN KÖNNEN

Ich hoffe und habe das Vertrauen, dass Sie jetzt eine Menge Ideen haben, wie Sie Barrieren zur Defusion überwinden können. Es gibt vier wichtige Botschaften, die Sie mitnehmen können: Erstens, üben Sie mit sich selbst: Lösen Sie sich von Ihren eigenen Ängsten und Zweifeln und fangen Sie an, aktiv ACT zu praktizieren, statt nur darüber zu reden. Zweitens, seien Sie für Ihre Klientinnen ein Modell. Leben Sie Ihre Werte und seien Sie in jeder Sitzung achtsam. Tun Sie Ihre Arbeit mit Empathie, Respekt und Mitgefühl. Und sehen Sie Ihre Klienten als Regenbögen, nicht als Hindernisse. Drittens, tanzen Sie im Dunkeln, bevor Sie zum Licht führen. Und schließlich: Bestätigen Sie Klientinnen immer wieder. Wenn Sie das Gefühl haben, eine bestimmte Intervention könnte entwertend wirken, dann lassen Sie sie sein. Es gibt immer viele Alternativen. Und wenn Sie einmal einen Klienten tatsächlich entwertet haben, dann entschuldigen Sie sich sofort und erklären Sie Ihre wirklichen Intentionen.

15 Blätter, Flüsse, Wolken und Himmel

MEDITATIVE DEFUSION

»Lassen Sie mich mit diesem Hippie-Mist in Ruhe!« Hat Ihnen schon einmal eine Klientin so was gesagt? Mir schon, bei mehreren Gelegenheiten – und immer als Reaktion auf das Wort »Meditation«. Das Problem ist, dass »Meditation« ein so belasteter Begriff ist. Er beschwört Bilder von Hippies herauf, die »Om« chanten, von Weihrauchstäbchen und brennenden Kerzen, Gurus und buddhistischen Mönchen. Oder er löst Assoziationen mit anderen Worten wie »langweilig« und »schwierig« aus. Das ist der Grund, weshalb ich jetzt über Kompetenzen im Lösen von Fusion statt über Achtsamkeitsmeditation spreche.

Wie wir in Kapitel 3 aus einer ACT-Perspektive gesehen haben, ist formale Meditation nur eine Möglichkeit neben hundert anderen, wie man die zentralen Achtsamkeitskompetenzen lernen kann: Defusion, Akzeptanz, flexible Aufmerksamkeit und Selbst als Kontext. Wenn Klienten sich für Meditation oder andere formale Achtsamkeitspraktiken wie Yoga oder Tai-Chi interessieren und sie kennenlernen wollen, ist das toll. Je mehr unsere Klientinnen neue Kompetenzen praktizieren, umso besser – aber es ist ganz sicher nicht etwas, was wir erwarten oder verlangen.

Einige Defusionstechniken sind deutlich meditativer Natur. Dies sind längere Übungen, bei denen wir unsere Gedanken mit Offenheit und Neugier beobachten. Wir nehmen wahr, wie sie in ihrem eigenen Tempo kommen und bleiben und gehen, wir beurteilen sie nicht, halten sie nicht fest und unterdrücken sie nicht. Defusion in Form einer Meditation ist für die meisten Menschen viel schwerer als die kurzen Interventionen, die wir bisher behandelt haben. Wenn wir möchten, dass Klienten sie praktizieren, müssen wir also wirklich erklären, inwiefern sie hilfreich sind.

Wie wird dies helfen?

Wie helfen diese längeren, anspruchsvolleren meditativen Übungen unseren Klientinnen bei den Themen, die sie in die Therapie gebracht haben? Ich erkläre das gern so:

Therapeut: Sie verbringen viel Zeit in Ihrem Kopf mit Sorgen machen *(oder Grübeln, zwanghaftem Denken, Verweilen in der Vergangenheit oder mit anderen kognitiven Prozessen, mit denen die Klientin kämpft)*. Und es sieht so aus, als hätten diese Gedanken Sie sofort im Griff, sobald sie auftauchen. Sie verlieren sich in ihnen. Sie sind dann so in sie verstrickt, dass sie nicht mehr in der Lage sind, Ihre Aufmerksamkeit auf GHI zu richten oder sich in JKL zu engagieren oder auf MNO zu fokussieren. *(GHI, JKL und MNO sind spezifische Aktivitäten, in denen sich der Klient nur mit Mühe engagieren und auf die er kaum fokussieren kann, wenn er sich Sorgen macht, grübelt oder zwanghaft an Gedanken hängt, zum Beispiel ganz bei den Kindern präsent sein oder auf eine bestimmte Aufgabe fokussieren.)* Wie wäre es, wenn Sie an einen Punkt gelangen könnten, an dem diese Gedanken auftauchen und Sie sie vorbeiziehen lassen können, statt sich in sie zu verstricken oder sie festzuhalten – sodass Sie Ihre Aufmerksamkeit ganz GHI oder JKL widmen können?

Klientin: Das wäre gut.

Therapeut: Gut, das Ziel dieser Übung ist, Ihnen zu helfen, genau das zu tun: zu lernen zurückzutreten und Ihre Gedanken wahrzunehmen und zu beobachten, wie sie kommen und gehen, ohne in sie hineingezogen zu werden oder an ihnen festzuhalten.

Klientin: Okay, das macht Sinn.

Therapeut: Sie stärkt auch die anderen Kompetenzen im Lösen aus der Verstrickung, an denen wir gearbeitet haben, macht sie effektiver und erleichtert Ihnen die Anwendung. Es ist ein bisschen wie das Training in einem Fitnessstudio. Die Übungen, die wir bisher gemacht haben, sind wie kleine Gewichte, um Ihre Muskulatur aufzuwärmen. Diese ist eher mit Schwergewicht zu vergleichen.

Samen für Selbst als Kontext säen

Selbst als Kontext, besser bekannt als das *wahrnehmende Selbst* oder das *beobachtende Selbst* ist eng mit Defusion verbunden. Der erste Schritt der Defusion besteht immer darin, dass Sie Ihre Gedanken wahrnehmen. Was ist also dieser Aspekt von Ihnen, der wahrnimmt? Dieser »Teil, der wahrnimmt«, ist implizit in allen Achtsamkeitsübungen, nicht nur bei der Defusion, weil sie alle, in ihrem Kern aus Wahrnehmen bestehen. Wir können also früh in der Therapie anfangen, die Samen für die explizite Arbeit am Selbst als Kontext (SAK) zu säen, ohne eine große Sache daraus zu machen. In späteren Sitzungen können wir diese Samen dann bewässern, wenn wir wollen, dass sie aufgehen.

Eine Möglichkeit, wie wir diese Samen schon früh säen können, besteht darin, SAK in Form einer beiläufigen Bemerkung im Zusammenhang mit einer anderen Intervention zu erwähnen. Wenn ich zum Beispiel zum ersten Mal für eine Klientin die Übung *Anker werfen* anleite, sage ich, wenn ich sie aufgefordert habe, »x wahrzunehmen, y wahrzunehmen, z wahrzunehmen« ganz beiläufig: »Es gibt also einen Teil von Ihnen, der alles wahrnehmen kann.«

Ich füge dann oft hinzu: »Und diesen Teil von Ihnen werden wir während unserer ganzen gemeinsamen Arbeit verwenden …, damit er Ihnen auf verschiedene Weise hilft.«

Der Klient wird dann meistens nicken oder sagen: »Aha«. Manchmal kommt es vor, dass er verständnislos oder verwirrt wirkt, aber das macht nichts. An diesem Punkt möchte ich SAK nicht thematisieren, ich säe nur Samen für spätere Arbeit. Wenn die Klientin nicht nachhakt: »Ich weiß nicht, was Sie meinen!« oder Ähnliches sagt, gehe ich nicht darauf ein. Ich mache einfach mit der Übung weiter, mit der wir gerade beschäftigt sind.

Man kann SAK-Samen leicht im Zusammenhang mit einer Achtsamkeitsübung säen, sei es Defusion, Akzeptanz oder Kontakt mit dem gegenwärtigen Moment, wenn man Sätze wie diese verwendet:

- »Wenn Sie x wahrnehmen, seien Sie sich bewusst, dass Sie wahrnehmen.«
- »Da ist x und ein Teil von Ihnen, der x wahrnimmt.«

Später werde ich noch mehr zu diesem Thema sagen. Im Moment fordere ich Sie einfach auf, auf diese »Samen für SAK« zu achten, wenn sie Ihnen in vielen Skripten begegnen, die in diesem und den nächsten Kapiteln folgen und in die sie »eingepflanzt« sind.

Vorbereitung für Blätter auf einem Fluss

Die Übung *Blätter auf einem Fluss* erscheint auf den ersten Blick häufig einfach. Man sieht einen langsam fließenden Fluss mit Blättern auf der Wasseroberfläche vor sich, und man richtet die Aufmerksamkeit auf die Blätter und lässt sie vorbeitreiben. Es ist aber leicht, bei dieser Übung Probleme zu bekommen, daher möchte ich Ihnen ein paar Hinweise geben, um sie effektiver zu machen.

Nichtvisuelle Möglichkeiten anbieten

Erstens ist es vor dem Hintergrund, dass zu der Übung Visualisieren gehört, eine gute Idee, Ihre Klienten zu fragen, ob dies etwas ist, was ihnen leicht fällt. Etwa einer von zehn findet Visualisierung extrem schwierig, wenn nicht unmöglich (zu der Gruppe gehöre ich selbst). In dem Fall müssen wir eine nichtvisuelle Alternative anbieten. Eine gute Möglichkeit wäre, einfach die Augen zu schließen, und statt zu versuchen, sich einen Fluss und Blätter vorzustellen, einfach den schwarzen Raum hinter ihren Augenlidern zu benutzen. (Eine andere Option wäre, statt dieser Übung die Übung *Ihre Gedanken hören* zu verwenden, die weiter unten in diesem Kapitel besprochen wird.)

Lass es kommen und bleiben und gehen

Der Ausdruck »es loslassen« wird (von Klientinnen und Therapeuten) häufig im Sinn von »es *weg*gehen lassen« missverstanden. Das beruht auf der Annahme, dass der Gedanke vorbeigeht, verschwindet. Und ja, das passiert auch häufig. Die meisten Gedanken kommen und gehen ziemlich schnell wieder. Aber manchmal bleiben sie ziemlich lange. Defusion bedeutet nicht, dass Gedanken verschwinden; es bedeutet, dass sie uns nicht beherrschen. Aus diesem Grund empfehle ich, statt der Wendung »es loslassen« Sätze zu sagen wie: »Lassen Sie Gedanken kommen und bleiben und gehen, in ihrem eigenen Tempo, wie es ihnen gefällt.«

Denken Sie daran, dass das Ziel der Übung darin besteht zu lernen, wie Sie einen Schritt zurücktreten und den Fluss Ihrer Gedanken beobachten können Es besteht nicht darin zu erreichen, dass sie weggehen. Wenn der Klient also anfängt, den Strom schneller fließen zu lassen und zu versuchen, die Gedanken wegzuspülen, wird aus einer Achtsamkeitsübung Erlebnisvermeidung. Das ist der Grund, weshalb ich Kommentare wie diesen hinzufügen möchte: »Es ist okay, wenn die Blätter hängen bleiben und sich stauen, oder wenn der Fluss aufhört zu fließen. Beobachten Sie einfach weiter.«

Positiv und negativ einschließen

Betonen Sie, dass wir bei dieser Übung darauf zielen, alle unsere Gedanken auf Blätter oder schwarzen Raum zu legen: positive und negative, optimistische und pessimistische, frohe und traurige. Sie könnten zu der Klientin sagen: »Die Kompetenz, die wir lernen, besteht darin, den Strom unserer Gedanken zu beobachten, ohne in ihn hineingezogen zu werden. Dass wir beobachten, wie sie kommen und gehen, ohne sie festzuhalten. Wenn also ein positiver oder froher Gedanke auftaucht, und Sie sagen: ›Oh, den Gedanken lege ich auf kein Blatt. Ich will nicht, dass er wegtreibt‹, dann lernen Sie nicht wirklich diese Kunst der Beobachtung Ihrer Gedanken.«

Kreativität einladen

Laden Sie Klienten dazu ein, die Übung kreativ zu modifizieren: Vielleicht ziehen Sie es vor, Koffer auf dem Förderband, Wolken am Himmel, Teller auf einem Sushi-Laufband oder Wagen in einem Zug zu benutzen. Eine meiner Klientinnen war ein Fan von *Star Wars*, und erinnern Sie sich, wie die Buchstaben im Vorspann dieser Filme nach oben treiben? Das hat sie mit ihren Gedanken gemacht. Einem anderen Klienten schwirrten so viele Gedanken durch den Kopf, dass die Blätter da nicht mitkamen, also veränderte er das Bild und nahm Baumstämme, die einen Fluss hinunter trieben.

Machen Sie dies nicht während eines geschäftlichen Termins

Bei allen Übungen im Stil einer Meditation ist es klug, etwa Folgendes zu sagen. »Natürlich würde man das nicht gut bei einem geschäftlichen Termin oder einem sozialen Ereignis oder in einer schwierigen Situation bei der Arbeit oder zu Hause machen. Dies ist etwas, was man außerhalb solcher schwierigen Situationen praktiziert, um Kompetenzen im Lösen einer Fusion aufzubauen. In solchen Situationen geht es darum, dass man die Fusion schnell löst, sich erdet und den Fokus wieder auf die aktuelle Aufgabe legt. Das wird viel leichter zu machen sein, wenn man diese Fertigkeiten außerhalb solcher Situationen übt.«

Eventuell *Anker werfen* und Samen säen

Wir können leicht jede formale Meditationsübung mit *Anker werfen* anfangen und beenden und zugleich Samen für *Selbst als Kontext* säen. Dies ist natürlich nur eine Möglichkeit, aber ich empfehle Ihnen, es auszuprobieren und zu schauen, was passiert. Unten finden Sie ein Beispiel dafür, wie Sie das tun könnten, und danach kommen wir zur Hauptübung. Die Auslassungspunkte zeigen eine Pause von drei bis fünf Sekunden an, bei längeren ist die vorgeschlagene Dauer in Klammern angegeben. (Anmerkung: Alle Zeitangaben sind nur grobe Hinweise. Es geht darum, flexibel zu sein – kürzen und verlängern Sie die Pausen wie nötig.)

Therapeutin: Ich schlage Ihnen vor, im Sitzen eine aufrechte Haltung einzunehmen … und lassen Sie Ihre Schultern sinken … und richten Sie Ihre Wirbelsäule auf … und sitzen Sie ein wenig vorne auf Ihrem Stuhl … und stützen Sie Ihren Rücken … und schließen Sie Ihre Augen entweder oder richten Sie sie auf einen Punkt vor Ihnen … und nehmen Sie eine innere Haltung der Neugier ein … als wären Sie ein neugieriges Kind, das etwas tut, was es noch nie gemacht hat, als würde es ein Abenteuer vor sich haben und sich fragen, was es wohl entdecken wird.

Und mit diesem Gefühl der Neugier nehmen Sie sich einen Moment Zeit, um wahrzunehmen, welche Gedanken und Gefühle da sind … und erkennen Sie einfach an, dass sie da sind, ohne zu versuchen, sie irgendwie zu verändern … und nehmen Sie wieder neugierig wahr, wie Sie sitzen … spüren Sie Ihren Körper … nehmen Sie wahr, wo Ihre Füße sind … Ihre Hände … Ihre Schultern … und Ihr Hals … nehmen Sie

Ihre Wirbelsäule wahr, und ob sie gerade ist oder nicht ... und ob Ihre Augen offen oder geschlossen sind. Nehmen Sie wahr, was Sie sehen können ... und nehmen Sie wahr, was Sie hören können ... und nehmen Sie wahr, was Sie schmecken und riechen können, oder die Sinnesempfindungen in Ihrer Nase und in Ihrem Mund ... und nehmen Sie wahr, wo Ihre Hände sind und was sie berühren ... und nehmen Sie wahr, was Ihr Verstand tut ... ist er still oder schwatzt er? ... und nehmen Sie wahr, was Sie fühlen ... und nehmen Sie wahr, was Sie tun ...

(Samen pflanzen für Selbst als Kontext.) Es gibt also einen Teil von Ihnen, der alles wahrnimmt ... alles, was Sie in jedem Moment sehen, hören, berühren, schmecken, riechen, denken, fühlen und tun ... und Sie werden diesen Teil von Ihnen bei dieser Übung benutzen, um einen Schritt zurückzutreten und Ihren Verstand in Aktion zu beobachten ... um Ihre Gedanken zu beobachten, wie sie kommen und bleiben und gehen ... und als Hilfe dabei, das zu tun, lade ich Sie ein, sich einen langsam fließenden Fluss vorzustellen ...

—

Wenn Sie keine Samen für SAK säen möchten, lassen Sie die Stelle, an der Sie den Teil erwähnen, der wahrnimmt, einfach weg.

Jetzt die Übung selbst (und eine Alternative)

Unabhängig davon, ob Sie die oben vorgeschlagene Einleitung verwenden wollen, folgt nun die eigentliche Übung.

ÜBUNG: BLÄTTER AUF EINEM FLUSS

1. Nehmen Sie eine bequeme Haltung ein und schließen Sie entweder die Augen oder richten Sie Ihren Blick auf einen Punkt vor sich.

2. Stellen Sie sich vor, Sie säßen am Ufer eines sanft dahinfließenden Flusses, auf dessen Wasseroberfläche Blätter treiben. Ihrer Fantasie sind hier keine Grenzen gesetzt. *(10 Sekunden Pause.)*

3. Nehmen Sie in den nächsten paar Minuten jeden Gedanken, der in Ihrem Kopf auftaucht, legen Sie ihn auf ein Blatt und lassen Sie ihn vorbeitreiben. Dabei spielt es keine Rolle, ob die Gedanken positiv oder negativ, angenehm oder schmerzlich sind. Legen Sie selbst die wundervollsten Gedanken auf ein Blatt und lassen Sie sie davontreiben. *(10 Sekunden Pause.)*

4. Reißt Ihr Gedankenstrom ab, betrachten Sie einfach den Fluss. Früher oder später wird er wieder einsetzen. *(20 Sekunden Pause.)*

5. Lassen Sie den Fluss in seinem eigenen Tempo fließen. Beschleunigen Sie den Lauf des Wassers nicht und versuchen Sie nicht, die Blätter wegzuschwemmen, sondern lassen Sie sie in ihrer eigenen Zeit kommen und gehen. *(20 Sekunden Pause.)*

6. Wenn Ihr Verstand meint, dass ihm dies zu blöd sei oder er das nicht könne, legen Sie diese Gedanken ebenfalls auf ein Blatt. *(20 Sekunden Pause.)*

7. Bleibt ein Blatt hängen, lassen Sie es zu. Zwingen Sie sich nicht, es davontreiben zu sehen. *(20 Sekunden Pause.)*

8. *(Ein optionaler Zusatz: Einführung von Akzeptanz)* Taucht ein schwieriges Gefühl wie Langeweile oder Ungeduld auf, nehmen Sie es einfach zur Kenntnis. Sagen Sie zu sich: »Ich nehme Langeweile wahr« oder »Ich nehme Ungeduld wahr«. Legen Sie die Begriffe dann auf ein Blatt und lassen Sie das Blatt davontreiben.

9. Von Zeit zu Zeit werden Ihre Gedanken Sie in Beschlag nehmen und Sie die Übung aus den Augen verlieren lassen. Das ist normal und natürlich und wird immer wieder geschehen. Sobald Sie es bemerken, nehmen Sie es freundlich zur Kenntnis und kehren Sie dann zur Übung zurück.

Setzen Sie die Übung nach Anweisung 9 noch einige Minuten fort und unterbrechen Sie die Stille regelmäßig mit folgendem Hinweis: »Ihre Gedanken werden Sie immer mal wieder in Beschlag nehmen. Das ist ganz normal. Sobald Sie es bemerken, beginnen Sie die Übung von vorn.«

Sie können die Übung zum Beispiel mit einer weiteren Runde *Anker werfen* oder mit folgender einfachen Anleitung abschließen: »Bringen Sie die Übung jetzt zu einem Ende … nehmen Sie eine aufrechte Sitzposition ein … und öffnen Sie die Augen. Schauen Sie sich im Raum um. … Nehmen Sie wahr, was Sie sehen und hören können … und strecken Sie sich. Herzlich willkommen.«

Nachdem Sie die Übung Blätter auf einem Fluss angeleitet haben, besprechen Sie sie anschließend mit dem Klienten: Welche Art von Gedanken haben ihn in Beschlag genommen? Wie war es, die Gedanken kommen und gehen zu lassen, ohne sie festzuhalten? Gab es Gedanken, die er nur schwer loslassen konnte? Hat die Klientin die Strömung beschleunigt, um die Gedanken wegzuschwemmen? (Wenn das so war, müssen wir deutlich machen, dass wir nicht versuchen, diese Gedanken zu vertreiben, wir beobachten einfach, was sie tun.) Sieht sie, dass dies das Gegenteil von Grübeln, Sorgen machen, Kreisen in Gedanken ist und daher zur Unterbrechung solcher Gewohnheiten genutzt werden kann?

Eine kürzere, einfachere Alternative zu Blätter auf einem Fluss ist folgende Übung:

GEDANKEN BEOBACHTEN

Diese Übung beginnt mit einer kurzen Runde *Anker werfen* und der Metapher des neugierigen Kindes wie oben (und wenn gewünscht mit einer ähnlichen Anleitung zu »Säen der Samen«). Wenn der Klient einmal geerdet und mit Neugier aufmerksam ist, sind dies die nächsten Anleitungen:

1. Richten Sie diese neugierige Aufmerksamkeit auf Ihre Gedanken und schauen Sie, ob Sie wahrnehmen können: Wo sind Ihre Gedanken? … Wo

könnten Sie im Raum lokalisiert sein? *(10 Sekunden Pause.)* Falls Ihre Gedanken wie eine Stimme sind, wo ist sie lokalisiert? … Ist sie im Zentrum Ihres Kopfes oder oben oder unten oder an einer Seite? *(10 Sekunden Pause.)*

2. Nehmen Sie die Form Ihrer Gedanken wahr: Sind es eher Bilder, Worte oder Geräusche? *(10 Sekunden Pause.)*
3. Bewegen sich Ihre Gedanken oder sind sie unbeweglich? Wenn sie sich bewegen – mit welcher Geschwindigkeit und in welcher Richtung bewegen sie sich? Wenn sie unbeweglich sind, wo befinden sie sich dann?
4. Was befindet sich über und unter Ihren Gedanken? Sind Lücken zwischen ihnen?
5. Beobachten Sie in den nächsten Minuten, wie Ihre Gedanken kommen und gehen – wie ein wissbegieriges Kind, dem so etwas noch nie begegnet ist.

—

Der Rest der Anleitungen und die Nachbesprechung sind ziemlich gleich wie bei Blätter auf einem Fluss.

Kreativität mit Übungen

Bei jeder meditativen Übung können wir den Akzent auf einen zentralen Achtsamkeitsprozess legen, den wir betonen möchten: Defusion, Akzeptanz, Kontakt mit dem gegenwärtigen Moment oder das wahrnehmende Selbst. Wir können bei jeder Achtsamkeitsübung den Akzent auf Defusion legen, indem wir (a) Kommentare hinzufügen wie »Nehmen Sie wahr, wie Ihr Verstand Sie in den Griff bekommt« oder »Sobald Sie merken, dass Ihr Verstand Sie im Griff hat, erkennen Sie das an, lösen Sie sich aus der Verstrickung und fokussieren Sie neu« und (b) Metaphern über »kommen, bleiben und gehen lassen Ihrer Gedanken« hinzufügen, wie in den folgenden Beispielen.
Lassen Sie Ihre Gedanken kommen und bleiben und gehen wie:

- Autos, die draußen an Ihrem Haus vorbei fahren;
- Wolken, die am Himmel ziehen;
- Leute, die auf der anderen Seite der Straße gehen;
- Wellen, die sanft am Strand auslaufen;
- Vögel, die am Himmel fliegen; oder
- Züge, die in den und aus dem Bahnhof fahren.

Wie lang sollten meditative Übungen sein?

Machen Sie Ihre Übungen in ACT so lang oder so kurz, wie sie sein müssen, damit sie (a) die Bedürfnissen der Situation erfüllen und (b) den Fähigkeiten der Klientin entsprechen. Wenn Sie keine Ahnung haben, wie der Klient mit der Übung zurechtkommt, beginnen Sie mit einer vier- oder fünfminütigen Version als Test und modifizieren Sie sie danach entsprechend der Reaktion der Klientin. Wenn Sie aber die Vermutung haben, dass Ihr Klient mit einer so langen Übung Mühe hat, verkürzen Sie sie, und wenn Sie vermuten, dass er mit einer längeren umgehen kann, verlängern Sie sie. Alle meditativen Übungen in der ACT können auf zwei oder drei Minuten verkürzt oder auf bis zu 20 oder 30 Minuten verlängert werden.

AUFGABEN

Bevor Sie Klientinnen diese Übungen anbieten, ist es wichtig, dass Sie selbst sie durch und durch kennen. Daher ist Ihre Aufgabe, sollten Sie sich dafür entscheiden sie anzunehmen:

- diese Skripte zu proben (mindestens innerlich, aber am besten laut), damit Sie ein Gefühl für die Sprache bekommen, und sie so zu modifizieren, dass sie zu Ihrem Stil passt, und

- diese Übungen mit sich selbst auszuprobieren, damit Sie wissen, worum es geht, denn welche Schwierigkeiten Sie mit diesen Übungen auch haben sollten, sie werden denen Ihrer Klientinnen wahrscheinlich ähneln.

WAS SIE MITNEHMEN KÖNNEN

Es ist häufig nützlich, Klienten meditative Übungen zu geben, zu denen »Beobachten von Gedanken« (oder »Lauschen auf Gedanken«) als ein Gegenmittel gegen Grübeln, sorgenvolle Gedanken und Ähnlichem gehört. Wir müssen aber immer klar in Bezug auf den Sinn sein – auf welche Weise kann diese Übung der Klientin bei ihren Problemen helfen? Und wir sollten die Übung immer anpassen, damit sie zu ihr passt: sie verkürzen oder verlängern, die Metapher verändern oder die Betonung vom Sehen von Gedanken zum Hören von Gedanken verschieben. Wir sollten die Übung immer sorgfältig nachbesprechen und dafür sorgen, dass der Klient sie mit seinen Problemen in Verbindung bringen kann. Und schließlich sollten wir ihm dann, in der Annahme, dass er den potenziellen Nutzen der Übung sehen kann, empfehlen, sie zwischen den Sitzungen zu praktizieren. (Wir schauen im nächsten Kapitel an, wie man das am besten macht.)

16 »Überfrachtung mit Techniken« und andere Risiken

DES GUTEN ZU VIEL

Haben Sie schon einmal »Überfrachtung mit Techniken« erlebt? Das kann ziemlich überwältigend sein. Sie sind in einer Sitzung, und es fühlt sich an, als schwirrten unzählige Techniken in Ihrem Kopf, und Sie wissen nicht, für welche Sie sich entscheiden sollen. Die Sitzung wird immer holpriger, und Ihr Verstand fängt an zu sagen: *Ich bin ein miserabler Therapeut, ich weiß nicht, was ich machen soll, ich werde das hier vergeigen.* An diesem Punkt hören viele Therapeuten auf, dem ACT-Modell zu folgen, gehen zu unterstützender Beratung über oder greifen auf andere Therapiemodelle zurück, die sie leichter finden.

Wir beginnen dieses Kapitel damit, dass wir eine tolle Möglichkeit beschreiben, wie man eine Überfrachtung mit Technik vermeiden kann. Dann gehen wir einen ganzen Stapel praktischer Tipps durch, die für alle erfahrungsorientierten Übungen und Achtsamkeitspraktiken gelten. Wenn ich diese Tipps an jedes Kapitel anhängen würde, wäre dieses Buch voller Redundanzen und ziemlich dick (ein bisschen wie ich, könnte man sagen). Daher fasse ich sie alle in diesem Kapitel zusammen.

Zunächst zur Überbetonung der Technik. Hier ein sehr guter Tipp, den ich bei Kirk Strosahl gefunden habe, einem der Pioniere der ACT. Wählen Sie für jeden der sechs Kernprozesse drei zentrale Techniken aus – Hilfsmittel, Arbeitsblätter, Übungen, Metaphern, Praktiken, Fragen und so weiter – und benutzen Sie sie immer wieder, bis Sie mit ihnen wirklich vertraut sind. Dadurch bekommen Sie eine Kernausstattung von 18 Interventionen, die für unzählige Probleme kombiniert, angepasst und hinzugenommen werden können. (Mit ein wenig Fantasie können die meisten Techniken für einige verschiedene Prozesse verwendet werden.) Diese 18 Interventionen bilden dann Ihren persönlichen Werkzeugkasten.

Unten stelle ich Ihnen meinen persönlichen Werkzeugkasten vor, aber nicht mit dem Anspruch, er sei »richtig« oder »besser« als der einer anderen Therapeutin, sondern nur als Beispiel. (Bis zu dieser Stelle dieses Buches haben wir erst ein paar der erwähnten Techniken behandelt, aber keine Sorge – am Ende werden Sie sie alle kennen.)

Kernprozess	*Techniken*		
Defusion	Die Geschichte benennen	Hände als Gedanken und Gefühle	»Mir kommt der Gedanke, dass …«
Akzeptanz	Ein Blatt Papier wegschieben	Beobachten, atmen, expandieren und zulassen	Mitfühlende Hand
Kontakt mit dem gegenwärtigen Moment	X wahrnehmen	Achtsamkeit der Hand	Anker werfen
Selbst als Kontext	Leben als Theaterstück	Himmel und Wetter	Nehmen Sie wahr, dass Sie wahrnehmen
Werte	Aromatisieren und genießen	Ins Schwarze treffen	Bildkarten für Werte
Engagiertes Handeln	SMARTe Ziele	Der Punkt der Entscheidung	Hinbewegungen

Ich empfehle Ihnen, Ihre eigene Version der Tafel herzustellen und sie auszufüllen, während Sie das Buch durcharbeiten: Identifizieren Sie Ihre Lieblingsmetaphern, -arbeitsblätter und -übungen für die sechs Kernprozesse. Ich empfehle Ihnen, das auf einem Computer und nicht auf Papier zu tun, denn Sie werden Ihre Meinung wahrscheinlich ziemlich häufig ändern. Schauen Sie, ob Sie wenigstens ein paar Wochen lang Ihre Arbeit darauf beschränken können, mit diesen 18 Interventionen zu spielen, bis sie Ihnen so vertraut sind, dass sie Ihnen von selbst und ohne, dass Sie nachdenken müssen, einfallen.

Wenn Sie das getan haben, können Sie Ihrem Repertoire neue Techniken hinzufügen, eine nach der anderen, und schauen, wie sie wirken und wie sie Ihnen gefallen. Das Schöne an der ACT ist, dass keine Notwendigkeit besteht, sich jemals mit einer Technik oder mit einer Übung zu langweilen, da es zahllose Alternativen gibt.

PRAKTISCHER TIPPS FÜR ERFAHRUNGSORIENTIERTE ÜBUNGEN

Als Nächstes folgen Tipps für die Praxis, die für praktisch alle erfahrungsorientierten Übungen von Bedeutung sind, die Sie einmal anleiten werden. Ich hoffe, Sie kommen immer dann auf dieses Kapitel zurück, wenn Sie bei der Arbeit mit Erfahrung auf Probleme stoßen.

Vergewissern Sie sich, wie es Ihren Klientinnen geht

Wenn Sie in der Einzelarbeit mit Klienten Übungen anleiten, fragen Sie sie regelmäßig (besonders bei längeren Übungen): »Wie geht es Ihnen hiermit? Was taucht bei Ihnen auf? Ist Ihr Verstand ganz dabei oder stört er? Ist es okay, wenn wir weitermachen?« Wenn Ihre Klientin Mühe hat, pausieren Sie mit der Übung und untersuchen Sie ihre Reaktion, wie unten unter »Wenn Dinge schiefgehen« besprochen.

Gehen Sie langsam vor

Wenn man einen Klienten bei einer Übung begleitet, kann es leicht passieren, dass man zu schnell ist, aber fast unmöglich, zu langsam vorzugehen. Gehen Sie also eher langsamer vor, als Ihr Gefühl Ihnen eingibt. Und im Zweifel fragen Sie die Klientin: »Bin ich für Sie zu schnell oder bin ich zu langsam, oder ist es so richtig?«

Spielen, adaptieren, erfinden Sie

Ich hoffe, es macht Ihnen ein wenig Spaß, wenn Sie alle diese neuen ACT-Kompetenzen kennenlernen. Sie sollten mit diesen Techniken »spielen«, sie anpassen, modifizieren und neu erfinden. Verändern Sie die Worte, verändern Sie die Bilder und auch die verwendeten Gegenstände. Wenn Sie achtsames Fokussieren auf die Atmung nicht mögen, gibt es etwa 10.000 andere Dinge, auf die Sie stattdessen Ihre Aufmerksamkeit richten können. Ich habe mich sofort in das ACT-Modell verliebt – aber nicht in viele der »klassischen« Techniken (z. B. in die, die in den ersten ACT-Protokollen verwendet wurden). Zum Beispiel habe ich als ACT-Neuling schnell aufgehört, »Klassiker« wie Mensch im Loch und Fahrgäste im Bus zu verwenden, und zwar aus dem einfachen Grund, weil ich diese Metaphern für meinen Geschmack zu lang und zu kompliziert gefunden habe. Aber das bin nur ich. In der ACT-Welt gibt es eine Menge Leute, die die Klassiker lieben, und man stößt auf sie in den meisten Lehrbüchern und Therapieprotokollen. Daher muss jede für sich finden, was für sie geht. Ich habe stattdessen angefangen, meine eigenen Techniken zu erfinden und die existierenden zu modifizieren und anderen Modellen Techniken zu entnehmen, aber sie anzupassen, damit sie mit ACT kongruent sind. Ich habe alles so angepasst, dass es zu meiner eigenen Ausdrucksweise und zu meinem Arbeitsstil passt. Und ich möchte Sie wirklich ermutigen, dasselbe zu machen (ja wirklich!).

(Übrigens habe ich in der ersten Auflage meines ersten Buches, *Raus aus der Glücksfalle* [Harris, 2014] *Fahrgäste im Bus* tatsächlich benutzt. Das habe ich gemacht, weil sich diese Übung, da ich sie in kleine Teile und Stücke aufgeteilt nach und nach im Text des ganzen Buches eingeführt habe, nicht mehr lang oder kompliziert angefühlt hat. Aber sogar dann habe ich einfach aus Lust am Erfinden »Dämonen im Boot« aus ihr gemacht. In ähnlicher Weise ist die Idee, Klientinnen als »Regenbögen, nicht Hindernisse« zu sehen, meine Version der klassischen Metapher des Psychologen Kelly Wilson, Klienten als »Sonnenuntergänge, nicht mathematische Probleme« zu sehen. Adaptieren und modifizieren Sie also bitte nach Herzenslust.)

Improvisieren Sie

Alle ACT-Lehrbücher enthalten Transkripte für Übungen. Bitte lesen Sie nicht wörtlich aus dem Skript ab, das würde gestelzt, seltsam oder künstlich klingen. Improvisieren Sie um das Skript herum. Benutzen Sie es als Bezugspunkt, aber drücken Sie alles mit Ihren eigenen Worten aus. Wenn Sie Sätze, Begriffe, Bilder oder Metaphern haben, die Ihnen besser oder natürlicher als die im Skript erscheinen, benutzen Sie Ihre eigenen.

Kombinieren Sie Übungen

Sie können Teile einer Übung oder Technik nehmen und sie aneinanderfügen. Zum Beispiel könnten Sie bei der Übung *Anker werfen* nach einer Anleitung wie »Nehmen Sie A und B und C und D und E wahr« hinzufügen: »Es gibt also einen Teil von Ihnen, der alles wahrnimmt«, als Samen für die zukünftige Arbeit an Selbst als Kontext. In ähnlicher Weise ist es häufig nützlich, längere Achtsamkeitsübungen mit ein wenig *Anker werfen* oder einer kurzen Übung zur Verbundenheit mit Werten zu beenden.

Nehmen Sie Ihre Übungen auf

Sie können leicht einen Stapel an Achtsamkeitsübungen und Übungen zu Werten finden, die schon aufgenommen sind, und sie Ihren Klienten geben. (Zum Beispiel habe ich ziemlich viele kostenlose Übungsanleitungen, die Sie auf der Smartphone-App »ACT-Companion« hören können, und noch mehr kann man als MP3 bei www.actmindfully.com.au kaufen.) Es ist jedoch weit besser, wenn Sie Ihre eigenen Übungen aufnehmen und sie Ihren Klientinnen geben, weil sie gewöhnlich eine viel tiefere Verbindung mit Ihrer Stimme haben als mit der von jemandem, dem sie nie begegnet sind. Sie können Übungen außerhalb der Sitzungen aufnehmen oder dann, wenn Sie sie in einer Sitzung einsetzen. Sie können das leicht mit fast jedem Smartphone oder Laptop machen. Googeln Sie einfach »Ton aufnehmen mit« gefolgt von dem Namen des Gerätes, das Sie benutzen. Da werden Sie erfahren, wie Sie das machen können. Sie können dann die Aufnahmen Ihrem Klienten per E-Mail, SMS oder USB-Stick zukommen lassen. (Sie können gern alle Skripte in diesem Buch als Grundlage für Aufnahmen verwenden.)

Sorgen Sie für Klarheit

Sie haben vielleicht gemerkt, dass ich immer wieder betone, wie wichtig Klarheit ist. Ich tue das, weil es unter ACT-Neulingen wie auch alten ACT-Hasen ein so großes Thema ist. Allzu oft fordern Therapeutinnen Klienten ohne eine klare Begründung auf, ungewöhnliche Übungen zu machen (die häufig schwierig und anspruchsvoll sind). Es lohnt sich aber, sich die Zeit zu nehmen, diese Interventionen deutlich mit den spezifischen Problemen der Klientin zu verknüpfen und dafür zu sorgen, dass sie versteht, warum dies relevant und hilfreich dafür ist, ihre Probleme zu lösen und ihre Therapieziele zu erreichen.

Prüfen Sie bei jeder Technik, die Sie verwenden möchten: Sind Sie sich über den Zweck im Klaren? Bei welchen spezifischen Zielen des Klienten wird diese Technik wahrscheinlich hilfreich sein und inwiefern wird sie das sein? Wären Sie in der Lage, diese Fragen zu beantworten, wenn die Klientin Sie fragen sollte? Wenn nicht, haben Sie Hausarbeit vor sich; Sie sollten diese Techniken nicht verwenden, bevor Sie sich selbst über sie im Klaren sind.

Derselbe Vorbehalt gilt für Metaphern: Welche spezifische Einsicht erhoffen Sie sich für den Klienten und wie ist sie mit seinen Therapiezielen verknüpft? Achten Sie auf die verbreitete Falle für Therapeutinnen, die etwas flapsig »Zweckentfremdung von Metaphern« genannt wird. Dies passiert dann, wenn der Therapeut, dem nicht wirklich klar ist, was er erreichen will, in der Hoffnung Metapher nach Metapher über der Klientin ausschüttet, dass eine sie schon erreicht. Das führt selten zu etwas Nützlichem. Verwenden Sie Ihre Metaphern sparsam und präzise und im Einklang mit den Therapiezielen des Klienten.

Nachbesprechung

Es ist sehr wichtig, erfahrungsorientierte Übungen nachzubesprechen, nachdem sie beendet sind. Nützliche Fragen sind unter anderen folgende:

- Wie war das für Sie?
- Was ist passiert?
- Welche Gefühle sind aufgetaucht? Haben Sie mit ihnen gekämpft? Haben Sie sich in sie verstrickt?
- Was hat Ihr Verstand gemacht? Was hat er gesagt? War er hilfreich oder ein Hindernis?
- Ist es an irgendeinem Punkt zu einer Verstrickung gekommen? Wodurch? Und was ist dann passiert? Ist es Ihnen gelungen, sich aus der Verstrickung zu befreien? Wie haben Sie das gemacht?
- Was war für Sie dabei nützlich oder was hat Ihnen geholfen?

- Sehen Sie eine Verbindung zwischen dem und ABC? (ABC = ein Problem der Klientin oder ein früher benanntes Therapieziel.)
- Wie könnte Ihnen dies bei ABC helfen?

Die letzte Frage – »Wie könnte Ihnen dies bei … (einem spezifischen Problem oder Therapieziel) helfen?« – ist sehr wichtig. Wenn der Klient sagt: »Ich weiß nicht!«, dann müssen Sie sich die Zeit nehmen, um es zu klären.

Machen Sie eine Übung zu einer »Hausaufgabe«

Zur Erinnerung: Benutzen Sie mit Klientinnen nicht das Wort »Hausaufgabe«, fast niemand mag das. Verwenden Sie Worte wie »üben«, »ausprobieren«, »experimentieren« oder »spielen mit«. Nachdem wir in einer Sitzung erfahrungsorientierte Übungen gemacht haben, besprechen wir sie, wie Sie wissen, und wir fragen: »Wie kann Ihnen dies bei ABC helfen?« Wenn die Klientin darauf eine gute Antwort gibt, die zeigt, dass sie das Ziel und das Potenzial der Übung versteht, ihr bei ihren Therapiezielen zu helfen, können wir diese Übung als Aufgabe für die Arbeit zu Hause mitgeben. Wenn die Übung zum Beispiel achtsame Atmung oder eine Reise durch den Körper oder Blätter auf einem Fluss war, können wir fragen:

»Angenommen, dies könnte Ihnen bei ABC helfen, wären Sie bereit, diese Übung außerhalb dieser Sitzung zu machen?« Wenn die Antwort Ja lautet, können wir weitergehen und fragen: »Wann werden Sie sie machen? Wo werden Sie sie machen? Wie lange? Wie oft?« und so weiter. Und wenn der Klient dazu bereit ist, ist es eine gute Idee, ihn dazuzubringen, das Ergebnis der Übung auf einem Arbeitsblatt oder in einem Tagebuch festzuhalten.

Stellen Sie einen Kontext für Experimente und Neugier her

Wenn Sie erfahrungsorientierte Übungen einführen, ist es eine gute Idee, wenn Sie von »Experimenten« sprechen. Die Realität ist, dass wir nie mit Sicherheit wissen, was das Ergebnis einer Übung, Technik oder Praxis sein wird. Wir sollten offen sein und unsere Klientinnen das wissen lassen. Vor einer Übung könnten wir zum Beispiel sagen: »Ich schlage Ihnen vor, dies auszuprobieren, weil ich denke, dass es Ihnen bei ABC helfen wird. Aber wir können nicht mit Sicherheit wissen, was passiert. Es ist immer ein Experiment. Können wir sie ausprobieren und schauen, was passiert?« So fördert man eine offene, neugierige innere Einstellung (im Klienten wie in der Therapeutin). Wenn wir großzügig von »Experimenten« sprechen, ist es viel leichter, mit Situationen umzugehen, die weniger glücklich verlaufen.

WENN ETWAS SCHIEFGEHT

Früher oder später werden Sie mit Defusion, Akzeptanz oder flexibler Aufmerksamkeit arbeiten, und Ihr Klient wird sich beschweren, dass eine Übung nicht wirkt, oder noch schlechter, dass Ihre Intervention vollkommen fehlschlägt und eine negative Wirkung hat. Aber keine Sorge, solche Momente kann man als Gelegenheiten zum Lernen nutzen und dann schnell wieder den richtigen Weg einschlagen. Schauen wir jedes dieser Szenarios einmal näher an.

Wenn es nicht wirkt

Wenn eine Klientin klagt: »Es wirkt nicht« sollten wir immer mit Offenheit und Neugier reagieren (was gewöhnlich bedeutet, dass wir *Anker werfen* und Raum für unsere eigene Angst machen und uns von unseren eigenen nicht nützlichen Gedanken lösen müssen). Wir könnten etwa sagen: »Oh, das tut mir leid. Können Sie mir sagen, was grade passiert?«

Meistens wird die Antwort des Klienten dann deutlich die Strategie emotionaler Kontrolle verraten: »Mir geht es nicht besser«, »Die Gedanken gehen nicht weg«, »Ich habe noch mehr Angst«, »Ich bin immer noch wütend«, »Die Erinnerung ist immer noch da«, »Ich kann mich nicht entspannen«, »Ich bin immer noch verärgert«.

Die Therapeutin kann dann behutsam nachfragen: »Wenn ich Sie also recht verstehe, haben Sie erwartet, dass diese Übung diese Erinnerung/diesen Gedanken/dieses Gefühl/diese Sinnesempfindung beseitigt?« Der Klient wird gewöhnlich mit Ja antworten (häufig ein bisschen gereizt oder frustriert). Die Therapeutin kann dann antworten: »Das tut mir leid. Ich habe mich offensichtlich in Bezug auf den Zweck der Übung nicht klar ausgedrückt. Sie ist keine Möglichkeit, unerwünschte Gedanken und Gefühle loszuwerden/zu kontrollieren, wie es Ihnen geht/Sie zu entspannen/dafür zu sorgen, dass es Ihnen gut geht.« Der Therapeut rekapituliert dann den Sinn den Übung. Wenn man das für Techniken bei der Arbeit an Defusion und flexibler Aufmerksamkeit tun will, ist die beste Möglichkeit, die ich kenne, die Metapher *Hände als Gedanken und Gefühle* (Kapitel 11). Wenn es um die Arbeit an Akzeptanz und Selbstmitgefühl geht, ist es die Übung *Ein Blatt Papier wegschieben* (Kapitel 9) oder die Metapher Kampfschalter (zu der wir in Kapitel 22 kommen). Wenn wir diese Metaphern verwenden, betonen wir besonders, dass der Gedanke/das Gefühl/die Erinnerung nicht verschwindet. Vielmehr lernen wir eine neue Weise, auf sie zu reagieren, die uns dafür befreit, uns im Leben zu engagieren und Energie darauf zu verwenden, sinnvolle Dinge zu tun.

Wir könnten auch sagen: »Es kann auch mal vorkommen, dass Sie diese Übungen machen und sich diese Gedanken oder Gefühle schnell verändern, verringern oder dass sie verschwinden. Genießen Sie das auf jeden Fall, wenn das passiert – aber erwarten Sie es bitte nicht. Es ist eine angenehme Zugabe, aber nicht das Hauptziel. Wenn Sie diese Technik dazu verwenden wollen zu kontrollieren, wie Sie sich fühlen, oder unerwünschte Gedanken und Gefühle loszuwerden, dann werden Sie gleich wieder hier sein und mir sagen: ›Es wirkt nicht.‹«

Wenn die Klientin darauf negativ reagiert, werden wir natürlich wieder zu kreativer Ratlosigkeit zurückkommen müssen (oder wir müssen sie jetzt einführen, wenn wir sie früher übersprungen haben).

Wenn etwas schrecklich danebengeht

Was aber tun wir, wenn eine Übung nicht wirkt oder nach hinten losgeht? Sicher können wir das Risiko durch Klarheit in Bezug auf den Zweck der Übung verringern (indem wir ihre Verbindung mit Therapiezielen erklären) und sie als ein Experiment vorstellen. Früher oder später aber, gleich wie erfahren oder geschickt wir sein mögen, werden unsere Interventionen danebengehen.

An diesem Punkt ein kurzer Rat: Bleiben Sie ruhig, wenn in einer Therapiesitzung etwas fehlschlägt, falsch läuft oder danebengeht! Natürlich werden wir uns nicht ruhig *fühlen*. Aber wir können ruhig *handeln*. Wir haben vielleicht Angst, sind traurig, frustriert, haben Schuldgefühle oder sind ärgerlich oder wütend; wir haben vielleicht alle möglichen wenig nützlichen Gedanken in Bezug auf uns selbst, den Klienten, die Übung oder auch das ACT-Modell selbst. Aber auch in Anwesenheit all dieser Gedanken und Gefühle können wir immer noch ruhig handeln.

Wir sollten mit anderen Worten in diesen Situationen ACT auf uns selbst anwenden: uns aus der Verschmelzung mit unseren Gedanken darüber, dass wir scheitern könnten, lösen, unserer Angst Raum geben (Kapitel 22), *Anker werfen* und ganz präsent sein. Und auch wenn wir uns nicht ruhig fühlen, können wir die Qualität der Ruhe durch unsere Stimme, unsere Worte, unsere Körperhaltung und unsere Handlungen verkörpern.

Und nicht nur wenden wir selbst *Anker werfen* an, wir helfen Klientinnen auch, desgleichen zu tun. Wenn sie aufgeregt oder verschmolzen sind oder auf irgendeine Weise kämpfen – wenn sie traurig, ärgerlich oder wütend, angstvoll, erschüttert, enttäuscht, frustriert, dissoziiert, überwältigt sind –, können wir versuchen, ihnen beim *Anker werfen* zu helfen. (Wenn wir das noch nicht eingeführt haben, ist jetzt ein guter Moment.) Nach dem *Erden* können wir ein Modell für Offenheit und Neugier sein, wenn wir herauszufinden versuchen, was gerade passiert ist. Wenn wir die Übung als ein Experiment eingeführt haben, können wir jetzt sagen: »Das Experiment ist nun nicht so verlaufen, wie ich gehofft hatte. Das tut mir leid. Es sieht so aus, als hätte es bei Ihnen eine schlechte Reaktion ausgelöst – das ist nicht das, was ich erwartet hatte.«

Danach sollten wir untersuchen, was eigentlich passiert ist. Das Ziel ist dabei, etwas Nützliches in der Erfahrung zu finden: entweder etwas, was für die Therapieziele des Klienten unmittelbar von Bedeutung ist, oder etwas, was allgemeiner für die Entwicklung psychischer Flexibilität von Nutzen ist. Nützliche Fragen könnten zum Beispiel folgende sein:

- Was ist da passiert?
- Welche Gedanken, Gefühle, Erinnerungen sind aufgetaucht?
- Womit hat Sie Ihr Verstand verstrickt?
- Welche Gefühle haben Sie jetzt?
- Was sagt Ihnen Ihr Verstand in diesem Moment?

Wir sollten auch überlegen, ob eine Entschuldigung angebracht ist. Falls das so ist, sollten wir schnell und authentisch sein. Wir könnten zum Beispiel sagen: »Es tut mir leid. Ich habe nicht erwartet, dass das passiert. Ich sehe, dass Sie verärgert sind. Ich hoffe, dies hat Ihnen nicht verleidet, so zu arbeiten.«

Im Allgemeinen ist es an diesem Punkt nützlich, die Klientin zu erinnern, warum Sie die Übung durchführten. Wir könnten zum Beispiel sagen: »Es tut mir leid. Wie ich Ihnen vor Beginn der Übung gesagt habe, hatte ich gehofft, sie würde Ihnen helfen, sich aus dem Griff schwieriger Gedanken zu lösen, aber leider sieht es so aus, als wären Sie schließlich noch mehr verstrickt als vorher.« Oder: »Es tut mir leid. Ich hatte gehofft, diese Übung würde Ihnen helfen, mit dem Kämpfen mit schwierigen Gefühlen aufzuhören. Aber es sieht so aus, als würden Sie jetzt noch mehr kämpfen als zuvor.«

Nach all dem können wir jetzt etwa Folgendes sagen: »Ich habe nicht gewollt und nicht erwartet, dass dies passiert. Aber da es nun einmal passiert ist, können wir es nicht als eine Gelegenheit betrachten, etwas zu lernen?«

Unter anderem können wir lernen:

- mehr darüber, wie Ihr Verstand Sie verstricken kann,
- mehr darüber, wie Sie in einen Kampf mit Gedanken und Gefühlen hineingezogen werden können, und
- wie unser Verstand uns das Leben leicht erschweren und alles stören kann, was wir zu tun versuchen.

Schauen wir uns ein Beispiel an, wie wir dies in die Praxis umsetzen können.

Mark, ein 34-jähriger ehemaliger Berufssoldat, leidet aufgrund seiner Kriegserfahrungen unter PTBS. Er verstrickt sich oft in entwertende Selbstkritik, und obwohl wir in der zweiten Sitzung an Defusion gearbeitet haben, bezeichnete er dieses Denkmuster als den »Diktator«. In den Sitzungen eins bis drei wendete er wiederholt mit guter Wirkung die Übung *Anker werfen* an, und er hat auch zwischen den Sitzungen geübt. Das folgende Transkript gibt den Verlauf eines Teils der vierten Sitzung wieder und setzt kurz nach dem Beginn der Sitzung ein. Die Therapeutin hat eben eine dreiminütige Übung *Anker werfen* beendet und beginnt jetzt, mit dem Klienten über ihre Wirkung zu sprechen:

Therapeutin: Wie war das nun für Sie?
Klient: *(lange Pause, lacht dann ironisch)* Ziemlich dämlich.
Therapeutin: *(überrascht)* Dämlich?
Klient: Genau.

Therapeutin: Okay. Noch etwas, außer dämlich?

Klient: Ärgerlich.

Therapeutin: Ärgerlich?

Klient: Ehrlich, es hat mich wirklich geärgert.

Therapeutin: *(akzeptiert ihre eigenen Reaktionen mit Angst und Enttäuschung und bleibt offen und neugierig):* Okay. Es war also ärgerlich und dämlich.

Klient: Genau.

Therapeutin: Okay. Kann ich also fragen … dieser Teil von Ihnen, der die Übung als ärgerlich und dämlich beurteilt … ist das derselbe Teil von Ihnen, den wir den »Diktator« genannt haben?

Klient: Vielleicht. Ja, kann sein. Er sitzt in einer kleinen schwarzen Schachtel etwa da *(klopft auf seine rechte Schläfe).* Ich schätze, es ist derselbe.

Therapeutin: Okay, also hat sich der Diktator sozusagen gemeldet und hat angefangen, dies ärgerlich und dämlich zu nennen?

Klient: Ja, das könnte man sagen.

Therapeutin: Gut, das ist zu erwarten, oder? Ich meine, wir wissen schon, dass dieser Teil Ihres Verstandes sich in jeder Sitzung einmischt und stört. Sehen Sie, wie oft das letzte Woche passiert ist.

Klient: Das ist wahr.

Therapeutin: Und ich frage mich, ob es während Ihrer aktiven Dienstzeit Momente gab, wenn Schüsse fielen, oder wenn es Explosionen gab, und auch wenn es um Sie herum diesen lauten Krach gab, ob Sie dann in der Lage waren, sich auf die Aufgaben zu fokussieren, die Sie erfüllen mussten?

Klient: *(nickt nachdenklich):* Ja, sicher. Dazu waren wir ausgebildet.

Therapeutin: Sie sind also hierin trainiert – in der Lage zu sein, auf die Aufgabe zu fokussieren und sich nicht ablenken zu lassen. Und das hier ist ein bisschen auch so. Wenn Sie und ich zusammenarbeiten, meldet sich Ihr Verstand mit all diesen Bewertungen und Kommentaren, und die Herausforderung besteht darin, sie auf dieselbe

Weise zu behandeln, wie diese Ablenkungen, als Sie in einem Einsatz draußen waren. Lassen Sie nicht zu, dass diese Gedanken Sie in den Griff bekommen. Und wenn Sie das tun sollten, lösen Sie sich aus dem Griff und kommen Sie zu dem zurück, was Sie tun.

Klient: *(ist jetzt ganz dabei, nickt):* Verstanden.

Therapeutin: Und erinnern Sie sich daran, wie wir das letzte Mal über den anteilnehmenden Teil in Ihnen gesprochen haben? Über den Teil von Ihnen, der so sehr Anteil nimmt, dass er Sie hierher bringt, um mich zu treffen, auch wenn Ihr Diktator alles Mögliche tut, um Sie davon abzubringen?

Klient: Ja.

Therapeutin: Schauen wir also, ob wir wahrnehmen können, welche Rolle diese zwei Teile heute in der Sitzung spielen. Ich erwarte, dass sie weiter um die Führungsposition kämpfen. Welcher Teil ist im Moment oben?

Klient: Ich glaube, der Anteil nehmende Teil kommt nach oben.

Therapeutin: Interessant. Was macht der Diktator?

Klient: Er sagt immer noch, dass dies dämlicher Unsinn ist. Aber, ja, er ist ein bisschen ruhiger.

Therapeutin: Sehr gut. Gab es etwas Bestimmtes, was ich in der Übung gesagt oder getan habe und das Ihre Reaktion ausgelöst hat?

—

Ein paar Dinge sind in diesem Transkript hervorzuheben:

1. Die Therapeutin bekommt Angst und ist von der negativen Reaktion des Klienten enttäuscht. Sie löst die Fusion mit ihren eigenen Sorgen und ihrer Selbstbewertung, akzeptiert ihre Angst und Enttäuschung, erdet sich und nutzt ihr Gefühl von Offenheit und Neugier (weshalb

es nötig ist, ACT bei sich selbst anzuwenden, wenn man mit diesem Modell gut mit Klienten arbeiten will).

2. Der Klient ist offensichtlich verschmolzen, daher verlagert die Therapeutin den Prozess von flexibler Aufmerksamkeit *(Anker werfen)* zu Defusion (die Kognitionen wahrnehmen und benennen).
3. Die Therapeutin bestätigt die negative Reaktion des Klienten als natürlich und normal und sagt voraus, dass sie sich wiederholen wird. Wenn das später in derselben Sitzung passieren sollte, könnte sie scherzhaft etwa sagen: »Aha. Da ist wieder der Diktator. Ich wusste, er würde nicht lange still sein.«
4. Der Klient lässt sich nun auf die Sitzung ein, löst seine Fusion und engagiert sich, sodass die Therapeutin an dem Punkt mit echter Offenheit und Neugier untersuchen sollte, ob es etwas gab, was sie gesagt oder getan hat, was diese Reaktion ausgelöst hat.

Es ist unvermeidlich, dass Dinge manchmal schiefgehen. Wenn wir jedoch die Fusion lösen, akzeptieren, uns erden und offen und neugierig bleiben können, können wir solche Ereignissen normalerweise zu nützlichen Lernerfahrungen machen.

TECHNIK VS. PROZESS

Eine *Technik* ist etwas, was Sie Ihren Klientinnen in einer Sitzung sagen und was Sie mit ihnen tun. Dazu kann gehören, dass Sie den Klienten auffordern wahrzunehmen, wo er etwas in seinem Körper spürt, oder ihn einladen, achtsam ein Glas Wasser zu trinken, oder dass Sie eine Klientin fragen, was für eine Mutter sie von Herzen gern sein möchte und so weiter. Ein *Prozess* ist der eigentliche Veränderungsprozess, den Sie mit diesen Techniken anregen möchten. Zum Beispiel:

Technik: Mir kommt der Gedanke, dass … (Kapitel 12)

Prozess: Defusion

Technik: Ihre Hand achtsam wahrnehmen (Kapitel 17)

Prozess: Flexible Aufmerksamkeit (Kontakt mit dem gegenwärtigen Moment aufnehmen)

Technik: Die Übung Rückschau heute in zehn Jahren (Kapitel 19)

Prozess: Werte

Wie Sie wissen, gibt es in der ACT sechs Kernprozesse, die zusammen die psychische Flexibilität ausmachen. Und wir haben eine wahrhaft gewaltige Anzahl an Techniken zur Verfügung – unter anderem Metaphern, Arbeitsblätter, Fragen, erfahrungsorientierte Übungen und so weiter – die wir benutzen können, um Kernprozesse anzuregen und zu vertiefen. Aus dem Grund sprechen ziemlich viele ACT-Ausbilderinnen von Gefahren, die es mit sich bringt, wenn man »sich auf Techniken verlässt«, und betonen, dass es wichtiger ist, »am Prozess zu arbeiten«. Ich finde, dass diese Ausdrucksweise jedoch Verwirrung stiften kann, weil man »am Prozess« nur arbeiten kann, wenn man Techniken anwendet.

Manche Techniken sind nun ganz klar viel flexibler als andere. Schauen Sie sich zum Beispiel die Technik »Nehmen Sie x wahr« an (Kapitel 3, 10, 17). Diese einfache Technik, die es in allen achtsamkeitsbasierten Therapieformen gibt, ist genau das, was ihr Name sagt: Der Therapeut fordert den Klienten auf, x (mit Offenheit und Neugier) wahrzunehmen. X können Gedanken sein, wenn der erwünschte Prozess Defusion ist. X können schmerzliche Emotionen sein, wenn der erwünschter Prozess Akzeptanz ist. X kann alles sein, was man sehen und hören und berühren und schmecken und riechen kann, wenn der erwünschte Prozess Engagement in der Welt ist, die einen umgibt. In jedem einzelnen Transkript, in jeder Vorführung und in jedem Video, die ich bisher gesehen habe und in denen es um »Arbeit am Prozess« geht, arbeitet die Therapeutin im Wesentlichen mit der Technik »Nehmen Sie x wahr«: »Nehmen Sie wahr, was Sie fühlen«, »Nehmen Sie wahr, was Sie denken«, »Nehmen Sie wahr, was Sie tun?«, »Haben Sie wahrgenommen, was Sie gerade gemacht haben?« »Können wir hier einen Moment innehalten, und darf ich Sie bitten, einfach hinzuspüren, was bei Ihnen auftaucht?« »Nehmen Sie wahr, was Ihr Verstand sagt«, »Haben Sie gemerkt, wie Sie meine Frage übergangen und das Thema gewechselt haben?«

»Nehmen Sie x wahr« ist eine sehr flexible Technik (und am Ende des Buches sehen Sie, dass Sie sie wirksam bei allen sechs Kernprozessen verwenden können). Auf der anderen Seite sind Techniken wie Singen Ihrer Gedanken zur Melodie von »Happy Birthday« oder Ihrem Verstand danken viel weniger flexibel. Man kann sie gut in der Arbeit am Prozess der Defusion anwenden, aber nicht bei den anderen Kernprozessen. Und auch bei Defusion müssen Sie sorgfältig abwägen, wann und wo Sie diese Interventionen verwenden, damit Sie sicher sind, dass sich Klienten nicht entwertet fühlen. In ähnlicher Weise sind manche Metaphern in der Arbeit mit mehreren verschiedenen Prozessen von Nutzen (z. B. ist die Metapher eines Theaterstücks, Kapitel 25, ohne Weiteres bei Defusion, Akzeptanz, flexibler Aufmerksamkeit und Selbst als Kontext anwendbar), während andere Metaphern zum großen Teil auf nur einen Prozess beschränkt sind.

Wenn Sie zum ACT-Training für Fortgeschrittene weitergehen (was ich hoffe), werden Sie da wahrscheinlich viel über »Technik versus Prozess« hören. Wenn das so ist, denken Sie bitte daran, dass es einfach nicht möglich ist, einen Kernprozess anzuregen, ohne in irgendeiner Form eine Technik anzuwenden. Das wahre Thema ist nicht »Technik versus Prozess«, das Thema ist »Flexibilität bei der Verwendung von Techniken«. Die entscheidenden Fragen sind:

- Können wir mit den Techniken, die wir verwenden, flexibel genug umgehen, um den erwünschten Kernprozess, bzw. die erwünschten Kernprozesse zu fördern?
- Sind wir in der Lage, eine Technik zu wählen, die an diesem Punkt der Sitzung und in der Arbeit mit dieser Klientin geeignet ist, den erwünschten Prozess, bzw. die erwünschten Prozesse zu fördern?
- Sind wir in der Lage, zu improvisieren und eine Technik sozusagen »im Flug« zu modifizieren oder anzupassen, damit sie besser zu dem Klienten passt, sodass sie ihre Wirkung entfalten kann, um den erwünschten Prozess oder die erwünschten Prozesse zu fördern?
- Sind wir in der Lage, zu anderen Techniken überzugehen, wenn die eine, die wir gewählt haben, nicht die Wirkung hat, um den erwünschten Prozess zu fördern?

Flexibilität bei der Verwendung von Techniken ist schwerer, als es sich anhört. Wir werden alle unsere Lieblingstechniken finden, und es ist leicht, sich zu sehr auf sie zu verlassen. Aber keine Technik (gleich in welchem Therapiemodell) funktioniert immer wie erwünscht, daher muss man wirklich flexibel sein. Um sich bei diesem Vorhaben zu helfen, nehmen Sie, wenn Sie Ihren oben erwähnten Werkzeugkasten füllen, mindestens ein paar sehr flexible Techniken mit auf (das heißt solche, die Sie leicht anwenden können, um mindestens zwei oder drei verschiedene Prozesse zu fördern, wie zum Beispiel »Nehmen Sie x wahr«).

AUFGABEN

In diesem Kapitel haben wir eine Menge Tipps behandelt. Es ist eine Menge zu verdauen, daher kommen Sie auf sie zurück und üben Sie sie regelmäßig, um Ihre Kompetenzen zu verbessern. Nehmen Sie sich insbesondere Folgendes vor:

- Stellen Sie wie oben beschrieben Ihren eigenen ACT-Werkzeugkasten zusammen.
- Fangen Sie an, in den Sitzungen mit Ihren Klientinnen für Übungen spielerisch die Bezeichnung Experiment zu verwenden. Stellen Sie jede neue Übung ausdrücklich als »ein Experiment« vor und nähren Sie dieses Gefühl von Neugier.

WAS SIE MITNEHMEN KÖNNEN

Gehen Sie kreativ mit den Techniken um, die Sie anwenden. Mischen und kombinieren Sie sie, passen Sie sie an und modifizieren Sie sie, und wenn es Ihnen Spaß macht, erfinden Sie Ihre eigenen. Je ungewöhnlicher oder herausfordernder die Technik ist, umso wichtiger ist es, klar zu formulieren, welchem Zweck sie dienen. Verknüpfen Sie sie ausdrücklich mit den Problemen oder Therapiezielen des Klienten. Vergessen Sie nicht eine Nachbesprechung nach jeder Übung, und fragen Sie die Klientin, wie relevant sie im Hinblick auf ihre Probleme oder nützlich im Sinne ihrer Therapieziele ist. Wenn der Klient sie nützlich gefunden hat und ihre Relevanz sieht, schauen Sie, ob Sie ihm die Übung für die Arbeit mit sich selbst zu Hause, zwischen den Sitzungen, als eine Art Hausaufgabe mitgeben können.

Gehen Sie schließlich flexibel mit Ihren Techniken um. Bedenken Sie diese Fragen, bevor Sie sie einsetzen: Welchen Kernprozess möchten Sie fördern? Haben Sie den Eindruck, dass diese besondere Übung an diesem Punkt der Sitzung dieser bestimmten Klientin hilft, den erwünschten Prozess zu erleben? Hören Sie entweder auf, eine Technik zu verwenden, wenn sie den erwünschten Prozess nicht fördern hilft, oder passen Sie sie an oder modifizieren Sie sie.

17 Präsent sein

DER EINZIGE MOMENT IST JETZT

Die wichtigste Zeit ist der gegenwärtige Augenblick

Leo Tolstoi, der große russische Autor schrieb: »Die wichtigste Zeit ist nur eine: der gegenwärtige Augenblick. Nur darüber haben wir Macht.« Tolstois berühmter Ausspruch erinnert uns daran, dass das Leben jetzt geschieht – in *diesem* Moment. Vergangenheit und Zukunft existieren in der Gegenwart nur als Gedanken. Wir können die Zukunft planen oder vorhersagen, aber die Planung und Vorhersage geschieht hier und jetzt. Wir können über die Vergangenheit nachdenken und aus ihr lernen, doch dieses Nachdenken geschieht in der Gegenwart. Wir haben nur diesen gegenwärtigen Augenblick.

Kontakt mit dem gegenwärtigen Moment in Kurzform

Kurz und bündig: Kontakt mit dem jetzigen Moment aufnehmen ist die Fähigkeit, Ihre Erfahrung des Hier und Jetzt wie gewünscht flexibel wahrzunehmen, zu verbreitern, zu erhalten oder Ihren Fokus neu zu richten.

Ziele: Gewahrsein verbessern, damit wir genauer wahrnehmen, was geschieht, und wichtige Informationen sammeln können, um entscheiden zu können, ob wir unser Verhalten ändern oder beibehalten wollen. Engagiert handeln, um Befriedigung durch unser Tun zu steigern und ein erfüllteres Leben zu leben. Aufmerksamkeit üben, sodass wir unsere Leistung verbessern und effektiver handeln können.

Synonyme: Flexible Aufmerksamkeit, präsent sein, Verbundenheit, Gewahrsein, Engagement, Wahrnehmen, Beobachten.

Methode: Wahrnehmen – mit Neugier und Offenheit – was hier und jetzt geschieht; lernen, zwischen direktem Wahrnehmen Ihrer Erfahrung und Denken über Ihre Erfahrung zu unterscheiden; sowohl der inneren psychischen Welt als auch der äußeren materiellen Welt flexibel Aufmerksamkeit schenken.

Anwendung: Wenn Klientinnen von ihren eigenen Gedanken und Gefühlen losgelöst, abgetrennt, leicht abgelenkt sind, wenn es ihnen an Selbstgewahrsein mangelt, wenn sie Erdung brauchen, von wichtigen Aspekten der Erfahrung abgeschnitten sind oder sie übergehen, oder wenn sie mit kognitivem Inhalt gleich welcher Art verschmolzen sind. Es ist ein essenzieller erster Schritt und eine »Kernkomponente« der anderen drei Achtsamkeitsprozesse: Defusion, Akzeptanz und Selbst als Kontext.

Aufmerksamkeit, mit Offenheit, Neugier und Flexibilität ist der Kern aller Achtsamkeit. Sie ist der Ausgangspunkt für alle Techniken für Defusion, Akzeptanz und Selbst als Kontext. Und sie spielt eine Hauptrolle bei wertebasiertem Leben. Wenn Sie nach Ihren Werten handeln, aber in dem, was Sie tun, nicht ganz engagiert sind, dann gehen Sie leer aus. Präsenz verleiht Ihrem Erleben Reichtum und Fülle. Sie befähigt auch zu effektivem Handeln: Es ist schwer, effektiv zu handeln, wenn man nicht mit Aufmerksamkeit bei dem ist, was man tut.

Wenn man mit Werten arbeitet, erwähnen viele Klienten etwas wie »Leben im Moment«, »Wertschätzen, was ich habe« oder »Innehalten und den Duft der Rosen wahrnehmen«, und fast jeder wird davon sprechen, dass er liebevolle oder fürsorgliche Beziehungen kultivieren möchte. Diese Aktivitäten verlangen alle Präsenz. Und natürlich müssen wir dessen gewahr sein, was wir tun und die Folgen unserer Handlungen wahrnehmen, wenn wir wissen wollen, ob wir unseren Werten entsprechend leben oder nicht und ob unser Handeln funktional ist oder nicht.

Flexible Aufmerksamkeit ist für Selbstgewahrsein und Selbstkenntnis also essenziell. Je mehr wir mit unseren Gedanken und Gefühlen in Kontakt sind, umso besser können wir unser Verhalten regulieren und kluge Entscheidungen treffen, die unser Leben in die Richtung bringen, in die wir gehen wollen.

DIE KOSTEN UNFLEXIBLER AUFMERKSAMKEIT

Welchen Sinn macht es zu lernen, wie man flexibel aufmerksam ist? Wie kann das Ihrer Klientin helfen, ihre Probleme zu lösen, mit ihren Themen umzugehen, ihre Therapieziele zu erreichen? Wenn Sie wollen, dass Ihr Klient diese neuen Kompetenzen in und zwischen den Sitzungen anwendet, werden Sie dafür sorgen müssen, dass er die Antworten auf diese Fragen hat. Als Hilfe, dies klar zu machen, ist es häufig nützlich zu besprechen, was passiert, wenn uns diese Kompetenzen fehlen (oder wenn wir sie nicht nutzen). Es gibt drei wichtige negative Konsequenzen: Wir isolieren uns, wir gehen leer aus und wir machen Dinge schlecht.

Sich isolieren. Wir isolieren uns von den Menschen, mit denen wir zu tun haben. Wir sprechen und hören zu, aber wir sind nicht ganz da, wir widmen ihnen nicht unsere volle Aufmerksamkeit mit echter Offenheit und echtem Interesse. Aus dem Grund gibt es kein wirkliches Gefühl von Verbundenheit. Es fühlt sich mechanisch an.

Leer ausgehen. Wir »verpassen« wichtige Aspekte unserer Erfahrung. Wichtige oder erfreuliche Elemente dessen, was wir tun, genießen oder wertschätzen wir nicht. Daher wird es unbefriedigend oder nicht erfüllend. Es ist ein bisschen so, wie wenn man einen Lieblingsfilm ansehen möchte, während man dabei eine Sonnenbrille mit dunklen Gläsern trägt, oder wie eine Massage, bei der man einen Neoprenanzug anhat, oder als würde man etwas Köstliches essen, wenn die Zunge immer noch vom Besuch beim Zahnarzt taub ist.

Dinge nicht gut machen. Wenn Sie etwas gut machen möchten – vom Gitarrespielen über Autofahren, Sex und Kochen und bis zum Lesen eines Buches –, müssen Sie fokussiert bleiben, um mit Ihrer Aufmerksamkeit ganz bei dem zu sein, was Sie tun. Je abgelenkter oder unfokussierter Sie sind, umso schlechter tun Sie das, was Sie gerade tun.

Sie können an diesen sich überschneidenden, wechselseitig miteinander verbundenen Themen leicht mit der Metapher *Hände als Gedanken und Gefühle* (Kapitel 11) arbeiten. Alle Kategorien kognitiver Fusion – mit Vergangenheit, Zukunft, Selbstkonzept, Gründen, Regeln, Bewertungen – können dazu führen, dass Sie sich isolieren, leer ausgehen oder Dinge schlecht tun. Dazu kann auch Erlebnisvermeidung führen, und dies können Sie mit der Übung *Ein Blatt Papier wegschieben* thematisieren. Einfach gesagt, wenn Sie in Ihre Gedanken und Gefühle verstrickt sind (das heißt, wenn Sie auf sie mit Fusion oder Vermeidung reagieren), lenken Sie Ihre Aufmerksamkeit von Ihrem übrigen Leben ab.

Vielleicht sind für Ihre Klientin nicht alle drei oben erwähnten Themen von Bedeutung, aber eins oder zwei von ihnen wird ihr sicher vertraut sein. Das folgende Transkript veranschaulicht, wie Sie diese Konzepte einführen können. Der Klient sagt, dass er immer noch aktiv Gesellschaft sucht und sie nicht vermeidet, und auf die Menschen wirkt er normal, aber es macht ihm keine Freude mehr. Er ist nur noch scheinbar anwesend, verhält sich mechanisch, und hat dabei Angst und ist deprimiert.

Therapeutin: Was sagt nun Ihr Verstand, während Sie mit Ihrem Freund sprechen?

Klientin: Wissen Sie, warum macht mir das keinen Spaß? Was stimmt nicht mit mir? Ich bin langweilig. Oder wissen Sie, ich denke einfach an alle meine anderen Probleme.

Therapeutin: Ich nehme an, dass es schwer ist, sich auf Ihren Freund zu fokussieren, wenn diese Gedanken Sie im Griff haben.

Klientin: Fokussieren kann ich immer noch.

Therapeutin: Mit »Fokussieren« meine ich nicht einfach schauen und zuhören und antworten. Ich meine, sind Sie mit echtem Interesse aufmerksam? Sind Sie wirklich an dem interessiert, was er zu sagen hat? Sind Sie wirklich in dem Gespräch engagiert?

Klientin: Nein. *(sieht traurig aus)* Nein, so war ich früher.

Therapeutin: Das ist so schwer, wenn einen alle diese Gedanken im Griff haben.

Klientin: Aber es sind nicht nur meine Gedanken. Mir geht es wirklich sehr schlecht. Ich bin deprimiert.

Therapeutin: Ja, und das macht es alles noch schwerer, oder? Weil Ihre Aufmerksamkeit nach innen zu all diesen unangenehmen Gefühlen in Ihrem Körper geht. Es ist schwer, mit Ihrer Aufmerksamkeit bei Ihrem Freund zu sein, wenn Sie innerlich dabei sind, wie schlecht es Ihnen geht.

Klientin: Was meinen Sie? Soll ich einfach ignorieren, wie es mir geht?

Therapeutin: Überhaupt nicht. Haben Sie einmal versucht, in einem Restaurant eine laute Stimme zu überhören? Oder ein Radio im Hintergrund? *(Die Klientin nickt.)* Was ist dann passiert?

Klientin: Hat mich noch mehr genervt.

Therapeutin: Sie haben schon probiert, diese Gefühle zu ignorieren. Und sich abzulenken. Und wenn ich mich recht erinnere, haben Sie schon tausend andere Dinge probiert, um sie loszuwerden *(die Therapeutin bezieht sich auf eine frühere Intervention mit Ratlosigkeit).*

Klientin: Was soll ich nun machen? Einfach aushalten und weitermachen?

Therapeutin: Auch das haben Sie schon oft versucht. Und das macht nur erschöpft, oder? Davon wollen Sie also nicht noch mehr.

Klientin: Was kann ich dann machen?

Therapeutin: Gute Frage. So wie es jetzt ist, tauchen diese Gedanken und Gefühle immer wieder auf … und wenn sie das tun, verstricken Sie sich in sie normalerweise … und lenken Sie von allem ab, was Sie gerade tun. Deshalb können Sie sich nicht darin engagieren. Wenn Sie nun mit Ihren Freunden und Ihrer Familie zusammen sind, ist es so, als wären Sie isoliert: Sie sind so in das verstrickt, was in Ihnen vor sich geht, dass Sie sich nicht in dem engagieren können, was um Sie herum vor sich geht.

Klientin: *(nickt)* Es ist schrecklich.

Therapeutin: Wie wäre es also, wenn Sie lernen könnten, wie Sie sich wirklich in Dingen engagieren können – statt sich zu verstricken?

Klientin: Wie mache ich das?

Therapeutin: Also, dazu gehört, dass Sie etwas lernen, was wir »Kompetenzen im Engagieren« nennen.

—

Achten Sie in diesem ganzen Transkript auf die behutsame Umformulierung. Die Sichtweise des Klienten ist: »Meine Gedanken und Gefühle sind das Problem.« Aus dieser Perspektive wird die Lösung immer sein, »diese Gedanken und Gefühle loszuwerden«. Die Therapeutin kann dies vorsichtig umformulieren: »Wenn Ihre Gedanken und Gefühle Sie *im Griff haben*, können Sie sich auf andere nicht wirklich einlassen und mit ihnen in Kontakt sein.« Die Lösung, die ACT für dieses Problem anbietet, besteht darin, sich von diesen Gedanken und Gefühlen zu lösen und sich aktiv auf andere einzulassen, statt »sich zu isolieren«.

In ähnlicher Weise kann der Therapeut, wenn »leer ausgehen« ein signifikantes Thema der Klientin ist, das Problem so umformulieren: Wenn unsere Gedanken und Gefühle *uns im Griff haben,* verpassen wir erfreuliche, lustvolle oder befriedigende Aspekte der Erfahrung und gehen leer aus – und daher wird sie unbefriedigend und nicht erfüllend.

Und wenn das Thema ist, dass Dinge »schlecht gemacht werden«, kann der Therapeut das Problem so umformulieren: Wenn uns unsere Gedanken und Gefühle *im Griff haben,* können wir nicht richtig bei dem sein, was wir tun. Wir werden abgelenkt, unsere Aufmerksamkeit schweift ab, und wir machen Dinge nicht richtig oder gut.

FLEXIBLE AUFMERKSAMKEIT FÖRDERN

Wenn Sie diese Konzepte einmal eingeführt und der Klientin geholfen haben, den Preis unflexibler Aufmerksamkeit zu sehen, besteht Hoffnung, dass sie für die Kompetenzen, die wir als Nächstes behandeln, offener ist.

Sich engagieren, genießen und fokussieren

Die drei Gegenmittel gegen Sich isolieren, Leer ausgehen und Dinge schlecht tun sind Sich engagieren, genießen und fokussieren. Ich finde es nützlich, sie als drei Klassen von Kompetenzen zu verstehen:

Kompetenzen im Sich engagieren. Das Ziel dieser Kompetenzen ist, sich ganz in Ihrer gegenwärtigen Aktivität zu engagieren und tief mit allen und allem Beteiligten Kontakt aufzunehmen.

Kompetenzen im Genießen. Das Ziel besteht darin, Ihre gegenwärtige Aktivität zu würdigen, sich an ihr zu freuen und sie wertzuschätzen (wenn es etwas potenziell Angenehmes und Erfreuliches ist).

Kompetenzen im Fokussieren. Das Ziel besteht darin, Ihre Aufmerksamkeit ganz auf die Aspekte der gegenwärtigen Aktivität zu richten, die am wichtigsten sind (um sie gut zu machen), wobei Sie Ihre Aufmerksamkeit verengen, erweitern, beibehalten oder neu fokussieren, je nachdem, wie es angemessen oder nötig ist.

Offensichtlich überschneiden sich diese Kategorien enorm und sind zum Teil austauschbar, und die meisten formalen Übungen fördern wenigstens zwei, wenn nicht all drei. Ob Sie eine bestimmte Fähigkeit als Sich engagieren, genießen oder fokussieren verstehen, hängt sehr davon ab, (a) was Sie bei der Übung betonen, und (b), wie Sie sie mit den Problemen des Klienten verknüpfen.

Vergessen Sie dennoch nicht, dass Kompetenzen im Genießen nur auf Aktivitäten anzuwenden sind, die potenziell angenehm sind: eine Tasse Tee trinken, einen Snack essen, Musik hören, an Blumen riechen, eine schöne Landschaft oder schöne Dinge anschauen. Im Kontrast damit können wir uns auch engagieren und fokussieren, wenn die aktuelle Aktivität nicht einmal entfernt angenehm ist, zum Beispiel, wenn es um Handeln in schwierigen, Stress auslösenden Situationen oder um formale Konfrontation mit angstmachenden Reizen geht.

Beim Vermitteln von Kompetenzen im Genießen und Würdigen schätze ich die Übung im achtsamen Essen einer Rosine oder Wasser trinken, und bei Fokussieren verwende ich häufig die klassische Übung des achtsamen Atmens oder die Reise durch den Körper (Bodyscan). Um Kompetenzen im Sich engagieren zu vermitteln, verwende ich am liebsten die Übung *Wahrnehmen Ihrer Hand*, die im Folgenden erklärt wird.

Vermitteln von Kompetenzen im Sich engagieren: Wahrnehmen Ihrer Hand

Klientinnen benutzen viele verschiedene Formulierungen, wenn sie ausdrücken wollen, dass ihr Leben nicht erfüllend ist. Sie sprechen dann vielleicht von Langeweile, Quälerei, Öde, Dinge mechanisch tun und so weiter. Häufig haben diese Beschwerden mit sozialen Interaktionen mit

Freunden, mit der Familie und Arbeitskolleginnen zu tun. Wir sollten dem Klienten also helfen, sich ganz in seiner Erfahrung zu engagieren und mit dem anderen Menschen authentisch in Kontakt zu treten. (Natürlich geht es nicht immer um Menschen. Es kann auch um Kontakt mit der Natur oder mit einem Hund, einer Katze oder einem Känguru gehen.) Eine ideale Übung für diesen Zweck ist Nehmen Sie Ihre Hand wahr. Obwohl eine Hand kein Mensch ist, bringen die Fragen der Nachbesprechung diese Übung deutlich mit sozialem Engagement in Verbindung und ebnen den Weg für nützliche soziale Experimente außerhalb der Sitzung.

DIE ÜBUNG »NEHMEN SIE IHRE HAND WAHR«

Zu der folgende Übung hat mich mein Sohn inspiriert, als er ungefähr zehn Monate alt war, und ich ihm zusah, wie er seine Hände entdeckte. Er hielt seine kleine Hand vor sein Gesicht, bewegte die winzigen Finger hin und her und schien von ihren Bewegungen äußerst fasziniert zu sein. Da kam mir der Gedanke, dass dies eine gute Achtsamkeitsübung abgeben würde.

Therapeut: Ich werde Sie gleich bitten, Ihre Hand wahrzunehmen. Und damit meine ich, sie *wirklich* wahrzunehmen, als hätten Sie noch nie eine gesehen. Und ich werde Sie bitten, Ihre Hand fünf Minuten lang zu betrachten. Doch vorher möchte ich wissen, was Ihr Verstand über diese nächsten fünf Minuten zu sagen hat.

Klientin: Das scheint eine lange Zeit zu sein.

Therapeut: Ja. Und ich rate jetzt mal, dass er prophezeit, es würde langweilig, öde und schwierig werden. Stimmt das?

Klientin: *(lacht)* Ja, es klingt ziemlich langweilig.

Therapeut: Okay. Lassen Sie uns jetzt herausfinden, ob dies tatsächlich so ist. Manchmal sagt unser Verstand etwas richtig voraus. Er trifft ins Schwarze. Doch sehr oft liegt er mit seinen Voraussagen auch daneben. Schauen wir mal, was geschieht – ob es wirklich öde und laaaaangweilig ist.

Im nachstehenden Transkript bedeuten die drei Punkte eine Pause von rund fünf Sekunden.

Therapeut: Ich möchte Sie einladen, sich bequem hinzusetzen. Halten Sie eine Hand mit der Innenfläche in bequemem Abstand vor Ihr Gesicht. Und tun Sie das mit einem Gefühl der Neugier. Betrachten Sie Ihre Hand in den nächsten Minuten wie ein neugieriges Kind, das noch nie zuvor eine Hand gesehen hat.

Beginnen wir mit ihrer Form. Betrachten Sie zunächst den Umriss. Zeichnen Sie diesen Umriss im Geiste nach. Beginnen Sie dabei mit dem Daumen und fahren Sie dann alle Finger nach. … Nehmen Sie den Zwischenraum zwischen den Fingern wahr … und die Stelle, an der die Hand in den Unterarm übergeht. Betrachten Sie jetzt die Farbe der Haut. … Nehmen Sie wahr, dass es nicht nur eine Farbe ist … sondern diverse Farbtöne und Schattierungen und gesprenkelte Stellen. … Strecken Sie jetzt ganz langsam die Finger … so weit, wie es geht.

Nehmen Sie wahr, wie sich die Farbe ändert. … Entspannen Sie die Finger nun ganz langsam wieder und beobachten Sie, wie sie ihre ursprüngliche Farbe annehmen… Wiederholen Sie dies noch einmal ganz langsam und nehmen Sie wahr, wie die Farbe weicht … und wieder zurückkehrt. …

Nehmen Sie jetzt die langen Linien auf der Handinnenfläche wahr … ihre Formen, die Stellen, an denen sie sich vereinen oder verzweigen, und die Überschneidungen. … Wählen Sie eine dieser Linien, und nehmen Sie wahr, dass es kürzere, feinere Linien gibt, die zu dieser langen Linie hinführen und von ihr abzweigen. …

Richten Sie Ihr Gewahrsein auf eine Fingerspitze. … Nehmen Sie das spiralförmige Muster wahr … das Muster, das den Fingerabdruck bildet. … Nehmen Sie wahr, dass sich das Muster nicht auf die Fingerspitze beschränkt … sondern sich entlang des Fingers fortsetzt. … Verfolgen Sie es den Finger hinab und nehmen Sie wahr, wie es sich in der Handfläche fortsetzt. …

Bewegen Sie jetzt den kleinen Finger ganz langsam auf den Daumen zu. … Nehmen Sie wahr, wie die Muskeln der Handfläche zusammengedrückt werden. … Öffnen Sie die Hand jetzt langsam wieder … und nehmen Sie wahr, wie sich das Erscheinungsbild der Muskeln ändert. …

Halten Sie die Hand jetzt so, als wollten Sie einen Karateschlag ausführen. … Nehmen Sie den Unterschied zwischen der Haut der Handinnenfläche und der Haut auf dem Handrücken wahr. … Betrachten Sie auch den Zeigefinger und nehmen Sie die Art von Trennlinie zwischen diesen beiden Hautarten wahr.

—

Drehen Sie die Hand jetzt langsam um … und betrachten Sie die Haut auf dem Handrücken… Nehmen Sie die kritischen oder urteilenden Bemerkungen Ihres Verstandes wahr. … Nehmen Sie eventuelle Narben, Sommersprossen und Schönheitsfehler wahr … und die verschiedenen Farben der Haut … über einer Ader … oder einem Knöchel. …

Ballen Sie die Hand jetzt langsam zur Faust. … Nehmen Sie wahr, wie sich die Beschaffenheit der Haut verändert… Nehmen Sie auch dazu die Bemerkungen Ihres Verstandes wahr. … Konzentrieren Sie sich jetzt auf die Knöchel. … Drehen Sie die Faust nun leicht und nehmen Sie die Umrisse und die Kehlen zwischen den Knöcheln wahr. …

Ballen Sie die Hand noch fester zur Faust, und beobachten Sie, was mit den Knöcheln geschieht … mit ihrer Farbe und der Art, wie sie hervortreten. … Öffnen Sie die Hand nun ganz langsam wieder und strecken Sie die Finger. … Nehmen Sie wahr, wie die Knöchel einfach verschwinden. …

Richten Sie Ihr Gewahrsein jetzt auf einen Fingernagel. … Nehmen Sie die Beschaffenheit des Nagels wahr … und die unterschiedlichen Farbschattierungen. … Nehmen Sie wahr, wo er unter der Haut verschwindet … und die ihn umgebende Nagelhaut. … Bewegen Sie die Finger nun langsam auf und ab. … Nehmen Sie die Sehnen wahr, die sich unter der Haut bewegen … wie eine Kolbenstange im Kolben. …

Damit haben wir uns jetzt gute fünf Minuten beschäftigt.

Klientin: *(erstaunt)* Das kann nicht sein. Das waren fünf Minuten?

Therapeut: Ja, ganz sicher. Und – war es langsam, öde, langweilig?

Klientin: Nein, im Gegenteil. Es war sehr interessant.

Nachbesprechung der Übung *Nehmen Sie Ihre Hand wahr*

Fast alle, die diese Übung praktizieren, sind nicht nur erstaunt, wie schnell die Zeit vergeht – sozusagen im Handumdrehen –, sondern sie sind auch ganz fasziniert von ihrer Hand. Wir besprechen jetzt die Übung. Fragen in vier Richtungen sind hier besonders nützlich:

1. Was haben Sie über Ihre Hand entdeckt, das neu oder interessant war?
2. Hat sich Ihre innere Haltung gegenüber Ihrer Hand auf eine positive Weise verändert?
3. Wurden Sie in negative Wertungen über Ihre Hand verstrickt? Wenn ja, wie hat sich das auf Ihre innere Haltung ausgewirkt?
4. Wie wirkt sich diese Übung auf Ihre Beziehungen mit anderen Menschen aus?

Als Antwort auf Frage 1 berichten viele Klienten, dass sie die Trennlinie neben dem Zeigefinger nie bemerkt haben. Ihnen ist auch nicht aufgefallen, dass die Spirale auf der Fingerspitze den ganzen Finger hinunterreicht, oder dass sich die Farbe der Hand ständig verändert, und so weiter.

Zu Frage 2 berichten viele Klientinnen von positiveren Einstellungen gegenüber ihrer Hand: Sie finden sie interessant statt einfach nur selbstverständlich, und oft drücken sie ein Gefühl der Wertschätzung oder Dankbarkeit aus. Manche Menschen drücken Interesse an ihrer komplexen Mechanik aus, während andere vielleicht fühlen, dass sie sich um sie kümmern möchten – zum Beispiel mit einer Feuchtigkeitscreme einreiben. Ich frage gewöhnlich: »Fühlen Sie sich mehr mit ihr verbunden?« Der Klient sagt normalerweise Ja, worauf ich im Scherz antworte: »War die andere Hand eifersüchtig?«

Als Antwort auf Frage 3 berichten die meisten Klientinnen, dass sie an einem bestimmten Punkt von negativen Bewertungen – *Meine Hand ist fett, hässlich, etwas Komisches und fremd* – erfasst werden, was zu einem Gefühl der Unverbundenheit oder Unzufriedenheit mit ihrer Hand führt.

Diese drei Fragen führen genau zu Frage 4. Antworten der Klienten enthalten häufig Einsichten:

- dass wir andere leicht als selbstverständlich nehmen, Interesse an ihnen verlieren, sie nicht beachten oder nicht wertschätzen, was sie zu unserem Leben beitragen.
- dass leicht wir uns von den Erwartungen anderer erfassen lassen, und wie dadurch unsere Beziehungen beschädigt werden, und
- dass es eine gewaltige positive Wirkung hat und dass wir ein Gefühl von Verbundenheit entwickeln, wenn mit unserer Aufmerksamkeit wirklich und mit echtem Interesse bei Menschen sind.

Häufig ist es nützlich, diese Einsichten auf das Leben im Allgemeinen zu übertragen: wie wir Dinge als selbstverständlich nehmen und es versäumen, sie wertzuschätzen, und wie das Leben so viel interessanter und erfüllender ist, wenn wir wirklich aufmerksam sind.

Um diese Übung zu einer Hausaufgabe zu machen, könnten wir fragen: »Was könnte in Ihren engsten Beziehungen passieren, wenn Sie mit Ihrer Aufmerksamkeit auf dieselbe Weise bei den Menschen wären, die

Ihnen nahestehen, wie Sie es gerade bei Ihrer Hand waren? Wären Sie bereit, das auszuprobieren?« oder »Wären Sie bereit, sich das nächste Mal, wenn Sie sich langweilen oder gestresst, ängstlich oder sonst wie in Ihrem Kopf befangen sind, wirklich in dem zu engagieren, was Sie gerade tun, so wie Sie es gerade mit Ihrer Hand gemacht haben, und dann schauen, was passiert?« Dann können wir uns näher mit den Einzelheiten beschäftigen, wann und wo und mit wem sie dies tun würden.

Tipp für die Praxis

Neugier ist eine entscheidende Qualität von Achtsamkeit. Deshalb ist es eine gute Idee, das explizit zu machen. Nützliche Metaphern sind zum Beispiel: »Beobachten Sie es wie ein neugieriges Kind«, »Beobachten Sie es wie eine neugierige Wissenschaftlerin« und »Beobachten Sie es, als hätten Sie so etwas noch nie gesehen«.

Gefühle wahrnehmen

Zu Präsenz gehört auch, dass wir unsere Gefühle, Emotionen, Sinnesempfindungen, Neigungen und Impulse wahrnehmen – das ist ein erster Schritt in Richtung Akzeptanz. Wir sind immer noch ein paar Kapitel davon entfernt zu erforschen, wie wir Schmerz und Unangenehmes annehmen können. Und der Grund, weshalb wir so lange brauchen, um dahin zu gelangen, ist, dass das für die meisten Menschen sehr schwer ist. Es ist normalerweise viel leichter, wenn wir zuerst *Anker werfen*, Defusion, Werte und engagiertes Handeln behandeln.

Durch kurze flexible Interventionen zu Aufmerksamkeit nach dem Muster »Beobachten Sie x« können wir jedoch im Voraus das Fundament für Akzeptanz legen. Während unserer Sitzungen können wir immer wieder Fragen wie diese stellen: »Nehmen Sie wahr, was in diesem Moment in Ihrem Körper passiert?«, »Was fühlen Sie?«, »Wo fühlen Sie das?«, »Wie ist das?«, »Wo ist das Gefühl am intensivsten?«, »Welche Form und Größe hat es?«, »Ist es mehr an der Oberfläche oder in Ihrem Inneren?« und so weiter. Auf diese Weise regen wir die Klientin wiederholt dazu an, ihre Gefühle mit Offenheit und Interesse wahrzunehmen: ein kleiner aber bedeutender Schritt in Richtung Akzeptanz.

Natürlich sind manche Klienten nicht bereit, ihre Gefühle zu beobachten. Dies weist gewöhnlich auf einen hohen Grad an Erlebnisvermeidung hin: Wenn Sie Ihre Gefühle vermeiden wollen, dann wollen Sie sie gewiss *nicht* wahrnehmen! Andere Klientinnen sind aufgrund von Dissoziation nicht in der Lage, ihre Gefühle wahrzunehmen. Wenn Ihre Klienten ihre Gefühle aber wahrnehmen, ist der nächste Schritt, sie zu benennen. Wir könnten zum Beispiel fragen: »Was ist das für eine Emotion?«, »Wie würden Sie dieses Gefühl benennen?« oder »Gibt es andere Gefühle darin, die mit ihm vermischt sind?« Und wenn Klientinnen unfähig sind, ihre Emotionen zu benennen – ein Mangel an Fähigkeiten, der als »Alexithymie« bezeichnet wird –, werden wir ihnen vermitteln müssen, wie man das macht.

Enger oder weiter Fokus der Aufmerksamkeit

Ein anderer Aspekt der Entwicklung flexibler Aufmerksamkeit ist das Erweitern oder Verengen des Aufmerksamkeitsfokus. Neigt ein Klient zum Beispiel dazu, sich Sorgen zu machen und zu grübeln, bietet sich ein engerer Fokus an: Ermutigen Sie ihn zu einer wertegeleiteten Tätigkeit, und bitten Sie ihn, seine Aufmerksamkeit vor allem auf diese Tätigkeit zu konzentrieren. Er kann das Kommen und Gehen seiner Gedanken am Rande wahrnehmen, seine Aufmerksamkeit aber immer wieder auf seine Tätigkeit richten. Handelt es sich bei dem Problem jedoch um chronische Schmerzen, bietet sich möglicherweise ein weiterer Fokus an. Die Schmerzen werden zur Kenntnis genommen und akzeptiert, während die Aufmerksamkeit auf die fünf Sinne, die Umgebung und die jeweilige

Tätigkeit erweitert wird. Auf diese Weise wird der Schmerz dann lediglich ein Aspekt einer umfassenderen Erfahrung sein.

In der Therapie bitten wir unsere Klientinnen häufig, sich hauptsächlich auf einen einzigen Aspekt ihres privaten Erlebens zu konzentrieren – zum Beispiel auf Gedanken oder auf physische Empfindungen in ihrem Körper. Erklären Sie ihnen aber auf jeden Fall, dass Sie diese Einschränkung nur deshalb machen, weil sie eine Fähigkeit erlernen sollen. Im Alltag sollten quälende Gedanken und Gefühle als ein Aspekt (ein Schauspieler von vielen auf einer hell erleuchteten Bühne) wahrgenommen werden und nicht als ein beherrschender Aspekt (eine Schauspielerin im Rampenlicht auf einer ansonsten dunklen Bühne).

Präsenz aufrechterhalten

Bei der Arbeit mit Klienten, die sich am äußersten Ende des Erlebnisvermeidungsspektrums befinden oder die leicht dissoziieren (zum Beispiel viele Klientinnen mit Störungen, die auf ein Trauma zurückgehen), ist es am besten, mit Übungen zu beginnen, die sich auf die äußere Welt beziehen. Wir bitten Klienten wahrzunehmen, was sie in der Welt um sie herum sehen, hören und berühren können. Wenn unsere Klientin sehr schläfrig ist oder leicht dissoziiert, fordern wir sie auf, ihre Augen geöffnet zu lassen und halten diese Übung kurz.

Schweift unser Klient immer wieder in die Vergangenheit oder Zukunft ab – zu einer Geschichte, die wir schon mehrmals gehört haben –, können wir respektvoll darauf hinweisen, was gerade geschieht, und es unterbrechen. Wenn wir uns einfach zurücklehnen, nichts sagen und ihn weitermachen lassen, tun wir weder ihm noch uns einen Gefallen. Ihm nützt es nicht, sich in seine Sorgen oder Erinnerungen zu verstricken und dadurch die Gegenwart zu verpassen; dabei langweilen wir uns oder sind frustriert und verpassen die Gelegenheit, ihm bei der Entwicklung einer nützlichen Kompetenz zu helfen. Dazu ein Beispiel, wie wir dies mithilfe der Metapher der Pausetaste (Kapitel 5) tun könnten:

Klient: Dieses Biest! Ich sag's Ihnen. Ich kann es immer noch nicht fassen. Ich kann es einfach nicht glauben – zehn Scheißjahre rackere ich mich ab, von morgens bis abends – und sie treibt es zu Hause mit dem Nachbarn. Und dann besitzt sie auch noch die Unverschämtheit, das halbe Haus haben zu wollen.

Therapeutin: Könnten wir hier bitte die Pausetaste drücken? Es tut mir leid, dass ich Sie unterbreche. Ich kann sehen, wie schmerzlich das für Sie ist, und ich kann mir ansatzweise vorstellen, wie sich das anfühlen muss. Ich frage mich auch, ob Ihnen aufgefallen ist, was hier gerade passiert. Sie haben mir diese Geschichte nun schon ein paar Mal ziemlich ausführlich erzählt. Ist es in irgendeiner Weise hilfreich oder nützlich, noch einmal darüber zu sprechen?

Klient: *(lange Pause.)* Nicht wirklich. Nein.

Therapeutin: Können Sie wahrnehmen, wie Ihr Verstand Sie hier fest im Griff hat und Sie in die Vergangenheit und in all den Schmerz zurückzieht? Ist es wirklich das, wo Sie jetzt in diesem Moment sein wollen?

Klient: Nein, aber – ich muss einfach immer wieder daran denken.

Therapeutin: Das überrascht mich nicht. Es ist sehr schmerzlich für Sie. Sie können nicht einfach eine fröhliche Miene aufsetzen und so tun, als wäre es nie geschehen.

Klient: Das stimmt. Meine Freunde sagen, ich sollte darüber wegkommen, aber ich möchte sehen, wie es ihnen an meiner Stelle ginge.

Therapeutin: Was halten Sie von folgendem Vorschlag: Wie wäre es, wenn wir üben würden, den Griff der Gedanken zu lösen, statt zu versuchen, sie anzuhalten?

Kreativität

Ich empfehle Ihnen, bei den Übungen, die Sie in Sitzungen anwenden, kreativ zu sein. Bleiben Sie nicht einfach bei den alten klassischen Achtsamkeitsübungen (wie der Reise durch den Körper, Atmen und Essen einer Rosine). Diese traditionellen Übungen haben sicher einen Platz, aber es gibt so viele andere Möglichkeiten, wie man diese Kompetenzen vermitteln kann. Seien Sie also spielerisch und fantasievoll und denken Sie über den vertrauten Rahmen hinaus. Ich habe zum Beispiel in einer Sitzung Klienten achtsam Handcreme in ihre Haut massieren lassen, achtsam Luftpolsterfolie zerknallen, achtsam ein Buch untersuchen lassen (das Geräusch beim Umblättern der Seiten, der Geruch des Papiers, die verschiedenen Oberflächen des Umschlages und der Seiten des Buches), ich habe sie achtsam einem Rasenmäher draußen vor und der Klimaanlage in der Praxis zuhören lassen. Ich habe sie achtsam an Blumen riechen und ihre Blütenblätter untersuchen und ihrer Lieblingsmusik lauschen und verschiedene Instrumente heraushören lassen. Ich habe mit Klientinnen auch einen achtsamen Spaziergang gemacht oder habe sie sich achtsam rekeln lassen – und das sind nur ein paar Ideen für den Anfang.

Erfinden Sie also selbst ein paar Achtsamkeitsübungen. Schauen Sie mal, was Sie in Ihrem Therapieraum haben (und auch, was der Klient mitbringt), was als X zum Wahrnehmen dienen könnte.

Hausaufgabe für Klientinnen

Als Hausaufgabe bitten Sie Ihre Klienten, Präsenz zu üben. Fordern Sie sie auf, alles, was sie tun, achtsam zu machen: abwaschen, mit den Kindern spielen, Autofahren, Gartenarbeit, Training im Fitnessstudio, Duschen, ein Vortrag bei der Arbeit, Zähneputzen und so weiter. Sie können Sich Engagieren, Genießen und Würdigen und Fokussieren oder eine Kombination von ihnen betonen, sodass sie zu den Hauptthemen Ihrer Klientin passen.

Zusätzlich können Sie eine formelle Übung zur Achtsamkeitsmeditation vorschlagen, wie achtsames Atmen oder eine achtsame Reise durch den Körper. Und vergessen Sie nicht, dass Sie auch alle anderen Techniken, die wir in früheren Kapiteln besprochen haben, verwenden können, vom Punkt der Entscheidung bis zu *Anker werfen*.

AUFGABEN

- Lesen Sie alle Übungen, Metaphern und psychoedukativen Passagen laut und so, als ob Sie mit einem Klienten arbeiten würden (oder proben Sie sie wenigstens innerlich).
- Lesen Sie Ihre Aufzeichnungen zu zwei oder drei Klientinnen noch einmal durch und finden Sie heraus, wann und wie sie den Kontakt mit dem jetzigen Moment verlieren: sich Sorgen machen, grübeln, dissoziieren, mithilfe von Drogen aus dem Kontakt gehen, Alkohol trinken und so weiter.
- Reflektieren Sie über sich. Wann und wo schneiden Sie ab, verpassen Sie oder tun Dinge schlecht? Wie »schweifen Sie in Therapiesitzungen ab (wie wir das alle manchmal tun)«? Wie zieht Ihr Verstand Ihre Aufmerksamkeit von Ihrem Klienten ab? Wie oft verlieren Sie sich in Überlegungen, was als Nächstes zu tun ist? Wie oft bewerten Sie sich und unterbrechen damit den Kontakt mit Ihrer Klientin?
- Praktizieren Sie die Aktivitäten, die im Arbeitsblatt Engagieren, Genießen und Fokussieren beschrieben werden und beobachten Sie, was passiert.
- Lassen Sie sich ein paar kreative Achtsamkeitsübungen einfallen, die Sie in Sitzungen mit Klienten verwenden können.

WAS SIE MITNEHMEN KÖNNEN

Kontakt mit dem gegenwärtigen Moment (flexible Aufmerksamkeit) spielt in jeder ACT-Sitzung eine wichtige Rolle. Wir fördern flexible Aufmerksamkeit mit der grundlegenden Anweisung »Nehmen Sie X wahr«, wobei X für das steht, was sich im Hier und Jetzt zeigt. Dies ist der erste Schritt sowohl bei Defusion als auch bei Akzeptanz: Man nimmt wahr, womit man verschmilzt oder was man vermeidet. Die Hauptkosten unflexibler Aufmerksamkeit sind Abschneiden, Versäumen und schlechte Qualität dessen, was man tut. Die Kompetenzen, die man braucht, um dies rückgängig zu machen, sind Engagement, Genießen und Fokussieren. Es ist so befriedigend, Klientinnen helfen zu können, diese Veränderung vorzunehmen. Achten Sie daher darauf, wenn dies geschieht, und genießen Sie es.

18 Sich mit Freundlichkeit Halt geben

DIE KUNST DES SELBSTMITGEFÜHLS

Das Leben ist schwer. Wenn wir lange genug leben, erleben wir auch eine gewaltige Menge Schmerz, das ist die unbequeme Wahrheit. Er sucht uns wiederholt heim, in verschiedener Verkleidung, aber gleich, was er trägt, eines ist sicher: es tut immer weh. Und die meisten von uns gehen mit ihrem Schmerz nicht gut um. Sehr häufig ist dies unsere Grundorientierung: (a) gegen den Schmerz zu kämpfen oder ihn zu vermeiden, (b) ihm zu erlauben, uns zu beherrschen oder zu überwältigen, (c) zu versuchen, ihn zu verleugnen oder abzutun, oder (d) uns selbst die Schuld zu geben, zu bewerten oder zu kritisieren. Eine Reaktion, die bei den meisten Menschen nicht von selbst da ist, besteht darin, unseren Schmerz mit Mitgefühl anzuerkennen und uns mit echter Freundlichkeit und Fürsorglichkeit zu behandeln. Der Name für diese Weise, auf Schmerz zu reagieren, ist *Selbstmitgefühl.*

Nun sagt uns die ACT nicht, welche Werte wir haben sollten oder welche Werte »richtig« oder »die besten« sind. Vielmehr hilft sie, die eigenen

Kernwerte tief aus unserem Inneren zu erkennen. Zugleich gibt es aber einen Wert, der in allen Aspekten des ACT-Modells spürbar ist: Mitgefühl. Mitgefühl ist ein gewaltiges, komplexes, vielschichtiges Konzept, und es gibt (wie für »Achtsamkeit«) keine allgemein anerkannte Definition des Begriffes. Wenn wir die Dinge jedoch einfach halten wollen, können wir es mit nur sechs Worten definieren: »Schmerz anerkennen und mit Freundlichkeit beantworten«.

Mitgefühl bedeutet mit anderen Worten, dass wir den Schmerz und das Leiden anderer anerkennen und mit echter Freundlichkeit und Fürsorge reagieren. Diese Reaktionen bestehen in offenem Verhalten – wir sagen und tun Dinge physisch, um Menschen im Schmerz freundlich und fürsorglich aktiv zu unterstützen – oder in verdecktem Verhalten, wie Gebet, Meditation Liebender Güte oder Empathie und freundlicher innerer Zuwendung. Und *Selbstmitgefühl* bedeutet, dass wir in dieser Weise auf uns selbst reagieren. (Aber Achtung: Selbstmitgefühl ist sehr viel mehr als einfach »freundlich zu sich selbst zu sein«. Häufig ist das sehr schwierig, und es kann sehr viel Mut dazu gehören.)

Meiner Erfahrung nach reagiert eine ziemlich große Zahl von Klienten negativ auf den Begriff »Selbstmitgefühl«, wenigstens zu Beginn. Der Begriff bringt Konnotationen von Religion, Buddhismus, Mystizismus oder einfach Unwissenschaftlichkeit mit sich. Er kann abwertende Gedanken auslösen, die mit »Flower power«, »New Age«, Gefühlsseligkeit oder »Hippy-Bullshit« zu tun haben. Er kann als ein Zeichen der Schwäche oder Verweichlichung gewertet werden. Daher verwende ich ihn sicherheitshalber häufig nicht, bevor Klientinnen gelernt haben, wie sie sie anwenden können. Stattdessen führe ich das Konzept häufig mit der Metapher der Zwei Freunde ein.

Die Metapher Zwei Freunde

Therapeut: Angenommen, Sie machen eine schwere Zeit durch. Eine wirklich schwere Zeit in Ihrem Leben. Es gibt alle möglichen Probleme

> und Schwierigkeiten, und praktisch alles, was schiefgehen kann, ist schiefgegangen. Mit anderen Worten, das Leben ist ziemlich beschissen. Was für eine Freundin hätten Sie gern an Ihrer Seite, wenn Sie dies jetzt durchmachen?
>
> Hätten Sie gern einen Freund, der sagt: »Ah, sei still. Hör auf, immer nur zu jammern. Ich will davon nichts hören. Warum zum Teufel musst du so jammern? Es gibt Leute, denen es viel schlimmer als dir geht. Du bist einfach ein großes weinerliches Kind. Halt einfach die Klappe und mach weiter.«?
>
> Oder hätten Sie gern eine Freundin, die sagt: »Dies ist wirklich schwer. Bei dem, was du gerade durchmachst, müsste jeder kämpfen. Du sollst daher wissen, dass ich für dich da bin. Ich stehe hinter dir. Wir machen das zusammen. Ich begleite dich bei jedem Schritt des Weges.«?

Meiner Erfahrung nach wählen Klientinnen immer den zweiten Freund und nicht den ersten. Wir können dann sagen: »Natürlich tun Sie das. Die Frage ist also, welche Art Freundin sind Sie für sich selbst, während Sie dies durchmachen? Sind Sie mehr wie die erste oder mehr wie die zweite?«

Diese einfache Metapher macht einen leichten Übergang zum Thema Selbstmitgefühl möglich, ohne den Begriff selbst zu verwenden. Wahrscheinlich fallen Ihnen viele Möglichkeiten ein, wie Sie von da aus weiter vorgehen können. Der Weg, den ich oft einschlage, ist dieser: »Können wir ein paar Momente über die Dinge sprechen, die Sie sich immer dann sagen und mit sich machen, wenn Sie im Schmerz sind, und schauen, unter welche Kategorie von Freundschaft sie fallen – die freundliche und unterstützende oder die unfreundliche und gleichgültige?«

Bei vielen Klienten gibt es wenig oder nichts, was in die Kategorie der »freundlichen und unterstützenden Freundin« fällt. Fast alles, was sie tun, fällt in die Kategorie des unfreundlichen, gleichgültigen Freundes. Von Zeit zu Zeit stoßen Sie in diesem Zusammenhang vielleicht auf Verwirrung, wie bei einer Klientin, die es für eine Form von

Freundlichkeit mit sich selbst hält, wenn sie sich betrinkt oder stoned oder high wird, weil es ihr Erleichterung von ihrem Schmerz verschafft. Wenn Ihr Klient so etwas sagt, sollten Sie bestätigen, dass solche Verhaltensweisen tatsächlich Erleichterung von Schmerz verschaffen – aber das ist keine freundliche Weise, den Körper zu behandeln. Eine wirklich freundliche und fürsorgliche Freundin wird Ihnen auf eine Weise Unterstützung anbieten, die nicht Ihre Gesundheit und Ihrem Wohlbefinden schadet.

Wir können dann weitergehen und fragen: »Was sind die Qualitäten eines guten Freundes, eines wahren Freundes, der Sie in schwierigen Zeiten unterstützt und dabei anerkennt, wie schwer die Dinge für Sie sind?«

Bei dieser Richtung behutsamer Erkundung gelangen wir gewöhnlich schnell zu den Werten von Hilfsbereitschaft, Fürsorglichkeit und Freundlichkeit sowie zu anderen Qualitäten einer »guten Freundin«. Der nächste Schritt ist dann, dem Klienten zu helfen, diese Werte in die Tat umzusetzen: in Zeiten der Not eine gute Freundin für sich selbst zu werden.

Die sechs Bausteine des Selbstmitgefühls

Kristin Neff, die führende Forscherin auf diesem Gebiet, dekonstruiert das Thema Selbstmitgefühl in drei Hauptelemente: Achtsamkeit, Freundlichkeit und »gemeinsames Menschsein«, also die Anerkennung, dass unser Leiden etwas ist, was wir mit allen Menschen gemeinsam haben (Neff, 2003). Als ich anfing, Selbstmitgefühl im Zusammenhang mit der ACT zu beschreiben, habe ich mich an Neffs Triade gehalten, aber im Laufe der Jahre habe ich sie von drei zu sechs Elementen erweitert, die man als die »Bausteine« des Selbstmitgefühls betrachten kann. In einer Sitzung können wir mit nur einem Baustein spielen – oder wir nehmen mehrere (oder auch alle) zusammen. Es gibt keine feste Reihenfolge, an die wir uns halten müssten, und das Potenzial für verschiedene Kombinationen ist enorm.

1. Erkennen Sie die Wunde an.

   Nehmen wir uns die Zeit anzuerkennen, dass wir alle mit Schmerz zu tun haben: unsere schwierigen Gedanken und Gefühle und die Situationen wahrzunehmen und zu benennen, die sie auslösen. Dies ist ein wichtiger Aspekt flexibler Aufmerksamkeit. Allzu oft gehen wir sofort in einen Vermeidungsmodus – lenken uns ab, betäuben uns oder versuchen sonstwie unserem Schmerz auf fehlangepasste Weise zu entkommen.

2. Seien Sie menschlich.

   Bestätigen wir unseren Schmerz als etwas, was einfach zu unserem Menschsein gehört. Unsere schmerzlichen Gedanken und Gefühle sind kein Zeichen von Schwäche, Mangelhaftigkeit oder psychischer Krankheit. Sie sind Erinnerungshilfen, damit wir nicht vergessen, dass wir Menschen sind und dass wir Anteil nehmen. Dies ist es, was ein lebendiger, Anteil nehmender Mensch empfindet, wenn er Schwierigkeiten im Leben begegnet.

3. Entwaffnen Sie den Kritiker.

   Wenn wir versagen, uns abgelehnt fühlen oder Fehler machen; wenn wir uns dabei ertappen, wie wir auf eine Weise handeln, die wir nicht billigen, wenn wir glauben, dass wir dazu beigetragen haben, dass wir mit der Realität nicht in Kontakt sind, tendiert unser Verstand dazu, uns dafür fertigzumachen. Der Verstand nimmt dann gerne eine große Keule und prügelt auf uns ein, tritt uns, wenn wir schon am Boden liegen. Es kann sein, dass er uns sagt, dass wir nicht stark genug sind oder dass wir mit den Dingen besser umgehen sollten oder dass es anderen noch viel schlechter als uns geht, dass wir uns also nicht zu beklagen hätten. Er sagt uns vielleicht, wir sollten uns zusammenreißen. Vielleicht sagt er uns sogar, wir seien weinerlich oder dass wir nur selbst schuld an dem sind, was passiert ist. Wenden wir also unsere Defusionskompetenz an, um dieser gefühllosen Selbstkritik die Macht zu nehmen.

4. Seien Sie freundlich zu sich selbst.

   Im Kern des Selbstmitgefühls ist der Wert der Freundlichkeit. Wenn das Leben schwierig ist, wenn wir in großem Schmerz sind, brauchen wir mehr denn je Unterstützung und Freundlichkeit. Wir sollten also freundlich mit uns selbst sprechen und uns mit Mitgefühl und Verständnis begegnen und so unterstützen. Wir sollten uns mit echter Freundlichkeit begleiten, mit klugen Gesten und Taten, die uns helfen, durch diese schwierigen Zeiten zu kommen und dabei auch unsere Gesundheit und unser Wohlbefinden nicht vernachlässigen.

5. Geben Sie Ihrem Schmerz Raum.

   Wenn wir üben, uns zu öffnen und unserem Schmerz Raum zu geben (wie in Kapitel 22), ist dies an sich schon ein Akt der Freundlichkeit. Es setzt Zeit und Energie frei, sodass wir sie in lebensfördernde Vorhaben investieren können, statt in sinnlose Kämpfe mit unserem Schmerz. (Und es ist so viel freundlicher als viele selbstzerstörerische Dinge, die wir machen, wenn wir unserem Schmerz zu entkommen versuchen.)

6. Sehen Sie sich selbst in anderen.

   Wen wir uns mit offenen Augen umsehen, sehen wir, wohin wir uns auch wenden, dass Menschen auf eine ganz ähnliche Weise kämpfen und leiden wie wir. Wenn wir ihren Schmerz mit Empathie anerkennen und sehen können, dass dies zum Menschsein gehört, und wenn wir uns bewusst sind, dass das Leben allen Menschen Wunden schlägt (gleich wie privilegiert sie vielleicht sind), dann können wir ein Gefühl für »gemeinsames Menschsein« entwickeln. Ein Gefühl, dass wir in unserem Leiden nicht allein sind, ein Gefühl, dass wir ein Teil von etwas viel Größerem sind.

Viele Wege zum Selbstmitgefühl

Weil jeder Aspekt der ACT von Selbstmitgefühl getragen ist, begegnen Sie in den meisten Kapiteln einem oder mehr dieser Bausteine unter den beschriebenen Hilfsmitteln und Techniken. Und später, wenn wir die vielen verschiedenen Möglichkeiten anschauen, wie wir mit Akzeptanz arbeiten können, werden Sie sehen, dass sehr viele mit Selbstmitgefühl zu tun haben. Es gibt viele verschiedene Techniken zur Entwicklung von Selbstmitgefühl, und bei allen geht es darum, uns dieselbe Botschaft zu schicken: *Ich sehe, dass du Schmerzen leidest, ich nehme an dir Anteil, und ich möchte helfen.* Als Nächstes stelle ich Ihnen meine bisher unerreichte Lieblingsübung vor, die Übung der *Freundlichen Hand*, und dann gebe ich Ihnen ein paar Tipps, wie Sie selbst eigene Übungen entwerfen können.

Die Übung der Freundlichen Hand

Das folgende Transkript ist für Ihren Umgang mit Ihnen selbst bestimmt. Deshalb lesen Sie es bitte nicht nur, sondern wenden Sie es aktiv an.

Zur Erinnerung: Modifizieren Sie jede Übung so, dass sie für Ihre Klientinnen passt. Manche Menschen ziehen es vielleicht vor, zwei Hände auf den Körper zu legen: eine auf das Herz, die andere auf den Unterleib. Manche könnten es vorziehen, ihre Arme um sich herum zu legen, in einer Selbstumarmung. Andere Klienten berühren ihren Körper vielleicht nicht gern – besonders, wenn sie mit strenger Selbstentwertung ihres Körpers verschmolzen sind, oder wenn schmerzliche Gefühle (z. B. Ekel) oder Erinnerungen (z. B. an sexuellen Missbrauch) ausgelöst werden, wenn sie sich selbst berühren. In solchen Fällen können sie ihre Hände in ihren Schoß liegen oder sie über dem Körper schweben lassen und sich vorstellen, dass warme, freundliche Energie von den Handflächen in ihr Herz strömt und sich von da durch den Körper zu den Bereichen ausbreitet, die schmerzen oder sich wie taub anfühlen.

Therapeutin: Ich lade Sie nun ein, eine bequeme Körperhaltung zu finden, in der Sie geerdet und wach sind. Wenn Sie auf einem Stuhl sitzen, könnten Sie sich zum Beispiel leicht nach vorn lehnen, Ihren Rücken gerade machen, Ihre Schultern loslassen und Ihre Füße sanft auf den Boden drücken.

Denken Sie jetzt an ein Problem, mit dem Sie sich auseinandersetzen.

Nehmen Sie sich ein paar Momente Zeit, um darüber zu reflektieren, worum es bei diesem Thema eigentlich geht: Erinnern Sie sich daran, was passiert ist, überlegen Sie, wie es sich auf Sie auswirkt, und denken Sie darüber nach, wie es sich in der Zukunft auf Sie auswirken könnte.

Und während Sie dies tun, beobachten Sie, was für schwierige Gedanken und Gefühle auftauchen. Verbinden Sie sich mit einem Gefühl von Interesse und schauen Sie, wo Sie diesen Schmerz in Ihrem Körper spüren. (Ist er in Ihrem Kopf, im Hals, in den Schultern, in der Kehle, der Brust, im Unterbauch, in den Armen oder in den Beinen?) Beobachten Sie ihn, als wären Sie ein neugieriges Kind, das etwas ganz Neues und Faszinierendes entdeckt: Wo genau ist der Schmerz und wie ist er?

Wenden Sie sich jetzt einer Ihrer Hände zu und drehen Sie die Innenfläche nach oben. Nehmen Sie sich nun etwas Zeit, und denken Sie an Momente, als Sie diese Hand auf eine freundliche Weise benutzt haben. Vielleicht haben Sie die Hand eines geliebten Menschen gehalten, der Schmerzen hatte. Oder

Sie haben seinen Rücken massiert oder ihn zur Unterstützung umarmt. Oder vielleicht haben Sie ein weinendes Baby gehalten und gewiegt. Oder vielleicht haben Sie diese Hand benutzt, um einem Freund bei einer schwierigen Aufgabe zu helfen.

Schauen Sie, ob Sie diese Hand in diesem Moment mit dieser selben Anteilnahme, Bereitschaft zur Unterstützung und Freundlichkeit füllen können. Stellen Sie sich vor, dass Sie sie mit warmer, freundlicher Energie füllen.

Legen Sie diese Hand jetzt langsam und behutsam auf den Teil Ihres Körpers, der am meisten schmerzt. (Vielleicht empfinden Sie den Schmerz vor allem in Ihrer Brust oder in Ihrem Kopf, im Hals oder im Bauch?) Legen Sie Ihre Hand dahin, wo immer der Schmerz am intensivsten ist.

(Wenn Sie sich wie taub fühlen, legen Sie Ihre Hand auf den Teil, der sich am meisten wie taub anfühlt. Und wenn Sie weder Schmerz noch Taubheit empfinden, lassen Sie Ihre Hand behutsam über Ihrem Herz ruhen.)

Lassen Sie Ihre Hand da leicht und behutsam ruhen. Spüren Sie sie auf Ihrer Haut oder auf Ihrer Kleidung, und spüren Sie, wie die Wärme von Ihrer Handfläche in Ihren Körper fließt und sich in alle Richtungen, nach oben und nach unten, ausbreitet.

Und wo immer Sie einen Bereich finden, der schmerzt oder sich eng oder angespannt anfühlt, lassen Sie diese warme, freundliche Energie in ihn einfließen, und stellen Sie sich vor, dass Ihr Körper um diese unangenehme Empfindung weich wird: sich löst, weich wird und sehr viel Raum gibt. Wenn Sie sich wie taub fühlen, lassen Sie sich dann um diese Taubheit herum weich werden und lassen um sie herum los.

(Und wenn Sie weder Schmerz empfinden noch sich wie taub fühlen, dann stellen Sie sich Ihren Körper vor, wie Sie möchten. Sie könnten sich zum Beispiel vorstellen, dass sich auf eine magische Weise Ihr Herz öffnet.)

Halten Sie Ihren Schmerz oder Ihre Taubheit sehr behutsam. Halten Sie sie, als wären Schmerz oder Taubheit ein weinendes Baby oder ein wimmernder Welpe oder ein unschätzbar wertvolles und zerbrechliches Kunstwerk.

Lassen Sie in diese behutsame Handlung Anteilnahme und Wärme einfließen – als würden Sie nach jemandem, der Ihnen lieb ist, die Hand ausstrecken.

Lassen Sie die Freundlichkeit von Ihren Fingern in Ihren Körper fließen.

Benutzen Sie jetzt Ihre beiden Hände in einer einzigen freundlichen Geste. Legen Sie eine Hand auf Ihre Brust und die andere auf Ihren Bauch. Lassen Sie sie beide da sanft ruhen und halten Sie sich freundlich.

Und während Sie in diesem Raum von Wärme und Freundlichkeit ruhen, nehmen Sie sich einen Moment Zeit, um zu bedenken, dass dieser Schmerz (oder diese Taubheit) zum Menschsein gehören. Weder Schmerz noch Taubheit bedeuten, dass mit Ihnen etwas nicht stimmt. Sie bedeuten, dass Sie ein lebendiger, liebevoller Mensch sind. Dies ist es, was lebendige, Anteil nehmende Menschen fühlen, wenn das Leben schwierig ist. Wir empfinden dann Schmerz (oder wir schalten uns ab und werden taub). Dies ist etwas, was Sie mit allen lebendigen Menschen auf diesem Planeten gemeinsam haben. Es ist ein Teil dessen, der Sie sind, ein Teil des Menschseins, und so ist es, wenn man ein Herz hat.

Nehmen Sie sich so viel Zeit, wie Sie möchten, und sitzen Sie so, verbinden Sie sich mit sich selbst, nehmen Sie an sich selbst Anteil, lassen Sie sich Trost und Unterstützung zukommen. Bleiben Sie dabei, so kurz oder so lange, wie Sie möchten, fünf Sekunden oder fünf Minuten, es spielt keine Rolle. Es ist der Geist der Freundlichkeit, der wichtig ist, wenn Sie diese Geste machen, nicht ihre Dauer.

Ich liebe diese Übung. Ich benutze sie häufig für mich selbst, und im Laufe der Jahre habe ich sie früher oder später in der Arbeit mit fast allen meinen Klienten angewendet. (Und wenn Sie einmal zu einem meiner Workshops kommen, werde ich sie auch Ihnen zeigen!) Wenn Sie diese Übung einmal selbst gemacht haben (übergehen Sie das bitte nicht), empfehle ich Ihnen, die Anleitung noch einmal zu lesen und dabei besonders darauf zu achten, wie in der Übung alle sechs Bausteine berücksichtigt werden.

Natürlich wirkt diese Übung nicht bei allen Klientinnen. Kein Werkzeug und keine Technik tut das. Wenn es dem Klienten aus dem einen oder anderen Grund nicht gelingt, sich mit einem Gefühl von Freundlichkeit zu verbinden, wird er Sie wahrscheinlich nur unbeeindruckt anschauen und fragen: »Soll ich etwas fühlen?« Wenn das passiert, ist das meistens ein Hinweis darauf, dass Selbstmitgefühl für diesen Menschen eine fremde Vorstellung ist. Sie werden dann mittels kurzer, behutsamer Interventionen schrittweise daran arbeiten müssen, wie im nächsten Abschnitt beschrieben.

Entwerfen Sie Ihre eigenen Übungen zum Selbstmitgefühl

Selbstmitgefühlsübungen können sehr kurz sein. Sie müssen keine langen, formalen Interventionen im Stil einer Meditation enthalten. Sie können auf jeden der sechs Bausteine fokussieren oder auch auf alle sechs. Verwenden Sie die folgenden Vorschläge, um Ihre Kreativität in Fluss zu bringen, und vielleicht fallen Ihnen dann eigene Interventionen ein.

Erkennen Sie Schmerz mit Freundlichkeit an. Erkennen Sie mit freundlichen Worten und in einem warmen, fürsorglichen Ton Ihrer inneren Stimme an: »Dies ist wirklich sehr schmerzhaft« oder »Dies ist wirklich schwierig« oder »Dies tut weh« oder »Ich bin traurig« oder »Ich schäme mich« oder »Ich leide«.

Dies ist wahrscheinlich die schnellste und einfachste aller Selbstmitgefühlstechniken. Seien Sie dabei kreativ. Sie können jeden Ausdruck verwenden, den Sie wollen und der die Anwesenheit von Schmerz anerkennt, ohne zu werten. Danach sollten Sie als nächsten Schritt etwas sagen, wodurch Sie Freundlichkeit mit sich selbst unterstützen: entweder einen Satz wie »Gehen Sie behutsam mit sich um«, »Seien freundlich zu sich« oder »Möge ich mich freundlich behandeln« oder ein einzelnes Wort wie »Ruhig« oder »Freundlichkeit«.

Fügen Sie eine freundliche Geste hinzu. Es ist leicht, der vorigen Intervention eine Geste hinzuzufügen, zum Beispiel eine Hand behutsam und freundlich auf den Schmerz oder die Taubheit zu legen. Oder Sie legen in einer tröstenden Geste eine Hand auf die Brust, auf den Unterbauch oder auf die Stirn oder Sie massieren Bereiche, in denen Sie Spannung wahrnehmen, z. B. Nacken, Schultern oder Schläfen.

Fügen Sie Akzeptanz hinzu. Als Alternative können Sie einfach eine Intervention zur Unterstützung von Akzeptanz hinzufügen wie Atmen in und um den Schmerz oder *Anker werfen* und Ausdehnen von Gewahrsein, um wahrzunehmen, was *außer* dem Schmerz sonst noch da ist (ohne sich aber von ihm ablenken zu lassen).

Fügen Sie Defusion hinzu. In ähnlicher Weise kann man leicht eine einfache Intervention zur Defusion hinzufügen, wie Wahrnehmen und Benennen: »Hier schlägt mein Verstand wieder auf mich ein. Aber trotzdem bin ich freundlich zu mir.« Oder: »Aha. Das ist die Geschichte, dass ich nicht gut genug bin«. Oder: »Mir kommt der Gedanke, dass ich ein Loser bin.«

Fügen Sie freundliche Bilder hinzu. Es gibt viele Selbstmitgefühlsübungen, zu denen Bilder gehören, die Freundlichkeit ausdrücken. Zum Beispiel können Sie

- sich ein warmes heilendes Licht vorstellen, das die Teile Ihres Körpers berührt, wo es wehtut, um zu trösten und zu heilen;
- sich jemanden vorstellen, der eine Quelle von Liebe und Freundlichkeit ist (z. B. eine Freundin, ein Verwandter, historische Gestalten wie Gandhi oder Mandela, fiktive Figuren oder spirituelle oder religiöse Gestalten, die sich Ihnen mit mitfühlenden Worten oder Gesten zuwenden).
- verschiedene Formen von Bildern zum Inneren Kind verwenden (siehe Zusätzliches Material).

Fügen Sie die Empfindung hinzu, dass Sie mit anderen Menschen das Menschsein gemeinsam haben. Nicht zuletzt ist es leicht, eine einfache Intervention hinzuzufügen, die die Empfindung der Verbundenheit mit anderen unterstützt: »Dies ist etwas, was ich mit allen Menschen gemeinsam habe. Allen tut manchmal etwas weh« oder »Dies zeigt nur, dass ich ein Mensch bin. Wir alle bauen Mist und machen Fehler/fühlen sich abgelehnt/versagen bei etwas/erleben Enttäuschung« oder »Es ist manchmal schwer, Mensch zu sein. So viele Menschen auf dem Planeten haben sich manchmal so angefühlt!« oder »Dies zeigt, dass ich Mensch bin. Alle Menschen fühlen Schmerz, wenn das Leben schwer ist.«

BARRIEREN GEGEN SELBSTMITGEFÜHL

Wie bei jedem Aspekt des ACT-Modells begegnen wir auch Barrieren gegen Selbstmitgefühl. Wie oben erwähnt ist eine dieser Barrieren häufig eine negative Reaktion auf den Ausdruck »Selbstmitgefühl« selbst. Wir können damit ziemlich leicht umgehen, wenn wir diesen Ausdruck vermeiden und die Metapher *Zwei Freundinnen* verwenden.

Eine andere Barriere ist ein Mangel an Klarheit. Der Klient fragt sich: *Wie soll mir das helfen?* Und wieder gehen wir mit diesem Thema um, indem wir in Bezug auf den Zweck und den potenziellen Gewinn von

Anfang an ganz klar sind und Zweck und Gewinn mit den Therapiezielen der Klientin verbinden. Der Punkt der Entscheidung kann dabei wirklich helfen:

Therapeut: Wenn Sie sich so behandeln wie der strenge, unfreundliche Freund … ist das eine Hinbewegung oder eine Wegbewegung?

Klientin: Eine Wegbewegung. Aber ich kann nicht anders.

Therapeut: Ja, in diesem Moment können Sie nicht anders. Es ist eine automatische Reaktion, die Sie seit Jahren kennen. Sie passiert spontan, bevor Sie es merken. Ich frage mich, ob Sie das vielleicht gern ändern würden? Eine andere Möglichkeit kennenlernen? Ich frage mich, ob es hilfreich für Sie wäre, wenn wir ein bisschen daran arbeiten könnten, dass Sie sich mehr wie die freundliche, fürsorgliche Freundin verhalten?

Klientin: Ich weiß nicht. Wie hilft mir das?

Therapeut: Gute Frage. Schauen wir uns Ihre Erfahrung an. Manche der Hauptdinge, die Sie durch unsere gemeinsame Arbeit bekommen wollen, sind XYZ. *(Therapeut wiederholt die Verhaltensziele der Klientin, die sie mit der Therapie erreichen möchte.)* Hilft es Ihnen normalerweise, diese Dinge zu tun, wenn Sie sich wie der strenge, unfreundliche Freund behandeln?

Klientin: Normalerweise nicht.

Therapeut: Vielleicht finden Sie es leichter, diese Dinge zu machen, wenn Sie einen anderen Ansatz ausprobieren – sich wie eine freundliche, fürsorgliche Freundin behandeln?

Klientin: Hmm. Ich bin nicht sicher.

Therapeut: Ich auch nicht, ehrlich gesagt. Ich sage immer wieder, dass das, was wir hier machen, ein Experiment ist. Ich weiß nie mit Sicherheit, was passiert. Ich meine, ich kann Ihnen sagen, dass es eine Menge an wissenschaftlicher Forschung gibt, die zeigt, dass viele Menschen enormen Nutzen daraus ziehen, wenn sie lernen, sich selbst so zu behandeln. Sie werden resilienter, können besser mit Stress umgehen und haben mehr Gefühl von Wohlbefinden. Und zugleich … ich kann nie garantieren, dass dies bei Ihnen passiert. Ich hoffe, dass es so ist, ich glaube, dass es so sein wird, und … es ist immer ein Experiment. Sind Sie bereit, es zu probieren, auch wenn Ihnen Ihr Verstand weiter sagt, dass Sie es nicht können und dass es nicht funktioniert?

—

Manchmal besteht eine Klientin darauf, dass Strenge mit sich selbst eine gute Form der Motivierung ist und hat die Sorge, sie könnte in selbstschädigende Muster geraten, wenn sie freundlich zu sich selbst ist. Eine nützliche Antwort darauf ist die folgende klassische Metapher:

Esel, Karotten und Stöcke

Therapeut: *(humorvoll, spielerisch)* Ich glaube, Sie haben einen Esel als Haustier, stimmt's? Und jede Woche trägt er Ihre Last zum Markt? Ja, ich auch. Wir haben nun zwei Möglichkeiten, wie wir unsere Esel motivieren können. Eine Option ist, den Esel mit einem Stock zu schlagen. Das funktioniert gut. Garantiert bringt man so jeden Esel in Bewegung. Ein andere Option aber ist, dass man den Esel mit Karotten motiviert. Er trägt eine Weile die Last, dann bekommt er eine Karotte. Wenn er sie ein bisschen weiter trägt, bekommt er noch eine. Und das funktioniert genauso gut wie mit dem Stock. Aber mit der Zeit, wenn man von diesem Stock viel Gebrauch macht, hat man schließlich einen ziemlich elenden Esel. Wenn man seinen Esel andererseits mit Karotten motiviert, bekommt man einen glücklichen, gesunden Esel (der nachts wirklich gut sehen kann).

Natürlich sind Menschen nun aber keine Esel. Aber häufig versuchen wir uns mit großen Stöcken zu motivieren. Und das ist wirklich das, was Sie tun, oder? Streng mit sich sein, auf sich einschlagen. Sicher motiviert es Sie, aber fühlen Sie sich nicht manchmal ein bisschen wie ein geschlagener, geschundener Esel? Das Gute ist, dass Menschen, wenn es um Motivation geht, etwas haben, was weit wirksamer als Karotten ist – wir haben etwas, was man »Werte« nennt.

—

Wie Sie sehen, geht diese Metapher leicht in Arbeit über Werte und engagiertes Handeln über. Die meisten anderen Barrieren gegen Selbstmitgefühl sind ein Ausdruck von Fusion und Vermeidung:

- *Fusion.* Versuche, Selbstmitgefühl zu fördern, können manchmal Fusion auslösen, besonders bei Klientinnen mit einem tief verwurzelten Selbsthass. Dies zeigt sich oft als ein Zunehmen von strenger Selbstbewertung oder von Kommentaren wie »Ich bin wertlos« oder »Ich verdiene keine Freundlichkeit«.
- *Erlebnisvermeidung.* Selbstmitgefühl löst oft schmerzliche Emotionen, besonders Angst, Traurigkeit, Schuldgefühle oder Scham aus. (Und bei Klienten mit intensivem Selbsthass ruft sie häufig äußerst intensive Angst hervor.) Klientinnen möchten diese schmerzlichen Emotionen häufig vermeiden, also vermeiden sie, um das zu bewirken, das Selbstmitgefühl selbst.

Das Hauptgegenmittel gegen diese Barrieren, wenigstens zu Beginn einer Therapie, sind normalerweise *Anker werfen* und Defusion. Wenn es passt, kann natürlich zu einem späteren Zeitpunkt der Therapie jeder ACT-Prozess verwendet werden, um an diesen Barrieren zu arbeiten.

AUFGABEN

Mitgefühl ist ein sehr großes Thema. Wenn Sie also mehr darüber wissen wollen, empfehle ich nachdrücklich das Lehrbuch *The ACT Practitioner's Guide to the Science of Compassion* von Dennis Tirch, Benjamin Schoendorff und Laura Silberstein (Tirch, Schoendorf, Silberstein, 2014). Vielleicht sollten Sie sich auch *Wer vor dem Schmerz flieht, wird von ihm eingeholt* (Harris, 2013) anschauen, mein Selbsthilfebuch über den ACT-Ansatz zu Trauer und Verlust, das einen Hauptfokus auf Selbstmitgefühl hat.

Ich empfehle auch dies:

- Gestalten Sie Ihre eigene kurze Selbstmitgefühlsübung, die einige der sechs Bausteine oder alle enthält, und praktizieren Sie sie täglich.
- Legen Sie eine schnelle »Selbstmitgefühlspause« ein: Wenn Sie eine wirklich mit Stress verbundene oder aufwühlende Therapiestunde hinter sich haben (die wir alle gelegentlich haben), nehmen Sie sich zwei oder drei Minuten Zeit, um eine kurze Version Ihrer Übung zu machen, und achten Sie auf die Wirkung, die das jedes Mal hat, bevor Sie weiterarbeiten (Anrufe machen, Notizen machen, mit dem nächsten Klienten arbeiten).

WAS SIE MITNEHMEN KÖNNEN

Mitgefühl schwingt in jedem Aspekt der ACT mit, und Selbstmitgefühl ist ein lebenswichtiger Teil der Therapie. Wir können uns vorstellen, dass Selbstmitgefühl aus sechs Bausteinen besteht, und wir können mit so vielen von ihnen und in jeder Kombination arbeiten, um Klientinnen zu helfen, diese wunderbare Kompetenz zu entwickeln. Unsere therapeutische Arbeit ist häufig schwierig und schmerzlich, besonders wenn Klienten auf unsere Bemühungen nicht reagieren: wenn sie nicht weiterkommen oder wenn es ihnen von Sitzung zu Sitzung sogar schlechter geht. Sorgen wir also dafür, dass wir mit uns selbst Mitgefühl praktizieren sowie unseren Klientinnen helfen, es zu entwickeln.

19 Wissen, was zählt

DAS FUNDAMENT VON ACT

Das gesamte ACT-Modell hat ein Hauptziel: die Fähigkeit für ein achtsames, werteorientiertes Leben zu entwickeln, technisch ausgedrückt »psychische Flexibilität«. Je mehr wir diese Fähigkeit entwickeln, umso größer wird unser Potenzial, ein reiches und sinnvolles Leben zu leben. Und auf dieses eine Ziel hin ist unsere Arbeit in der ACT ausgerichtet: Wir möchten niemanden dazu bringen, Schmerz zu akzeptieren, Defusion zu praktizieren oder sich herausfordernden Situationen zu stellen, wenn sein oder ihr Leben dadurch nicht reicher und erfüllter wird. Was sind also eigentlich Werte?

Werte in Kurzform

In einfachen Worten: Werte sind Worte, die beschreiben, wie wir uns in diesem Moment und auf die Dauer verhalten möchten. Mit anderen Worten, Werte sind Ihre Herzenswünsche dafür, wie Sie sich verhalten wollen – wie Sie sich selbst, andere und die Welt um sich herum behandeln wollen.

Ziel: Klären unserer Werte, damit wir sie stets als Führer nutzen können, für offenes wie verdecktes Verhalten. Wir können sie zur Inspiration, Motivation und Leitung verwenden, und sie helfen uns, die Dinge zu tun, die unserem Leben Sinn und Richtung verleihen.

Synonyme: Ausrichtung des Lebens. Wofür Sie einstehen wollen; erwünschte persönliche Qualitäten

Methode: Werte von Zielen unterscheiden, die Klientinnen dabei unterstützen, ihre Werte zu klären und sich mit ihnen zu verbinden, damit sie diese nutzen können, um sich in ihrem Handeln inspirieren, motivieren und leiten zu lassen.

Anwendung: Wenn jemand auf der Suche nach »innerer Führung« ist, wenn die Motivation zum Handeln fehlt, als Führer bei der Erarbeitung von Zielen und Handlungsplänen, zur Förderung von Akzeptanz, um ein reicheres, erfüllteres und sinnvolleres Leben zu ermöglichen.

In einigen ACT- Protokollen wird das Thema »Werte« erst dann explizit eingeführt, nachdem Defusion, Akzeptanz, Kontakt mit dem jetzigen Moment und Selbst als Kontext behandelt worden sind. In anderen Therapieprotokollen erfolgt die Werteklärung dagegen von Anfang an. Beide Ansätze haben ihre Vor- und Nachteile. Einerseits löst die Arbeit an den Werten oft Fusion und Erfahrungsvermeidung aus; einige Klienten sind daher erst dann bereit oder in der Lage, ihre Werte in der Tiefe zu erforschen, nachdem sie Defusion und Fähigkeit zu Akzeptanz entwickelt haben. Andererseits gibt es aber auch Klientinnen, die erst dann motiviert sind, sich auf die harte Arbeit in der Therapie einzulassen, wenn sie mit ihren Werten in Berührung gekommen sind.

Als erste Annäherung bietet es sich vielleicht an, mein Selbsthilfebuch *Raus aus der Glücksfalle* (Harris, 2014a) zu lesen, das Sie zunächst Schritt für Schritt mit dem üblicheren Weg der kreativen Ratlosigkeit vertraut macht, dann den Aspekt der Achtsamkeit und schließlich Werte und Handlungen behandelt. Als zweite Annäherung könnten Sie einen Blick in *ACT der Liebe* (Harris, 2015) werfen, das als Selbsthilfebuch bei Beziehungsfragen konzipiert ist.

In diesem Kapitel werden wir verschiedene Möglichkeiten untersuchen, zu Werten zu gelangen und mit ihnen zu arbeiten, und während Sie den Text lesen, kann sich Ihr Verstand viele verschiedene Möglichkeiten ausmalen, wie Klientinnen negativ reagieren könnten. Die Wahrheit ist, dass fast alles, was Sie sich vorstellen können, schiefgehen kann … früher oder später wird es das wahrscheinlich! Im nächsten Kapitel, »Wenn nichts wichtig ist?«, werden wir also bekannte Barrieren bei der Arbeit mit Werten anschauen, und wie sie überwunden werden können.

DREI WICHTIGE ASPEKTE VON WERTEN

Ich erkläre meinen Klienten etwa mit folgenden Worten, was Werte sind: Werte sind das, was wir uns für unsere Begegnungen mit der Welt, mit anderen Menschen und mit uns selbst aus tiefstem Herzen wünschen. Sie beschreiben, wofür wir uns im Leben einsetzen, wie wir uns verhalten, welche Art von Mensch wir sein und welche Stärken und Qualitäten wir entwickeln wollen. Häufig beschreiben wir Werte als einen »inneren Kompass«: Sie geben uns Orientierung, helfen uns, eine Richtung zu finden, helfen uns, auf dem Weg zu bleiben, und helfen uns, unseren Weg wiederzufinden, wenn wir ihn verloren haben.

In Büchern über ACT finden sich die verschiedensten Definitionen für Werte. Die folgende halte ich für die benutzerfreundlichste: Werte sind »gewünschte umfassende Qualitäten, die beständigem Handeln zugrunde liegen« (Hayes et al., 2013). Diese Aussage enthält drei wesentliche Komponenten:

1. *Beständiges Handeln.* Werte beziehen sich auf »Handeln«: wie wir uns verhalten wollen, offen und verdeckt und zwar beständig. Wie möchten Sie sich zum Beispiel in Ihrer Beziehung mit Menschen verhalten, die Ihnen nahestehen? Wenn Ihre Antwort lautet, dass Sie liebevoll sein und fürsorglich, oder fair und aufrichtig oder offen und authentisch,

achtsam und mitfühlend sein wollen, dann würden wir sagen, dass das Ihre Werte sind. Und vermutlich würden Sie sich beständig so verhalten wollen. Sie würden nicht morgen plötzlich aufhören wollen, so zu handeln, oder nächste Woche oder nächsten Monat.

2. *Umfassende Qualitäten.* Werte beziehen sich auf umfassende Qualitäten, die beständigem Handeln zugrunde liegen. Angenommen, Sie möchten Handball spielen. »Handball spielen« ist eindeutig etwas, das Sie stets tun können. Es ist also eine Handlung, die stets möglich ist, jedoch keine *Qualität* einer Handlung. Zur Verdeutlichung nenne ich Ihnen vier mögliche Qualitäten dieser Handlung: *gut* Handball spielen, *begeistert* Handball spielen, *leidenschaftlich* Handball spielen, *halbherzig* Handball spielen. Was ist also mit »umfassender« Qualität gemeint? Es ist eine Qualität, die zahlreiche unterschiedliche Handlungen »umfasst«. Lautet Ihr Wert zum Beispiel, Ihre Mitspielerinnen zu unterstützen, gibt es jede Menge unterschiedlicher Handlungen mit der Qualität »unterstützend«. Lautet Ihr Wert, fair zu sein, gibt es wieder viele verschiedene Handlungsmöglichkeiten mit der Qualität von »Fairness«.

Um Ihre Werte in Bezug auf das Handballspielen zu erforschen, könnte ich Ihnen zum Beispiel folgende Fragen stellen: »*Wie* möchten Sie Handball spielen?«, »Welche persönlichen Qualitäten oder Stärken möchten Sie in das Spiel einbringen?«, »Wie möchten Sie sich gegenüber Ihren Mitspielern und den Spielern aus der gegnerischen Mannschaft verhalten?«. Mit solchen Fragen lassen sich Werte erkunden: konzentriert sein, siegen wollen, sich voll einsetzen, respektvoll sein, Teamgeist zeigen, fair sein, »sein Bestes geben«, sich fordern.

Solche Qualitäten von Handlungen stehen Ihnen in jedem Moment zur Verfügung: Selbst, wenn Sie irgendwann von der Hüfte an abwärts gelähmt wären und nie mehr Handball spielen könnten, könnten Sie immer noch konzentriert, respektvoll, fair sein, siegen wollen und Teamgeist zeigen. Sie könnten sich bei dem, was Sie tun, immer noch voll engagieren, Ihr Bestes geben und sich weiterhin fordern.

3. *Gewünschte Qualitäten.* Werte sind »gewünschte« Qualitäten. Sie sind Aussagen darüber, wie Sie sich verhalten *wollen*, wie Sie handeln möchten. Es geht hier nicht darum, was Sie tun sollten oder müssten oder was »richtig« wäre. (In vielen Büchern über ACT finden Sie den Begriff »gewählte« Qualitäten. Damit soll betont werden, dass Sie sich diese Qualitäten nicht nur für Ihr Handeln wünschen, sondern auch bewusst wählen und sie in Ihr Handeln einfließen zu lassen.)

WERTE VERSUS ZIELE

Den meisten unserer Klientinnen ist der Unterschied von Werten und Zielen nicht klar. Wir werden also fast immer eine kurze Psychoedukation zu dem Unterschied einschieben müssen. Wir müssen erklären, dass Ziele Dinge sind, die man in der Zukunft anzielt: Dinge, die man bekommen, haben oder erreichen möchte. Im Gegensatz dazu beschreiben Werte, wie man sich in diesem Moment und permanent für den Rest seines Lebens und bei jedem Schritt auf dem Weg zu den Zielen, die man erreichen möchte, verhalten möchte, ob man sie erreicht oder nicht.

Um Klienten zu helfen, diese Unterscheidung zu verstehen, können ein paar Beispiele nützlich sein. Eins meiner Lieblingsbeispiele ist »Heiraten« versus »Lieben« (Hayes et al., 2014). Wenn man liebevoll und fürsorglich sein möchte, ist das ein Wert – es hält an, ist nie abgeschlossen. Sie wollen sich den Rest Ihres Lebens so verhalten. Und in jedem Moment haben Sie die Wahl: Sie können entweder diesem Wert entsprechend handeln oder ihn vernachlässigen. Wenn Sie aber heiraten wollen, ist das ein Ziel. Es ist etwas, das (potenziell) abgeschlossen, erreicht, »abgehakt« werden kann. Und Sie können das Ziel der Heirat erreichen, auch wenn Sie Ihre Werte um Lieben und Fürsorglichkeit vollkommen vernachlässigen. (Allerdings hält Ihre Ehe vielleicht auch nicht allzu lange.)

Werte sind immer erreichbar. In jedem Moment können wir ihnen entsprechend handeln oder sie vernachlässigen. Wir haben die Wahl. Bei Zielen ist das nicht so. Wir können nicht garantieren, dass wir das Ziel, das wir verfolgen, jemals erreichen. Natürlich können wir Dinge tun, die unsere Chancen auf Erfolg erhöhen, aber das Ergebnis können wir niemals garantieren. Wenn wir zum Beispiel heiraten möchten, können wir nicht zu 100 Prozent garantieren, dass es dazu kommt, aber in jedem Moment können wir unseren Werten entsprechend handeln, die darin bestehen, dass wir liebevoll und fürsorglich sein wollen. Wir können das tun, auch wenn wir keinen Partner haben. Wir können uns uns selbst gegenüber, unseren Freundinnen, unseren Nachbarn, unseren Familien, unseren Umgebung, unserem zahmen Känguru und so fort gegenüber liebevoll und fürsorglich verhalten.

Hier ein anderes Beispiel, das ich häufig verwende. Wenn Sie einen guten Job haben wollen, ist das ein Ziel. Wenn Sie ihn einmal haben, ist der »Auftrag erfüllt«. Wenn Sie aber hilfsbereit und zuverlässig und aufrichtig sein möchten, sind das Werte: erwünschte Qualitäten Ihres Handelns, die zeitlich unbegrenzt gültig sind. Und in jedem Moment können Sie diesen Werten entsprechend handeln – auch wenn Ihr Job quälend ist oder wenn Sie zurzeit keinen haben.

SECHS KERNAUSSAGEN ÜBER WERTE

Es gibt mindestens sechs Kernaussagen über Werte, auf die wir in der Therapie eingehen sollten:

1. Werte beziehen sich auf das Hier und Jetzt, Ziele sind auf die Zukunft gerichtet.
2. Werte bedürfen niemals der Rechtfertigung.
3. Werte müssen oft in eine Rangfolge gebracht werden.

4. Werte verfolgt man am besten mit einer gewissen Leichtigkeit.
5. Werte sind frei gewählt.
6. Werte gelten für einen selbst und für andere.

Wir wollen kurz auf sie eingehen.

Werte beziehen sich auf das Hier und Jetzt, Ziele sind auf die Zukunft gerichtet

Sie können jederzeit wählen, ob Sie werteorientiert handeln oder Ihre Werte missachten wollen. Selbst wenn Sie einen Grundwert Jahre oder Jahrzehnte vollkommen missachtet haben, können Sie im jetzigen Moment im Sinne dieses Wertes handeln. Ziele liegen dagegen immer in der Zukunft: Ein Ziel ist etwas, das Sie anstreben, auf das Sie hinarbeiten. Sobald Sie es erreicht haben, ist es kein Ziel mehr.

Menschen, die sehr zielorientiert leben, empfinden daher oft einen chronischen Mangel oder Frustration. Warum? Weil Ihr Blick permanent auf die Zukunft gerichtet ist und Sie ständig das nächste Ziel zu erreichen suchen, in der Illusion, dass sie dann für immer glücklich und zufrieden sind. Ein werteorientiertes Leben kennt zwar auch Ziele, ist jedoch darauf ausgerichtet, in jedem Moment im Einklang mit unseren Werten zu leben. Dies verleiht ein Gefühl von Erfüllung und Zufriedenheit, da unsere Werte jederzeit verfügbar sind. Die Metapher von den beiden Kindern im Auto bringt dies schön zum Ausdruck. (Einen kurzen Zeichentrickfilm, der sie illustriert, finden Sie auf YouTube unter »Russ Harris Values Goals«.)

Metapher von den beiden Kindern im Auto

Therapeutin: Stellen Sie sich zwei Kinder auf dem Rücksitz eines Autos vor, die mit ihrer Mutter ins Disneyland fahren. Die Fahrt dorthin dauert drei Stunden. Eines der Kinder ist nun ganz auf das

Ziel fokussiert: es fragt alle fünf Minuten: »Sind wir jetzt da? Sind wir jetzt da? Sind wir jetzt da?«. (Die Fahrt ist die reine Frustration und für die Mutter entnervend). Das andere Kind hat dasselbe Ziel: Es möchte nach Disneyland. Aber es ist auch mit seinen Werten in Kontakt: Lust am Spielen, Neugier, Lust am Neuen und an Spaß. Es schaut aus dem Fenster, winkt den Menschen in den anderen Autos zu, entdeckt all die Tiere bei den Bauernhöfen, singt zur Musik im Radio, spielt »Ich sehe was, was du nicht siehst«. Es hat eine richtig erfüllende Reise.

Beide Kinder kommen gleichzeitig im Disneyland an und amüsieren sich dort bestens. Beiden geht es gut, weil sie ihr großes Ziel erreichen. Aber das zweite Kind hatte auch eine spannende Reise. Warum? Weil es sich nicht nur auf das Ziel konzentriert, sondern auch seine Werte gelebt hat. Und auf dem Rückweg fragt das erste Kind ständig: »Sind wir noch nicht zu Hause? Sind wir noch nicht zu Hause? Sind wir noch nicht zu Hause?«, während das andere Kind die Fahrt genießt: aus dem Fenster schaut und mit Interesse wahrnimmt, dass abends alles anders aussieht.

Werte bedürfen niemals der Rechtfertigung

Werte sind ein bisschen wie unser Geschmack bei Eiscreme. Wir müssen nicht rechtfertigen, warum wir Erdbeereis, Schokolade oder Ahornsirup mögen. (Wir fänden das sogar unmöglich, wenn wir das versuchen würden. Wer weiß, warum unsere Geschmacksknospen so positiv auf diese bestimmte Sorte reagieren?) Genauso müssen wir niemals unsere Werte rechtfertigen. Sie sind einfach Aussagen darüber, wie wir uns verhalten möchten. Aber es kann vorkommen, dass wir unsere Handlungen rechtfertigen müssen. Wenn zum Beispiel Ihr Wert Verbundenheit mit der Natur ist, müssen Sie das nicht rechtfertigen. Wenn Sie mit Ihrer Familie aber aufs Land ziehen möchten, besteht gegebenenfalls einiges an Erklärungsbedarf.

Werte müssen oft in eine Rangfolge gebracht werden.

Ich erkläre Klienten häufig, dass unsere Werte wie die Kontinente auf einem Globus sind. Egal wie schnell man diesen Globus dreht, man kann nie alle Kontinente zugleich sehen. Einige sind immer auf der Rückseite, andere kommen nach vorn. So verändert sich der Stellenwert Ihrer Werte: So wie Sie Ihre Rollen verändern und in verschiedene Situationen kommen, kommen manche Werte in den Vordergrund, während andere in den Hintergrund treten.

Dies bedeutet, dass wir häufig über die Priorität entscheiden müssen: welchen Werten entsprechend wir in einer bestimmten Situation handeln möchten. Zum Beispiel kann ein Wert sein, dass wir uns unseren Eltern gegenüber liebevoll und fürsorglich verhalten, aber wenn sie uns ständig feindselig und missbräuchlich behandeln, brechen wir vielleicht den Kontakt mit ihnen ab, weil wir unseren Werten »Selbstschutz« und »Selbstfürsorge« Vorrang einräumen. Unsere Werte um liebevolles und fürsorgliches Handeln sind aber nicht verschwunden. Wir haben sie in diesen besonderen Beziehungen nur zurückgestellt, zur »Rückseite des Globus«. Währenddessen bleibt in anderen Beziehungen, wie mit der Partnerin oder mit den Kindern oder guten Freunden liebevolles und fürsorgliches Verhalten »auf der Vorderseite des Globus«.

Werte verfolgt man am besten mit gewisser Leichtigkeit

In der ACT heißt es, Werte zwar rigoros zu verfolgen, sie jedoch leicht zu nehmen. Wir wollen uns unserer Werte bewusst sein und sie zur Orientierung gebrauchen ihnen in Kontakt sein, aber nicht mit ihnen verschmelzen. Verschmelzen wir mit ihnen, fühlen sich unsere Werte erdrückend und einschränkend an – wie Befehle, denen wir zu gehorchen haben. Mit anderen Worten, sie verändern sich: sie verwandeln sich in starre Regeln – *sollte, muss, Verpflichtung, **So** ist es richtig, Das ist falsch, Mach es perfekt, oder lass es bleiben!* Im Sinne der Kompass-Metapher bedeutet dies, dass wir auf einer Reise nicht die ganze Zeit auf den Kompass starren wollen – sondern ihn im Rucksack tragen, herausholen, wenn wir ihn brauchen, um unseren Weg zu finden, und dann wieder wegpacken.

Werte sind frei gewählt

Wir entscheiden uns bewusst, die gewünschten Qualitäten in unsere Handlungen einfließen zu lassen. Wir *müssen* nicht so handeln; wir wollen es, weil es uns wichtig ist.

Werte gelten für einen selbst und für andere

Angenommen, eine Klientin identifiziert Werte wie Fairness, Aufrichtigkeit, Freundlichkeit und liebevolles Verhalten. Wir sollten dann anschauen, wie sie diesen Werten entsprechend in ihrer Beziehung mit sich selbst wie auch in ihrer Beziehung mit anderen handeln kann. Wir sollten mit anderen Worten wissen, was sie tun kann, um fair, aufrichtig, freundlich und liebevoll zu sich selbst zu sein, und was sie tun kann, um fair, aufrichtig, freundlich und liebevoll zu anderen sein kann.

WERTE ZUM LEBEN ERWECKEN

Effektive Gespräche über Werte fühlen sich offen, lebendig und frei an. Verbindet sich ein Klient wirklich mit seinen Werten, erfährt er Befreiung und Weitung. Er erkennt, dass er selbst in hoffnungslosen Situationen die Wahl hat, sich zu öffnen und das Leben in eine sinnvolle Richtung zu lenken.

Bei diesen Gesprächen wird Ihre Klientin sehr präsent sein, sich auf Sie einlassen, sich mit Ihnen austauschen, in Verbindung mit Ihnen sein. Sie werden erleben, wie sie vor Ihnen »zum Leben erwacht«. Die Sitzung wird lebendig, engagiert und erfüllend. Oft treten auch intensive Emotionen auf, die die gesamte Bandbreite von Freude und Liebe bis hin zu Traurigkeit und Angst umfassen. Häufig werden Sie eine tiefe Verbindung spüren, wenn Sie so tief in das Herz eines anderen menschlichen Wesens blicken und Zeuge des Schmerzes und der Liebe werden dürfen, die darin wohnen.

Tipp für die Praxis

Manche Klientinnen mögen das Wort »Werte« nicht. Sorgen Sie daher dafür, dass Sie alternative Begriffe bereithalten: Sie selbst sein, sich selbst treu sein, das Leben auf die eigene Weise leben, sich so wie die Art Mensch verhalten, der man sein möchte, das tiefste Verlangen Ihres Herzen, wie Sie sich verhalten möchten, persönliche Qualitäten und Stärken, denen entsprechend Sie handeln/leben und die Sie ins Spiel bringen möchten, Qualitäten, die Sie für andere verkörpern und die Sie anderen zeigen und vorleben möchten, zu denen Sie andere inspirieren und zu denen Sie sie ermutigen möchten.

WIE MAN WERTE KLÄREN UND MIT IHNEN IN KONTAKT KOMMEN KANN

In diesem Abschnitt behandeln wir ein paar meiner Lieblingstechniken, um Werte zu erkennen. Denken Sie aber daran, dass sie nur Mittel zu einem Zweck sind: unseren Klienten zu helfen, in Kontakt mit ihrem eigenen Menschsein zu kommen und herauszufinden, was für Menschen sie eigentlich sein möchten, damit sie ihr Leben mit einem Gefühl von Sinn und Zweck leben können. Wir können diese Techniken in Form eines Gesprächs anwenden oder zu formalen erfahrungsorientierten Übungen machen. Wenn wir dem zweiten Ansatz folgen, könnten wir mit einer kurzen Achtsamkeitsübung beginnen (z. B. zwei oder drei Minuten *Anker werfen*) und die Klientin dann auffordern, ihre Augen zu schließen und schweigend über die Frage nachzudenken oder sich die Szene vorzustellen. Hier finden Sie drei Übungen, die ich häufig verwende.

RÜCKBLICK ZEHN JAHRE SPÄTER

Stellen Sie sich vor, dass Sie in der Zukunft sind, in zehn Jahren, und Sie schauen auf Ihr Leben zurück, wie es heute ist. Vervollständigen Sie diese drei Sätze:

- *Ich habe viel Zeit damit verbracht, mir um … Sorgen zu machen.*
- *Ich habe nicht genug Zeit damit verbracht, Dinge wie … zu tun.*
- *Wenn ich in der Zeit zurückgehen könnte, würde ich … anders machen.*

DAS VIDEO VON IHRER IRRTÜMLICHEN BEERDIGUNG

Stellen Sie sich vor, dass Sie ein bisschen wie Tom Hanks Figur in dem Film *Cast Away* – Verschollen sind. Sie sind in einem Flugzeug, das über dem Meer abstürzt, und Sie sind ganz unverletzt, aber Sie stranden auf einer unbewohnten Insel mitten im Meer. Zu Hause denken alle, Sie wären tot, und halten ein Begräbnis ab. Ein paar Wochen später werden Sie gerettet und fliegen zu einem glücklichen Wiedersehen nach Hause. Etwas später sehen Sie ein Video von dieser Beerdigung. Und als Sie es sich anschauen, sehen Sie, wie jemand, den Sie sehr lieben (vielleicht Ihr Vater oder Ihre Mutter, Ihr Partner oder Ihre Partnerin, ein Kind oder ein guter Freund) eine Grabrede über Sie hält. Was würden Sie diesen Menschen gern über sich sagen hören:

- *Über den Menschen, der Sie waren?*
- *Über Ihre größten Stärken und Qualitäten?*
- *Darüber, wie Sie sie behandelt haben?*

EIN JAHR SPÄTER

Stellen Sie sich vor, dass Sie in einem Jahr auf das Problem zurückschauen, mit dem Sie heute konfrontiert sind. Stellen Sie sich vor, dass Sie auf die bestmögliche Weise mit ihm umgegangen sind und sich wie der Mensch verhalten haben, der Sie von Herzen gern sein möchten. Beantworten Sie aus dieser Sicht folgende Fragen:

- *Nach welchen Qualitäten und Stärken (z. B. Mut, Freundlichkeit, Mitgefühl, Ausdauer, Aufrichtigkeit, Fürsorglichkeit, Hilfsbereitschaft, Integrität, Liebe, Hingabe) haben Sie angesichts dieses Problems gelebt und gehandelt?*
- *Wie sind Sie mit sich selbst umgegangen, während Sie versucht haben, dieses Problem zu bewältigen?*
- *Wie haben Sie andere behandelt, die Ihnen nahestehen?*

MIT WERTEN ARBEITEN

In diesem nächsten Abschnitt werden wir Interventionen, Formulare und Arbeitsblätter und nützliche Fragen zur Klärung von Werten behandeln.

Vielfalt der Werte

Es gibt zahllose Möglichkeiten, wie man Werte klären kann, und die Abbildung auf den nächsten Seiten beschreibt viele (aber nicht annähernd alle). Viele von ihnen werden wir in diesem Buch behandeln.

Während manche Klienten leicht in der Lage sind, ihre Werte zu identifizieren und über sie zu sprechen, braucht es bei vielen unserer Klienten ziemlich viel Arbeit, um sie aufzudecken. Im folgenden Transkript handelt es sich bei der Klientin um eine alleinstehende Frau mittleren Alters, der das Verhalten ihres Sohnes Schwierigkeiten macht. Ihr dreiundzwanzigjähriger Sohn ist heroinabhängig und kommt alle paar Tage nach Hause, um sie um Geld anzubetteln. Gibt sie ihm das Geld nicht, wird er aggressiv. Oft schreit er sie an und beleidigt sie, wirft ihr vor, seine Kindheit zerstört zu haben und kalt und lieblos zu sein, oder er besteht darauf, dass sie ihn nicht wirklich liebt. Dies geht schon seit über zwei Jahren so. Sie macht sich permanent Sorgen um ihn und nach seinen Besuchen fühlt sie sich verzweifelt, schuldig und reuevoll. Sie sagt, sie weiß, dass es »falsch« ist, ihm Geld zu geben, weil es »seine Abhängigkeit fördert«, aber für sie ist es »zu schwer, Nein zu sagen«.

Werte klären

Reden halten
Stellen Sie sich vor, es wäre Ihr achtzigster (oder einundzwanzigster/fünfzigster) Geburtstag oder ein Fest anlässlich Ihrer Pensionierung. Zwei oder drei Menschen halten Reden, in denen sie beschreiben, wofür Sie eintreten, was Sie ihnen bedeuten, die Rolle, die Sie in ihrem Leben spielen. Was sagen diese Menschen über Sie, der in der idealen Welt sein Leben als der Mensch gelebt hat, der er sein wollte?

Leben und sterben
a. Stellen Sie sich Ihre Bestattung vor: Was sollen die Menschen über Sie sagen?
b. Spielen Sie Ihre Bestattung in Form eines Psychodramas.
c. Schreiben Sie einen Nachruf für sich oder entwerfen Sie die Inschrift Ihres Grabsteins.
d. Stellen Sie sich vor, Sie hätten nur noch vierundzwanzig Stunden zu leben, aber Sie dürften es niemandem sagen. Wen würden Sie besuchen und was würden Sie tun?

Reichtum
Sie erben ein Vermögen. Was würden Sie damit tun? Mit wem würden Sie diese Aktivitäten teilen? Wer würde das wertschätzen, was Sie kaufen? Wie möchten Sie sich gegenüber all den neuen Menschen verhalten, die Teil Ihres neuen Lebens sind?

Gedankenlese-Maschine
Stellen Sie sich vor, ich setze Ihnen eine Maschine auf den Kopf, die Gedanken liest, und stelle sie auf die Gedanken von jemandem ein, der sehr wichtig für Sie ist, sodass Sie jeden seiner Gedanken hören können. Während Sie sich einhören, denkt die Person über SIE nach: darüber, wofür Sie stehen, was Ihre Stärken sind, was Sie ihr bedeuten und die Rolle, die Sie in ihrem Leben spielen. Was würden Sie die Person denken hören in einer idealen Welt, in der Sie Ihr Leben als die Person gelebt haben, die Sie sein wollen?

Was zählt?
Was wollen Sie wirklich? Was ist Ihnen wirklich wichtig? Wofür möchten Sie eintreten? Gibt es etwas, das Ihrem jetzigen Leben Sinn und Lebendigkeit verleiht?

Konflikt und Reflektieren
Erinnern Sie sich an eine Zeit, als Sie mit jemandem, den Sie lieben, gut verbunden waren. Wie haben Sie da gehandelt?

Ablehnung
Welche Handlungen anderer Menschen lehnen Sie ab? Was gefällt Ihnen daran nicht? Wie würden Sie handeln, wenn Sie in der Haut dieser Menschen stecken würden?

Entgangenes
Welche wichtigen Lebensbereiche haben Sie aus Mangel an Bereitwilligkeit aufgegeben? Was ist Ihnen entgangen?

Werte klären

Den Schmerz erforschen

a Schmerz als Verbündeter: Was sagt Ihnen Ihr Schmerz darüber, was Ihnen wirklich wichtig ist und Ihnen am Herzen liegt?

b. Schmerz als Lehrer: Wie hilft Ihnen Ihr Schmerz zu wachsen oder neue Fähigkeiten und Stärken zu entwickeln? Wie kann Ihnen dies helfen, besser mit anderen Menschen in Beziehung zu sein?

c. Von der Sorge zur Fürsorge: Was sagen Ihre Befürchtungen, Sorgen und Ängste darüber aus, was Ihnen wirklich am Herzen liegt? An welche wichtigen Dinge im Leben erinnern sie Sie?

Charakterstärken

Welche Stärken und Qualitäten haben Sie bereits? Was möchten Sie noch entwickeln? Wie möchten Sie diese neuen Stärken und Qualitäten einsetzen?

Wenn … dann …

Welche Veränderungen würden andere Menschen bei Ihnen wahrnehmen, wenn Sie dieses Ziel erreicht haben? Was würden Sie dann anders machen? Inwiefern würden Sie sich Freunden, Familie, Kollegen, Kunden und anderen Menschen gegenüber anders verhalten?

Zauberspruch

a Sobald ich diesen Zauberspruch ausspreche, erklären sich alle Menschen auf diesem Planeten voll und ganz mit Ihnen einverstanden – egal, was Sie tun – und lieben, achten, und bewundern Sie, ob Sie nun ein Chirurg sind oder ein Massenmörder. Wie würden Sie dann Ihr Leben gestalten? Wie würden Sie andere Menschen behandeln?

b Sobald ich diesen Zauberspruch ausspreche, haben alle Ihre schmerzlichen Gedanken, Gefühle und Erinnerungen keinen Einfluss mehr auf Sie. Wie würden Sie dann Ihr Leben gestalten? Womit würden Sie beginnen oder aufhören? Was würden Sie verstärkt tun und was weniger? Inwieweit würden Sie sich anders verhalten? Wenn ich Sie in einem Video sehen könnte, woran würde ich dann erkennen, dass der Zauber gewirkt hat? Was würde ich sehen und hören?

Formulare und Arbeitsblätter

Fragebogen zu werteorientiertem Leben
Zielscheibe
Lebenskompass
Bestandsaufnahme zu werteorientierten Handlungen
Liste allgemeiner Werte

Kindheitsträume

Wie haben Sie sich als Kind Ihre Zukunft vorgestellt?

Künstlerische Methoden

Malen, zeichnen oder formen Sie Ihre Werte.

Vorlieben

Was tun Sie gerne?

Vorbilder

Zu wem sehen Sie auf? Wer inspiriert Sie? Welche Stärken oder Qualitäten haben diese Menschen, die Sie bewundern?

→ Zusammenfassung von Techniken zur Klärung gängiger Werte

Klientin: Wissen Sie, um ehrlich zu sein, manchmal denke ich, es wäre leichter, wenn er einfach … stirbt. *(Sie bricht in Tränen aus)*

Therapeut: *(Pause)* Ich sehe, dass Sie gerade sehr leiden. … Ich frage mich, ob wir einfach für einen Moment anhalten und anschauen können, was hier gerade passiert … und ich frage mich, ob Sie Ihr beobachtendes Selbst verwenden können, um zurückzutreten und wahrnehmen zu können, was geschieht … wie Sie auf dem Stuhl sitzen, Ihre Körperhaltung… und nehmen Sie die Gefühle in Ihnen wahr. … Wo in Ihrem Körper spüren Sie sie? … Nehmen Sie auch die Gedanken wahr, die in Ihrem Kopf herumschwirren. *(Pause)* Was sagt Ihr Verstand in diesem Moment zu Ihnen?

Klientin: *(trocknet ihre Tränen)* Ich bin ein Monster. Ich meine, was für eine Mutter bin ich denn? Wie kann ich so etwas denken?

Therapeut: Ihr Verstand sagt Ihnen also, Sie wären ein Monster, weil Sie denken, das Leben wäre leichter, wenn Ihr Sohn tot wäre?

Klientin: Ja. Ich meine, er ist mein Sohn. Er ist mein Sohn! Wie kann ich so etwas denken?

Therapeut: *(Pause)* Erinnern Sie sich noch daran, dass wir darüber sprachen, Ihr Verstand würde wie eine perfekte Problemlösemaschine funktionieren?

Klientin: Ja.

Therapeut: Nun, wir haben hier ein großes Problem, nicht wahr? Ich meine, ein sehr großes, sehr schmerzliches Problem. Richtig? Also ist es ganz natürlich, dass die Problemlösemaschine in Aktion tritt. Sie beginnt, Lösungen zu produzieren. Und seien wir ehrlich: Eine mögliche Lösung für eine problematische Beziehung besteht darin, das Gegenüber verschwinden zu lassen. Der Gedanke, dass Ihr Sohn verschwinden soll, bedeutet einfach nur, dass Ihr Verstand seine Arbeit tut. Und wissen Sie was? Es gibt keine Möglichkeit, ihn davon abzuhalten.

Klientin: Vielleicht hat David ja recht. Vielleicht liebe ich ihn ja tatsächlich nicht wirklich.

Therapeut:	Das ist ein interessanter Gedanke. *(Pause)* Ich wette, Ihrem Verstand macht es Spaß, Sie damit zu quälen.
Klientin:	Ja. Dauernd.
Therapeut:	Darf ich Sie fragen, was Sie jetzt in diesem Moment im Körper spüren?
Klientin:	Ich fühle mich einfach krank. Wirklich, wirklich krank.
Therapeut:	Und wo fühlen Sie das am intensivsten in Ihrem Körper?
Klientin:	Hier. *(Sie legt eine Hand auf den Bauch.)*
Therapeut:	Okay. Nehmen Sie dieses Gefühl einen Moment lang wahr … nehmen Sie wahr, wo es ist … und was es macht. *(Pause)* Wie würden Sie dieses Gefühl nennen?
Klientin:	Oh, das ist ein Schuldgefühl. Ich hasse es. Ich fühle das ständig.
Therapeut:	Okay. Nehmen Sie dieses Schuldgefühl einen Moment lang wahr. … Beobachten Sie es … atmen Sie in dieses Gefühl hinein. … Wenn Sie wollen, können Sie Ihre Augen schließen… Atmen Sie einfach hinein … und schauen Sie, ob Sie sich auf irgendeine Weise um es herum öffnen können… ihm Raum geben können. … Und ich bitte Sie, sich gleichzeitig auf Ihr Herz einzustimmen. … Nehmen Sie sich einen Augenblick Zeit, um mit dem in Berührung zu kommen, was Ihr Sohn Ihnen bedeutet. *(Pause)* Was sagt Ihnen dieses Gefühl über Ihren Sohn, über das, was er Ihnen bedeutet?
Klientin:	*(weint):* Ich möchte einfach nur, dass er glücklich ist.
Therapeut:	*(Pause):* Ihr Verstand sagt also: »Vielleicht liebe ich ihn ja tatsächlich nicht wirklich.« Was sagt Ihr Herz?
Klientin:	Natürlich liebe ich ihn.
Therapeut:	Sie sagen es. Ich meine, wenn er Ihnen gleichgültig wäre, würden Sie sich nicht schuldig fühlen, oder?
Klientin:	*(mit Tränen in der Stimme, aber erleichtert):* Ja.
Therapeut:	Ihnen ist David also wirklich wichtig … Können Sie mir sagen, was für eine Mutter Sie ihm sein möchten?
Klientin:	Ich möchte einfach nur, dass er glücklich ist.

Therapeut: Okay. Angenommen, ich könnte mit einem Zauberspruch bewirken, dass David für immer glücklich ist. Was für eine Mutter möchten Sie dann sein?

Klientin: Ich weiß nicht. Ich möchte einfach nur eine gute Mutter sein.

Therapeut: Okay. Wenn Sie diesen Titel – eine gute Mutter sein – verdienen möchten, wie müssten Sie sich dann gegenüber David verhalten? Welche mütterlichen Qualitäten müssten Sie haben?

Klientin: Ich weiß es nicht.

Therapeut: Nehmen wir an, es geschähe ein Wunder und David bekäme sein Leben auf die Reihe. Einige Jahre später würden wir ihn im Fernsehen interviewen und ihn fragen: »David, wie war Ihre Mutter am Tiefpunkt Ihrer Heroinsucht?« Was möchten Sie, dass er in der idealen Welt sagt?

Klientin: Ich glaube, ich möchte, dass er sagt, ich wäre … hmm … liebevoll … und freundlich … und … hmm … unterstützend gewesen.

Therapeut: Noch etwas?

Klientin: Ich wäre für ihn da gewesen, als er mich brauchte.

Therapeut: Liebevoll, freundlich, unterstützend – möchten Sie so als Mutter sein?

Klientin: Ja.

Therapeut: Okay. Lassen Sie dies einen Moment lang auf sich wirken. Liebevoll, freundlich, unterstützend – so als Mutter zu sein ist Ihnen wichtig.

Klientin: Ja. *(Sie sitzt aufrecht und nickt langsam.)* Ich möchte tun, was für ihn am besten ist. Ich möchte das Richtige tun. Und ich weiß, dass es nicht richtig ist, ihm Geld zu geben.

Therapeut: Okay. *(Pause)* Wenn Ihr Sohn jetzt das nächste Mal vorbeikommt, müssen Sie wohl eine Entscheidung treffen. Einerseits können Sie zulassen, dass Ihr Verstand Sie tyrannisiert, indem er Sie herumstößt und Ihnen sagt, was Sie tun sollen. Und Sie wissen genau, was Ihr Verstand Ihnen sagen wird – dass Sie ihm Geld geben müssen und dass Sie eine schlechte Mutter sind, wenn Sie es nicht tun, dass ›Nein‹ sagen so anstrengend und schmerzlich ist und dass es leichter ist, ihm Geld zu geben, denn dann lässt er Sie in Ruhe. Das ist eine Möglichkeit. Andererseits können Sie sich entscheiden, Ihren Verstand plappern zu lassen, und statt ihm Glauben zu schenken, die Mutter sein, die Sie wirklich sein wollen – liebevoll, freundlich, unterstützend –, und das zu tun, was langfristig für David am besten ist. Wofür werden Sie sich entscheiden?

Klientin: Also, ich – ich möchte liebevoll und unterstützend sein. Ich möchte ihm helfen.

Therapeut: Wenn Sie also wirklich im Einklang mit diesen Werten handeln, statt sich in der »Ich kann nicht ›Nein‹ sagen«-Geschichte zu verfangen, wie würden Sie dann auf Davids Bitte um Geld reagieren?

Klientin: *(lächelt schwach):* Ich würde »Nein« sagen.

Therapeut: Sie würden »Nein« sagen?

Klientin: *(nickt):* mmh.

Therapeut: Wie fühlen Sie sich jetzt, wenn Sie dies sagen?

Klientin: Ich bin echt nervös. Ich zittere.

Therapeut: Das sehe ich. Und ich bin sicher, dass ich an Ihrer Stelle dasselbe fühlen würde. Die Frage lautet jetzt, ob Sie bereit sind, dieser Nervosität und dem Zittern Raum zu geben, wenn es das ist, was es braucht, um die Mutter zu sein, die Sie wirklich sein wollen.

Klientin: Ja.

—

Ihrem Sohn Geld zu geben, um seine »Abhängigkeit zu unterstützen«, war mit den Grundwerten dieser Klientin nicht vereinbar. Ihr Handeln war durch Vermeidung (versuchen, Schuld und Angst loszuwerden) und Fusion (mit Gedanken wie *Es ist zu schwer, Nein zu sagen, Ich halte es nicht aus, ihn so zu sehen* und *Ich bin eine schlechte Mutter, wenn ich ihm nicht helfe)* und nicht durch Werte bestimmt. Nach der obigen Intervention richtete sich das Gespräch darauf, wie sie im Einklang mit ihren Werten handeln, das heißt, wie sie David gegenüber auf andere Weise liebevoll, freundlich und unterstützend sein könnte, ohne ihm Geld zu geben oder Dinge, die er verkaufen könnte.

Das Transkript zeigt, wie sich Defusion, Akzeptanz und Werte überschneiden und zusammenspielen. Wir nennen dies den »Tanz mit dem Hexaflex« – sich je nach den Gegebenheiten flexibel und flüssig von einem Prozess zum nächsten zu bewegen.

Formulare und Arbeitsblätter

Es gibt verschiedene Formulare und Arbeitsblätter, die Ihren Klienten helfen können, ihre Werte zu erkennen. Hervorzuheben sind Ins Schwarze treffen (Kapitel 6) und die Liste allgemeiner Werte am Ende dieses Kapitels. Die Liste allgemeiner Werte ist besonders dann hilfreich, wenn Klientinnen trotz aller ihrer Anstrengungen absolut keine Vorstellung davon haben, was ihre Werte sind. Sie können die Liste durchlesen und die auswählen, zu denen sie eine Beziehung haben.

Übergang von Zielen zu Werten: Hilfreiche Fragen

Fragen wir Klienten nach Werten, nennen sie uns stattdessen meistens Ziele. Sie beschreiben den Partner, die Arbeit oder den Körper, den sie sich wünschen, oder das, was sie von anderen bekommen möchten – Liebe, Freundschaft, Vergebung. Manche wünschen sich Ruhm, Reichtum, Status, Respekt, Schönheit, einen schlanken Körper oder Erfolg. Oder sie nennen ein emotionales Ziel: sich glücklich fühlen, selbstbewusster sein oder aufhören, deprimiert zu sein. Manche nennen auch Ziele eines Toten: kein Heroin nehmen, keine Panikattacken haben, nicht die Beherrschung verlieren, sich nicht unsicher fühlen.

Um zu den Werten hinter einem Ziel zu gelangen, können wir eine oder mehrere der folgenden Fragen stellen:

Angenommen, Sie erreichen dieses Ziel:

- Inwiefern würden Sie sich selbst, andere, die Welt um Sie herum anders behandeln?
- Inwieweit würden Sie sich in Ihren Beziehungen, im Arbeitsalltag, im sozialen Leben, gegenüber Ihrer Familie anders verhalten?
- Welche persönlichen Qualitäten oder Stärken würden Sie zulassen und zeigen können, wenn Sie dieses Ziel erreichen?
- Welche Qualitäten oder Stärken würden Sie in Menschen, die Sie lieben, gern inspirieren, wenn diese erfahren, dass Sie dieses Ziel erreicht haben?
- Was würde man daraus darüber entnehmen können, wofür Sie einstehen und was Sie unterstützen (oder darüber, wogegen Sie sind und was Sie ablehnen)?
- Wir könnten zum Beispiel fragen: »Angenommen, Sie sind sehr selbstbewusst oder sind glücklich oder Sie haben ein großes Auto/einen schönen Körper/einen tollen Job/sind berühmt/haben Macht, Erfolg, flößen Respekt ein … inwiefern würden Sie dann anders handeln? Was würden Sie dann in Bezug darauf, wie Sie Ihren Körper, sich selbst, Ihre Partnerin, Ihre Freunde, Ihre Familie, Ihren Hund und Ihre Katze, Ihr Haus, Ihre Nachbarn, Ihre Arbeit, Ihre Hobbys und so weiter behandeln anders machen?

Tipp für die Praxis

Wenn Klientinnen uns etwas sagen, was sie nicht mehr machen möchten, können wir häufig zu Werten gelangen, wenn wir fragen: »Was möchten Sie stattdessen tun?« Wenn der Klient zum Beispiel sagt: »Ich möchte aufhören, mich mit meiner Mutter zu streiten«, können wir fragen: »Was würden Sie gern stattdessen tun? Wie würden Sie Ihre Mutter gern behandeln, wenn Sie mit ihr zusammen sind? Wie möchten Sie sie behandeln, wenn sie etwas tut, was Sie stört oder ärgert?«

HAUSAUFGABE UND NÄCHSTE SITZUNG

Die Hausaufgabe könnte sein, über Werte zu schreiben, nachzudenken, zu meditieren, mit geliebten Menschen über Werte zu sprechen oder die oben erwähnten Arbeitsblätter auszufüllen. Sie könnten auch als einfache Hausaufgabe fragen: »Wären Sie bereit, bis zur nächsten Sitzung zwei Dinge zu tun? Erstens, wahrnehmen, wenn Sie im Einklang mit Ihren Werten handeln, und zweitens, wahrnehmen, wie das ist und welchen Unterschied es macht.« Wenn Sie den Punkt der Entscheidung verwenden, könnten Sie dies so formulieren: »Nehmen Sie wahr, wenn Sie Hinbewegungen machen, und nehmen Sie wahr, wie das ist und welche Wirkung es hat.«

Ich ermutige Klientinnen häufig, mit »Aromatisieren und Genießen« (Harris, 2018) zu experimentieren. Dazu würde ich etwa Folgendes sagen:

Therapeutin: Wählen Sie jeden Morgen, bevor Sie aufstehen, einen oder zwei Werte aus, die Sie am Tag, der vor Ihnen liegt, ins Spiel bringen wollen. Sie könnten zum Beispiel »Liebe« und »Güte« auswählen. Sie können jeden Tag einen neuen, oder neue, wählen oder jeden Tag dieselben, es liegt bei Ihnen. Während des Tages halten Sie dann nach Gelegenheiten Ausschau, diese Werte in allem, was Sie sagen oder tun, zur Wirkung kommen zu lassen. Sie geben Ihrem Verhalten also das Aroma Ihrer jeweiligen Werte. Und wenn Sie es mit diesem Aroma versehen, verkosten Sie es auch. Nehmen Sie die Wirkungen wahr, wenn Sie diese Werte leben, und schätzen Sie, wie sich das auswirkt.

—

Wenn wir in einer Sitzung nicht sehr weit kommen, dann können wir in der nächsten Sitzung dazu übergehen, sie in mehr Tiefe zu erforschen. Wenn es uns aber gelingt, in dieser Sitzung zentrale Werte erfolgreich zu eruieren, können wir in der nächsten Sitzung zu wertebasiertem Zielsetzen, Problemlösen und Handlungsplanung übergehen. Wenn jedoch innere Barrieren – wie Fusion und Erlebnisvermeidung – ein Leben den eigenen Werten entsprechend verhindert, würden wir wahrscheinlich auf Defusion und Akzeptanz fokussieren, um sie zu überwinden.

Hin und wieder werden wir einem Klienten begegnen, der bereits seine Werte lebt und all das tut, was ihm wichtig ist – einen Beruf ausüben, sich um die Kinder kümmern, für seine Fitness sorgen –, sich aber dennoch zutiefst unerfüllt fühlt. Fast immer ist der Mangel darauf zurückzuführen, dass er seelisch nicht präsent ist, obwohl er seinen Werten entsprechend handelt. Stattdessen ist er in seinen Gedanken über all das gefangen, was auf seiner Aufgabenliste steht, verschmolzen mit Perfektionismus, in unablässige Kommentare darüber verwickelt, was nicht gut genug ist, oder sich Sorgen macht, grübelt oder Tagträumen nachhängt. Mit solchen Klienten arbeiten wir daran, »präsent zu sein: sich engagieren, genießen und fokussieren«.

AUFGABEN

Nicht, dass es für dieses Kapitel keine Hausaufgaben gäbe – ganz im Gegenteil. Es gibt sogar viele.

- Lesen Sie alle Interventionen zu Werten laut, als würden Sie Ihre Klientinnen anleiten.
- Überlegen Sie, ob Sie andere Fragen stellen möchten. Gibt es andere Übungen, die Sie kennen, oder Ideen, wie Sie Klienten in Berührung mit ihren Werten bringen könnten?
- Wählen Sie zwei oder drei Klientinnen und identifizieren Sie, mit welchen Werten sie nicht in Kontakt sind. Überlegen Sie, welche Übungen Sie anbieten könnten, um ihnen zu helfen, wieder mit ihren Werten in Kontakt zu kommen.

- Denken Sie über Ihre eigenen Werte als Therapeut nach: Was ist Ihnen tief in Ihrem Herzen in Bezug auf diese Arbeit wichtig? Wofür möchten Sie als Therapeutin eintreten? Welche persönlichen Stärken und Qualitäten möchten Sie in den Therapieraum bringen?
- Praktizieren Sie während der nächsten Woche »Aromatisieren und Genießen«. Wählen Sie jeden Tag ein oder zwei Werte aus, suchen Sie nach Möglichkeiten, wie Sie sie verwenden können, um Ihren Tag zu aromatisieren, und genießen Sie aktiv die Wirkung, die das in Ihrem Leben hat.

WAS SIE MITNEHMEN KÖNNEN

Technisch gesehen sind Werte erwünschte Qualitäten fortlaufenden Handelns. Poetisch gesehen sind sie die tiefsten Wünsche unseres Herzens, wie wir uns selbst, andere und die Welt um uns herum während unserer kurzen Zeit auf diesem Planeten behandeln wollen. Metaphorisch gesprochen sind sie wie ein Kompass: Sie geben uns eine Richtung, halten uns auf Spur und helfen uns, unseren Weg zu finden, wenn wir uns verlaufen haben.

Unseren Klienten zu helfen, mit ihren Werten in Kontakt zu kommen, kann schwierig sein; wir begegnen häufig allen möglichen Missverständnissen, meistens um den Unterschied zwischen Werten und Zielen. Ferner werden wir häufig auf Barrieren in Form von Fusion und Vermeidung stoßen (wie wir im nächsten Kapitel sehen werden). Mit Geduld, Freundlichkeit und Ausdauer können wir unseren Klientinnen jedoch gewöhnlich helfen, sich »mit ihren Herzen zu verbinden« – und wenn wir das passieren sehen, ist es wahrhaft magisch.

LISTE ALLGEMEINER WERTE

Unten ein paar allgemeine Werte. (Es sind nicht die »richtigen« oder »besten« Werte, einfach nur bekannte, verbreitete.) Bitte lesen Sie die Liste durch und schreiben Sie einen Buchstaben neben jeden Wert, je nachdem, wie wichtig er Ihnen ist: s = sehr wichtig, z = ziemlich wichtig und n = nicht so wichtig. Natürlich sind manche Werte in einem Bereich des Lebens (z. B. für Eltern) wichtiger als in einem anderen Bereich (z. B. mein Beruf, bei der Arbeit). Diese Liste soll Ihnen also nur helfen, ein allgemeines Gefühl zu bekommen. Wenn Sie wollen, können Sie für jeden wichtigen Bereich Ihres Lebens eine solche Checkliste ausfüllen (z. B. eine für die Arbeit, eine für Beziehungen usw.)

- ☐ Abenteuerlust: abenteuerlustig sein; aktiv neue oder anregende Erfahrungen erforschen
- ☐ Achtsamkeit: in Bezug auf den gegenwärtigen Moment offen, engagiert und neugierig sein
- ☐ Akzeptanz/Selbstakzeptanz: mich selbst, andere, das Leben usw. akzeptieren
- ☐ Aufrichtigkeit: aufrichtig und wahrhaftig mir selbst und anderen gegenüber sein
- ☐ Ausdauer und Entschlossenheit: angesichts von Problemen oder Schwierigkeiten entschlossen weitermachen
- ☐ Authentizität: authentisch, echt und real sein; mir selbst treu sein
- ☐ Bereitschaft zur Vergebung: Bereitschaft, sich selbst oder anderen zu vergeben
- ☐ Beitragen und Großzügigkeit: zur Gemeinschaft beitragen, geben, helfen, beistehen oder teilen
- ☐ Dankbarkeit: dankbar für mich selbst, andere und das Leben sein und sie wertschätzen

- ☐ Durchsetzungsvermögen: respektvoll für meine eigenen Rechte und für das eintreten, was ich möchte
- ☐ Engagement: mich ganz in allem engagieren, was ich tue
- ☐ Ermutigung: Verhalten ermutigen und belohnen, das ich in mir oder bei anderen wertschätze
- ☐ Fairness und Gerechtigkeit: fair und gerecht gegenüber mir selbst und anderen sein
- ☐ Fitness: meine körperliche und geistige Gesundheit erhalten oder verbessern oder pflegen
- ☐ Fleiß: fleißig, gern arbeiten und mich ganz für eine Aufgabe einsetzen
- ☐ Flexibilität: mich bereitwillig an sich verändernde Umstände anpassen
- ☐ Freiheit und Unabhängigkeit: entscheiden, wie ich lebe, und anderen helfen, das Gleiche zu tun
- ☐ Freundlichkeit: freundlich, rücksichtsvoll, nährend oder liebevoll zu mir selbst und zu anderen sein
- ☐ Fürsorge/Selbstfürsorge: fürsorglich gegenüber mir selbst, anderen, der Umwelt usw. sein
- ☐ Geschicklichkeit: meine Fähigkeiten ständig üben und verbessern und mich ganz einsetzen
- ☐ Hilfsbereitschaft: unterstützend, hilfsbereit und für mich selbst und andere erreichbar sein
- ☐ Intimität: mich öffnen, offenbaren und mitteilen, emotional oder physisch
- ☐ Kooperation: mich mit anderen kooperativ verhalten
- ☐ Kreativität: kreativ oder innovativ sein
- ☐ Liebe: mir selbst und anderen gegenüber liebevoll und gefühlvoll handeln
- ☐ Mitgefühl/Selbstmitgefühl: mir selbst und anderen gegenüber im Schmerz freundlich handeln

- ☐ Mut: mutig sein; mich angesichts von Angst, Gefahr oder Schwierigkeiten standfest verhalten
- ☐ Neugier: neugierig, offen und interessiert sein; erforschen und entdecken
- ☐ Ordnung: ordentlich und organisiert sein
- ☐ Respekt/Selbstrespekt: mich selbst und andere mit Fürsorge und Rücksicht behandeln
- ☐ Selbstbehauptung: respektvoll für meine Rechte einstehen und mir erbitten, was ich möchte
- ☐ Sexualität: meine Sexualität erkunden und ausdrücken
- ☐ Sicherheit und Schutz: meine eigene Sicherheit und die anderer sichern und schützen und Verantwortung für sie übernehmen
- ☐ Sinnlichkeit und Lust: lustvolle und sinnliche Erfahrungen suchen und genießen
- ☐ Spaß und Humor: den Spaß lieben; Aktivitäten, die Spaß machen suchen, erfinden und ausüben
- ☐ Verantwortungsbewusstsein: Verantwortung für meine Handlungen zu übernehmen und für sie einzustehen
- ☐ Verbundenheit: mich ganz in allem engagieren, was ich tue, was immer das ist, und mit anderen ganz präsent sein
- ☐ Versöhnlichkeit: Versöhnlichkeit mir selbst gegenüber
- ☐ Vertrauen: vertrauenswürdig, loyal, treu, aufrichtig und zuverlässig sein
- ☐ Wohlwollen: sich anderen gegenüber freundlich und solidarisch verhalten
- ☐ Ein weiterer Wert: ________________________________
- ☐ Ein weiterer Wert: ________________________________

20 Wenn nichts wichtig ist

BARRIEREN GEGEN WERTE

Es ist wunderbar, wenn man sieht, wie unsere Klientinnen Kontakt zu ihren Werten bekommen. Man muss das gesehen haben: Es ist inspirierend, herzerwärmend und manchmal tief bewegend. Die Realität ist jedoch auch, dass häufig ziemlich viel Arbeit nötig ist, um »dahin zu gelangen«. In diesem Kapitel werden wir also übliche Barrieren gegen Werte anschauen und wie man sie überwinden kann.

Erlebnisvermeidung

Generell ist die Arbeit an Werten bei rasch auffassenden Klienten/besorgten Gesunden/Coachingklientinnen einfacher als bei schwerfällig auffassenden Klienten oder solchen mit starker Erlebnisvermeidung. Das liegt daran, dass wir uns, je mehr wir von Fusion und Erlebnisvermeidung getrieben sind, umso stärker von unseren Werten entfernen. In der Therapie sehen wir hierfür häufig dramatische Beispiele bei Klientinnen mit Borderline-Persönlichkeitsstörung oder Alkohol- bzw. Drogenabhängigkeit und Spielsucht. Häufig handeln solche Klienten, getrieben von Fusion und Vermeidung, wiederholt auf eine Weise, die von ihren Kernwerten weit entfernt ist: sie verletzen, missbrauchen oder vernachlässigen ihren Körper, ihre Freundinnen, ihre Familie, ihre Partner und andere. Und wenn sie wirklich innehalten und dieses destruktive Verhalten anerkennen – und erkennen, wie weit entfernt es von ihren Werten ist –, sind sie unvermeidlich mit sehr viel emotionalem Schmerz konfrontiert: mit Angst, Schuldgefühlen, Traurigkeit und Scham. Da überrascht es nicht, dass diese Klientinnen mit Widerstand auf die Arbeit mit Werten reagieren oder sie blockieren. In der Tat dienen viele der in diesem Kapitel erwähnten Barrieren vor allem der Erlebnisvermeidung: »Ich weiß nicht«, »Mir ist nichts wichtig«, »Ich habe keine Werte«, »Ich verstehe den Sinn in dieser Frage nicht«, »Ich verdiene es nicht, zu leben«, »Das ist mir zu blöd« und so weiter. Wenn wir wissen oder vermuten, dass Erlebnisvermeidung die Hauptbarriere ist, arbeiten wir mit *Anker werfen*, Defusion, Selbstmitgefühl und Akzeptanz. Das kann dann etwa so aussehen:

Klient: *(als Antwort auf Fragen zu Werten)* Ich weiß nicht. Warum fragen Sie so ein Zeug? Ich habe keine Werte.

Therapeutin: Okay. Wäre es okay, wenn ich für einen Moment auf »Pause« drücke?

Klient: Wenn Sie müssen.

Therapeutin: Sehen Sie, ich muss nicht, wenn Sie wirklich nicht wollen, dass ich das tue. Wir können mit der Sitzung einfach weitermachen und ignorieren, was hier passiert. Aber ich würde vorziehen, das nicht zu tun, weil ich das Gefühl habe, dass wir beide ein bisschen feststecken. Ich habe das Gefühl, ich dränge Sie, und Sie halten dagegen und drücken zurück. Sehen auch Sie das ein bisschen so?

Klient: Ja, ich fühle mich ein bisschen in die Enge getrieben.

Therapeutin: Ja, das ist dann kein gutes Team, oder? Wie wäre es also, wenn ich zurückgehe und Ihnen etwas Raum gebe, und wir drücken auf »Pause«?

Klient: *(lächelt)* Okay.

Therapeutin: Sehr gut. Und danke, dass Sie mich wissen lassen, dass Sie sich in die Enge getrieben gefühlt haben. Ich schätze das Feedback wirklich. Bitte lassen Sie mich wissen, wenn ich das wieder mache. Ich kann mich in solchen Dingen manchmal ein bisschen zu sehr begeistern, und dann könnte ich in Versuchung kommen, den Klienten ein wenig zu drängen.

Klient: Keine Sorge.

Therapeutin: Erkennen wir einfach mal die Situation hier an. Dies ist ein anspruchsvoller Teil der Therapie. Ich stelle Ihnen unangenehme direkte Fragen, mit denen viele Menschen Probleme haben. Und bei den meisten bringt dies ein paar ziemlich schwierige Gedanken und Gefühle hoch. Ist so etwas bei Ihnen aufgetaucht?

(Die Therapeutin bringt den Klienten jetzt dazu, sich achtsam zu befragen. Der Klient erkennt Gefühle der Angst und Gedanken wie »Dies ist zu schwer«.)

Therapeutin: Dies sind natürliche Gedanken und Gefühle, in einer anspruchsvollen Situation wie dieser. *(Anmerkung: Die Therapeutin könnte, wenn erwünscht, die Situation, Gedanken und Gefühle unter einen Punkt der Entscheidung schreiben.)* Und denken Sie daran: Ihr Verstand ist eine Problemlösungsmaschine. Das Problem ist hier also, dass ich Ihnen Fragen stelle, die Ihnen nahegehen und schmerzliche Gefühle auslösen. Und die Lösung, die Ihr Verstand findet, um hier rauszukommen, ist zu sagen: *Ich weiß nicht. Nichts ist wichtig. Weitermachen. Das Thema wechseln.*

Klient: Ich habe das nicht gedacht.

Therapeutin: Nein. Bewusst haben Sie das nicht gedacht. Was ich meine, ist, dass das die Art Problemlösungsprozess ist, den Ihr Verstand außerhalb Ihrer Bewusstheit durchlaufen hat. Und angenommen, wir gehen da mit? Angenommen wir geben diese Arbeit mit Werten auf und gehen zu etwas anderem weiter? Was könnte der Preis dafür sein?

Klient: Ich bin nicht sicher.

Therapeutin: Also, was hat es Sie bisher gekostet, das Leben ohne inneren Kompass zu leben, ohne ein Gefühl für das, was wirklich wichtig ist?

Klient: Ich schätze, ich mache das immer noch so.

Therapeut: So kann man es ausdrücken. Was würden Sie sagen, wie viel Gefühl für Sinn und Ziel und Erfüllung Sie in Ihrem Leben haben, auf einer Skala von 0 bis 10? Null bedeutet, dass das Leben leer, öde und sinnlos ist. Zehn bedeutet, das Leben ist reich, erfüllt und sinnvoll.

Klient: Etwa 2.

Therapeutin: Eines unserer Hauptziele bei dieser Arbeit, die wir heute machen, ist also, den Wert ein ganzes Stück höher zu heben. Ein anderes ist, Ihnen zu helfen, ein Gefühl innerer Führung zu entwickeln, wie einen inneren Kompass, um Sie in die richtige Richtung zu bringen, damit Sie die Dinge machen können, die Ihnen helfen, ein besseres Leben aufzubauen.

Klient: Okay. Das macht Sinn.

Therapeutin: Klar. Es macht logischen Sinn. Aber das wird Ihren Verstand nicht davon abhalten, Dinge zu sagen, wie *Ich habe keine Werte*.

Klient: Ja, weil es wahr ist.

Therapeutin: Ja, es ist ziemlich wahr, in diesem Moment. Also … möchten Sie das verändern?

Klient: Was meinen Sie?

Therapeutin: Also, hier gibt es einen Punkt der Entscheidung. Wir können diese Arbeit um Werte aufgeben und Sie weiter so leben lassen, wie Sie das bisher gemacht haben. Oder wir bleiben dabei – auch wenn Ihr Verstand darauf besteht, dass sie sinnlos und nutzlos ist und nicht funktionieren wird – und wir können mit ihr weitermachen, als ein Experiment, und schauen, ob wir etwas Nützliches erreichen können. Welche Option wählen Sie?

Klient: Gut, wenn Sie es so ausdrücken, was habe ich für eine Wahl?

Therapeutin: Was immer Sie wählen, es liegt bei Ihnen. Wenn wir diese Arbeit an Werten aufgeben, gibt es zwei große Gewinne: Sie entkommen diesen unangenehmen Gefühlen und Sie entgehen diesem unangenehmen Gespräch. Dennoch hat das einen hohen Preis; ohne diesen inneren Kompass, um Sie vorwärts zu führen, verändert sich Ihr Leben nicht. Sie machen weiter, was Sie bisher gemacht haben. Auf der anderen Seite, wenn Sie sich dafür entscheiden, weiter mit mir hieran zu arbeiten, sind die großen Gewinne … dass Sie etwas Neues ausprobieren und Ihr Leben weiterbringen. Und der Preis ist … diese unangenehmen Gefühle werden weiter da sein. Es ist also Ihre Entscheidung, sie liegt wirklich bei Ihnen, nicht bei mir. Ich möchte nicht, dass Sie versuchen, mir einen Gefallen zu tun, und ich möchte Sie sicherlich nicht dazu drängen, etwas zu tun, wenn Sie dazu nicht bereit sind. Sie sind dran.

Klient: Okay. Probieren wir es.

Therapeutin: Danke. Ich schätze wirklich Ihre Bereitschaft, diese anspruchsvolle Arbeit mit mir zu machen. Ich kann sehen, wie schwer Ihr Verstand es Ihnen macht, und es bedeutet mir viel, dass Sie weitermachen wollen. *(Die Therapeutin geht jetzt zu einer Strategie der Werteklärung über, wie in dem Abschnitt mit der Überschrift »Ich weiß nicht« beschrieben.)*

—

Lesen Sie das Transkript jetzt ein zweites Mal und achten Sie auf alle ACT-Prozesse, die beteiligt waren. Sie sollten Defusion, Akzeptanz, flexible Aufmerksamkeit, engagiertes Handeln, Nützlichkeit und Bereitschaft erkennen können. ACT-Prozesse kommen während jeder Sitzung ständig ins Spiel, auch wenn es um Barrieren gegen andere Prozesse geht. Und wenn Sie offen für eine weitere Aufgabe sind, stellen Sie sich vor, wie die ganze wiedergegebene Episode verlaufen würde, wenn der Therapeut sich dafür entscheiden würde, den Prozess mithilfe des Punktes der Entscheidung zu strukturieren. Was würde dastehen und wo?

Fusion

Viele übliche Barrieren dagegen, sich mit Werten zu verbinden, liegen an der Fusion mit

- Gründen: *Ich kann nichts anders machen, bevor ich aufhöre, Angst zu haben/einen Job finde/meine Kinder zurückbekomme/mich von dieser Verletzung erhole/meine Partnerin zurückgewinne/mich besser fühle* und so weiter.
- Bewertungen: *Dies ist Bullshit. Eine Zeitverschwendung. Was für einen Sinn hat das alles, wenn mein Leben so schrecklich ist?*
- Selbstkonzept: *Warum verschwenden wir Zeit hiermit? Ich bin schlecht, ich verdiene kein besseres Leben!*
- Vergangenheit und Zukunft: *Das ist sinnlos. Es funktioniert nicht! Ich habe so was schon früher versucht!*

Wenn so eine Fusion in den Vordergrund kommt, tanzen wir um das Hexaflex von Werten zu flexibler Aufmerksamkeit und Defusion. Wir erkennen die schwierige Situation an – bestätigen, dass die Arbeit schwer und anspruchsvoll ist – und wir nehmen wahr, benennen und bestätigen die schwierigen Gedanken und Gefühle, die auftauchen. Wir können dann alle Kombination von Defusionsstrategien verwenden, die in den Kapiteln 11 bis 14 beschrieben wurden, und wenn sich die Klientin einmal ein Stück weit aus der Verstrickung in ihre Gedanken und Gefühle befreit hat, können wir zu den Werten zurückkehren.

»Nichts ist wichtig!«

Manche Klienten bestehen darauf, dass nichts wichtig ist, dass sie sich nicht an Werten orientieren, dass ihnen alles egal ist. Wenn dies so ist, weil sie mit Hoffnungslosigkeit verschmolzen sind, wäre der erste Schritt, die Verstrickung in Hoffnungslosigkeit zu lösen, wie in Kapitel 14 beschrieben. Wenn sie das nicht tun, wäre eine einfache Möglichkeit, etwa so zu antworten: »Ich bin neugierig. Auf der einen Seite höre ich Sie sagen ›Nichts ist wichtig‹, und auf der anderen Seite sehe ich Sie hier vor mir sitzen. Ich frage mich also, was ist so wichtig, dass Sie hierher zur Therapie kommen?«

Manche werden antworten, dass sie ihren Partnerinnen, Kindern, Eltern oder Freunden zuliebe gekommen sind. Wenn das so ist, können wir uns diese Beziehungen anschauen und herauszufinden versuchen, was der Klientin an ihnen wichtig ist und was sie an ihnen wertschätzen. Und wenigstens haben wir einen Wert erkannt, der darin besteht, dass dem Klienten »andere wichtig sind«.

Andere Klienten sagen vielleicht, dass sie gekommen sind, weil sie es leid sind, sich deprimiert zu fühlen, oder sie möchten glücklich sein oder sie möchten keine Angst mehr haben. In diesem Fall können wir das so umformulieren: »Ihre psychische Gesundheit und Ihr Wohlbefinden sind Ihnen also wichtig«, und dies dann als den Wert der »Selbstfürsorge« bezeichnen. Wieder andere Klientinnen sagen vielleicht, dass sie gekommen sind, weil ihr Arzt sie geschickt hat, was wir dann so umformulieren können: »Ihnen ist Ihre Gesundheit also so wichtig, dass Sie auf Ihre Ärztin hören.« Und das können wir dann als den Wert der »Selbstfürsorge« bezeichnen.

Hier ist eine andere, aber sehr hilfreiche Möglichkeit, wenn der Klient insistiert, »Ich habe keine Werte« oder »Mir ist alles egal«:

Therapeutin: Ja, in diesem Moment ist es so. Sie haben nicht das Gefühl, dass Sie irgendetwas aus der Tiefe Ihres Herzens führt, kein Gefühl

> für diesen inneren Kompass, den ich ›Werte‹ genannt habe. Möchten Sie, das sich das ändert?

Wenn der Klient Nein sagt, können wir zu seinen Therapiezielen (Kapitel 6) zurückgehen und die Vorstellung anschauen, dass er ohne Werte als Führung oder Motivation wahrscheinlich weiter dasselbe machen wird wie vor der Therapie. Es ist unwahrscheinlich, dass sich sein Leben sehr verändert. Wenn die Klientin jedoch Ja sagt, können wir weitergehen, um Bereitschaft aufzubauen, wie weiter oben über Erlebnisvermeidung beschrieben. Wenn der Klient dann bereit ist, können wir zu Übungen aktiver Werteklärung übergehen, wie im nächsten Abschnitt beschrieben.

»Ich weiß nicht«

Als Antwort auf Fragen nach Werten werden manche Klientinnen mit den Schultern zucken und sagen: »Ich weiß nicht.« Und dies kann eine einfache Tatsachenfeststellung sein. Manchmal hat ein Klient einfach keine Vorstellung, was »Werte« sind, als wären sie Dinge von einem anderen Planeten. Es kann auch ein Hilferuf sein. Die Klientin sagt im Grunde: »Sie stellen mir alle diese schwierigen Fragen, aber ich kämpfe. Helfen Sie mir. Geben Sie mir einen Rat.«

Wenn dies der Fall ist, dann greifen wir kurz auf Psychoedukation zurück – Werte als Kompass, ein Beispiel für Werte versus Ziele – und gehen zu erfahrungsorientierten Übungen wie im vorigen Kapitel über. Eher jedoch als einfach Fragen zu stellen, können wir diese Interventionen zu formellen Übungen machen: den Klienten bei zwei oder drei Minuten *Anker werfen* oder einer anderen Achtsamkeitsübung begleiten und ihn dann auffordern, sich die Szene vorzustellen oder sie zu visualisieren oder über die Frage oder die Fragen zu reflektieren.

Ein anderer Ansatz wäre, die Klientin aufzufordern, »bei der Frage zu bleiben«, zum Beispiel so:

Therapeut: Als Erstes reagiert Ihr Verstand also mit »Ich weiß nicht«. Und das ist normal. Häufig machen wir jedoch die Erfahrung … wenn Sie ein bisschen länger bei der Frage bleiben, die Augen schließen und nichts sagen, einfach still über die Frage reflektieren, über sie nachdenken … sehr häufig machen wir dann die Erfahrung, dass Ihr Verstand Antworten gibt. Wären Sie bereit, dies ein oder zwei Minuten lang zu tun?

Wenn die Klientin dies tut, findet sie häufig (aber nicht immer) ein paar gute Antworten auf die ursprüngliche Frage.

Wir können auch ein paar Bildkarten für Werte (siehe Anhang A) nehmen, die Liste verbreiteter Werte (Kapitel 19) ausdrucken oder die Liste von Werten auf der App ACT-Companion verwenden. Mit ihrer Hilfe bekommt der Klient Beispiele für verschiedene Werte, und er kann dann die auswählen, die bei ihm eine Resonanz auslösen. Diese Hilfsmittel sind Möglichkeiten für den Fall, dass alles andere versagt, so wie sehr gute Ansatzpunkte, wenn man vermutet, dass Ihre Klientin Mühe mit Werten hat.

Die Realität ist nun andererseits, dass die Funktion von »Ich weiß nicht« meistens Erlebnisvermeidung ist. In diesem Fall reagieren wir darauf wie in dem Abschnitt zu diesem Thema beschrieben.

»Sollte« und »Muss«

Wenn wir mit rigiden Regeln verschmelzen – *Ich sollte dies tun, Ich muss das tun, Ich muss es so machen, Ich muss es richtig machen, So ist es falsch* –, verlieren wir den Kontakt zu unseren Werten. Wir sehen dies immer wieder bei unseren Klienten (und uns selbst). Achten Sie also bei Ihren Klientinnen genau auf Hinweise auf solche Fusionen: ein Gefühl von Schwere oder Belastung, unangemessene Scham oder Schuldgefühle, perfektionistische Vorstellungen oder ein Gefühl der Verpflichtung. Halten Sie Ausschau nach Anzeichen von Verstimmtheit an Stelle von Bereitschaft, Gefügigkeit statt innerem Engagement, Eingeengtheit statt Freiheit.

Gewöhnen Sie sich an zu fragen: »Was sagt Ihr Verstand dazu?« Und achten Sie in den Antworten der Klienten auf Schlüsselworte wie »sollte«, »muss«, »falsch«, »Pflicht«, »Verpflichtung«, »ein guter Mensch macht X«, »ein schlechter Mensch macht Y«, »keine Fehler« oder »scheitert nicht«. Wenn wir so eine Fusion erkennen, möchten wir der Klientin natürlich helfen, die Verstrickung aufzulösen. Wir könnten etwa Folgendes sagen:

Therapeut: Können Sie wahrnehmen, wie es ist, wenn dieser Gedanke Sie in den Griff bekommt? Können Sie fühlen, wie er Sie einengt, Sie wie in eine Zwangsjacke einschnürt? Zeit, Ihre Kompetenzen im Lösen aus einer Verstrickung einzusetzen, oder? Ihr Verstand sagt, Sie müssen das machen, aber wir beide wissen, dass Sie es eigentlich nicht *müssen*. Sie können entscheiden. Die Frage ist, sind Sie *bereit*, das zu tun? Ist es Ihnen so wichtig, dass Sie *bereit* sind, es zu tun, auch wenn es unbequem ist?

Bereit sein versus Wollen

Im gleichen Sinn helfen wir Klientinnen häufig, zwischen Bereitschaft zu etwas und Wollen zu unterscheiden. Zum Beispiel:

Therapeut: Oft *wollen* wir die schwierigen Dinge, die wichtig sind, nicht machen. Das ist zu erwarten, und vollkommen in Ordnung. Erkennen Sie es an. Sie wollen es nicht tun, und Sie müssen es auch nicht tun. Die Frage ist, ob Sie *bereit* sind, es zu tun, auch wenn Sie es nicht tun wollen und es auch nicht müssen?

Wunsch nach Anerkennung

Manche Klientinnen sind so darauf aus, Anerkennung von anderen zu bekommen, oder sie sind so daran gewöhnt, den Regeln ihrer Eltern, der Religion oder Kultur zu gehorchen, dass sie sich von ihren eigenen zentralen

Werten trennen. Um ihnen zu helfen, sich wieder mit ihnen zu verbinden, wäre dies eine nützliche Frage: »Angenommen, ich hätte hier einen Zauberstab und würde ihn benutzen und zaubern, dass Sie nun automatisch die Liebe und Anerkennung von allen Menschen hätten, deren Meinung Ihnen wichtig ist. Was immer Sie von jetzt an tun, sie würden Sie in allem bestätigen und Sie lieben – ob Sie nun ein Heiliger oder eine Serienmörderin, ein Filmstar oder eine gefährlicher Krimineller, ein Multimilliardär oder eine Obdachlose werden, die auf der Straße lebt. Von jetzt an, müssten Sie nie wieder jemanden beeindrucken oder jemandem gefallen müssen – was immer Sie tun, sie wären begeistert. Was würden Sie dann mit Ihrem Leben tun? Würden Sie immer noch weitermachen und dies hier tun?«

Sind dies meine wirklichen Werte?

Manchmal fragt ein Klient: »Woher soll ich wissen, dass dies meine realen Werte sind?« Wenn wir nicht aufpassen, können wir leicht in eine lange intellektuelle Diskussion darüber gezogen werden, die zu einer Lähmung durch Analysieren (*analysis paralysis*) führen würde. Eine nützliche Antwort könnte etwa so lauten:

Therapeut: Kennen Sie den alten Spruch: »Probieren geht über Studieren?« Wenn da auf dem Tisch ein Kuchen wäre, könnten wir nicht wissen, ob er gut ist, wenn wir über ihn nachdenken oder über ihn diskutieren würden. Wir werden das nur herausfinden, wenn wir wirklich zugreifen und ihn essen. Dasselbe gilt für Werte. Wir könnten Stunden mit Diskutieren verbringen, ob dies wirklich Ihre wahren Werte sind oder nicht. Aber gleich, wie lange wir darüber sprechen, Sie werden es so nicht herausfinden. Wenn Sie nicht sicher sind, ist die einzige Weise, wie Sie es herausfinden können, in die Welt zu gehen und anzufangen, aktiv nach diesen Werten zu leben und genau darauf zu achten, was passiert. Fühlen Sie sich lebendig oder finden Sie Ihr Leben sinnvoll? Haben Sie das Gefühl, dass Sie sich mehr wie die Art Mensch verhalten, der Sie sein möchten? Ein Gefühl, dass Sie Ihr Leben auf Ihre Weise leben? Dass Sie sich selbst treu sind? Dass Sie sich in die Richtung bewegen, in die Sie gehen möchten? Wenn das so ist, ist das ein Hinweis darauf, dass Sie mit echten Werten in Verbindung sind.

AUFGABEN

Wie bei jedem anderen Teil des ACT-Modells können wir, wenn Klienten der Sinn und die Ziele nicht klar sind – wenn sie nicht sehen, wie die Kenntnis ihrer Werte ihnen wahrscheinlich hilft, ihre Therapieziele zu erreichen –, Verwirrung und Widerstand erwarten. Außerdem herrscht bei Klientinnen (wie Therapeuten) häufig Verwirrung in Bezug auf den Unterschied von Werten und Zielen. Wenn Sie also die wichtigen psychoedukatorischen Informationen zu diesem Thema, das wir im letzten Kapitel behandelt haben, ausgelassen haben (oder wenn Sie sie zwar nicht ausgelassen haben, die Klientin sie aber vergessen hat), dann ist es absolut wesentlich, sie nachzuliefern (oder sie zu wiederholen).

Vor diesem Hintergrund empfehle ich Ihnen noch einmal:

- mit imaginären Klienten, laut oder im Kopf, zu üben, bis Sie diese Dinge schnell klären können.
- mit Freundinnen, Eltern, Partnern, Kindern, dem Hund, der Katze, Partygästen zu üben … Sie verstehen, was ich meine.

WAS SIE MITNEHMEN KÖNNEN

Es kommt häufig vor, dass Klienten mit Werten ein wenig Schwierigkeiten haben, aber wenn wir behutsam am Thema und flexibel bleiben, schaffen wir das gewöhnlich. Wenn Fusion oder Erlebnisvermeidung den Weg versperren, können wir einen Umweg über die Arbeit mit Defusion und Akzeptanz machen und dann später zu Werten zurückkehren.

21 Tun, was nötig ist

WAS IST ENGAGIERTES HANDELN?

Engagiertes Handeln, was offenes wie verdecktes Verhalten einschließt, gibt es in jeder Sitzung. Wann immer unsere Klientinnen während einer Sitzung eine Übung mit Selbstmitgefühl machen, ein schmerzliches Gefühl akzeptieren, mit Werten in Berührung kommen, Ziele setzen, eine schwierige Situation mit Rollenspiel erforschen, eine neue Kompetenz anwenden, bereitwillig ein schmerzhaftes Thema diskutieren oder an formeller Exposition teilnehmen, ist das engagiertes Handeln. Und außerhalb von Sitzungen ist es engagiertes Handeln, wenn Klienten eine ACT-Hausarbeit machen – vom Üben von Achtsamkeitskompetenzen bis zum Erfüllen anspruchsvoller Aufgaben. Mit anderen Worten, ganz gleich ob es offenes Handeln ist (z. B., was man mit dem Körper und dem Gesicht und mit der Stimme macht) oder verdecktes Handeln (z. B. Achtsamkeit oder Selbstmitgefühl), wenn es flexibel und von Werten geleitet ist, bezeichnen wir es als engagiertes Handeln.

Engagiertes Handeln in Kurzform

Kurz und bündig: *Engagiertes Handeln* bedeutet effektives Handeln, das von Werten geleitet und motiviert ist. Dazu gehört physisches Handeln (offenes Verhalten) und psychisches Handeln (verdecktes Verhalten). Engagiertes Handeln impliziert flexibles Handeln: dass man sich bereitwillig an die Bedingungen der Situation anpasst und entweder bei dem Verhalten bleibt oder es, wie die Situation es verlangt, verändert. Mit anderen Worten, es ist Tun, was es braucht, um effektiv unseren Werten entsprechend zu leben.

Ziel: Werte in fortdauernde, sich entwickelnde, effektive, dynamische Muster offenen und verdeckten Verhaltens zu übersetzen.

Synonyme: Effektives Handeln, flexibles Handeln, Hinbewegungen, funktionales Verhalten

Methode: Mittels Zielsetzen, Handlungsplanung, Problemlösen, Kompetenztraining, Rollenspiel, Exposition, Verhaltensaktivierung und anderer empirisch unterstützter Verhaltensinterventionen Werte in effektive Muster physischen und psychischen Handelns übersetzen.

Anwendung: Immer dann, wenn ein Klient Hilfe braucht, um Werte in zweckmäßiges Handeln zu übersetzen oder Barrieren zu überwinden, um so ein Handeln einzuleiten oder aufrechtzuerhalten.

KOMPETENZTRAINING FÜR ENGAGIERTES HANDELN

Unter der Überschrift Engagiertes Handeln können wir absolut alle traditionellen Verhaltensinterventionen zusammenfassen: Kompetenztraining, Rollenspiel, Zeitplanung und Beobachten, Exposition und Vermeidung von Reaktivität, Aufhebung von Gewohnheiten, Verhaltensaktivierung und so weiter. Wenn wir also zum Beispiel an Beziehungsfragen arbeiten, werden wir häufig Fähigkeiten zur Selbstbehauptung, zur Kommunikation, zum Verhandeln, zur Konfliktlösung, zur Selbsttröstung und zu Intimität lehren.

In diesem Kapitel werden wir uns auf die Kompetenzen konzentrieren, die wahrscheinlich die drei wichtigsten sind, die wir lehren: Problemlösung, Zielsetzen und Handlungsplanung.

Achtsames, wertebasiertes Problemlösen

Problemlösen ist eine essenzielle kognitive Fähigkeit für alle Menschen auf diesem Planeten. Und viele nicht hilfreiche kognitive Prozesse wie Grübeln, sorgenvolle und zwanghafte Gedanken, »Lähmung durch Analysieren« und Suizidgedanken sind im Grunde Formen von »Problemlösung, die aus dem Ruder gelaufen« ist. Leider mangelt es vielen unserer Klienten an Kompetenzen zur Problemlösung oder sie wenden sie nicht richtig an. Wenn das so ist, müssen wir diese Fähigkeiten aktiv lehren oder die Klientinnen anleiten, sie richtig anzuwenden.

Ich gehe davon aus, dass Sie die Grundschritte der Problemlösung kennen: Identifizieren und Definieren des Problems, Sammeln einer Reihe möglicher Lösungen mittels Brainstorming, Evaluieren von Pro und Contra jeder Option, Erstellen eines Handlungsplanes, Umsetzung, Beobachten der Ergebnisse und Modifizieren des Plans, wenn und wie nötig. (Wenn Sie diese Schritte nicht kennen, dann lernen Sie sie bitte. Es ist essenzielles Grundwissen für alle Berufe im Bereich des Gesundheitswesens und spielt eine wichtige Rolle bei der Behandlung vieler Störungen.)

Die eigentlichen Schritte der Problemlösung sind dieselben in der ACT wie in anderen Modellen. Der große Unterschied besteht darin, dass wir Achtsamkeit und Werte häufig vor der Problemlösung thematisieren. Wenn also zum Beispiel ein Klient verschmolzen ist, kämpft und von Emotionen überwältigt ist, werden wir nicht direkt zur Problemlösung gehen. Wir helfen ihm erst, Anker zu werfen und sich aus der Verstrickung mit nicht hilfreichen Gedanken zu befreien. Und je nach seinem emotionalen Zustand und welche Prozesse wir bis dahin in der

Therapie behandelt haben, können wir auch Akzeptanz und Selbstmitgefühl einführen. Danach helfen wir ihm, in Kontakt mit seinen Werten zu kommen: Welche Werte sind für ihn angesichts dieses Problems entscheidend? Nach welchen Werten möchte er leben, wenn er sich mit diesem Problem auseinandersetzt?

Wenn die Klientin einmal geerdet und in Kontakt mit ihren Werten ist und sich wenigstens ein wenig aus ihrer Verstrickung gelöst hat, können wir sie bei den praktischen Schritten der Problemlösung begleiten. Ein Instrument, das ich häufig als Hilfe bei diesem Prozess verwende, ist das, was ich »die Formel für schwierige Situationen« nenne.

Die Formel für schwierige Situationen: Drei Optionen für jede Situation

Dies ist eine einfache, aber wirkmächtige Weise, Menschen dabei zu helfen, zu erkennen, dass sie immer noch Wahlmöglichkeiten haben, gleich wie schwierig ihre Situation ist. (Eine Version zum Ausdrucken [englischsprachig], die Sie Ihren Klienten geben können, finden Sie unter Zusätzliches Material). In allen schwierigen Situationen, mit denen wir konfrontiert sein können, haben wir drei Optionen:

1. Aussteigen.
2. Bleiben und nach den eigenen Werten leben: verändern, was man verändern kann, um die Situation zu verbessern und Raum für den Schmerz zu machen, mit dem sie verbunden ist.
3. Bleiben und aufgeben, effektiv zu handeln: Dinge tun, die keine Wirkung haben oder sie verschlimmern.

Natürlich ist Option 1 – *aussteigen* – nicht immer möglich. Wenn man zum Beispiel im Gefängnis ist, kann man nicht einfach weggehen. Aber wenn Verlassen der Situation eine Option ist, sollten Sie sie ernsthaft in

Erwägung ziehen. Wenn Sie in einer hoch konfliktreichen Beziehung leben, einen Job haben, der sinnlos ist, in einer unpassenden Gegend oder in einem von Krieg verwüsteten Land leben, ist Ihr Leben dann wahrscheinlich reicher, voller, sinnvoller, wenn Sie die Situation verlassen und nicht bleiben.

Wenn man nicht aussteigen kann oder nicht aussteigen will oder das nicht als die bestmögliche Option sieht, dann ist man wieder bei Option 2 oder 3. Ich sage Klienten, dass Option 3 uns allen natürlich erst einmal am nächsten liegt. In schwierigen Situationen verstricken wir uns leicht in schwierige Gedanken und Gefühle. Wir lassen uns zu Wegbewegungen bewegen, wodurch wir entweder weiter feststecken oder die Dinge verschlimmert werden. Der Weg zu einem besseren Leben liegt also in Option 2.

In Kapitel 10 habe ich ein ACT-Protokoll erwähnt, dass ich (mithilfe vieler anderer) für die World Health Organization (WHO) zur Verwendung in Flüchtlingslagern der ganzen Welt geschrieben habe. Die Formel für schwierige Situationen spielt darin eine zentrale Rolle. Natürlich können Flüchtlinge nicht einfach ihr Lager verlassen, daher steht ihnen die erste Option nicht zur Verfügung. Aber die zweite. Innerhalb eines Lagers hat ein Flüchtling Wahlmöglichkeiten: sie kann ihr Zelt verlassen oder darin bleiben. Wenn sie es verlässt, kann sie zu ihren Nachbarn freundlich sein. Oder sie ignoriert sie oder verhält sich feindselig. Sie kann sich den Aktivitäten der Gemeinschaft wie Singen oder Gebet anschließen. Und sie kann sie vermeiden. Und wenn sie sich dafür entscheidet, in ihrem Zelt zu bleiben, kann sie sich gegenüber den anderen Menschen, die darin sind, fürsorglich und umgänglich verhalten. Oder sie nimmt keinen Anteil und zieht sich in sich zurück. Die vielen kleinen Entscheidungen, die sie im Laufe des Tages trifft, haben also eine deutliche Wirkung auf ihr Leben im Lager. Und natürlich werden alle im Lager schmerzliche Gedanken, Gefühle und Erinnerungen haben. Daher ist die zweite Hälfte der zweiten Option – dem unvermeidlichen Schmerz Raum geben – von großer Bedeutung. *Raum geben* umfasst *Anker werfen*, Defusion, Akzeptanz und Selbstmitgefühl.

Die Situation unserer Klienten ist selten so schlecht wie das Leben in einem Flüchtlingslager, aber diese Formel ist dennoch von Bedeutung. Wir können sie benutzen, um unseren Klientinnen für schwierige Situationen jeder Art eine Perspektive zu vermitteln: ihnen sehen zu helfen, dass sie die Wahl haben.

Ziele setzen

Es gibt in der ACT zwei Klassen von Zielen, ich nenne sie die formellen und und die informellen Ziele. Der Hauptunterschied besteht darin, dass das Setzen formeller Ziele in bestimmten Schritten erfolgt, die ich unten beschreibe, während das bei informellen Zielen nicht so ist.

Informelle Ziele

Ich denke, Verhaltensziele sollten sehr früh in der Therapie formuliert (Kapitel 6) und Klienten ermutigt werden, außerhalb der Sitzungen etwas für sich zu tun, wie »Aromatisieren und Genießen« (Kapitel 19). Sie sollten ihre Hinbewegungen beobachten oder eine Achtsamkeitskompetenz wie »informelles« Zielsetzen anwenden und üben. Warum? Weil es zwar ein Zielsetzen ist, aber nicht alle Schritte des »formellen« Prozesses dazugehören, die unten beschrieben werden.

Formelle Ziele

Den meisten Menschen ist nicht klar, wie viel dazu gehört, wenn man zweckmäßig Ziele setzen will. Es ist eine komplexe Kompetenz. Und wie bei den meisten neuen Fertigkeiten braucht es eine Weile, bis man den Bogen raushat. Um zu lernen, wie Sie es machen, empfehle ich Ihnen, es für sich allein zu üben, und zwar jetzt. Folgen Sie also bitte genau den unten beschriebenen drei Schritten und füllen Sie jeden Abschnitt der Reihe nach aus. (Und unterstehen Sie sich, einen auszulassen, oder ich trage Ihren Namen in die schwarze Liste ein! Wenn Sie nicht in dieses schöne Lehrbuch hineinschreiben wollen, können Sie sich die Seite kopieren oder ausdrucken.

1. **Wählen Sie einen Bereich.**

   Wählen Sie NUR EINEN Lebensbereich, an dem Sie arbeiten wollen: Gesundheit, Arbeit, Ausbildung, Freizeit, persönliches Wachstum, Spiritualität, Ihre Rolle als Eltern, Freundin, Familie, intime Beziehungen oder einen anderen Bereich.

   Bereich: ____

2. **Wählen Sie Ihre Werte.**

   Wählen Sie einen oder zwei Werte (maximal drei), die Sie in dem Lebensbereich, den Sie ausgewählt haben, ins Spiel bringen möchten. Diese Werte werden die Handlungen motivieren und inspirieren, mit denen Sie das Ziel zu erreichen suchen.

   Werte: ____

3. **Setzen Sie sich ein SMARTes Verhaltensziel.**

   S = spezifisch (Setzen Sie sich kein vages oder schlecht definiertes Ziel wie: »Ich möchte liebevoller sein.« Versuchen Sie vielmehr, konkret zu sein: »Ich werde meinen Partner fest und lange umarmen, wenn ich von der Arbeit nach Hause komme.« Mit anderen Worten, beschreiben Sie genau das offene oder verdeckte Verhalten, das Sie sich vornehmen. Welche spezifischen psychischen oder physischen Handlungen nehmen Sie sich vor?)

   M = motiviert durch Werte (Überprüfen sie nochmals, dass dieses Ziel mit den Werten in Schritt 2 in Einklang ist.)

A = angemessen (angemessen sein ist ein anderes Wort für »klug«. Ist dies ein kluges Ziel? Wird dieses Ziel, soweit Sie das überblicken können, Ihr Leben verbessern?)

R = realistisch (Schauen Sie, dass das Ziel im Hinblick auf Ihre Ressourcen realistisch ist. Zu den notwendigen Ressourcen können Geld, Zeit, körperliche Gesundheit, soziale Unterstützung, Wissen und Kompetenzen gehören. Wenn diese Ressourcen nicht zur Verfügung stehen, werden Sie Ihr Ziel zu einem realistischeren umformulieren müssen. Das neue Ziel könnte darin bestehen, sich die fehlenden Ressourcen zu beschaffen: das nötige Geld anzusparen oder die Kompetenzen zu entwickeln oder das nötige soziale Netzwerk aufzubauen oder Ihre Gesundheit zu verbessern und so weiter.)

T = terminiert, also: mit Zeitangabe (Geben Sie für Ihr Ziel einen zeitlichen Rahmen an: Geben Sie so genau wie möglich Tag, Datum und Uhrzeit der Handlung an, die Sie sich vornehmen.)

Tragen Sie hier Ihre SMARTen Verhaltensziele ein: ______________

____

—

Es kann eine Weile dauern, bis man sich dies zu eigen gemacht hat. Glücklicherweise funktioniert aber das Setzen »informeller« Ziele häufig gut. Ja, Sie haben recht gehört. Häufig brauchen wir das formelle Verfahren der SMARTen Zielsetzung nicht. Die meisten Menschen kommen ganz gut im Leben zurecht, ohne formelle SMARTe Ziele zu setzen. Dies ist dann besonders nützlich, wenn wir versuchen, etwas ganz Bestimmtes zu erreichen, was sehr schwierig ist, und wenn man damit nicht weiterkommt. Wenn Ihre Klientinnen also nicht bereit sind, SMARTe Ziele zu formulieren, oder keinen Nutzen darin sehen, ist es vielleicht am besten, es wenigstens im Moment sein zu lassen und vielmehr auf informelle Ziele zu fokussieren.

Einschätzen des Ziels

Gleich, ob es um ein formelles oder ein informelles Ziel geht, wir müssen die folgenden Fragen bedenken, um sicher sein können, dass es ein effektives Ziel ist.

Ist es ein Ziel eines lebendigen Menschen? Mit »Ziel eines Toten« ist ein Ziel gemeint, das eine Leiche eher erreichen kann als Sie. Wenn ein toter Körper Ihre Ziele besser als Sie erreichen kann, ist es kein besonders gutes Ziel! Dies ist ein klassisches Beispiel: »Diese Woche werde ich die Kinder nicht anschreien.« Eine Leiche wird ihre Kinder niemals anschreien, unter keinen Umständen. Sie aber können das nicht garantieren. Ein »Ziel eines lebenden Menschen« ist etwas, was Sie besser als eine Leiche tun können, zum Beispiel: »Wenn mich die Kinder diese Woche in Rage bringen, werde ich *Anker werfen*, in meine Wut hineinatmen, mich an meine Werte erinnern, dass ich eigentlich ruhig und geduldig sein möchte, und ruhig und bestimmt mit ihnen sprechen.«

Jedes Ziel, das beschreibt, was Sie nicht tun werden, ist ein Ziel eines Toten. Verhaltensziele beschreiben, was Sie *tun werden* – nicht, was Sie nicht tun wollen. Wenn ein Klient also einmal sagt: »Ich werde nicht X machen« oder »Ich werde mit Y aufhören«, können wir fragen: »Was wollen Sie stattdessen tun?«

Angenommen, die Klientin sagt: »Ich werde mit Rauchen aufhören!« Dann ist dies ein Ziel eines toten Menschen: Eine Leiche raucht sowieso nicht (solange Sie sie nicht kremieren). Wir könnten dann fragen: »Was machen Sie, wenn Sie Lust zu rauchen bekommen?« Von da aus können wir ein Ziel eines lebendigen Menschen formulieren, zum Beispiel: »Wenn ich heftige Lust auf eine Zigarette habe, mache ich *Anker werfen*, erkenne den Drang an und gebe ihm Raum und mache achtsame Dehnungsübungen oder trinke achtsam etwas kaltes Wasser, statt eine Zigarette zu rauchen!«

Ist es ein realistisches Ziel? Es ist sehr wichtig, dass wir bei jeder Art von Hausaufgabe, gleich wie formell oder wie informell sie sein mag, mit der Klientin prüfen, ob sie realistisch ist. (Dies ist ein fantastischer Tipp, den ich aus einem Workshop mit Kirk Strosahl, einem der ACT-Pioniere, mitgenommen habe.) Wann immer ein Klient bereit ist, etwas zwischen den Sitzungen für sich zu tun – gleich wie klein und einfach es aussieht –, empfehle ich zu fragen: »Wenn auf einer Skala von 0 bis 10 eine 10 bedeutet: ›Dies ist sehr realistisch, ich werde es ganz sicher machen‹, und 0 bedeutet: ›Dies ist total unrealistisch, ich werde es nie machen‹, wie realistisch ist dann, dass Sie dies wirklich machen?«

Wenn der Wert, den Ihre Klientin angibt, kleiner als 7 ist, müssen wir das Ziel modifizieren. Wir müssen es kleiner, einfacher und leichter machen, bis der Klient mindestens 7 angibt. Wenn nötig, müssen wir das Ziel ganz verändern.

Was ist der Gewinn? Wir können die Motivation der Klientinnen verbessern, wenn wir die Vorteile unterstreichen, die ihr neues Verhalten mit sich bringt: Wir betonen mit anderen Worten die zugrunde liegenden Werte und betrachten den potenziellen Nutzen. Wir können zum Beispiel diese Fragen stellen:

- Sieht dies wie eine Hinbewegung aus?
- Verlassen Sie damit Ihre Komfortzone? Probieren Sie etwas Neues aus? Werden Sie dem Menschen ähnlicher, der Sie sein möchten?
- Welche Werte werden Sie mit jedem kleinen Schritt leben, den Sie machen?
- Wir können nicht mit Sicherheit wissen, was passiert, dies ist ein Experiment –, aber was sind die möglichen positiven Auswirkungen, wenn Sie hiermit weitermachen? Welche positiven Dinge könnten Sie dabei gewinnen oder erreichen oder bekommen?

Tipp für die Praxis

Es ist nützlich, wenn man Klienten dazu bringen kann, potenzielle positive Ergebnisse in Betracht zu ziehen. Wir sollten sie aber auch warnen: »Es kann gut sein, dass sich positive Ergebnisse einstellen, und ich hoffe, dass das geschieht. Aber fangen Sie bitte nicht an, sich auszumalen, wie wunderbar Ihr Leben sein wird, wenn Sie Ihr Ziel erreicht haben. Die Forschung zeigt, dass solche Fantasien Ihre Chancen, das Ziel zu verwirklichen, letztlich verringern.«

Was ist der Plan B? Früher oder später werden Hindernisse auftauchen, die den geplanten Zielen im Weg sind. Wenn Ihre Klientin so einfallsreich ist, dass es ihr gelingt, solche Hindernisse zu umschiffen: toll. Wenn sie es nicht ist, verwenden Sie etwas Zeit darauf, einen Plan B zu entwickeln. Fragen Sie sie: »Welche Alternativen gäbe es, wenn Sie dies aus dem einen oder anderen Grund nicht machen könnten? Welche anderen Hinbewegungen gäbe es? Welche anderen Möglichkeiten gibt es, wie Sie diesen Werten entsprechend handeln können?«

Stellen Sie sich auf äußere Hindernisse ein

Häufig ist es nützlich, sich auf mögliche Hindernisse einzustellen und vorzubereiten. Und das ist bei Klienten essenziell, die Sitzung auf Sitzung kommen und berichten, dass sie nicht getan haben, was sie sich vorgenommen hatten, weil unerwartete Probleme dazwischengekommen sind. Wir können sie dann fragen: »Können Sie sich etwas vorstellen, was Sie davon abhalten könnte, dies zu tun? Hindernisse, Probleme oder Schwierigkeiten, die dazwischenkommen könnten?«

Wenn wir potenzielle Barrieren gegen Handeln einmal erkannt haben, können wir mittels Brainstorming Möglichkeiten finden, wie wir mit ihnen umgehen können, wenn sie sich einstellen. Und es kann gut sein, dass wir bei der Klientin direktiv intervenieren müssen, wenn wir Schwierigkeiten voraussehen, die sie nicht sehen kann. Wir könnten zum Beispiel sagen: »Letzte Woche sind Ihnen ein paar Dinge in die Quere gekommen: A und B und C. Ich frage mich, ob diese Dinge wieder auftauchen könnten. Wie könnten Sie damit umgehen, falls das so ist?«

Wissen, worüber wir Kontrolle haben – und worüber nicht

Je mehr wir uns auf Dinge konzentrieren, die wir verändern möchten und die NICHT unserer Kontrolle unterliegen, umso ohnmächtiger fühlen wir uns. Dies kann sich als Hilflosigkeit, Ratlosigkeit, Ärger oder Wut, Angst, Schuldgefühl, Traurigkeit, Zorn, Verzweiflung und so weiter zeigen. Es ist also wichtig, dass wir lernen, auf das zu fokussieren, was wir kontrollieren können, und unsere Energie und Zeit auf diese Dinge zu verwenden. Dies gehört zum Kern von Selbstbestimmung. Folgende Metapher können wir verwenden, um Klienten zu helfen, dies zu verstehen.

Metapher der Pistole an Ihrem Kopf

Therapeut: Wenn das Leben schwierig ist, haben wir weit mehr Kontrolle über unsere physischen Handlungen – über das, was wir mit Armen und Beinen tun und was wir sagen und wie wir es sagen –, als über unsere Gedanken und Gefühle. Wenn ich Ihnen zum Beispiel eine Pistole an den Kopf hielte und sagte: »Haben Sie keine Angst und denken Sie an nichts Böses, das passieren könnte« – könnten Sie das? Natürlich nicht. Niemand könnte das. Aber wenn ich Ihnen eine Pistole an den Kopf hielte und sagte: »Tanzen Sie wie ein Pinguin und singen Sie Happy Birthday dazu!« – könnten Sie das? Ganz sicher könnten Sie das.

—

Nachdem wir diese Metapher verwendet haben, sollten wir mit Mitgefühl eine Kernbotschaft der ACT wiederholen: »Tatsache ist, dass schwierige Gedanken und Gefühle auftauchen, wenn das Leben schwer ist. Das ist unvermeidlich. Was wir aber tun können, ist, Kontrolle über unsere Handlungen zu übernehmen und Dinge zu tun, um unser Leben so gut wie möglich zu machen. Dazu müssen wir uns aus dem Griff dieser Gedanken und Gefühle befreien und Klarheit in Bezug darauf erreichen, was wir angesichts dieser Herausforderung tun wollen, damit wir uns wie die Art Mensch verhalten können, der wir sein möchten.«

Wenn das Ziel darin besteht, andere zu verändern

Viele Klientinnen haben Ziele in Bezug darauf, was sie von anderen bekommen wollen, oder wie sie möchten, dass sich andere verhalten. Hier ein paar Beispiele: »Ich möchte, dass meine Frau/mein Mann/meine Mutter/mein Chef/mein Kollege/mein Kind fröhlicher/kooperativer/hilfsbereiter/freundlicher/liebevoller/gepflegter/fürsorglicher« oder »weniger übergriffig/faul/selbstbezogen/unordentlich ist« oder »mir gehorcht/mich respektiert/mir zuhört/mir hilft/sich für mich interessiert« oder »aufhört, zu trinken/zu rauchen/zu schreien/spät nach Hause zu kommen/zu fluchen/so viel am Computer zu spielen/abends so lange zu arbeiten«. Sie sehen, dass dies alles Ziele sind, die in einem Ergebnis bestehen – sie beschreiben etwas, was der Klient erreichen oder haben möchte. Wir müssen sie also zu Verhaltenszielen umformulieren: zu etwas, was die Klientin tun möchte (um die Chancen zu erhöhen, dass es zu diesen Ergebnissen kommt).

In diesen Fällen könnten wir, wie oben beschrieben, prüfen, worüber wir Kontrolle haben und worüber nicht, und dann sagen: »Sie können andere Menschen nicht kontrollieren. Auch wenn Sie ihnen eine Pistole an den Kopf hielten, hätten Sie immer noch die Wahl, ob sie Ihnen gehorchen oder nicht. Unsere Geschichtsbücher sind voll Geschichten über Helden, die sich mit einer Pistole am Kopf dafür entschieden, eher zu sterben, als dem Feind Geheimnisse zu verraten. Man kann also andere Menschen nicht kontrollieren, man kann sie nur beeinflussen. Und Sie können sie wirksam beeinflussen, und zwar so, dass Ihnen geholfen wird, mehr von dem zu bekommen, was Sie wollen, indem Sie eine gesunde Beziehung aufbauen. Oder Sie tun das auf eine Weise, die unzweckmäßig ist, entweder mit Mitteln, die nicht wirken, oder so, dass Sie zwar bekommen, was Sie wollen, aber zugleich die Beziehung beschädigen. Können wir einmal anschauen, was Sie bisher ausprobiert haben? Wenn Sie etwas tun, das wirksam ist, können wir anschauen, wie Sie mehr davon tun können. Wenn Sie aber etwas Unwirksames tun, können wir anschauen, was Sie von nun an anders machen könnten?«

Von hier gehen wir weiter zum Einmaleins der Verhaltensänderung: den Kompetenzen zwischenmenschlicher Effektivität.

- Wir lehren die Prinzipien der Selbstbehauptung (im Gegensatz zu passivem, aggressivem oder passiv-aggressivem Verhalten) und effektiver Kommunikation: wie man klare und konkrete Forderungen formuliert; wie man für klare Grenzen sorgt; wie man nach etwas fragt, was man will, und Nein zu etwas sagt, was man nicht will, und zwar auf eine Weise, die die eigenen Rechte wie auch die Rechte anderer respektiert.
- Wir lehren den Klienten, wie er das Verhalten anderer Menschen auf eine Weise beeinflussen kann, die für die Beziehung gesund sind, besonders wie man achtsam die Verhaltensweisen wahrnimmt, die er mag und sie verstärkt, wenn sie da sind. (Manchmal kann das so einfach wie ein Lächeln und ein Danke sein.) Zugleich raten wir der Klientin, auf Versuche zu verzichten, Verhaltensweisen zu bestrafen, die sie nicht mag. Als Orientierung geben wir ihr mit: Empfehlenswert ist ein Verhältnis von wenigstens fünfmal so viel Verstärkung (des erwünschten Verhaltens) wie Bestrafung (des unerwünschten Verhaltens, das der Klient gern abnehmen sähe).
- Wir helfen der Klientin, Strategien wahrzunehmen, die vielleicht auf kurze Sicht dazu führen, dass ihre Bedürfnisse befriedigt werden (z. B.

Schreien, Weinen, Anklagen, Lügen, Täuschen, aggressiv Handeln, passiv sein, wortlose Verweigerung, Drohen, Zwingen), die sich aber langfristig negativ auf die Beziehung auswirken.

- Wir helfen dem Klienten, die Perspektive anderer einzunehmen, um zu verstehen, wie sie die Welt sehen, um sich in ihre Bedürfnisse und Probleme einfühlen zu können und Dinge von ihrem Standpunkt aus zu sehen.

Ich nehme an, dass jeder Coach und Therapeut, der dieses Lehrbuch liest, schon weiß, wie er all das oben Erwähnte zu machen hat. Es ist essenzielles Wissen für alle, die in solchen Rollen arbeiten, weil so viele Probleme auf einen Mangel an effektiver zwischenmenschlicher Kompetenz zurückgehen oder dadurch verschlimmert werden. Wenn Sie also diese Kompetenzen zu Selbstbehauptung, Kommunikation, Verhandeln, Empathie und Perspektivenwechsel nicht kennen oder sich nicht ganz auf der Höhe fühlen, holen Sie diesen Rückstand bitte auf und zwar bald. (Eine einfache Möglichkeit, wie Sie das tun könnten, wäre mein Selbsthilfebuch über ACT zu Beziehungsfragen lesen: ACT der Liebe (Harris, 2015).)

Viele ACT-Therapeutinnen vermitteln diese zwischenmenschlichen Fähigkeiten gern durch Rollenspiel in der Sitzung. (Dies ist nicht essenziell, aber es ist eine sehr effektive und motivierende Weise der Vermittlung.) Bei diesen Rollenspielen lädt der Therapeut die Klientin ein, mit verschiedenen Formen der Kommunikation zu experimentieren – mit dem Ton der Stimme, der Lautstärke, der Körperhaltung, dem Gesichtsausdruck und ihrer Wortwahl – und gibt ihr aufrichtiges Feedback in Bezug auf ihre Wirkung.

Wenn wir zwischenmenschliche Kompetenzen vermitteln, tun wir außerdem dies:

- Wir kommen wiederholt auf das Thema Kontrolle zurück. Der Klient kann andere Menschen nur beeinflussen, er kann sie nicht kontrollieren. Aber er kann seine eigenen Handlungen kontrollieren, und je wirksamer er das tut, umso besser kann er andere beeinflussen. Schauen wir also an, was er sagt und tut, um andere zu beeinflussen, und versuchen wir einzuschätzen, ob es wirksam ist oder nicht. Wenn es nicht wirksam ist, schauen wir an, was er anders machen kann.

- Wir helfen der Klientin, die Realität zu akzeptieren, dass es Momente geben wird, wenn sie nicht bekommen kann, was sie möchte, gleich wie gut sie ihre Fähigkeit entwickelt, andere zu beeinflussen. Wie möchte sie mit solchen Momenten umgehen? Was für Hinbewegungen könnte sie machen, wenn das passiert?
- Wir kommen wiederholt zu Werten zurück. Nach welchen Werten möchte der Klient leben, wenn er versucht, seine Ziele für diese Beziehung zu erreichen? Nach welchen Werten möchte er leben, (a) wenn er Erfolg hat und (b) wenn er keinen Erfolg hat?

Und natürlich können wir immer den Punkt der Entscheidung verwenden – als Zeichnung ausführen oder einfach im Gespräch erwähnen. Die Situation ist Zielsetzung in der Therapie, die Gedanken und Gefühle sind Ratlosigkeit, Angst, »Es ist zu schwer« und die Wahlmöglichkeiten, die die Klientin hat, sind Aufgeben oder Weitermachen.

Wenn das Ziel unmöglich ist

Manchmal nennen die Klienten unmögliche Ziele, wie beispielsweise Alex, einem zweiundvierzigjährigen ehemaligen Sozialarbeiter, der bereits viele Jahre von Sozialhilfe lebte. Er hatte die Diagnose einer chronischen posttraumatischen Belastungsstörung, schwerer Depression und chronischer Schmerzen, als er meine Praxis aufsuchte. Seine Probleme hatten vor fünfzehn Jahren begonnen, als er überfallen wurde und dabei schwere Rücken- und Nackenverletzungen davontrug, die mehrere Operationen erforderlich machten.

Vor dem Überfall war Alex ein begeisterter Amateurfußballspieler, jetzt war er praktisch auf den Stock angewiesen. Als wir mit der Arbeit an Werten und Zielen begannen, sprach Alex unablässig davon, wieder Fußball spielen zu wollen, obwohl ihm mehrere Chirurginnen erklärt hatten, dass dies unmöglich wäre. Ich ging wie folgt auf ihn ein: »Alex, es steht mir nicht zu, Ihnen zu sagen, was möglich ist und was nicht. Können wir uns dennoch darauf einigen, dass es heute, jetzt, in den nächsten vierundzwanzig Stunden nicht möglich ist, Fußball zu spielen?«

Alex war einverstanden, und so erforschten wir die Werte, die seinem Ziel, wieder Fußball spielen zu wollen, zugrunde lagen. Zunächst sprach er davon, gegen andere Mannschaften gewinnen zu wollen, respektiert zu werden und am sozialen Leben teilzunehmen. Dies alles sind jedoch keine Werte, da diese Aussagen keine gewünschten Qualitäten von Handlungen beschreiben. Ich stellte ihm daher folgende Frage: »Angenommen, ich könnte zaubern, dass Sie auf der Stelle alle diese Ziele erreichen. Sie spielen wieder Fußball, gewinnen alle Spiele, werden respektiert und nehmen am sozialen Leben teil. Was würden Sie dann anders machen? Wie würden Sie sich gegenüber sich selbst, Ihrem Körper und anderen Menschen verhalten? Welche Qualitäten hätten Sie gerne als Fußballspieler? Wie möchten Sie sich gegenüber den Menschen verhalten, mit denen Sie soziale Kontakte pflegen?«

Im weiteren Verlauf unseres Gesprächs gelangten wir zu einigen Grundwerten: aktiv sein, sich um seine Gesundheit kümmern, einen Beitrag leisten und kooperieren, in Kontakt mit Menschen sein, sich mit anderen messen, ein »guter Freund« sein, sich mit anderen verbinden. Ich wies ihn darauf hin, dass er auf ganz unterschiedliche Weise im Einklang mit diesen Werten handeln könnte, selbst wenn er im Augenblick nicht in der Lage wäre, Fußball zu spielen. Daraufhin protestierte Alex, dass dies nicht dasselbe wäre.

Überlegen Sie einen Moment, bevor Sie weiterlesen: Wie würden Sie auf Alex' Einwand eingehen?

Hier haben wir es mit einer großen Kluft zwischen Wunsch und Wirklichkeit zu tun. Und je größer die Kluft, desto schmerzlicher sind die damit verbundenen Gefühle. Es geht also darum, diese schmerzlichen

Gefühle anzuerkennen und zu normalisieren, unser Mitgefühl auszudrücken und dem Klienten zu helfen, sie zu akzeptieren und sich positiv sich selbst zuzuwenden.

Ich sagte daher Folgendes zu Alex:

Therapeutin: Natürlich ist es nicht dasselbe. Es ist ganz und gar nicht dasselbe. Noch nicht einmal annähernd. Diese riesige Kluft zwischen dem, was Sie sich wünschen, und dem, was ist, tut weh. Ich sehe, wie sehr Sie dies gerade aufwühlt, und ich beginne gerade erst, mir vorzustellen, wie sehr Sie leiden. *(Pause)* Ich habe die Erfahrung gemacht, dass Menschen, die so leiden wie Sie jetzt gerade, mit etwas wirklich Bedeutsamem in Kontakt sind. Mit etwas, das zutiefst wichtig ist. *(Pause)* Angenommen, Sie hätten die Wahl. Eine Möglichkeit wäre zu lernen, wie Sie diesen schmerzlichen Gefühlen Raum geben und den Kampf gegen sie aufgeben können, damit Ihre Energie für das frei ist, was Ihnen von ganzem Herzen wichtig ist und für das Sie trotz dieser schmerzlichen Realität eintreten können. Die andere Möglichkeit wäre, sich völlig von diesen schmerzlichen Gefühlen in Beschlag nehmen zu lassen, auf eine Art aufzugeben und Ihr Leben quasi »auf Eis zu legen«. Für welche Möglichkeit würden Sie sich entscheiden?

An diesem Punkt überkam Alex eine riesige Welle von Traurigkeit, Bitterkeit und Angst, sodass wir mit Akzeptanz, Defusion und Selbstmitgefühl arbeiteten. Alex lernte, die schmerzlichen Gefühle angesichts seines Verlusts zu akzeptieren und einen Abstand zu den Gedanken herzustellen, die in ihm bisher Verbitterung und Hoffnungslosigkeit ausgelöst hatten: *Ich werde nie mehr so leben können, wie ich es möchte, das ist so unfair, es ist sinnlos, weiterzumachen.*

Später kehrten wir zu Alex' Werten zurück und begannen, kleine, realistische Ziele zu setzen. Zwei von Alex' Grundwerten lauteten zum Beispiel »Verbindung« und »mit anderen Menschen in Kontakt sein«. Statt einer Sportmannschaft schloss sich Alex einer Gruppe an, die sich um die Menschen in einem Altersheim an seinem Wohnort kümmerte. Er begann, die älteren Menschen ehrenamtlich zu besuchen, kochte Tee für sie, sprach mit ihnen über die Tagesnachrichten und spielte sogar Schach mit ihnen. Letzteres entsprach seinem Wert, sich mit anderen zu messen. Er stellte fest, dass ihn diese Tätigkeit sehr erfüllte, auch wenn sie nicht im Entferntesten etwas mit Fußballspielen zu tun hatte.

Lassen Sie mich kurz in vier Sätzen zusammenfassen, was zu tun ist, wenn ein Ziel unmöglich ist oder in weiter Ferne liegt:

1. Den Schmerz erkennen, der durch die Kluft zwischen Wunsch und Wirklichkeit entsteht.
2. Dem Schmerz mit Akzeptanz, Defusion und Selbstmitgefühl begegnen.
3. Den Wert oder die Werte ermitteln, die dem Ziel zugrunde liegen.
4. Neue Ziele auf der Grundlage dieser Werte finden, die in dieser Situation realistisch sind.

Handlungsplanung

Nachdem sie ein wertegeleitetes Ziel gesetzt haben, sind manche Klienten sehr gut darin, es mit ihrem Handeln zu erreichen. Andere brauchen aber Hilfe, um einen Handlungsplan zu entwerfen, der die einzelnen Schritte beschreibt. Dies ist eine sehr hilfreiche Frage: »Was ist der winzigste, einfachste Schritt, den Sie in den nächsten vierundzwanzig Stunden machen können und der Sie ein wenig mehr in diese Richtung führt?«

Es ist wichtig, dass die Klientinnen lernen, kleine Schritte zu machen. Wenn sie sich zu sehr auf große, langfristige Ziele konzentrieren, verlieren sie den Kontakt zur Gegenwart und geraten in den Sog von »Wenn ich dieses Ziel erreicht habe, bin ich glücklich«. Vielleicht erreichen sie es aber nie, brauchen viel länger als erwartet oder es stellt sich kein Glücksgefühl ein, selbst wenn sie das Ziel erreicht haben.

Ich erinnere die Klienten daher gerne an den berühmten Ausspruch aus dem Tao Te King: »Auch eine Reise von tausend Meilen beginnt mit dem ersten Schritt.« Im Einklang mit unseren Werten zu leben ist wie eine lebenslange Reise, die erst mit unserem letzten Atemzug endet. Jeder kleine Schritt, den wir machen, und sei er noch so winzig, ist ein wertvoller und bedeutsamer Teil der Reise. (Ich zitiere an dieser Stelle gern Aesop: »Schritt für Schritt: Das ist die Kunst.«)

Das Zusammenspiel von Werten, Zielen und Handlungen lässt sich gut am Beispiel von Sarah verdeutlichen – einer achtunddreißigjährigen Krankenschwester, die seit ihrer Scheidung vor vier Jahren allein lebt. Sarah wünscht sich sehr, einen neuen Partner zu finden, zu heiraten und Kinder zu bekommen. Ihre Sorge ist, dass sie für eine Schwangerschaft bald zu alt sein wird. Zu heiraten und Kinder zu bekommen sind ganz klar Ziele, aber keine Werte – sie lassen sich (potenziell) als »Ziel erreicht« von der Liste streichen. Wir nutzten das Arbeitsblatt SMARTe Ziele festlegen und Sarah ermittelte zwei Lebensbereiche als Prioritäten: »Partnerschaft« und »Elternschaft«. Als Nächstes ging es um ihre Werte in den beiden Lebensbereichen.

Zunächst sprach Sarah davon, geliebt und wertgeschätzt werden zu wollen. Das sind Ziele, die fast jede hat, aber es sind keine Werte. Werte beschreiben, *wie wir uns verhalten möchten,* und nicht, *was wir bekommen wollen*. Im weiteren Verlauf unserer Arbeit (in der es vor allem auch darum ging, die intensive Traurigkeit zu akzeptieren, die sich zeigte) fand Sarah heraus, welches ihre Werte im Bereich »Partnerschaft« sind: sich zu verbinden, für jemanden da sein, liebevoll, unterstützend, nährend, verspielt, präsent, emotional verbunden und sexuell ausdrucksvoll zu sein. Für den Bereich »Elternschaft« nannte sie nahezu die gleichen Werte (außer sexuell ausdrucksvoll sein).

Sarah erkannte, dass »Heiraten und Kinder bekommen« als unmittelbares Ziel für die nächsten vierundzwanzig Stunden bzw. als kurzfristiges

Ziel für die nächsten Tage und Wochen nicht realistisch ist. Also notierte sie es als mittel- oder langfristiges Ziel.

Als Nächstes beschäftigte sie sich mit den kurzfristigen Zielen. Im Bereich »Partnerschaft« legte sie als Ziele fest, (a) sich an eine Partnervermittlung zu wenden und einige »Blind Dates« wahrzunehmen und (b) Salsakurse zu besuchen. Im Bereich »Elternschaft« lauteten ihre Ziele, (a) mit ihrer Nichte im Teenageralter einen Ausflug zu machen und (b) ein paar Freundinnen zu besuchen, die kleine Kinder haben.

Bei den unmittelbaren Zielen war Sarah blockiert. Hier lief die Sitzung folgendermaßen ab:

Therapeut: Sie haben einige wichtige Werte aufgeschrieben. Welcher erscheint Ihnen am wichtigsten?

Sarah: Hmm. Ich glaube, mir geht es vor allem darum, mich zu verbinden und Intimität zu erleben.

Therapeut: Okay. Was ist der kleinste, leichteste Schritt, den Sie in den nächsten vierundzwanzig Stunden machen könnten und der im Einklang mit diesen Werten steht?

Sarah: Ich weiß es nicht.

Therapeut: Keine Idee?

Sarah: Nein.

Therapeut: Hier ist es wichtig, die gewohnten Denkmuster zu verlassen. Ist Ihnen Verbindung wichtig, haben Sie Hunderte von Möglichkeiten: Sie können sich mit Tieren, Pflanzen, Menschen, Ihrem Körper, Ihrer Spiritualität verbinden. Das Gleiche gilt für Intimität: Auch hier gibt es vielfältige Möglichkeiten, einschließlich der, sich selbst nahe zu sein.

Sarah: So habe ich das noch nie betrachtet.

Nachdem wir diese Spur noch eine Weile verfolgt hatten, erklärte Sarah zum unmittelbaren Ziel, ein langes, heißes Pflegebad zu nehmen und damit sich selbst nahe zu sein und sich mit ihrem Körper zu verbinden.

ENGAGIERTES HANDELN BRINGT HÄUFIG UNANGENEHMES MIT SICH

Manchmal ist es leicht, unsere Werte in Handlungen zu übersetzen. Wenn das Leben gut läuft – keine größeren Schwierigkeiten oder Hindernisse und wir müssen uns nicht wirklich anstrengen –, ist es häufig nicht so schwer, uns wie die Art Person zu verhalten, die wir sein wollen, und effektiv und von unseren Werten geleitet zu handeln. Zu anderen Zeiten ist das aber unglaublich schwer. Wenn wir unsere Komfortzone verlassen, um uns unseren Ängsten und Problemen zu stellen, vor denen wir uns lieber verstecken, und schwierige neue Kompetenzen zu lernen, die uns nicht leicht fallen, und uns auf ungewohnte Situationen mit unsicherem Ausgang einlassen, führt das meistens zu sehr unangenehmen Gedanken und Gefühlen – vor allem zu Angst. Wenn wir also nicht bereit sind, dem Unangenehmen, das persönliches Wachstum begleitet, Raum zu geben, werden wir nicht tun, was nötig ist, um zu wachsen. Und das ist der Grund, weshalb das Thema des nächsten Kapitels Akzeptanz ist.

AUFGABEN

Hier ein paar Vorschläge für Sie:

- Wenden Sie den oben beschriebenen formellen Prozess SMARTer Zielsetzung bei sich selbst an. Machen Sie das mindestens drei- oder viermal, damit Sie damit vertraut werden. Dann probieren Sie ihn mit einem Klienten in einer Sitzung aus.
- Probieren Sie die verbalen Interventionen und oben wiedergegebenen Transkripte aus, besonders die Formel für schwierige Situationen und die Metapher Pistole am Kopf.
- Probieren Sie ein paarmal die Frage nach dem »winzigsten Schritt« aus, dann fangen Sie an, sie regelmäßig in Sitzungen zu stellen.

WAS SIE MITNEHMEN KÖNNEN

Engagiertes Handeln bedeutet Leben nach unseren Werten und effektives Handeln – offen und verdeckt –, um unsere wertekongruenten Ziele zu erreichen. Dazu kann informelles Zielsetzen gehören wie »Aromatisieren und Genießen« oder das formelle Setzen SMARTer Ziele. Einige unserer Klientinnen werden psychische Barrieren gegen Handeln haben. Um sie in Bewegung zu bringen, wird es ausreichen, wenn Sie ihnen helfen, mit ihren Werten in Berührung zu kommen, und sie nach wertekongruenten Zielen zu fragen. Die Mehrzahl unserer Klienten wird jedoch mindestens ein paar Barrieren haben. In den Kapiteln 22 bis 24 schauen wir an, worin diese bestehen und wie sie überwunden werden können.

22 50 Formen von Akzeptanz

AKZEPTANZ VON WAS?

Wie oben besprochen, steht Akzeptanz für »Akzeptanz von Erfahrung«. Es geht darum, unsere privaten Erfahrungen aktiv zu akzeptieren: Gedanken, Gefühle, Erinnerungen und so weiter. Es geht *nicht* darum, unsere Lebenssituation passiv hinzunehmen. Die ACT tritt dafür ein, so zu handeln, dass sich unsere Situation so weit wie möglich verbessert: Akzeptanz und Commitment! Wenn Sie zum Beispiel in einer schwierigen intimen Beziehung leben, tritt die ACT dafür ein, dass Sie Selbstmitgefühl üben und allen schmerzlichen Gedanken und Gefühlen Raum geben (statt selbstschädigende Dinge zu tun wie Trinken, Rauchen, zu viel essen, Grübeln und sich Sorgen machen) und *zugleich*, geleitet von Ihren Werten, zu handeln, um die Beziehung zu verbessern (oder sie, wenn nötig, zu verlassen).

Auch – es tut mir leid, wenn ich mich wiederhole, aber es ist so wichtig, und viele Neulinge hegen eine falsche Vorstellung: Wir treten nicht dafür ein, jeden einzelnen unerwünschten Gedanken und jedes unerwünschte Gefühl zu akzeptieren. Wir treten für Akzeptanz ein, wenn Erlebnisvermeidung ein effektives wertebasiertes Leben verhindert.

Akzeptanz in Kurzform

Kurz und bündig: *Akzeptanz* bedeutet, uns für unsere innere Erfahrung zu öffnen (Gedanken, Bilder, Erinnerungen, Gefühle, Emotionen, Neigungen, Impulse, Sinnesempfindungen) und sie so sein zu lassen, wie sie sind – angenehm oder schmerzlich. Wir öffnen uns für sie und geben ihnen Raum, kämpfen nicht länger gegen sie an und lassen sie zur rechten Zeit kommen und gehen.

Ziel: Uns für unerwünschte innere Erfahrungen zu öffnen, wenn uns das in die Lage versetzt, im Einklang mit unseren Werten zu handeln.

Synonyme: Bereitwilligkeit, Entfaltung, Aufhören zu kämpfen, Sich öffnen, Raum geben.

Methode: Voll und ganz in offenen psychischen Kontakt zu unerwünschten inneren Erlebnissen treten, ohne sich gegen sie zu verteidigen.

Anwendung: Wenn Erlebnisvermeidung zu einem Hindernis für wertebasiertes Handeln wird.

DIE SPRACHE DER AKZEPTANZ

Klientinnen verstehen oft nicht, was wir mit »Akzeptanz« meinen. Sie meinen häufig, etwas zu akzeptieren bedeute, zu resignieren: das, was ist, zu ertragen und auszuhalten, oder sogar, es zu mögen, zu wollen oder zu billigen. Daher neige ich dazu, diesen Begriff zu Beginn der Therapie nicht zu verwenden. »Bereitwilligkeit« ist ein bekannter alternativer Begriff: die Bereitschaft, Gedanken und Gefühle so zu lassen, wie sie in diesem Moment sind. Ein weiterer Begriff ist »Entfaltung«. Er passt gut zu den bildhaften Ausdrücken sich öffnen, Raum schaffen und Raum geben. Experimentieren Sie auch mit folgenden Begriffen:

- Die Erlebnisse da sein lassen
- Sich öffnen und Raum geben
- Sich weiten
- Dabei bleiben
- Nicht länger mit ihnen ringen
- Frieden mit ihnen schließen
- Ihnen Raum geben
- Ihnen mit Weichheit begegnen
- Sie zulassen
- In sie hineinatmen
- Sie behutsam/leicht/mit Weichheit halten
- Sich zu ihnen (herab-)beugen.

EINFÜHRUNG DER AKZEPTANZ

In vielen ACT-Protokollen folgt Akzeptanz auf kreative Ratlosigkeit (Kapitel 8) und *Anker werfen* auf Aufhören zu kämpfen (Kapitel 9). Wenn Sie diesen Weg einschlagen, kann die Übung *Ein Blatt Papier wegschieben* eine gute Überleitung sein, wie wir hier sehen:

Therapeutin: Ich möchte mit Ihnen kurz eine Übung wiederholen. (Der Therapeut wiederholt die Metapher Ein Blatt Papier wegschieben kurz, und die Klientin schiebt das Blatt noch einmal weg.) Sie drücken und drücken und drücken also und das nimmt Ihre gesamte Zeit und Energie in Anspruch. Ihre Schultern werden lahm, Sie fühlen sich eingeengt und können nichts Sinnvolles tun wie Auto fahren, kochen oder einen geliebten Menschen umarmen, während Sie das hier tun. (Der Therapeut nimmt das Klemmbrett an sich.) Lassen Sie es jetzt einfach auf Ihrem Schoß liegen. (Die Klientin legt vorsichtig das Blatt Papier auf den Schoß.) Wie fühlt sich das an? Ist das nicht viel weniger anstrengend?

Klient: Ja. Es ist weniger anstrengend. Aber es ist immer noch da.

Therapeutin: Das stimmt. Es ist nicht nur immer noch da, es ist sogar noch näher bei Ihnen. Aber es gibt einen Unterschied: Jetzt sind Sie frei, das zu tun, was Ihnen wichtig ist. Sie können einen geliebten Menschen umarmen, kochen oder Auto fahren. Es zehrt nicht an Ihren Kräften, ermüdet Sie nicht und blockiert Sie auch nicht. Natürlich ist das nur ein Blatt Papier, aber wie wäre es, wenn Sie lernen könnten, das gleiche mit Ihren realen Gefühlen zu machen?

Denken Sie daran, es gibt keine feste Reihenfolge, in der Sie ACT-Kernprozesse behandeln müssen, daher gibt es viele andere Wege, wie man zu Akzeptanz gelangen kann. Hier sind einige Beispiele dafür, was wir sagen könnten, um von anderen ACT-Prozessen aus in Akzeptanz zu führen:

- Von Defusion: »Bislang haben wir uns damit beschäftigt, wie Sie sich aus der Verwicklung mit Ihren Gedanken befreien können, aber was ist mit Gefühlen?« oder »Ihr Verstand sagt, dieses Gefühl wäre einfach schrecklich und unerträglich. Wie wäre es, wenn wir überprüften, ob dies tatsächlich so ist?«.
- Von Werten: »Welche Gefühle zeigen sich, wenn Sie über diese Werte sprechen?«
- Von engagiertem Handeln: »Welche Gefühle werden wahrscheinlich auftauchen, wenn Sie so handeln?« oder »Was fühlen Sie, wenn Sie sich vorstellen, dass Sie dies tun?« oder »Welchen Gefühlen müssen Sie Raum geben, um dies zu tun?«.

- Von Selbst als Kontext: »Betrachten wir einige dieser Gefühle, gegen die Sie angekämpft haben, jetzt einmal aus der Perspektive dieses Teils von Ihnen, der beobachtet.«
- Je stärker unsere Klienten Erlebnisse vermeiden, desto weniger werden sie natürlich geneigt sein, unangenehme private Erlebnisse zu akzeptieren. Wir werden also langsamer und vorsichtiger vorgehen müssen. Wir werden stärker mit kreativer Ratlosigkeit arbeiten und möglicherweise immer wieder darauf zurückgreifen müssen.

Arbeit an den Werten ist an dieser Stelle ebenfalls sehr wichtig. Wir müssen eine klare Verbindung zwischen Akzeptanz und Verbessern der Lebensqualität herstellen. Die Klientin muss erkennen – in dem Sinne, dass das Akzeptieren von etwas Unangenehmem im Dienste von etwas Wichtigem, Sinnvollem steht und zu einem besseren Leben beiträgt. Hier bietet sich häufig eine Zauberfrage an: »Wenn ich mit einem Zauber bewirken könnte, dass diese Gefühle Sie in keinerlei Weise zurückhalten können, was würden Sie dann anders machen?« Sobald wir die Antwort erhalten haben, könnten wir sagen: »Okay. Wenn Sie so leben möchten, dann lassen Sie uns dafür sorgen, dass es möglich wird. Ich habe zwar keinen Zauberstab, aber ich kann Ihnen neue Möglichkeiten vermitteln, mit diesen Gefühlen umzugehen, damit sie Sie nicht länger zurückhalten.«

Natürlich müssen wir auch dafür sorgen, dass diese Arbeit sicher ist. Wir wollen keine Vorträge halten und unsere Klienten nicht bedrängen. Wir bitten sie immer um Erlaubnis, lassen ihnen die Wahl und versichern ihnen immer, dass sie die Arbeit jederzeit unterbrechen können.

DIE DREI SCHRITTE DER AKZEPTANZ

Ich finde es hilfreich, Akzeptanz im Hinblick auf drei Schritte zu betrachten: Anerkennen, Zulassen und Anpassen. (Dies sind keine offiziellen ACT-Begriffe.) Wir können sie uns als miteinander verflochtene und sich überschneidende Phasen vorstellen, die ineinander übergehen, und nicht als unterschiedene, gut abgegrenzte Stufen.

Anerkennen. Die erste Phase bei Akzeptanz besteht häufig im einfachen Anerkennen schwieriger innerer Erfahrungen: sie mit Interesse wahrzunehmen und sie auf eine nichtwertende Weise zu benennen. (Wie Sie wissen, ist dies auch der erste Schritt bei der Defusion und ein wichtiger Aspekt jeder Übung *Anker werfen*.

Zulassen. Die nächste Phase nach dem Anerkennen der Anwesenheit der unerwünschten Erfahrung besteht darin, sie zuzulassen, ihr zu erlauben zu bleiben, sie da sein zu lassen. Ein wenig Selbstgespräch kann dabei häufig hilfreich sein (z. B. *Ich mag dieses Gefühl nicht, aber ich lasse es zu,* oder *Ich will dieses Gefühl nicht haben, aber ich werde es da sein lassen.*)

Anpassen *(accommodate).* Die nächste und schwierigste Phase ist, sich auf die Erfahrung einzulassen und sich mit ihr anzufreunden. Stellen Sie sich eine unwillkommene Besucherin vor: eine Verwandte, von der Sie wissen, dass sie vollkommen harmlos ist, die Sie aber nicht besonders mögen. Wenn Sie die Tür öffnen, erkennen Sie sie. Dann entscheiden Sie vielleicht, sie hereinzulassen. Werden Sie einen Schritt weitergehen, wenn Sie sie tatsächlich hereinlassen und sich auf sie einlassen? Sie einladen, Platz zu nehmen, und ihr eine Tasse Kaffee anbieten?

»To accommodate« hat im Englischen drei Bedeutungen, die hier alle relevant sind: (a) für ausreichend Raum sorgen, (b) sich auf etwas einlassen und (c) an etwas anpassen. Wenn wir unerwünschte Gedanken, Gefühle, Neigungen, Sinnesempfindungen oder Erinnerungen »akkommodieren«, geben wir diesen Erfahrungen aktiv Raum, wir geben ihnen ausreichend Raum, wir lassen uns auf sie ein, wir lassen sie so lange bleiben, wie sie möchten, und wir passen uns an die Tatsache an, dass wir sie bei uns haben.

Tipp für die Praxis

In diesem Kapitel liegt die Betonung darauf, Emotionen anzunehmen. Dieselben Prinzipien gelten jedoch für Akzeptanz jeder unerwünschten inneren Erfahrung – Gedanken, Erinnerungen, Neigungen, Sinnesempfindungen und so weiter.

OPTIONEN VON AKZEPTANZ

Es gibt unzählige Möglichkeiten, wie man mit Akzeptanz arbeiten kann, und viele dieser Möglichkeiten illustriert die folgende Abbildung (aber nicht annähernd alle). Für manche braucht man nur zehn Sekunden, und andere brauchen bis zu zehn Minuten. Viele von ihnen behandeln wir in diesem Buch.

Ein Akzeptanz-Werkzeugkasten

Ich werde gleich eine sehr lange Akzeptanzübung vorstellen, die eigentlich ein ganzer Werkzeugkasten ist. Daher scheint es mir sinnvoll zu sein, Sie behutsam daran zu erinnern (tut mir leid): Akzeptanz ist ein Prozess, keine Technik. Die Hilfsmittel und Techniken werden benutzt, um Ihnen und Ihren Klienten zu helfen, die Einzelheiten des Prozesses zu lernen.

Diese Übung besteht eigentlich aus 13 verschiedenen, miteinander verbundenen Techniken: Verknüpfung mit Werten und Zielen, Beobachten wie ein wissbegieriges Kind, der Teil der wahrnimmt, Verstand als Radio, Wahrnehmen, Benennen, Hineinatmen, Expandieren, Zulassen, Materialisieren, Normalisieren, Selbstmitgefühl und Gewahrsein ausweiten. Ja, das ist viel. Aber keine Sorge – danach werde ich das Schritt für Schritt genauer mit Ihnen betrachten.

Weil die Übung so lang ist, kann es gut sein, dass sie für viele Klientinnen in frühen Phasen der Therapie zu anspruchsvoll ist. Man kann sie aber leicht kürzen, um sie benutzerfreundlicher zu machen. Sie können ein oder zwei Techniken nehmen und die Übung sehr abkürzen. (Und später in diesem Kapitel schauen wir ultrakurze Versionen all dieser Methoden an.) Sie können diese Techniken auch in jeder beliebigen Kombination und Reihenfolge verwenden (und zusammen mit anderen Akzeptanztechniken, die Sie mögen) – und alles weglassen, was Sie nicht mögen. Sie können also leicht Ihre eigenen kurzen (oder langen) Übungen erfinden.

Kurz zur Erinnerung: Manche Klientinnen mögen keine Übungen, die mit der Atmung zu tun haben. Eine Übung besteht daraus, dass man »in ein Gefühl atmet«. Die meisten Menschen finden dies für Akzeptanz sehr hilfreich. Wenn Sie aber einen Klienten haben, der das nicht mag, lassen Sie sie weg. (Derselbe Rat gilt für jedes Hilfsmittel und jede Technik in jedem ACT-Prozess. Keine von ihnen ist essenziell.)

> ***Tipp für die Praxis***
>
> Wenn wir diese Übungen in Einzelsitzungen anleiten, lassen wir die Klientin nicht schweigend da sitzen, während wir mit ihr sprechen. Es ist ein Dialog, kein Monolog. Wir behalten immer im Auge, wie es dem Klienten geht. Wir fragen ihn danach, bekommen Feedback und modifizieren nach Bedarf, was wir tun.

HEILENDE HAND
Legen Sie eine Hand auf den Teil Ihres Körpers, in dem Sie dies am intensivsten spüren. Stellen Sie sich vor, es wäre eine heilende Hand – die Hand Ihrer Mutter oder Ihres Vaters, Ihres Partners oder einer liebevollen Krankenschwester. Schicken Sie Wärme zu dieser Stelle – nicht, um das Gefühl loszuwerden, sondern um sich um es herum zu öffnen, ihm Raum zu geben und es liebevoll zu halten.

Schmerz als Ihr Verbündeter
Nutzen Sie dieses Gefühl zur Motivation und um zu kommunizieren und zur Erhellung.

Zulassen
Schauen Sie, ob Sie dieses Gefühl da sein lassen können. Sie müssen es weder mögen noch wollen. Lassen Sie es einfach zu.

Sich weiten
Probieren Sie, sich um das Gefühl herum zu öffnen und zu weiten. Es ist, als ob sich dieser Raum in Ihnen wie auf magische Weise öffnen würde.

Surfen auf Emotionen
Surfen Sie auf Ihren Gefühlen und Neigungen, als wären sie Meereswellen.

Das wissbegierige Kind
Nehmen Sie wahr, wo in Ihrem Körper sich dieses Gefühl befindet. Konzentrieren Sie sich auf dieses Gefühl. Beobachten Sie es wie eine wissbegierige Wissenschaftlerin, der so etwas noch nie zuvor begegnet ist. Wo sind seine Grenzen? Wo beginnt es und wo hört es auf? Bewegt es sich oder ist es unbeweglich? Befindet es sich an der Oberfläche oder in Ihrem Innern? Ist es warm oder kalt, schwer oder leicht?

Wahlmöglichkeit
Angenommen, Sie hätten die Wahl:
(a) nie mehr dieses Gefühl zu haben, dafür aber auch Ihre Fähigkeit, zu lieben und für andere da zu sein, zu verlieren, oder (b) zu lieben und fürsorglich sein zu können, aber Gefühle wie dieses zu haben, sobald ein Gefälle zwischen dem, was Sie sich wünschen, und dem, was Sie haben, entsteht. Wofür würden Sie sich entscheiden?

Anker werfen
Das Gefühl anerkennen, Verbindung mit Ihrem Körper aufnehmen und sich auf die Welt einlassen.

Gefühle

Achtsames Benennen
Benennen Sie das Gefühl auf eine achtsame Weise: Ich nehme Angst wahr, Hier ist Traurigkeit, Ich bin wütend

Materialisieren
Stellen Sie sich dieses Gefühl als ein Objekt vor. Ist es flüssig, fest oder gasförmig? Wie groß ist es? Ist es schwer oder leicht? Warm oder kalt? Befindet es sich an der Oberfläche oder in Ihrem Innern? Welche Form hat es? Welche Farbe? Ist es durchscheinend oder undurchsichtig? Wie fühlt sich seine Oberfläche an – warm oder kalt, rau oder glatt, feucht oder trocken?

Mitgefühl
Halten Sie dieses Gefühl so liebevoll, als wäre es ein weinendes Baby oder ein kleiner, winselnder Hund.

Der Kampfschalter
Ist der Kampfschalter ein- oder ausgeschaltet oder befindet er sich in der Mittelstellung »Tolerieren«? Wenn es ein Drehschalter mit einer Skala von 0 bis 10 wäre, wobei 10 »völlig im Kampf« und 0 »kein Kampf« bedeuten würde, auf welcher Stufe stände er jetzt? Sind Sie bereit auszuprobieren, ob wir ihn um ein bis zwei Stufen herunterschalten können?

Normalisieren
Dieses Gefühl sagt Ihnen, dass Sie ein normaler Mensch mit einem Herzen sind, der Menschen und Dinge wichtig nimmt. Das ist es, was wir fühlen, wenn das, was wir wollen, und das, was wir haben, auseinanderklafft.

Metaphern
Treibsand
Fahrgäste im Bus
Dämonen im Boot
Weg durch den Sumpf
Klemmbrett-Metapher

Hineinatmen
Atmen Sie in dieses Gefühl hinein. Es ist, als ob Ihr Atem in es hinein- und um es herumfließt.

Wahrnehmen
Nehmen Sie wahr, wo sich dieses Gefühl befindet. Nehmen Sie wahr, wo es am intensivsten ist. Nehmen Sie die warmen und die kalten Stellen wahr. Nehmen Sie die verschiedenen Empfindungen in Verbindung mit diesem Gefühl wahr.

→ Zusammenfassung gängiger Akzeptanztechniken

ÜBUNG ZUR AKZEPTANZ VON EMOTIONEN

Wie gewöhnlich ermutige ich Sie, dieses Skript laut zu lesen, als würden Sie mit einer Klientin sprechen. Die Lücken im Text sind Pausen von zwei bis vier Sekunden.

Link zu Werten und Zielen

Therapeut: Wir werden gleich eine Übung machen, mit der Sie eine neue Weise lernen, auf schwierige Gefühle zu reagieren … und das wird nicht einfach sein … daher nehmen Sie sich einen Moment Zeit, um Klarheit über Ihre Motivation zu bekommen … welche Werte leben Sie, wenn Sie diese Arbeit machen? … Wobei wird sie Ihnen helfen? … Was werden Sie anders machen können, wenn Sie dies hier machen?

Beobachten wie ein wissbegieriges Kind

Therapeut: Ich lade Sie jetzt ein, sich aufrecht mit geradem Rücken hinzusetzen und Ihre Füße flach auf den Boden zu stellen. Die meisten Menschen fühlen sich aufmerksamer und wacher, wenn sie diese Sitzhaltung einnehmen. Prüfen Sie deshalb, ob dies auch bei Ihnen so ist. Schließen Sie die Augen oder richten Sie sie auf einen Punkt vor Ihnen.

Und nehmen Sie sich einen Moment Zeit, um sich neugierig werden zu lassen – als wären Sie ein Kind, das etwas vollkommen Neues entdeckt – und mit diesem Gefühl echter Neugier nehmen Sie wahr, wie Sie sitzen … Sie nehmen Ihre Füße auf dem Boden wahr … die Haltung Ihres Rückens … und wo Ihre Hände sind und was sie berühren … und ob Ihre Augen offen oder geschlossen sind … Nehmen Sie wahr, was Sie sehen können … und nehmen Sie wahr, was Sie hören können … und riechen … und schmecken … und nehmen Sie wahr, was Sie denken … und fühlen … und tun.

Der Teil, der wahrnimmt

Therapeut: Es gibt also in Ihnen einen Teil, der alles wahrnimmt … er ist immer da, nimmt immer wahr. Und bei dieser Übung werden Sie diesen Teil von Ihnen nutzen, um einen Schritt zurückzutreten und Ihre schwierigen Gefühle zu beobachten, ohne in sie hineingezogen oder von ihnen mitgerissen zu werden.

Der Verstand als Radio

Therapeut: Lassen Sie Ihren Verstand wie ein Radio einfach im Hintergrund drauflos reden … und bleiben Sie mit Ihrer Aufmerksamkeit bei dem Gefühl … Und wenn Sie sich an irgendeinem Punkt in Ihre Gedanken verwickeln und sie Sie von der Übung ablenken, erkennen Sie es in dem Moment an, wenn Sie es merken, lösen Sie sich aus ihrem Griff und fokussieren Sie neu …

Wahrnehmen

Therapeut: Nehmen Sie wahr, wo es anfängt und wo es aufhört … Lernen Sie so viel darüber wie möglich …

Welche Gestalt würde das Gefühl haben, wenn Sie seinen Umriss nachzeichnen würden? Ist es zwei- oder dreidimensional? Ist es auf der Oberfläche Ihres Körpers oder in Ihnen oder beides? … Wie weit reicht es in Sie hinein? … Wo ist es am intensivsten? … Wo ist es am schwächsten? *(5 Sekunden Pause.)*

Und wenn Sie in einem bestimmten Moment merken, dass Sie sich verstrickt haben, machen Sie sich einfach frei und fokussieren Sie wieder auf die Sinnesempfindung …

Betrachten Sie es mit Neugier … Inwiefern ist es im Zentrum anders als an den Rändern? Gibt es eine Pulsation oder Vibration in seinem Inneren? … Ist es leicht oder schwer? In

Bewegung oder bewegungslos? … Was für eine Temperatur hat es? … Gibt es warme oder kalte Stellen?…

Nehmen Sie die verschiedenen Elemente in ihm wahr … Nehmen Sie wahr, dass es nicht nur eine Sinnesempfindung ist – da sind Sinnesempfindungen in Sinnesempfindungen … Nehmen Sie die verschiedenen Schichten wahr. *(Fünf Sekunden Pause.)*

Benennen

Therapeut: Nehmen Sie sich einen Moment Zeit, um dieses Gefühl zu benennen … Wie würden Sie es nennen? … Okay, sagen Sie still zu sich selbst: *Ich nehme ein Gefühl von X wahr [X = die Bezeichnung, die der Klient für das Gefühl findet, z. B. Angst.]*

Atmen

Therapeutin: Atmen Sie in dieses Gefühl hinein, während Sie es beobachten. … Stellen Sie sich vor, wie Ihr Atem in und um dieses Gefühl herum fließt. … Atmen Sie in es hinein und um es herum…

Sich weiten

Therapeut : Und es ist, als ob sich dieser Raum in Ihnen wie auf magische Weise öffnet. … Sie öffnen sich um dieses Gefühl herum. … Geben Sie ihm Raum… Weiten Sie sich… Wie immer dies für Sie aussehen mag. … Atmen Sie in dieses Gefühl … öffnen sich … weiten sich um es …

Zulassen

Therapeut: Schauen Sie, ob Sie dieses Gefühl einfach da sein lassen können. Sie müssen es weder mögen noch wollen … sondern einfach nur zulassen. … Einfach da sein lassen. … Beobachten Sie es, atmen Sie in es hinein, öffnen Sie sich um das Gefühl und lassen Sie es so sein, wie es ist. *(10 Sekunden Pause.)* Vielleicht haben Sie das starke Bedürfnis, es zu bekämpfen oder zu verdrängen. Ist dies der Fall, nehmen Sie das Bedürfnis wahr, ohne darauf zu reagieren. Beobachten Sie einfach die Empfindung. *(5 Sekunden Pause.)* Versuchen Sie nicht, sie loszuwerden oder zu ändern. Ändert sie sich von selbst, ist das in Ordnung. Ändert sie sich nicht, ist das auch in Ordnung.

Es geht nicht darum, sie zu ändern oder loszuwerden. Es geht darum, sie einfach zuzulassen… Lassen Sie sie einfach da sein. *(5 Sekunden Pause.)*

Materialisieren

Therapeut: Stellen Sie sich dieses Gefühl als ein körperliches Objekt vor. … Welche Form hat es als Objekt? … Ist es flüssig, fest oder gasförmig? … Bewegt es sich oder ist es unbeweglich? … Welche Farbe hat es? … Ist es transparent oder undurchsichtig? …

Wenn Sie es berühren könnten, wie würde es sich anfühlen? … feucht oder trocken? … rau oder glatt? … warm oder kalt? … weich oder hart? … *(10 Sekunden Pause.)*

Betrachten Sie dieses Objekt mit Neugier, atmen Sie in es hinein und öffnen Sie den Raum um es herum. … Sie müssen es weder mögen noch wollen, sondern einfach nur zulassen … und wahrnehmen, dass Sie größer sind als dieses Objekt. … Ganz gleich, wie groß es wird, es kann nie größer werden als Sie. *(10 Sekunden Pause.)*

Normalisieren

Therapeut: Dieses Gefühl hält wertvolle Informationen für Sie bereit. … Es sagt Ihnen, dass Sie ein normaler Mensch mit einem Herzen sind. … Es sagt Ihnen, dass es Menschen … und Dinge gibt, die Ihnen wichtig sind. … So fühlt es sich an, wenn das, was wir uns wünschen, und das, was wir haben, auseinanderklafft... Je größer die Kluft, desto stärker ist das Gefühl. *(5 Sekunden Pause.)*

Sich selbst positiv zuwenden

Therapeut: Legen Sie eine Hand auf diese Stelle Ihres Körpers. ... Stellen Sie sich vor, diese Hand hätte heilende Kräfte ... es wäre die Hand Ihres Vaters oder Ihrer Mutter ... oder die Hand einer liebenden Freundin ... oder einer Krankenschwester. ... Spüren Sie, wie die Wärme über die Hand in Ihren Körper fließt ... nicht, um das Gefühl loszuwerden, sondern, um ihm Raum zu geben ... um es weich zu machen und darum herum locker zu werden. *(10 Sekunden Pause.)*

Halten Sie es sanft, als wäre es ein weinendes Baby oder ein ängstlicher kleiner Hund. *(10 Sekunden Pause.)*

Und wenn Sie möchten, lassen Sie Ihre Hand da, oder Sie lassen in Ihrem Schoß ruhen, was immer Ihnen lieber ist.

Den Bewusstseinsraum ausweiten

Therapeut: Das Leben ist wie ein Theaterstück. ... Auf der Bühne befinden sich alle Ihre Gedanken, alle Gefühle und alles, was Sie sehen, hören, berühren, schmecken und riechen können ...

Gerade haben wir die Bühnenbeleuchtung gedämpft und einen Scheinwerfer auf dieses Gefühl gerichtet. ... Jetzt schalten wir alle Scheinwerfer wieder ein ...

Halten Sie dieses Gefühl im Scheinwerferlicht und richten Sie die Scheinwerfer zugleich auf Ihren Körper. ... Nehmen Sie Ihre Arme und Beine, den Kopf und den Nacken wahr. ... Und nehmen Sie wahr, dass Sie die Arme und Beine kontrollieren können ... ganz gleich, was Sie fühlen. ... Bewegen Sie sie einfach mal ein bisschen ... Strecken Sie sich und nehmen Sie wahr, dass Sie sich strecken ...

> Richten Sie die Scheinwerfer auch auf den Sie umgebenden Raum. … Öffnen Sie die Augen, schauen Sie sich um und nehmen Sie wahr, was Sie sehen können. … Nehmen Sie auch wahr, was Sie hören können. … Nehmen Sie wahr, dass da nicht einfach ein Gefühl ist. … Da ist ein Gefühl in einem Körper, in einem Raum, in dem Sie und ich an etwas sehr Wichtigem arbeiten … Willkommen wieder hier im Raum.

In obigem Transkript haben wir uns auf eine einzige Empfindung – die intensivste – konzentriert. Häufig reicht dies aus, damit sich Akzeptanz im ganzen Körper »ausbreiten« kann. Manchmal zeigen sich aber auch weitere starke Empfindungen in verschiedenen Körperteilen. In diesem Fall bietet es sich an, den Prozess für jede Empfindung zu wiederholen. Und wenn die Klientin an irgendeinem Punkt mit einer Empfindung verschmilzt oder überwältigt wird, können wir zu *Anker werfen* und Defusion übergehen und dann zu Akzeptanz zurückkehren.

Tipp für die Praxis

Wir können mit Taubheit genauso wie mit anderen Gefühlen arbeiten. Suchen Sie den Bereich größter Taubheit auf, nehmen Sie sie wahr, benennen und beschreiben Sie sie, öffnen Sie sich für sie, geben Sie ihr Raum und so weiter. Wenn wir dies tun, löst sich Taubheit häufig auf und andere »begrabene« oder »verborgene« Gefühle kommen an die Oberfläche.

Während wir diese Übung mit dem Klienten machen, werden sich die Gefühle ändern – oder auch nicht. Beides ist in Ordnung. Es geht nicht darum, Gefühle zu ändern oder zu reduzieren, sondern sie zu akzeptieren, das heißt, sie da sein zu lassen, ohne gegen sie anzukämpfen – sie anzuerkennen, zuzulassen und sich mit ihnen anzufreunden. Warum?

Weil uns so die Zeit, Energie und Mühe, die wir sonst in die Kontrolle unserer Gefühle investieren, zur Verfügung steht, um in Einklang mit unseren Werten zu handeln.

Unsere Klientinnen stellen häufig fest, dass sich eine schmerzliche Emotion oder Empfindung verringert oder sogar verschwindet, wenn sie sie akzeptieren. In diesem Fall müssen wir deutlich machen, dass dies erstens nur ein positiver Nebeneffekt ist und nicht das Ziel, und dass es zweitens nicht immer geschieht und daher nicht damit gerechnet werden sollte. Wir könnten dazu zum Beispiel Folgendes sagen: »Ist das nicht interessant? Wenn wir uns für unsere Gefühle öffnen und ihnen Raum geben, verlieren sie häufig an Intensität. Manchmal verschwinden sie sogar. Das lässt sich aber nicht vorhersagen. Manchmal verschwinden sie, manchmal nicht. Also genießen Sie es, wenn es passiert. Aber vergessen Sie bitte nicht, dass es eine Zugabe ist, nicht das Hauptziel. Wenn Sie anfangen, Techniken zu benutzen, um zu versuchen, diese Gefühle dazuzubringen zu verschwinden, werden Sie bald wieder hier sein und mir sagen: ›Es funktioniert nicht‹«.

Wenn der Klient davon verwirrt oder enttäuscht ist, ist es klug, die Übung *Ein Blatt Papier wegschieben* oder die Kampfschalter-Metapher (der Sie später in diesem Kapitel begegnen) zu verwenden, um es wirklich klarzumachen. Ich kann nicht zu sehr betonen, wie wichtig dies ist. Wenn wir dieses Thema nicht wirklich ausdrücklich ansprechen, werden unsere Klientinnen, wie bei der Defusion; anfangen, »Pseudo-Akzeptanz« zu üben – das heißt, Akzeptanz-Techniken benutzen, um zu versuchen, unerwünschte innere Erfahrung zu vermeiden oder loszuwerden. Und das wird früher oder später das Gegenteil von dem bewirken, was wir beabsichtigen, und der enttäuschte Klient wird kommen und sich beschweren, dass es nicht funktioniert. Darauf gehen wir ein, wie wir das in Kapitel 16 behandelt haben.

»Emotionen akzeptieren« konkret

Es folgen ein paar Hinweise zu diesen Techniken. Ich werde Ihnen auch für jede einzelne eine Zehn-Sekunden-Version liefern.

Link zu Werten und Zielen

Denken Sie daran, dass wir in der ACT niemals jemanden dazu ermutigen, Schmerz oder Unangenehmes zu akzeptieren, wenn es nicht dazu dient, Werte zu leben und wertekongruente Ziele anzustreben. Wir müssen also immer wieder hierauf zurückkommen. Ohne so eine Motivation werden viele Klientinnen Widerstand gegen Akzeptanz empfinden.

Die Zehn-Sekunden-Version

Therapeut: Erinnern Sie mich daran, warum wir dies machen. Wobei wird Ihnen dies helfen? Was werden Sie anders tun?

Beobachten wie ein wissbegieriges Kind; Wahrnehmen; Benennen

Die erste Stufe beim Akzeptieren einer schwierigen inneren Erfahrung besteht darin, sie wahrzunehmen und anzuerkennen, dass sie in diesem Moment da ist. (Darin überschneidet sich flexible Aufmerksamkeit mit Akzeptanz.) Die Metapher »Beobachten wie ein wissbegieriges Kind« hilft, zu Offenheit und Interesse an dem Gefühl zu ermutigen: mit anderen Worten, auf es zuzugehen, statt es zu vermeiden.

Wir sollten das Gefühl auch benennen (wobei Klientinnen häufig Hilfe brauchen, wie wir im nächsten Kapitel sehen werden). Wenn wir unsere Emotionen benennen, sagen wir in der Alltagssprache häufig Dinge wie »Ich bin traurig«, was so klingt wie »Ich *bin* die Emotion«. In der Sprache der Achtsamkeit sagen wir hingegen: »Ich nehme Angst wahr«, »Hier ist Traurigkeit«, »Ich habe ein Gefühl der Wut«. Wenn Sie eine Emotion so benennen, hilft es Ihnen zu sehen, dass Sie nicht die

Emotion sind, sondern dass die Emotion eine Erfahrung ist, die durch Sie hindurchgeht.

Die Zehn-Sekunden-Version

Therapeut: Nehmen Sie dieses Gefühl wahr. Nehmen Sie wahr, wo es ist. Nehmen Sie wahr, wo es am intensivsten ist.

Der Teil, der wahrnimmt

Wie bei jeder Achtsamkeitsübung können wir Samen für Selbst als Kontext aussäen. Wir können die Keime später bewässern, wie in Kapitel 25. Das »wahrnehmende Selbst« ermöglicht Akzeptanz, weil es einen »sicheren Ort« im Inneren oder eine »sichere Perspektive« anbietet, von der aus wir beobachten können.

Die Zehn-Sekunden-Version

Therapeut: Nutzen Sie diesen Teil von sich, um dies wirklich zu beobachten.

Verstand als Radio

Wir erwarten, dass alle möglichen nicht hilfreichen Gedanken auftauchen, wenn Akzeptanz da ist. Wenn wir schon an Defusion gearbeitet haben (was ich sehr empfehle), können wir sie hier nutzen. Ich bin ein großer Fan der einfachen Metapher: »Lassen Sie Ihren Verstand drauflosschwatzen wie ein Radio im Hintergrund.«

Die Zehn-Sekunden-Version

Therapeut: Wann immer Ihr Verstand Sie im Griff hat, erkennen Sie es an, lösen Sie sich aus der Verwicklung und fokussieren Sie neu.

Atmen

Viele, wenn auch nicht alle Klientinnen, stellen fest, dass sie einem Gefühl Raum geben können, wenn Sie in es hineinatmen. Dazu scheint sich die langsame, behutsame Zwerchfellatmung besonders gut zu eignen. (Eine kleine Minderheit von Menschen fühlt sich dabei jedoch benommen oder ängstlich. Wenn das der Fall ist, übergehe ich diese Technik.)

Die Zehn-Sekunden-Version

Therapeut: Nehmen Sie dieses Gefühl wahr und atmen Sie sanft in es hinein.

Sich weiten

Hier bietet sich die Verwendung metaphorischer Formulierungen wie Raum geben, sich öffnen oder sich weiten an. Dies bringt uns von den Bereichen von »Anerkennen« und »Zulassen« in den Bereich von »Sich anfreunden«.

Die Zehn-Sekunden-Version

Therapeut: Schauen Sie, ob Sie den Raum um dieses Gefühl ein wenig öffnen können – geben Sie ihm etwas Raum.

Zulassen

Wir erinnern unsere Klienten immer wieder daran, dass Akzeptieren nicht bedeutet, einen Gedanken oder ein Gefühl zu mögen, zu wollen oder gut zu heißen. Es bedeutet, es zuzulassen oder es da sein zu lassen.

Die Zehn-Sekunden-Version

Therapeut: Ich weiß, dass Sie dieses Gefühl nicht haben wollen. Probieren Sie trotzdem, es für einen Moment da sein zu lassen. Sie müssen es nicht mögen. Lassen Sie es einfach nur zu.

Materialisieren

Unsere Klienten und vor allem diejenigen, die sehr visuell veranlagt sind, verwandeln ihre Gefühle oft spontan in Objekte, wenn wir sie bitten, sie zu beobachten. Indem wir uns ein Gefühl als ein physisches Objekt vorstellen, können wir erfahren, dass dieses Gefühl nicht größer ist, als wir es sind – es ist genug Raum da.

Es gibt Therapiemodelle, bei denen es sich an dieser Stelle anbietet, das Objekt mit weißem Licht aufzulösen oder es auf die eine oder andere Weise schrumpfen zu lassen. In der ACT tun wir dies *nicht*, da dadurch die emotionale Kontrolle verstärkt würde. Es kommt jedoch vor, dass sich das Objekt – fast immer spontan – ändert. Gewöhnlich wird es kleiner oder weicher, manchmal wird es jedoch auch größer. Falls Letzteres geschieht, könnten wir etwa Folgendes sagen: »Ganz gleich, wie groß dieses Gefühl wird, es kann nie größer werden als Sie. Beobachten Sie es, atmen Sie in es hinein und geben Sie ihm mehr Raum.«

Wir müssen das Objekt nicht kleiner machen oder verschwinden lassen, sondern ihm einfach nur Raum geben. Bei der Arbeit mit starker Trauer verlassen Klientinnen meine Praxis oft mit einem schweren schwarzen Stein im Magen oder einer dicken Holzlatte auf der Brust. Darauf müssen wir uns einstellen. Ein schwerer Verlust bringt schmerzliche Gefühle mit sich. Helfen wir unseren Klienten, diese Gefühle bereitwillig zu tragen, statt im Kampf mit ihnen stecken zu bleiben. So können sie sich voll und ganz auf das Leben einlassen und das tun, was ihnen wichtig ist.

Die Zehn-Sekunden-Version

Therapeut: Wenn dieses Gefühl ein Objekt wäre, wie würde es dann aussehen?

Normalisieren

Können wir anerkennen, dass es normal und natürlich ist, schmerzliche Gefühle zu haben, und dass dies unweigerlich zum Wesen des Menschen gehört, werden wir sie höchstwahrscheinlich eher akzeptieren.

Die Zehn-Sekunden-Version

Therapeut: Es ist vollkommen natürlich und normal, dass Sie so fühlen.

Sich selbst positiv zuwenden

Selbstmitgefühl im Sinne von »sich selbst liebevoll und wohlwollend zu begegnen« trägt zusätzlich zur Akzeptanz bei. Vermutlich sind es die Wärme der Hand und die kraftvolle Metapher der »heilenden Hände«, die diese Wirkung fördern.

Die Zehn-Sekunden-Version

Therapeutin: Legen Sie Ihre Hand auf die Stelle, an der Sie dies am intensivsten spüren – und schauen Sie, ob Sie es liebevoll halten können.

Das Gewahrsein ausweiten

Es gibt Zeiten, in denen wir uns auf unsere Emotionen konzentrieren wollen – zum Beispiel, wenn wir Achtsamkeit erlernen oder um einen geliebten Menschen trauern. Oft hält es uns jedoch vom Leben ab, wenn man sich zu stark auf seine Gefühle konzentriert. Manchmal werden Ihre Klienten eine Sitzung mit sehr unangenehmen Gefühlen oder Körperempfindungen verlassen. Dies ist zum Beispiel dann sehr wahrscheinlich, wenn eine Klientin chronische Schmerzen hat, angesichts eines plötzlichen Verlustes stark trauert oder aufgrund einer schweren Krise oder Herausforderung mit Ängsten konfrontiert ist. Wir möchten die Klienten dabei unterstützen, ihren Gefühlen Raum zu geben und den Bewusstseinsraum zu erweitern, damit sie alles Nötige tun können, um ihr Leben zu gestalten.

Diese Ausweitung von Gewahrsein ist natürlich eine großer Bestandteil aller Übungen von *Anker werfen*, daher entscheiden wir uns vielleicht dafür, diese Metapher ausdrücklich zu erwähnen. Wenn nicht, ist die Metapher vom Leben als Theaterstück eine gute Alternative, und sie macht klar, dass dies keine Ablenkung ist. Das Gefühl bleibt auf der Bühne, aber wenn die Bühne hell wird, bekommen wir das ganze Stück zu sehen – und das Gefühl als nur ein Teil der Show. Dies fördert Akzeptanz: Ist das Gefühl lediglich »ein Teil der Show«, erscheint es nicht mehr so bedrohlich.

Die Zehn-Sekunden-Version

Therapeut: Nehmen Sie das Gefühl wahr, und Ihren Körper, und den Raum um Sie herum, und wie Sie und ich hier zusammen arbeiten. Es geschieht eine ganze Menge.

Falsche Auffassungen entlarven

Zwei verbreitete Missverständnisse sind, dass es bei Akzeptanz (a) darum geht, alles oder nichts anzunehmen, und (b), dass sie darauf zielt, Emotionen zu ignorieren oder abzulehnen. Ganz im Gegenteil.

Akzeptanz heißt nicht Alles-oder-Nichts

In manchen ACT-Lehrbüchern wird behauptet, dass Akzeptanz ein Zustand des Alles-oder-Nichts ist: entweder man akzeptiert oder man akzeptiert nicht, es ist schwarz oder weiß, ohne Zwischentöne. Ich finde, das ist eine seltsame Behauptung. Meine eigene Erfahrung ist, dass es viele Schattierungen von Akzeptanz gibt. Wenn sich zum Beispiel Angst zeigt, können wir sie anerkennen, sie zulassen, bei ihr bleiben, ihr Raum geben, uns ihr zuwenden oder ganz annehmen. Für mich vermitteln diese Begriffe verschiedene Grade der Akzeptanz. Ich finde es erheblich leichter, Angst anzuerkennen, als sie ganz anzunehmen. Empfinden Sie das auch so?

Ich finde es häufig therapeutisch nützlich, eine Skala von 0 bis 10 zu verwenden, wenn wir über Akzeptanz sprechen. Für Klienten ist es gewöhnlich leichter, den Grad der Intensität ihres Kämpfens einzuschätzen als den Grad von Akzeptanz, daher verwende ich gern die folgende Metapher.

Der Kampfschalter

Der Kampfschalter ist eine erweiterte Metapher, die sowohl kreative Ratlosigkeit als auch Akzeptanz beinhaltet und ein kraftvolles interaktives Instrument für die Arbeit mit Akzeptanz darstellt.

Therapeutin: Stellen Sie sich vor, unser Verstand würde über einen »Kampfschalter« verfügen. Ist er eingeschaltet, werden wir gegen jeden körperlichen oder seelischen Schmerz ankämpfen, der in uns auftaucht. Sobald sich in irgendeiner Form Unbehagen zeigt, werden wir nach besten Kräften versuchen, dieses loszuwerden oder zu vermeiden.

Angenommen, es würde sich Angst zeigen. (Wir passen uns hier an das Thema an, um das es dem Klienten geht: Wut, Traurigkeit, schmerzliche Erinnerungen, den Zwang, Alkohol zu trinken usw.) Ist der Kampfschalter eingeschaltet, muss ich dieses Gefühl unbedingt loswerden. Unser Verstand reagiert dann in etwa so: »Oh, nein! Da ist dieses fürchterliche Gefühl schon wieder. Warum kommt es immer wieder? Wie kann ich es nur loswerden?« Jetzt habe ich Angst vor der Angst.

Mit anderen Worten: Meine Angst ist schlimmer geworden. »Oh, nein! Es wird schlimmer. Warum nur?« Jetzt habe ich noch mehr Angst. Ich werde vielleicht auf meine Angst wütend: »Das ist nicht fair. Warum kommt sie immer wieder?« Oder ich werde depressiv: »Nicht schon wieder. Warum fühle ich mich immer so?« Alle diese sekundären Gefühle sind nutzlos, unangenehm, nicht hilfreich und ziehen Energie und Lebenskraft ab. Und dann – raten Sie mal, was dann geschieht? Ich werde ängstlich oder depressiv. Erkennen Sie den Teufelskreis?

Nehmen wir nun einmal an, der Kampfschalter wäre ausgeschaltet. Ganz gleich, welches Gefühl sich jetzt zeigte und wie unangenehm es wäre, ich würde nicht mit ihm ringen. Die Angst taucht auf, aber diesmal kämpfe ich nicht gegen sie an.

Es ist wie »Okay, da ist ein Knoten in meinem Bauch. Ich empfinde Druck auf der Brust. Meine Handflächen sind feucht und meine Beine zittern. Mein Verstand erzählt mir lauter angsteinflößende Geschichten.« Nicht, dass mir das gefällt oder ich das so haben möchte. Es ist immer noch unangenehm. Aber ich verschwende keine Zeit und Energie, indem ich dagegen ankämpfe. Stattdessen werde ich meine Arme und Beine kontrollieren und meine Energie in Handlungen stecken, die sinnvoll sind und mein Leben bereichern.

Ist der Kampfschalter ausgeschaltet, kann unser Angstpegel je nach Situation frei steigen oder fallen. Mal wird er hoch sein, mal niedrig, und manchmal wird es sehr schnell vorübergehen, manchmal wird es länger bleiben. Das Tolle ist, dass wir weder Zeit noch Energie verschwenden, indem wir gegen die Angst ankämpfen. Daher könne wir unsere Energie für andere Dinge einsetzen, die unser Leben sinnvoller machen.

Sobald wir ihn jedoch einschalten, wirkt er wie ein Gefühlsverstärker – wir sind wütend über unsere Wut, haben Angst vor der Angst, werden angesichts unserer Depressivität noch depressiver oder fühlen uns schuldig wegen unserer Schuldgefühle. *(Fragen Sie die Klientin an dieser Stelle, ob ihr dies bekannt vorkommt.)*

Ohne Kampf wird es einen natürlichen Pegel an körperlichem und seelischem Unbehagen geben, der von unserer Persönlichkeit und unseren Handlungen abhängt. Aber sobald wir dagegen anzukämpfen beginnen, steigt sein Pegel rasch an. Unsere Emotionen werden intensiver und klebriger und chaotischer, bleiben länger und haben einen größeren negativen Einfluss auf uns. Wenn wir also lernen können, wie wir den Kampfschalter ausschalten können, hat das eine starke Wirkung. Wenn Sie einverstanden sind, möchte ich Ihnen als Nächstes zeigen, wie das geht.

—

Mit dieser Metapher führen wir ein einfaches Hilfsmittel ein, wie wir »Grade« von Akzeptanz messen können (im Gegensatz dazu, sie als ein Alles-oder-Nichts-Konzept zu behandeln). Eine 0 auf der Skala korreliert mit maximaler Akzeptanz, während eine 10 maximales Vermeiden bedeutet. Eine 5 ist Punkt in der Mitte, den wir Toleranz oder Aushalten nennen. Der nächste Schritt besteht darin, mit einer schmerzlichen Emotion zu arbeiten und zu üben, den Kampfschalter auszuschalten. Dies ist beispielhaft in nachstehendem Transkript erläutert.

Der Therapeut hat die Klientin gerade gebeten, ihren Körper achtsam durchzugehen und festzustellen, wo sie die Angst am intensivsten fühlt.

Therapeut: *(fasst zusammen)* Okay, Sie spüren also einen Kloß im Hals, Enge im Brustraum und Unruhe im Magen. Was macht Ihnen davon am meisten zu schaffen?

Klientin: Das hier *(berührt ihren Hals)*.

Therapeut: Okay. Erinnern Sie sich an den Kampfschalter? *(Klientin nickt.)* Ist er in diesem Moment ein- oder ausgeschaltet?

Klientin: Eingeschaltet.

Therapeut: Okay. Angenommen, wir haben eine Skala von 0 bis 10, wobei 10 die höchste Kampfstufe bedeutet – »Ich muss dieses Gefühl loswerden, koste es, was es wolle«. 0 bedeutet, Sie kämpfen überhaupt nicht – »Ich mag dieses Gefühl zwar nicht, aber ich werde nicht dagegen ankämpfen«. Die Mittelstellung, also der Wert 5, bedeutet, dass wir das Gefühl ertragen oder damit leben können. Bei welchem Wert befinden Sie sich in diesem Moment?

Klientin: Ungefähr bei 9.

Therapeut: Okay. Im Moment kämpfen Sie also ziemlich stark. Lassen Sie uns doch mal versuchen, ob wir ein paar Stufen herunterschalten können. Vielleicht gelingt es uns, vielleicht auch nicht.

(Der Therapeut führt die Klientin nun durch verschiedene Teile der Übung zur Akzeptanz von Emotionen: Beobachten wie ein wissbegieriges Kind, in die Emotion hineinatmen, sie wahrnehmen und benennen, sich um sie herum weiten, sie zulassen. Danach fragt er die Klientin, was sie wahrgenommen hat.)

Therapeut: Wie geht es Ihnen jetzt mit dem Kampfschalter?

Klientin: Ich fühle mich weniger ängstlich.

Therapeut: Okay. Darauf kommen wir gleich noch mal zurück. Mich interessiert im Moment der Kampf gegen dieses Gefühl. Wo befinden Sie sich jetzt auf der Skala von 0 bis 10?

Klientin: Ungefähr bei 3.

Therapeut: Ungefähr bei 3. Okay. Sie haben gerade gesagt, dass Ihre Angst abgenommen hätte.

Klientin: Ja, es ist ein bisschen weniger.

Therapeut: Interessant. Freuen Sie sich darüber. Manchmal geschieht es, dass die Angst abnimmt, wenn man den Kampf gegen sie aufgibt. Darum geht es uns hier aber nicht. Unser Ziel ist es, aus dem Kampf auszusteigen. Sind Sie bereit, weiterzumachen? Schauen wir, ob wir den Schalter noch einmal um ein oder zwei Stufen herunterschalten können.

Emotionen sind wichtig! Wir lehnen sie nicht ab und übergehen sie nicht!

Ein häufiges Missverständnis – bei Therapeutinnen wie bei Klienten – ist, dass wir Emotionen ablehnen oder ignorieren würden. Das ist nicht der Fall! Sie sind eine wertvolle Quelle von Informationen, und wir können uns von ihnen leiten lassen. Daher wollen wir guten Gebrauch von ihnen machen. Das Problem ist, dass wir keinen Zugang zu dieser Quelle, die unsere Emotionen darstellen, bekommen, solange wir damit beschäftigt sind, mit ihnen zu kämpfen oder sie zu vermeiden. Wir müssen erst das Kämpfen aufgeben und ihnen Raum geben. Dann erst können wir ihre »Weisheit« nutzen und uns von ihnen leiten lassen. Im nächsten Kapitel, »Emotionen als Verbündete« schauen wir an, wie wir das tun können.

Nachbesprechung der Akzeptanzübungen

Zur Nachbesprechung dieser Übungen ist es oft gut, wenn wir mit offenen Fragen beginnen, wie zum Beispiel: »Wie war das für Sie? Haben Sie einen Unterschied bemerkt?«

Häufig bekommen wir Antworten wie: »Es ist beruhigend/tröstend/friedlich/weniger anstrengend/leichter«. Manchmal bekommen wir Antworten wie »seltsam« oder »eigenartig« und dann bestätigen wir diese Erfahrung: »Ja, auf die meisten Menschen wirkt das zuerst eigenartig oder seltsam. Gewöhnlich reagieren wir auf schwierige Gefühle nicht so.« Manchmal bekommen wir eine Antwort wie: »Es ist gut – das Gefühl ist nicht mehr da!«. Dann müssen wir erklären, dass das eine Zugabe ist und nicht der Sinn der Übung. Und manchmal hören wir: »Es funktioniert nicht«. Darauf antworten wir wie in Kapitel 16 beschrieben.

Nach diesen offenen Fragen können wir dazu übergehen, Fragen zu stellen, die eher eine Antwort implizieren, wie wir das tun, wenn wir über die Wirkung von *Anker werfen* sprechen:

- Haben Sie einen Unterschied wahrgenommen? Sind Sie weniger in diese Gefühle verstrickt? Führen sie Sie weniger an der Nase herum? Haben Sie jetzt mehr Selbstkontrolle über Ihre Handlungen? Haben Sie Kontrolle über Ihren Körper und über das, was Sie sagen?
- Kämpfen Sie weniger mit diesen Gefühlen? Welche Wirkung hat das? Ist es weniger ermüdend, weniger erschöpfend?
- Ist es leichter für Sie, sich auf mich einzulassen, präsent zu sein, auf das zu fokussieren, was ich sage und was wir hier tun?

Und natürlich sollten wir immer als Teil der Nachbesprechung die Frage stellen: »Wie könnte Ihnen dies bei XYZ nützen?«, wobei XYZ die Verhaltensziele der Klientin für die Therapie sind.

Verbreitete Fallgruben für Therapeuten

Achten Sie bei der Arbeit mit Akzeptanz, wie bei der Arbeit mit Defusion, auf einige verbreitete Fallgruben: zu viele Worte, zu wenig Handlung – Vermeidungsverhalten stärken – unsensibles Vorgehen – Akzeptanz nicht an Werte koppeln – die Klientin bedrängen. Auf diese Fallgruben möchte ich im Folgenden kurz näher eingehen.

Zu viele Worte, zu wenig Handlung. Der Versuch, Defusion und Akzeptanz didaktisch zu vermitteln, ist im Großen und Ganzen Zeitverschwendung. Lassen Sie Ihre Klientin *erfahren,* worum es geht. Fusion und Vermeidung werden nur allzu leicht gefördert, wenn wir in eine »Analyse-Paralyse« geraten, also diskutieren, analysieren und intellektualisieren, statt Erfahrungen zu vermitteln.

Vermeidungsverhalten stärken. Wenn wir – wie bereits erwähnt – uns darüber freuen, dass schmerzliche Gefühle schwächer werden und unangenehme Gedanken verschwinden, stärken wir Vermeidungsverhalten (oder Pseudoakzeptanz).

Unsensibles Vorgehen. Wenn wir unsere Klienten nicht wertschätzen und ihnen nicht mit Empathie begegnen, und wenn wir uns mit all unseren klugen Werkzeugen und Techniken unsensibel auf sie stürzen, zerstören wir die therapeutische Beziehung.

Akzeptanz nicht an Werte koppeln. Wenn wir die Verbindung zwischen einem werteorientierten Leben und Akzeptanz nicht herstellen, werden unsere Klientinnen wahrscheinlich mit Widerstand reagieren.

Den Klienten drängen. Wenn wir unsere Klientinnen zu intensiven erfahrungsorientierten Übungen drängen, bevor sie dazu bereit sind, erweisen wir ihnen einen Bärendienst und erreichen unter Umständen nur, dass sie die Therapie abbrechen.

Hausaufgaben

Eine Hausaufgabe könnte darin bestehen, Klientinnen eine formale Achtsamkeitsübung machen zu lassen, in der es um die Akzeptanz von Emotionen geht. Dies bietet sich vor allem bei Angststörungen und Trauerarbeit an. Idealerweise zeichnen Sie solche Übungen in der Sitzung auf und geben dem Klienten die Aufnahme dann mit nach Hause. Sie können ihm aber auch eine fertige CD oder mp3-Datei zum Üben mitgeben – eine, die Sie selbst aufgenommen haben, oder eine, die über den Handel erhältlich ist. (Meine mp3 »Mindfulness Skills: Volume 1« hat als Titel 3 eine Aufnahme, die sehr der Übung Akzeptanz von Emotionen in diesem Kapitel gleicht, und es gibt ähnliche auf der ACT-Companion-App für Ihr Smartphone.)

Sie können Ihrer Klientin aber auch folgende Frage stellen: »Ich frage mich, ob Sie bereit wären, bis zur nächsten Sitzung zu üben, Ihren Gefühlen Raum zu geben, wie wir es heute gemacht haben. Wenden Sie die Übung an, sobald Sie feststellen, dass Sie ins Kämpfen geraten.« Schreiben Sie ihr dann die Schritte auf, die sie üben soll – zum Beispiel »beobachten, atmen, sich weiten« oder »das Gefühl in ein Objekt verwandeln und hineinatmen«.

Eine dritte Möglichkeit ist diese: »Nehmen Sie in den Tagen bis zur nächsten Sitzung wahr, wenn Sie gegen Ihre Gefühle ankämpfen, und nehmen Sie auch wahr, wenn Sie sich für Ihre Gefühle öffnen und ihnen Raum geben. Und nehmen Sie wahr, welche Wirkung es hat, wenn Sie auf die eine oder auf die andere Weise auf sie reagieren. Sie können auch ein Arbeitsblatt «Kämpfen oder sich öffnen« benutzen und den Klienten auffordern, es auszufüllen.

AUFGABEN

Probieren Sie diese Techniken und Arbeitsblätter selbst aus. Üben Sie, sich diesen Gefühlen zu öffnen und ihnen Raum zu geben – besonders während schwieriger Therapiesitzungen und danach – weil eine der Fähigkeiten einer guten Therapeutin ist, die eigenen emotionalen Reaktionen annehmen zu können. Außerdem:

- Lesen Sie alle Übungen, Metaphern und anderen Interventionen laut und so, als ob Sie mit einem Klienten arbeiten würden.
- Lesen Sie Ihre Aufzeichnungen zu zwei oder drei Klientinnen noch einmal durch und fragen Sie sich, welches die inneren Erfahrungen sind, gegen die Ihre Klientin ankämpft oder die er vermeiden möchte. Überlegen Sie sich dann, welche Akzeptanztechniken Sie anwenden würden.

WAS SIE MITNEHMEN KÖNNEN

Akzeptanz ist ein Prozess, bei dem unerwünschten privaten Erlebnissen aktiv Raum gegeben wird. In diesem Kapitel haben wir uns auf Emotionen konzentriert, aber wir können die gleichen (oder leicht abgeänderten) Techniken verwenden, um Gedanken, Bilder, Erinnerungen, Gefühle, Triebe, Impulse und Empfindungen anzunehmen. Akzeptanz und Defusion gehen Hand in Hand: Bei der Akzeptanz gehen wir in der Erfahrung in direkten Kontakt mit unseren privaten Erlebnissen und stellen einen Abstand zu unseren Gedanken über sie her. Umgekehrt, wenn wir Verwicklung mit unseren Gedanken lösen und sie so sein lassen, wie sie sind (ohne zu versuchen, sie zu verändern oder zu vermeiden), ist dies ein Akt der Akzeptanz. Beide zusammen, Defusion und Akzeptanz, können wir als »Öffnen« verstehen. Vielleicht können Sie nun besser verstehen, was damit gemeint ist, dass die verschiedenen Elemente des Hexaflex wie sechs Facetten eines Diamanten miteinander verbunden sind.

23 Emotionen als Verbündete

EMOTIONEN SIND WICHTIG

Gelegentlich begegne ich Leuten, die behaupten: »ACT ist zu kognitiv, ACT befasst sich nicht mit Emotionen.« Ich schaue sie dann fassungslos an und frage: »Welches Lehrbuch haben Sie denn gelesen? Was für einen Workshop haben Sie besucht?« Sicher könnte man ACT auf eine sehr kognitive Weise anwenden und allein auf Gedanken fokussieren und Gefühle ganz vernachlässigen – aber es würden einem große Teile des Modells entgehen.

Es gibt zwei Hauptthemen, die wir in diesem Kapitel betrachten werden: (a) Psychoedukation in Bezug auf das Wesen und den Sinn von Emotionen und (b) wie man Emotionen aktiv nutzen kann.

Emotionen versus offenes Verhalten

Wissenschaftlern fällt es schwer, einen Konsens darüber zu erreichen, was Emotionen eigentlich sind. Wenn man nach einer guten Definition sucht, mit der alle einverstanden sein können … viel Glück. Die meisten Expertinnen auf dem Gebiet Emotion sind in Bezug auf zwei Dinge einer Auffassung:

1. Im Zentrum jeder Emotion gibt es im ganzen Körper eine komplexe Reihe neurologischer, kardiovaskulärer, muskuloskeletaler und hormoneller Veränderungen.
2. Diese physischen Veränderungen bereiten uns auf Handeln vor.

Diese physischen Veränderungen nimmt man als Sinnesempfindungen wahr, wie »Schmetterlinge im Bauch«, einen »Kloß im Hals«, feuchte Augen oder kalte Hände. Wir nehmen sie auch als Neigungen wahr, auf eine bestimmte Weise zu handeln: zum Beispiel zu weinen, zu lachen, zu schreien oder sich zu verstecken. Die Wahrscheinlichkeit, dass wir auf eine bestimmte Weise handeln, wenn wir eine bestimmte Emotion empfinden, wird oft »Handlungstendenz« genannt. Aber achten Sie hier auf das entscheidende Wort »Tendenz«. Eine Tendenz bedeutet, dass man die Neigung hat, etwas zu tun. Es bedeutet nicht, dass wir es tun *müssen*, dass wir keine Wahl haben. Es bedeutet nicht, dass man gezwungen ist, sich auf eine bestimmte Weise zu verhalten, und dass man nicht in der Lage ist, etwas anderes zu tun. Es bedeutet einfach, dass man dazu *tendiert*, so zu handeln.

Wenn Sie zum Beispiel Angst haben, mit dem Auto zu spät zu kommen, haben Sie möglicherweise die *Tendenz*, die Geschwindigkeitsbegrenzung zu überschreiten, aber Sie können sich immer noch entscheiden, das Gesetz einzuhalten und sicher zu fahren, wenn Sie möchten. Oder wenn Sie sich über jemanden ärgern, neigen Sie vielleicht dazu oder haben den Impuls oder den Wunsch, die betreffende Person anzuschreien, aber Sie können sich dafür entscheiden, ruhig zu reden, wenn Sie möchten

Wir können mit anderen Worten in Momenten, wenn wir nicht kontrollieren können, wie wir fühlen, immer noch unser offenes Verhalten – unsere physischen Handlungen – kontrollieren. Immer wieder machen wir in der ACT guten Gebrauch von dieser Fähigkeit. Wir helfen Leuten, ihre physischen Handlungen von ihren Emotionen zu trennen. Wenn ein Klient zu uns kommt, um »Wutmanagement« zu lernen, können wir ihm helfen zu lernen, wie er sich öffnen und seinen Gefühlen der Wut

Raum geben, seine Verstrickung in Gedanken, die die Wut nähren, lösen und zugleich Kontrolle über seine Stimme, sein Gesicht, seine Körperhaltung und seine physischen Handlungen behalten kann. Dann kann er ruhig *handeln*, auch wenn er rasend wütend ist. Oder wenn eine Klientin an einer Angststörung leidet, können wir ihr helfen, sich zu öffnen und ihrer Angst Raum zu geben. Dann kann sie ihre Stimme, ihr Gesicht, ihre Körperhaltung und ihre physischen Handlungen so kontrollieren, dass sie in der Situation, die ihr Angst macht, effektiv und mutig *handeln* kann, auch wenn sie Angst hat.

Tipps für die Praxis

Wenn ich Klienten manchmal dabei helfe, sagen sie: »Oh! Sie meinen, so lange so tun, bis es wirklich so ist!« Meine Antwort darauf: »Nein! Es geht nicht um ›als ob‹. Es geht nicht darum, so zu tun, etwas zu sein, was Sie nicht sind. Das Ziel ist, uns selbst treu zu sein, vor uns selbst aufrichtig anzuerkennen, was wir fühlen, und diese Gefühle wahrhaft zu akzeptieren und uns zugleich wie die Art Person zu verhalten, die wir wirklich sein wollen. Das hat nichts mit Vortäuschen zu tun!«

Unsere Fähigkeit, physische Handlungen von Emotionen zu trennen, ist unglaublich nützlich. Wenn wir unsere Körperhaltung, unser Gesicht, unsere Stimme und unsere Handlungen kontrollieren können, wenn wir eine bestimmte starke Emotion haben, kann es uns befähigen, auf eine Weise zu handeln, die zu besseren Ergebnissen führt.

Wenn ich zum Beispiel auf meinen Sohn wütend bin (ja, das passiert), und ich in der Lage bin, mit einer weichen, geduldigen Stimme zu sprechen, mit den Armen an meinen Seiten und mit offenen Händen, und wenn ich ihm mit Nachdruck und geduldig erkläre, was das Problem ist, und wie ich möchte, dass er sich verhält … dann ist das für unsere Beziehung viel gesünder, als wenn ich wütend bin und ihn anschreie (ja, das passiert). Alle Eltern wissen, dass man häufig mit Schreien kurzfristig erreichen kann, was man will, aber dass sich das auf lange Sicht auf eine Beziehung nicht gut auswirkt (und man damit auch kein gutes Vorbild abgibt).

Welchem Zweck dienen unsere Emotionen?

Viele Klientinnen wissen nur wenig über die Funktion unserer Emotionen: warum sie sich entwickelt haben, und wie sie uns helfen, uns an die Welt anzupassen, in der wir leben. Nun sollten wir unsere Sitzungen nicht zu langen didaktischen Seminaren über diese Themen machen, aber ein wenig Psychoedukation kann sehr nützlich sein und Klienten helfen, flexibler auf ihre Emotionen zu reagieren. Wenn sie verstehen, wie und warum sich unsere schmerzlichen Emotionen entwickelt haben, können sie sie vielleicht viel besser akzeptieren und mehr Mitgefühl mit sich selbst haben. Und wenn sie lernen, sich in ihre Emotionen einzuschwingen und sie zu nutzen, entwickeln sie emotionale Intelligenz, was eine ganze Reihe guter Auswirkungen hat. Einfach ausgedrückt: Unsere Emotionen dienen drei Hauptzwecken: Kommunizieren, Motivieren, Erhellen.

Emotionen helfen, zu kommunizieren

Wenn man eine bestimmte Emotion empfindet, tendiert man zu bestimmten physischen Handlungen. Diese physischen Handlungen teilen anderen häufig mit, was wir fühlen, ohne dass wir es ihnen zu sagen brauchen. In vielen sozialen Situationen ist das von Vorteil. Wenn ich zum Beispiel sehe, dass Sie Tränen in den Augen haben und den Kopf hängen lassen, und wenn Ihr Gesichtsausdruck verrät, dass Sie niedergeschlagen sind, kann ich ziemlich sicher sein, dass Sie traurig sind. Und wenn wir eine gute Beziehung haben und ich ein freundlicher, Anteil nehmender Mensch bin, kann es gut sein, dass ich auf Sie mit Freundlichkeit reagiere und Ihnen Unterstützung anbiete.

Technisch gesprochen sind es natürlich nicht die Emotionen, die kommunizieren, Emotionen sind eine private innere Erfahrung, die niemand direkt wissen kann. Was mit anderen kommuniziert, sind Ihre physischen Handlungen: Ihr Gesichtsausdruck, Körperhaltung, physische Bewegung, Atemmuster und Stimmgebung (sowie unwillkürliche physische Veränderungen wie Tränen, Blässe oder Erröten). Diese Formen physischen Ausdrucks meinen wir, wenn wir davon sprechen, dass man »seine Gefühle ausdrückt«. Gesicht, Körperhaltung, Bewegungen und Stimme drücken gegenüber anderen die Emotion aus, die da ist.

Die meisten von uns lernen von früh an, wie man solche physischen Handlungen modifiziert – wie man seinen Gesichtsausdruck, die Körperhaltung, physische Bewegungen, Atemmuster und Stimmgebung verändert –, sodass wir unsere wahren Gefühle vor anderen verbergen können. Und dass wir das können, ist eine gute Sache, denn es gibt viele Situationen, in denen das extrem nützlich ist und der Anpassung dient.

Diese Fähigkeit hat jedoch eine Schattenseite. In manchen Situationen ist des kontraproduktiv, wenn wir »unsere Gefühle verbergen«, statt sie angemessen »auszudrücken«. Warum? Weil es dann für andere schwerer ist, intuitiv wahrzunehmen, was wir fühlen, und wenn sie es falsch interpretieren, sie nicht so reagieren können, wie wir uns das wünschen würden. Wenn man zum Beispiel sehr traurig ist, aber ein »frohes Gesicht aufsetzt« und sagt, dass »das Leben toll« ist, löst man bei anderen vielleicht nicht die unterstützenden, liebevolle Reaktion aus, die man tief in seinem Inneren in Wirklichkeit haben möchte.

Oder angenommen, Sie sind traurig, aber Ihr Kampfschalter wird umgelegt, und Sie reagieren auf Traurigkeit mit Wut. Dann drücken Sie diese Wut anderen gegenüber mit dem Gesichtsausdruck, der Stimme und der Körperhaltung aus. Dann kann es gut sein, dass andere nicht mit Freundlichkeit und Fürsorge auf Sie reagieren (wie sie es vielleicht täten, wenn Sie Traurigkeit ausdrücken würden), sondern dass sie sich zurückhalten und sich von Ihnen fernhalten, oder in einen Konflikt mit Ihnen geraten.

In solchen Situationen können wir einer Klientin helfen zu lernen, wie sie die Emotion, die sie empfindet, durch ihren Gesichtsausdruck, ihre Körpersprache und Worte angemessen »ausdrückt«. Zugleich können wir ihr helfen, mehr Bewusstsein dafür zu entwickeln, wenn und wann und mit wem es nützlich ist, seine Emotionen auszudrücken. Wie andere darauf reagieren, wenn man zum Beispiel Traurigkeit ausdrückt hängt davon ab, wer man ist, in welcher Situation man Traurigkeit ausdrückt, und welche Beziehung man mit dem Gegenüber hat und so weiter. Wenn Sie also sicher wissen, dass jemand wahrscheinlich feindselig und aggressiv reagiert, wenn Sie Ihre Traurigkeit zum Ausdruck bringen, dann ist es meistens besser, wenn Sie das nicht tun!

Wenn wir Emotionen Menschen gegenüber, die Anteil nehmen, angemessen und in passenden Situationen physisch ausdrücken, vermitteln wir wahrscheinlich dies:

- Angst kommuniziert: »Pass auf, da ist eine Gefahr!« oder »Ich finde dich bedrohlich«.
- Wut kommuniziert: »Dies ist nicht fair oder richtig« oder »Du überschreitest die Grenze meines Territoriums« oder »Ich verteidige, was mir gehört«.
- Traurigkeit kommuniziert: »Ich habe etwas Wichtiges verloren.«
- Schuldgefühle kommunizieren: »Ich habe etwas getan, was falsch ist, und ich möchte es wiedergutmachen.«
- Liebe kommuniziert: »Ich empfinde Wertschätzung für dich«, »Ich möchte, dass du nah bleibst«.

Emotionen motivieren

Die Worte »Emotion« und »motivieren« stammen von dem lateinischen Wort »movere«, das »bewegen« bedeutet. Emotionen bereiten uns darauf vor, unseren Körper auf eine bestimmte Weise zu bewegen. Sie haben sich über Äonen entwickelt, um uns für Handeln als Reaktion auf bestimmte

Stimuli bereit zu machen: Sie prädisponieren uns für bestimmte Bewegungen, die der Anpassung dienen sollen und lebensfördernd sind.

Die primitive Kampf-oder-Flucht-Reaktion entwickelte sich ursprünglich in Fischen, um Gefahren abzuwehren oder vor ihnen zu fliehen. In Menschen heutiger Zeit löst die Kampf-oder-Flucht-Reaktion viele mächtige Emotionen aus: Frustration, Ärger, Wut und Zorn (Kampf), und Sorge, Angst, Furcht und Panik (Flucht). (Anmerkung: Technisch (ausgedrückt ist es die Reaktion mit »Kampf, Flucht und Erstarrung«. Diese Terminologie kann aber verwirrend sein, weil das Wort »Erstarrung« drei verschiedene Bedeutungen hat. Es würde hier zu weit führen, sie zu erklären. Bei YouTube finden Sie dazu aber meinen Cartoon »The Three Meanings of Freeze«.) Im Gegensatz zu diesen Emotionen haben sich soziale Emotionen wie Schuldgefühle und Scham viel später entwickelt und kommen nur bei Säugetieren vor. Sie haben ihren Ursprung im limbischen System des Gehirns, das viele das »Säugetier-Gehirn« nennen. Alle diese Emotionen, die wir heute erleben, haben eine Neigung zur Folge, in bestimmter Weise zu handeln und Dinge zu tun, die in unserer evolutionären Vergangenheit der Anpassung gedient haben:

- Angst motiviert, wegzulaufen oder sich zu verstecken.
- Wut motiviert, den eigenen Stand zu behaupten und zu kämpfen.
- Traurigkeit motiviert, langsamer zu werden, sich zurückzuziehen und sich auszuruhen.
- Schuldgefühle motivieren, etwas wiedergutzumachen und sozialen Schaden zu reparieren.
- Liebe motiviert, sich liebevoll, fürsorglich und nährend zu verhalten.

Emotionen klären auf

Unsere Emotionen erhellen, was wichtig ist. Sie machen uns darauf aufmerksam, dass etwas Wichtiges vor sich geht, das wir beachten müssen.

Sie »werfen ein Licht« auf unsere tiefsten Bedürfnisse und Wünsche, wie folgt:

- Angst verweist auf die Wichtigkeit von Sicherheit und Schutz.
- Wut erhellt, dass es wichtig ist, unser Territorium zu verteidigen, eine Grenze zu schützen oder aufzustehen und für das zu kämpfen, was uns gehört.
- Traurigkeit erhellt, dass nach einem Verlust Ruhe und Erholung wichtig sind.
- Schuldgefühle erhellen, dass es wichtig ist, wie wir andere behandeln, und notwendig, soziale Bindungen zu reparieren.
- Liebe erhellt die Wichtigkeit von Verbundenheit, Intimität, Bindung, Fürsorglichkeit und Gemeinsamkeit.

Mit anderen Worten, unsere Emotionen sind Boten, die Gaben bringen. Unter anderem können sie uns helfen, effektiv mit anderen zu kommunizieren, für uns selbst und für Menschen, die uns nahestehen, zu sorgen und zu erkennen, was wichtig ist, und uns um das, was wichtig ist, zu kümmern. Je mehr wir uns von unseren Emotionen abschneiden oder den Kontakt mit ihnen verlieren, umso mehr entgeht uns, wie sie uns nutzen können.

Wie wir die Weisheit der Emotionen nutzen können

Wie in Kapitel 22 erwähnt, haben viele Therapeuten und Klientinnen die irrige Vorstellung, dass wir in ACT Emotionen nicht ernst nehmen oder ignorieren. Wie Sie wissen, ist das nicht der Fall. Gegen Ende sowohl der Übung *Ein Blatt Papier wegschieben* als auch der Metapher *Hände als Gedanken und Gefühle* gibt es einen Satz, der so lautet: »Wenn es etwas Nützliches gibt, was Sie mit diesen machen können, dann benutzen Sie sie; sogar die schmerzlichsten, unangenehmsten und unerwünschtesten Gedanken und Gefühle haben uns meistens etwas

Nützliches zu sagen.« Das heißt, wir akzeptieren unsere Emotionen nicht nur, wir lassen uns auf sie ein und nutzen sie. Diese Vorstellung liegt der klassischen ACT-Formel »Ihr Schmerz ist Ihr Verbündeter« (Hayes et al., 2014) zugrunde.

Hier ein paar Fragen, die wir Klienten stellen können, um darüber zu reflektieren, wenn sie eine schwierige Emotion akzeptiert haben:

- An was erinnert Sie diese Emotion, das Sie für sich oder für andere fürsorglich tun sollten?
- Welchen Rat würde Ihnen diese Emotion geben, wenn sie Worte hätte?
- Wird es Sie zu Hinbewegungen oder zu Wegbewegungen führen, wenn Sie diesen Rat befolgen?
- Was könnte es signalisieren, wenn Sie diese Emotion anderen gegenüber angemessen ausdrücken?
- Wie könnten Sie auf dieses Signal auf eine Weise reagieren, die für Sie hilfreich sein könnte?
- Was sagt Ihnen diese Emotion …
- das Ihnen wichtig ist?
- darüber, was Ihnen wirklich wichtig ist?
- über die Art Mensch, der Sie sein möchten?
- darüber, was Sie wirklich wollen?
- darüber, was Sie angehen, womit Sie umgehen oder worauf Sie fokussieren müssen? Was sagt es Ihnen über die Dinge, denen Sie sich stellen müssen?
- darüber, was Sie mehr oder weniger oder anders machen müssen?
- darüber, was Sie im Hinblick darauf, wie Sie sich oder andere behandeln, verändern sollten?

Häufig bringen diese Fragen wichtige Werte, Ziele, Bedürfnisse und Wünsche ans Licht – die die Klientin dann mit unserer Hilfe in Hinbewegungen übersetzen kann.

Die Energie von Emotionen nutzen

Manche Emotionen sind extrem energetisierend – am deutlichsten Angst und Wut. Wenn uns Defusion von Gedanken, die nicht hilfreich sind, gelingt, wir den Gefühlen Raum geben und uns erden können, können wir die Energie dieser Emotionen häufig nutzen, um engagiert zu handeln. Ein bekanntes Beispiel ist das Lampenfieber, das professionelle Schauspieler und Musiker häufig empfinden, bevor sie vor einem Publikum auf die Bühne treten. Es kann nutzbar gemacht werden für die Qualität der Aufführung. Viele Betroffene beschreiben ihre innere Erfahrung aber nicht als Angst, sondern sagen, sie »stünden unter Strom«, seien »aufgedreht« oder hätten einen »Adrenalinrausch«. (Für eine gründliche Betrachtung dieses Themas siehe mein Buch *Der Weg zu echtem Selbstvertrauen* [Harris, 2014b].)

Wie ist es mit Dissoziation?

Wie ist es, wenn Klientinnen unfähig sind, Zugang zu ihren Emotionen zu bekommen? Manche Klienten sind so von ihnen abgeschnitten, dass sie uns sagen, dass sie »nichts fühlen«. Technisch gesprochen, kennt man dies als *Dissoziation*, und es korreliert mit einem hohen Grad von Erlebnisvermeidung. Eigentlich fühlen diese Klientinnen etwas: ein unangenehmes Gefühl von Taubheit, das sie häufig als Leere oder Hohlheit beschreiben oder wovon sie sagen, dass sie sich wie tot fühlten. Mit der ACT können wir viel tun, um bei diesem Problem zu helfen. Hier habe ich nicht den Raum, um näher darauf einzugehen.

WAS SIE MITNEHMEN KÖNNEN

Emotionen bieten eine reiche Quelle der Weisheit und Führung, zu der man keinen Zugang hat, wenn man nur damit beschäftigt ist, die Emotionen zu vermeiden. Wenn wir in der ACT mit Emotionen arbeiten, geht es nicht nur darum, sie wahrzunehmen, zu benennen und zu akzeptieren. Es geht darum, aktiv von ihnen Gebrauch zu machen. Denken Sie an den klassischen Satz: Ihr Schmerz ist Ihr Verbündeter.

24 Was hindert Sie?

VERÄNDERUNG IST NICHT LEICHT

Haben Sie schon einmal erlebt, wie eine Klientin ganz belebt und begeistert nach Ende einer Sitzung beim Gehen gesagt hat: »Ich werde dies tun und das und dann noch das?« Und dann kommt sie zur nächsten Sitzung und hat nichts davon gemacht? Natürlich kennen Sie das. Aber nur ein paar hundertmal, nehme ich an. Wenn Klienten solche Dinge sagen, antworte ich sofort: »Sie sind so sehr wie ich!« (Sie sollten den schockierten Gesichtsausdruck sehen.) »Ja«, fahre ich fort, »wissen Sie, wie oft ich sage, dass ich etwas tun werde, aber ich es dann nicht wirklich mache?« Typischerweise sagt die erstaunte Klientin: »Oh – hm – Ich dachte nicht, dass Sie …«

»Wir sitzen bei diesen Dingen alle im selben Boot,« sage ich. »Und wenn Ihr Verstand auch nur entfernt meinem ähnelt, wird er Sie jetzt wahrscheinlich runtermachen und Ihnen die Geschichte erzählen, Sie seien ›nicht gut genug‹.« Dann nickt der Klient gewöhnlich, und dann arbeiten wir daran, wie er sich aus der Verschmelzung mit Selbstkritik lösen, Angst und Schuldgefühlen Raum geben und Selbstmitgefühl praktizieren kann.

Daraufhin sage ich: »Können wir jetzt, bevor wir in dieser Sitzung etwas anderes machen, ein wenig Zeit damit verbringen zu identifizieren, was Sie gehindert hat? Denn was immer es das letzte Mal war, wird Sie wahrscheinlich auch diesmal und das nächste Mal behindern. Wäre es also für Sie okay, wenn wir herauszufinden versuchen, was die Barrieren sind, und einen Plan erarbeiten, wie Sie mit ihnen umgehen können?«

BARRIEREN ÜBERWINDEN

Es gibt viele mögliche Barrieren gegen Veränderung, und häufig verstärken Therapeutinnen sie ungewollt dadurch, dass sie wichtige Aspekte, die in Kapitel 21 beschrieben werden, auslassen, wie das Setzen von SMARTen Zielen, und Klienten helfen, zu planen und sich auf mögliche Hindernisse einzustellen. Überprüfen Sie also einmal: Ist sowohl Ihnen wie auch der Klientin das Ziel klar? Ist es SMART: Spezifisch? Von Werten motiviert? Geeignet? Realistisch? Zeitlich bestimmt? Haben Sie mögliche Hindernisse identifiziert und Strategien bedacht, wie Sie mit ihnen umgehen können? Haben Sie einen Plan B? Haben Sie alle anderen Dinge aus Kapitel 21 umgesetzt?

Abgesehen von solchen Auslassungen bilden die vier verbreitetsten Barrieren gegen Veränderung auf englisch das Akronym HARD:

H Hooked (Verstrickt)

A Avoiding discomfort (Unbehagen vermeiden)

R Remoteness from values (weit von seinen Werten entfernt)

D Doubtful goals (zweifelhafte Ziele)

Was folgt, ist ein einfaches Arbeitsblatt für Klientinnen, das diese Punkte erklärt und die »Gegenmittel« beschreibt. (Dies ersetzt die komplizierteren Arbeitsblätter From FEAR to DARE der ersten Auflage dieses Buches.)

WAS HINDERT SIE?

Das Ziel dieses Arbeitsblattes ist es, Ihre eigenen inneren Barrieren gegen Veränderung zu klären – zu erkennen, was Sie davon abhält, Ihre Komfortzone zu verlassen, neue Dinge auszuprobieren, sich Ihren Ängsten zu stellen, Ihre großen Herausforderungen anzugehen, neue Kompetenzen zu praktizieren und zu üben, etwas zu unternehmen, um Probleme zu lösen und so weiter.

Es gibt zwei Möglichkeiten, wie Sie dieses Arbeitsblatt ausfüllen können. Eine Möglichkeit ist, es für einen bestimmten Lebensbereich (z. B. Arbeit, Ausbildung, Freunde, Partnerschaft, die Rolle als Eltern, Spiritualität, Hobbys, Gesundheit) oder ein bestimmtes Verhalten zu tun, mit dem Sie anfangen möchten (z. B. Sport, Kochen, Spielen mit Ihren Kindern, Lernen). Die andere Möglichkeit besteht darin, das als eine weitgefasste Übersicht über das Leben im Allgemeinen zu tun.

H = Hooked (Verstrickt)

Welche Gründe nennt Ihr Verstand dafür, weshalb Sie nicht handeln können, nicht handeln sollten und nicht einmal handeln müssen sollten? Welche negativen Folgen sagt er Ihnen für den Fall voraus, dass Sie handeln? Notieren Sie sie bitte hier:

____

____

____

Das Gegenmittel: Wenn Sie in diese Gedanken verstrickt sind, werden Sie wahrscheinlich nicht handeln. Verwenden Sie also Ihre Kompetenzen, um sich aus diesem Griff zu befreien. Sie können Ihren Verstand nicht daran hindern, diese Dinge zu sagen, aber Sie können sich aus ihrem Griff befreien.

A = Avoiding discomfort (Unbehagen vermeiden)

Persönliches Wachstum und sinnvolle Veränderung bedeutet, dass Sie Ihre Komfortzone verlassen. Dies führt unvermeidlich dazu, dass Sie mit Unbehagen konfrontiert sind. Und wenn Sie nicht bereit sind, diesem Unbehagen Raum zu geben, werden Sie die Dinge, die Ihnen wirklich wichtig sind, nicht tun. Benennen Sie bitte unten alle schwierigen Gedanken, Gefühle, Sinnesempfindungen, Emotionen, Erinnerungen und Neigungen, die Sie nicht haben wollen.

____

____

____

Das Gegenmittel: Benutzen Sie Ihre Kompetenzen für »Expansion«. Öffnen Sie sich für das Unbehagen, das Sie nicht haben wollen, und geben Sie ihm Raum. Fragen Sie sich, bevor Sie sich anschicken, die Dinge zu tun, die Ihnen wichtig sind: Mit welchen unangenehmen Dingen werden Sie wahrscheinlich konfrontiert sein, und sind Sie bereit, ihnen Raum zu geben?

R = Remoteness of values (weit von seinen Werten entfernt)

Welche Werte ignorieren, vernachlässigen, vergessen Sie oder berücksichtigen Sie nicht in Ihrem Handeln, wenn Sie sich dafür entscheiden, diese wichtigen Dinge nicht zu tun?

____

____

____

Das Gegenmittel: Nehmen Sie Kontakt mit Ihren Werten auf. Warum kümmern Sie sich überhaupt um diese schwierigen Dinge, wenn sie nicht wichtig sind? Wenn sie aber wichtig sind, fragen Sie sich, was sie so bedeutsam macht. Welche Werte werden Sie mit jedem Ihrer Schritte leben?

D = Doubtful goals (Zweifelhafte Ziele)

Wie realistisch finden Sie Ihre Ziele, wenn Sie sie auf einer Skala von 0 bis 10 einschätzen? (10 = vollkommene realistisch, »Ich werde es mit Sicherheit verwirklichen, komme, was wolle.« 0 = vollkommen unrealistisch, »Ich werde es nie verwirklichen.«) Wenn Sie Ihre Ziele mit weniger als 7 bewerten, ist zweifelhaft, dass Sie Ihr Ziel verwirklichen. Sind Ihre Ziele zu hoch angesetzt? Versuchen Sie, zu viel zu erreichen? Wollen Sie sie zu schnell erreichen? Wollen Sie perfekt sein? Versuchen Sie, Dinge zu tun, zu denen Ihnen die Ressourcen fehlen (wie Zeit, Geld, Energie, Gesundheit, soziale Unterstützung oder notwendige Kompetenzen)? Benennen Sie unten bitte Ihre Ziele und bewerten Sie sie auf einer Skala von 0 bis 10 im Hinblick darauf, wie realistisch Sie sie finden.

____

____

____

Das Gegenmittel: Setzen Sie sich realistischere Ziele. Machen Sie sie kleiner, einfacher, leichter und passen Sie sie ihren Ressourcen an, bis Sie sie mindestens mit 7 bewerten können.

—

Es geht darum, mit der Klientin diese verbreiteten Barrieren zu besprechen, zu schauen, welche relevant sind, und Pläne zu entwickeln, wie mit ihnen umzugehen ist. Wenn der Klient noch nicht die notwendigen Kompetenzen für Defusion oder Akzeptanz besitzt, thematisieren wir sie in der Sitzung und arbeiten an ihnen. (Wir brauchen das Arbeitsblatt natürlich nicht zu benutzen. Wir können das alles im Gespräch bearbeiten, ohne etwas aufzuschreiben – aber das Arbeitsblatt ist sehr nützlich.)

MOTIVATION: NÜTZLICHKEIT UND BEREITSCHAFT

Es gibt viele nützliche Instrumente, die wir als Hilfen zur Motivation verwenden können. Was ich am liebsten verwende, ist (wie Sie vielleicht vermutet haben) der Punkt der Entscheidung. Angenommen, wir haben eine Klientin, die erkennt, dass eines ihrer Verhaltensmuster selbstschädigend ist, und doch eine Ambivalenz empfindet oder zögert, es zu verändern. Hört sich das vertraut an? Schauen wir uns an, wie wir helfen könnten.

Eine Möglichkeit ist, das problematische Verhalten im Hinblick auf seine Nützlichkeit zu betrachten.

Nützlichkeit (workability)

Um die Nützlichkeit eines Verhaltens zu untersuchen, identifizieren und validieren wir im Grunde seinen *Nutzen* (Ergebnisse, die der Klient haben möchte) und stellen ihn mit Mitgefühl und respektvoll den *Kosten* (Ergebnisse, die die Klientin nicht möchte) gegenüber. Man kann den Nutzen eines beliebigen Verhaltens hervorheben, indem wir Fragen wie diese stellen:

- Was passiert, wenn Sie das tun (oder sofort danach)?
- Fühlen Sie sich auf irgendeine Weise gut oder besser: erleichtert, ruhiger, weniger verletzt, entspannt, stärker, berechtigt, selbstbewusst, zuversichtlich, kraftvoll?
- Gelingt es Ihnen, etwas zu vermeiden, was Sie nicht wollen, wie einen Menschen, den Sie schwierig finden, einen Ort, ein Ereignis, eine Situation, eine Interaktion, eine Aufgabe oder Pflicht, eine Verantwortung oder Herausforderung oder schwierige Gedanken, Gefühle oder Erinnerungen?
- Erreichen oder bekommen Sie Zugang zu etwas, was Sie wollen? Gelingt es Ihnen, auf eine bestimmte Weise, Ihre Bedürfnisse zu befriedigen?

Tipp für die Praxis

Denken Sie daran, dass »Nutzen« nicht mit »verstärkenden Folgen« gleichzusetzen ist. Jedes Verhalten hat einen Nutzen: einen Gewinn, Vorteile, gute Wirkungen oder erwünschte Ergebnisse. Nur wenn dieser Nutzen groß genug ist, um das Verhalten auf die Dauer beizubehalten, würde man von verstärkenden Folgen sprechen (siehe Kapitel 4).

Bei nicht-funktionierendem Verhalten im Hinblick auf die Werte ist unser Ziel, darauf hinzuarbeiten, dass sein Nutzen weniger lohnend wird, sodass er für dieses Verhalten nicht mehr als Verstärkung wirkt. Nicht-funktionale Verhaltensweisen können viele verschiedene verstärkende Konsequenzen haben, aber sie laufen alle auf Kombinationen dieser zwei hinaus:

- Wegkommen von etwas, was man nicht will
- Zugang zu etwas bekommen, was man will
- Hier ein paar der häufigsten verstärkenden Folgen nicht-funktionalen Verhaltens:
- Menschen, Orte, Situationen und Ereignisse vermeiden (übertriebene Vermeidung)
- Unerwünschte Gedanken und Gefühle vermeiden (Erlebnisvermeidung)
- Sich gut fühlen
- Bedürfnisse werden befriedigt
- Beachtet werden
- Gut dastehen (vor sich selbst und vor anderen)
- Sich im Recht fühlen
- Das Gefühl, dass man bekommt, was einem zusteht
- Verstehen (z. B. das Leben, die Welt, sich selbst, andere).

Schauen wir uns ein Beispiel für Validieren von Nutzen und Betonung (Hervorheben, Unterstreichen) der Kosten des nicht-funktionalen Verhaltens einer Klientin an. Mithilfe des Punktes der Entscheidung identifiziert der Therapeut erst den Nutzen des Verhaltens und validiert ihn dann.

Nutzen validieren

Die Klientin, eine neunzehn Jahre alte junge Frau mit Symptomen, die auf ein Trauma zurückgehen, berichtet davon, dass sie sich nachts taub, leer und »innen wie tot« fühlt. Dieses Gefühl ist am stärksten, wenn sie nachts allein ist. Wenn es intensiv wird, hat sie zunehmend Angst. Dies geht ihrem Verhalten voran, deshalb wird es am Punkt der Entscheidung unten eingetragen. Als Reaktion auf diese vorangehende Situation fügt sie sich mit einer Rasierklinge Schnitte in die Haut des Unterarms zu. Dieses Verhalten hat einen deutlichen Nutzen: Der Schmerz, der Anblick des Blutes und die Ausschüttung von Adrenalin bewirken, dass sie sich »lebendiger fühlt«, und lenken sie von der Taubheit und Leere ab.

Der Therapeut bestätigt diesen Nutzen und trägt ihn in die Zeichnung ein. (Kurz zur Erinnerung: Der Punkt der Entscheidung ist ein nützliches visuelles Hilfsmittel, aber Sie brauchen es nicht zu benutzen. Diese Interventionen können im Gespräch, und ohne etwas zu zeichnen oder zu schreiben, angewendet werden.) Danach untersucht der Therapeut mit Mitgefühl und respektvoll den Preis, den dieses Verhalten für die Klientin hat. (Erinnern Sie sich an Kapitel 4 und daran, dass jedes Verhalten auch Kosten hat: die Verluste, Schäden, Mängel, der Energieaufwand oder unerwünschte Folgen eines Verhaltens. Wenn diese Kosten so hoch sind, dass das Verhalten mit der Zeit abnimmt, würden wir sie technisch ausgedrückt *strafende Konsequenzen* nennen.

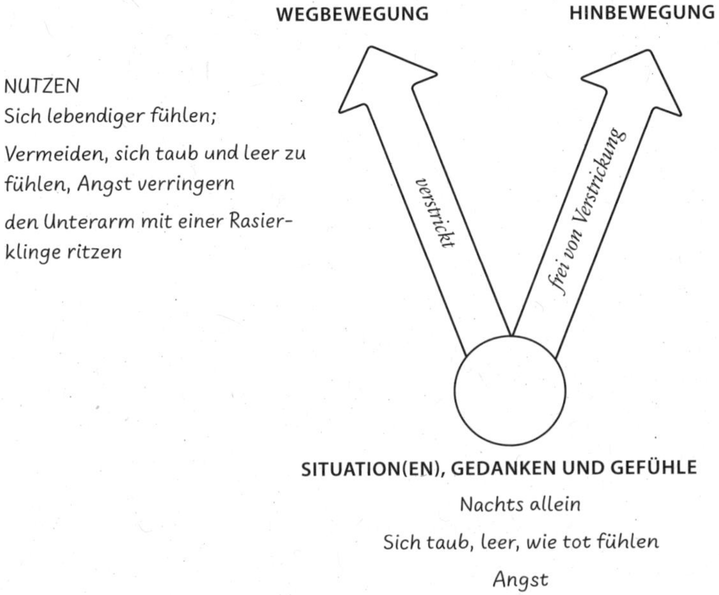

Als Nächstes spricht die Therapeutin die Kosten des Verhaltens an:

Kosten hervorheben

Nützliche Fragen, um die Kosten eines Verhaltens zu ermitteln, sind zum Beispiel folgende:

- Was verlieren oder verpassen Sie?
- Welche Kosten hat dies auf lange Sicht?
- Was passiert als Folge hiervon, was Sie nicht wollen?
- Von welchen Werten oder Zielen hält Sie dies ab?
- Was riskieren Sie, wenn Sie dies tun?
- Welche schwierigen Gedanken, Gefühle, Erinnerungen löst dies aus?

Der Therapeut schreibt dann die Kosten über den Nutzen:

KOSTEN
Narben; Scham, Selbstverurteilung; löst keine Probleme,
die Arme müssen bedeckt werden; Sorgen für die Mutter; widerspricht meinem Wert der Selbstfürsorge

NUTZEN
Sich lebendiger fühlen;
Vermeiden, sich taub und leer zu fühlen, Angst verringern
den Unterarm mit einer Rasierklinge ritzen

WEGBEWEGUNG **HINBEWEGUNG**

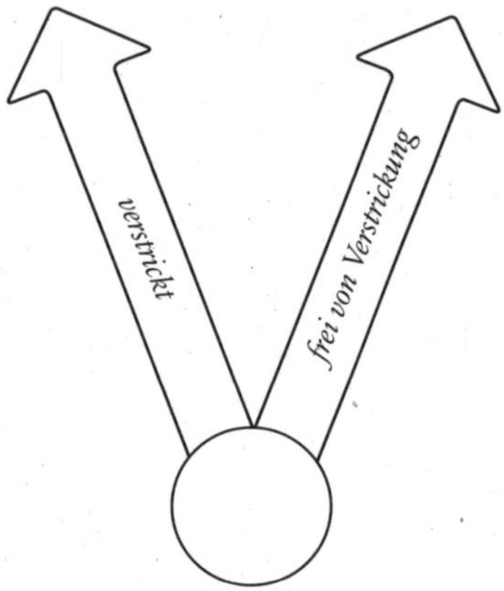

SITUATION(EN), GEDANKEN UND GEFÜHLE
Nachts allein
Sich taub, leer, wie tot fühlen
Angst

Wir zielen hier darauf ab, den Einfluss des Nutzens zu verringern, indem wir ihn den begleitenden Kosten gegenüberstellen. Der Therapeut fasst dies – mit großem Respekt und mit viel Mitgefühl – wie folgt zusammen: »Es ist also wirklich wichtig anzuerkennen, dass es für Sie ein paar reale Vorteile hat, wenn Sie dies tun. Wenn Sie sich schneiden, lenkt es Sie davon ab, dass Sie sich leer und wie tot fühlen. Sie fühlen sich lebendiger, und das hat Ihnen geholfen. Es ist nicht überraschend, dass Sie gemischte Gefühle haben, wenn es darum geht, damit aufzuhören. Und wenn Sie nicht aufhören wollen, werde ich Sie nicht dazu drängen. Bei unserer Arbeit hier geht es darum, was Sie für Ihr Leben wollen, nicht darum, was ich denke, was Sie tun oder nicht tun sollten. Aber Sie erzählen mir, dass es zwar einigen großen Nutzen hat, wenn Sie sich ritzen, aber auch ein paar ziemlich beträchtliche Kosten: Narben an Ihren Armen; dass

Sie sich dafür schämen; dass Sie es verbergen müssen; dass es Ihre Mutter aufregt und dass es Sie von einem Ihrer wichtigsten Werte entfernt, den Sie hier benannt haben: Selbstfürsorge.«

Gleichzeitig damit, dass wir unterstreichen, dass das aktuelle Verhaltens nicht funktional ist, sollten wir daran arbeiten, die Bereitschaft für das neue, zweckmäßigere Verhalten zu stärken.

Bereitschaft

Interventionen in Bezug auf Bereitschaft sind so ziemlich die Kehrseite von Interventionen zu Nützlichkeit. Zuerst identifizieren wir (durch Arbeit an Werten und Zielen), was die Klientin anders machen möchte. Es reicht nicht, wenn sie sagt: »Ich möchte aufhören, mich so zu verhalten.« Wir müssen klären: »Was wollen Sie stattdessen machen?« Mit anderen Worten: Wie möchte der Klient das nächste Mal mit zweckmäßigem, wertegeleitetem Handeln reagieren, wenn ähnliche Antezedenzien gegeben sind?

In diesem Fall kann die Klientin – mithilfe des Therapeuten – zwei Verhaltensweisen nennen, die vorzuziehen wären: (a) Sie könnte ihre Unterarme mit Hautcreme behandeln oder (b) die Selbstmitgefühlsübung der *Freundlichen Hand* (Kapitel 18) praktizieren. Sie zögert aber ein wenig – was nicht überraschend ist –, dies auch zu tun. Um die Bereitschaft eines Klienten zu stärken, zu neuen, funktionaleren Verhaltensweisen überzugehen, sollten wir den Nutzen der neuen Verhaltensweise hervorheben, während wir zugleich mit Mitgefühl seine Kosten anerkennen. Zuerst schauen wir den Nutzen an.

Nutzen hervorheben

Um den Gewinn nützlicherer Verhaltensweisen zu erkennen, sollten wir uns Folgendes anschauen:

A. den unmittelbaren Nutzen (d. h. den unmittelbaren Gewinn, den es mit sich bringt, wenn man die eigenen Werte lebt) und

B. den potenziellen Nutzen (d. h. die wahrscheinlichen Vorteile, wenn man die eigenen Ziele erreicht).

Dies sind nützliche Fragen:

- Würde es mehr der Person entsprechen, die Sie sein wollen, wenn Sie dies tun?
- Sieht dies so aus, als würden Sie sich in die Richtung bewegen, in die Sie gehen wollen?
- Welche Werte würden Sie mit jedem kleinen Schritt leben, den Sie machen?
- Ist dies eine Hinbewegung?
- Wofür würden Sie einstehen?
- Was würde es über Sie aussagen, wenn Sie dies tun?
- Würde dies bedeuten, dass Sie das Leben auf Ihre Weise leben?
- Welchen Nutzen hätte es für Sie wahrscheinlich, wenn Sie dies mit Erfolg erreichen?

Nachdem wir den Nutzen herausgearbeitet haben, können wir mit Mitgefühl und respektvoll die beteiligten Kosten anschauen und validieren.

Kosten validieren

Dies sind nützliche Fragen:

- Welche schwierigen Gedanken, Gefühle und Erinnerungen werden wahrscheinlich auftauchen?
- Was riskieren Sie?
- Was könnten Sie verlieren, verpassen oder aufgeben müssen?

Kehren wir zum Beispiel unserer Klientin zurück. Nachdem der Therapeut die Klientin die Fragen beantwortet hat, trägt er diese Informationen auf der anderen Seite des Punktes der Entscheidung so ein:

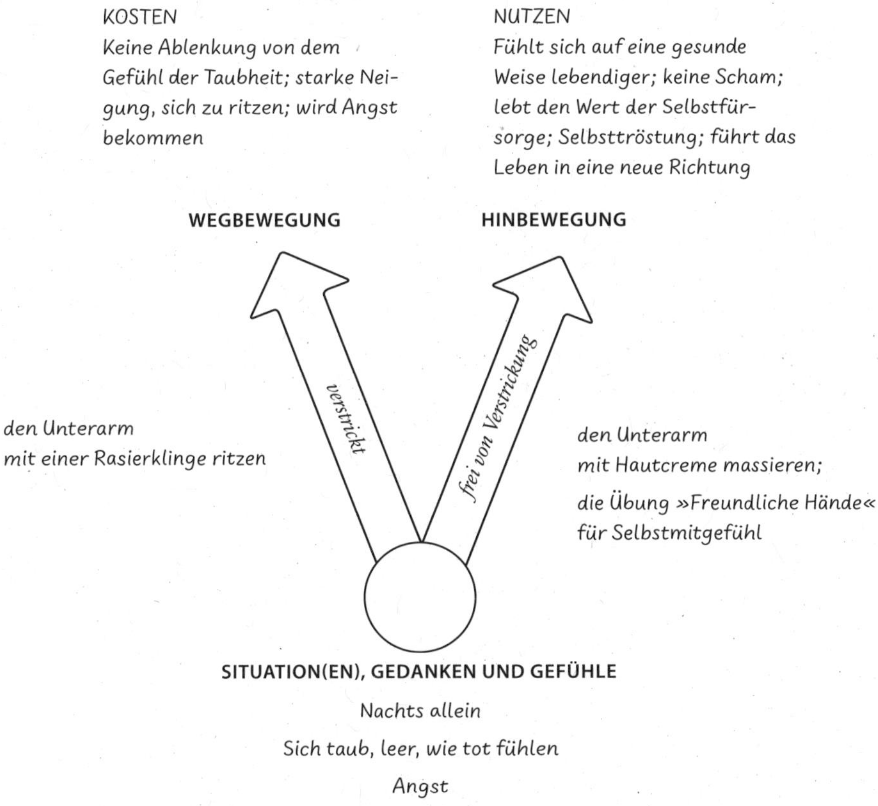

Der Therapeut thematisiert jetzt Bereitschaft: »Das nächste Mal, wenn Sie nachts allein sind und Sie sich taub fühlen und Angst haben, wird es für Sie einen Punkt der Entscheidung geben. Sie können tun, was Sie gewöhnlich tun, oder Sie tun etwas anderes, und die Entscheidung liegt bei Ihnen. Wenn Sie sich dafür entscheiden, Ihren Arm zu massieren und die Übung der ›Freundlichen Hand‹ zu machen, hat das viele Vorteile, wie *(der Therapeut fasst die Hauptvorteile zusammen)*. Und es wird auch Schwieriges damit verbunden sein, zum Beispiel *(der Therapeut fasst die Kosten zusammen)*. Die große Frage ist also: Sind Sie bereit, all diesem Schwierigen Raum zu geben, um mit diesen Hinbewegungen weiterzumachen?« (Diese Frage bringt die Essenz von Bereitschaft auf den Punkt.)

Wenn die Klientin sagt, sie *werde nicht* in der Lage sein, mit der Angst, mit den Impulsen, sich zu schneiden, oder mit dem Gefühl der Taubheit umzugehen, sollte der Therapeut das so stehen lassen und nicht infrage stellen, in der Sitzung dann vielmehr aktiv an Kompetenzen zum Lösen aus der Verstrickung arbeiten: an Defusion, Akzeptanz, *Anker werfen* und Selbstmitgefühl.

Der Therapeut sollte auch den Blick darauf richten, die Situation der Antezedenzien zu verändern. Wenn die Klientin viel Zeit allein verbringt und dies verändern möchte, werden soziale Interaktion und Unternehmungen außerhalb der Wohnung der Klientin zum Fokus weiteren engagierten Handelns. (Zur Erinnerung: Wir akzeptieren nicht einfach passiv schwierige Situationen wie soziale Isolation, wir leiten Klienten an, sich innerlich dazu zu verpflichten zu handeln, um sie zu verbessern.)

INNERE VERPFLICHTUNGEN NICHT EINHALTEN

Jeder hält einmal nicht ein, wozu er sich innerlich verpflichtet hat. Das gehört zum Menschsein. Häufig spricht unsere Klientin schnell das Thema Versagen an: »Was ist, wenn ich versage?« »Ich habe schon früher versucht, dies zu tun, aber ich halte mich einfach nicht daran.« Und wenn der Klient dies Thema nicht anspricht, werden wir es selbst ansprechen müssen. Hier ein Beispiel:

Therapeutin: Es ist klar, dass Sie sich an diese Dinge manchmal nicht halten werden. Wissen Sie warum?

Klient: Warum?

Therapeutin: Weil Sie ein realer Mensch sind. Sie sind kein Superheld aus einem Comic. Niemand ist vollkommen. Kein Mensch lebt immer nach seinen Werten oder macht immer das, wovon er gesagt hat, dass er es tun will. Man kann natürlich besser darin werden. Wir werden aber nie vollkommen sein.

Wir haben diese wichtigen Gespräche mit unseren Klienten, um ihnen zu helfen, sich aus der Verstrickung mit »sollte« und »muss«, mit unrealistischen Erwartungen und perfektionistischen Vorstellungen zu lösen. Die Realität ist, dass wir besser darin werden können, dabei zu bleiben, uns schneller dabei zu ertappen, wenn wir von dem gewählten Weg abweichen, und besser darin werden, wieder auf ihn zurück zu gelangen. Und zugleich sind wir fehlbare, unvollkommene Menschen, und es gibt Momente (viele Momente), wenn wir in alte Muster zurückfallen. Wenn wir vom Weg abweichen, hilft es, wenn wir mit uns Mitgefühl haben: wenn wir freundlich und fürsorglich zu uns sind und uns akzeptieren. Und von da aus können wir uns wieder mit unseren Werten verbinden und weitergehen. Dann auf uns einzuschlagen, ist nicht hilfreich. Ich sage Klientinnen gern: »Müssten Sie nicht mittlerweile vollkommen sein, wenn es eine gute Möglichkeit zur Veränderung Ihres Verhaltens wäre, wenn Sie auf sich einschlagen?« Ich füge dann hinzu: »Wie ich Ihren Verstand daran hindern könnte, auf Sie einzuschlagen, weiß ich nicht. Aber Sie können es wahrnehmen und benennen und sich davon lösen, wenn er anfängt.«

Es ist auch nützlich, mit Klienten über die zwei Hauptformen zu sprechen, wie man mit einer inneren Verpflichtung umgehen kann:

- Muster 1: Eine innere Verpflichtung formulieren, gegen sie verstoßen, aufgeben.
- Muster 2: Eine innere Verpflichtung formulieren, gegen sie verstoßen, Wunden lecken, sich aufrichten, aus der Erfahrung lernen, wieder auf den richtigen Weg zurückkommen, eine weitere innere Verpflichtung formulieren.

Das erste Muster führt dazu, dass man stecken bleibt. Das zweite führt zu fortgesetztem Wachstum. Sie können Klientinnen auffordern, ihr Muster zu identifizieren, und wenn es Muster 1 ist, sie auffordern, es aufrichtig im Hinblick auf seine Nützlichkeit zu prüfen.

Grundsätzlich möchten wir, dass unser Klient immer umfassendere Muster werteorientierten Handelns aufbaut, die sich auf alle Bereich seines Lebens erstrecken. Und wir möchten, dass er dabei immer mehr sein eigener ACT-Therapeut wird: dass er seine Barrieren erkennt und mit ACT-Kernprozessen darauf reagiert.

WENN ALLES ANDERE NICHT HILFT

Wenn nichts hiervon hilft und die Klientin stecken bleibt, können wir ihr empfehlen:

A. anzuerkennen, dass gegenwärtig nichts hilft. Das kann sich in der Zukunft ändern. In diesem Moment ist dies die Realität.

B. schwierige Gedanken und Gefühle anzuerkennen und Selbstmitgefühl zu praktizieren.

C. zu erkennen, dass ihr Leben so viel größer als dieses eine Thema ist, und den Fokus zu anderen Aspekten des Lebens zu verlagern, wo sie ihre Werte leben, neue Hinbewegungen wählen und sich in dem engagieren kann, was das Leben zu bieten hat.

HAUSARBEIT UND DIE NÄCHSTE SITZUNG

Als Hausaufgabe setzt der Klient hoffentlich in die Tat um, was er sich in der Sitzung vorgenommen hat. In der nächsten Sitzung besprechen wir, wie sich die Dinge entwickelt haben. Hat die Klientin ihre Ziele (oder ihren

Plan B) verwirklicht? Wenn ja, wie war das? Wie hat sich das in ihrem Leben ausgewirkt? Und was ist der nächste Schritt in dieser Richtung, die ihren Werten entspricht? Wenn sie ihre Ziele nicht weiter verfolgt hat, schauen wir an, was sie daran gehindert hat, und machen die nächsten Schritte – wie in diesem Kapitel behandelt –, um sie wieder in Bewegung zu bringen.

AUFGABEN

Ein paar Vorschläge:

- Füllen Sie ein Arbeitsblatt zu Ihren eigenen HARD-Barrieren aus. Identifizieren Sie, wo Sie in einem wichtigen Bereich Ihres Lebens feststecken, und klären Sie, was Sie tun können, um wieder in Bewegung zu kommen. Überlegen Sie sich einen kleinen Schritt, den Sie in eine werteorientierte Richtung machen können, und formulieren Sie eine innere Verpflichtung (zum Beispiel gegenüber einem Freund, einer Kollegin oder Ihrem Partner, bzw. Ihrer Partnerin), dass Sie ihn in die Tat umsetzen.
- Wenn Sie Ihre innere Verpflichtung in die Tat umsetzen, tun Sie das achtsam und beobachten Sie, welche Wirkung es auf Ihr Leben hat. Wenn Sie sie nicht umsetzen, identifizieren Sie (mithilfe von HARD), was Sie daran gehindert hat.
- Wählen Sie zwei Fälle, in denen Ihr Klient feststeckt, und identifizieren Sie mithilfe von HARD, worin die Barrieren wahrscheinlich bestehen. Dann notieren Sie ein paar Ideen, wie Sie ihn wieder in Bewegung bringen könnten.
- Wählen Sie zwei oder drei Fälle aus, in denen Ihre Klientin feststeckt, und veranschaulichen Sie das Problem mit einem Diagramm zum Punkt der Entscheidung, einschließlich der Kosten und des Nutzens.

WAS SIE MITNEHMEN KÖNNEN

Unsere Klienten versäumen häufig – so wie wir –, die Dinge zu tun, die ihr Leben besser machen würden. Wir sollten das normalisieren und validieren, identifizieren, was es verhindert, und effektive Strategien entwerfen, um die Barrieren zu überwinden. Das Akronym HARD – **H**ooked (verstrickt), **A**voiding discomfort (Unangenehmes vermeiden), **R**emoteness from values (Werteferne) und **D**oubtful goals (zweifelhafte Ziele) ist ein gutes Hilfsmittel für Sie und für Ihre Klientinnen, sich an verbreitete Barrieren gegen Handeln zu erinnern und sie zu identifizieren.

25 Das wahrnehmende Selbst

WARNUNG: KOMPLEXE KONZEPTE VORAUS

Selbst als Kontext, anders gesagt: Das wahrnehmende Selbst, ist zweifellos der komplizierteste Teil beim Erlernen der (und Schreiben über) ACT, der sich nicht leicht abhandeln lässt. Mein Verstand sagt: *Du kannst es nicht! Es ist zu kompliziert. Unmöglich, dies einfach darzustellen. Du wirst nur alle verwirren.* Gut, danke, Verstand! Also probieren wir's mal …

Selbst als Kontext in Kurzform

Kurz und bündig: *Selbst als Kontext* ist der Teil von Ihnen, der alles bemerkt. Metaphorisch gesprochen ist es (a) wie ein »sicherer Ort« in Ihnen, an dem Sie »sich öffnen« und schwierigen Gedanken und Gefühlen »Raum geben« können, und (b) eine »Perspektive« oder ein »Standpunkt«, von dem aus man »zurücktreten« und Gedanken und Gefühle beobachten kann. Wir bekommen zu diesem »psychischen Raum« dadurch Zugang, dass wir aktiv wahrnehmen, dass wir wahrnehmen, oder mit anderen Worten dadurch, dass wir bewusst unseres eigenen Gewahrseins gewahr werden.

Ziele: Um Defusion zu verbessern, besonders vom konzeptualisierten Selbst. Um Akzeptanz durch Zugang zu einem sicheren und beständigen Standpunkt zu fördern, von dem aus wir schwierige innere Erfahrungen beobachten können. Um flexiblen Kontakt mit dem gegenwärtigen Moment zu verbessern. Um inmitten ständiger Veränderung ein stabiles Selbstgefühl zu haben. Um ein transzendentes Selbstgefühl zu empfinden: dass Sie aus mehr als Ihrem Körper und Ihrem Verstand bestehen.

Synonyme: Selbst als Perspektive, das beobachtende Selbst, das wahrnehmende Selbst, das Selbst, das Beobachter ist, das stille Selbst, das transzendente Selbst, reines Gewahrsein, der Teil von Ihnen, das beständige Du, das »Ich«, das wahrnimmt.

Methode: Jede regelmäßige Achtsamkeitspraxis führt früher oder später zu einer Erfahrung des Selbst als Kontext. Wir können dies durch Übungen unterstützen, die in aktivem Wahrnehmen Ihres eigenen Wahrnehmens und in Metaphern bestehen, die das wahrnehmende Selbst symbolisieren.

Anwendung: Um Akzeptanz zu fördern, besonders wenn der Klient Angst hat, durch seine inneren Erfahrungen Leid zu erfahren. Um Defusion zu fördern, besonders wenn der Klient mit Selbstkonzept verschmolzen ist. Um ein stabiles Selbstgefühl zu fördern, besonders wenn das Leben chaotisch ist oder dramatische Veränderungen im Gang sind. Um ein transzendentes Selbstgefühl als Reaktion auf traumatische Ereignisse oder als einen Aspekt spirituellen Wachstums zu fördern.

WILLKOMMEN IM LAND DER VERWIRRUNG

Warum ist das *Selbst als Kontext* für fast alle der verwirrendste Teil des ACT-Modells? Wenigstens ein wichtiger Grund ist, dass der Begriff selbst zwei verschiedene Bedeutungen hat – beide hängen miteinander zusammen, unterscheiden sich aber auch signifikant. Meistens verwenden ACT-Lehrbücher den Begriff »Selbst als Kontext« in der Bedeutung des etwas bemerkenden/wahrnehmenden Selbst (oder Beobachter-Selbst): dieser transzendente Aspekt eines Menschen, der alles achtsame Beobachten der inneren und äußeren Welt besorgt. Man könnte diese Erfahrung »Meta-Gewahrsein« oder »reines Gewahrsein« nennen. Diese Erfahrung entsteht aus dem Gewahrsein des eigenen Gewahrseins oder dem Wahrnehmen des eigenen Wahrnehmens oder dem Bewusstsein des eigenen Bewusstseins. (Anmerkung: Dies ein »Selbst« oder einen »Teil« oder einen »Aspekt« zu nennen, bedeutet metaphorisch zu sprechen. Eigentlich ist es ein Repertoire verdeckten Verhaltens.)

Weniger häufig verwenden Lehrbücher den Begriff »Selbst als Kontext« (SAK) in der Bedeutung *flexiblen Perspektivwechsels.* Flexibler Perspektivwechsel liegt vielen ACT-Fähigkeiten zugrunde, darunter Defusion, Akzeptanz, Kontakt mit dem gegenwärtigen Moment, Selbstgewahrsein, Selbstreflexion, Empathie, Mitgefühl, Theorie des Denkens und mentaler Projektion in die Zukunft oder Vergangenheit. Ich habe diese weniger übliche Bedeutung von SAK in meinem Lehrbuch für Fortgeschrittene *Schwierige Situationen in der Akzeptanz- und Commitmenttherapie* (Harris, 2014c) untersucht. In diesem Buch werde ich mich der Einfachheit halber vor allem an den traditionelleren und verbreiteteren Gebrauch des Begriffs halten: das wahrnehmende Selbst oder Beobachter-Selbst. Ich werde jedoch die alternative Bedeutung von SAK – flexibler Perspektivwechsel – in Kapitel 27 berühren.

Um die Verwirrung noch zu vergrößern, sprechen viele Lehrbücher auch von etwas, das »Selbst als Prozess« genannt wird. Dieser Begriff hat auch zwei Bedeutungen:

A. Er beschreibt den fortlaufenden Prozess bewussten Wahrnehmens Ihrer Gedanken, Gefühle, Handlungen und von allem, was Sie sehen, hören, berühren, schmecken und riechen. Ein besserer Begriff dafür wäre wohl »Selbstgewahrsein«.

B. Er beschreibt das Selbstgefühl, das aus dem oben beschriebenen Prozess entsteht. Wenn der Begriff so verwendet wird, finden es viele

Therapeuten leider schwierig, wenn nicht unmöglich, ihn von Selbst als Kontext zu unterscheiden.

Aufgrund dieser Möglichkeit der Verwirrung werde ich den Begriff »Selbst als Prozess« nicht wieder verwenden. (Gern dürfen Sie vor Erleichterung aufatmen.)

Aber halt, wir haben die Verwirrung noch nicht hinter uns. Wir müssen über das *konzeptualisierte Selbst* oder *Selbstkonzept* sprechen. Dies besteht aus allem, was jemand glaubt, aus Gedanken, Ideen, Fakten, Wertungen, Narrativen, Erinnerungen und so weiter, die sich verflechten, um Ihr Selbstkonzept oder Selbstbild bilden: Es beschreibt, »wer Sie sind«, als eine Person, wie Sie so wurden, wie Sie sind, welche Qualitäten Sie haben, wozu Sie fähig sind (und wozu Sie nicht fähig sind). Fusion mit dem Selbstkonzept zeigt sich in der Therapie in unzähligen verschiedenen Formen: »Ich bin gebrochen«, »Ich bin mangelhaft«, »Ich bin wertlos«, »Ich bin süchtig«, »Ich bin überlegen«, »Ich bin unterlegen«, »Ich bin nutzlos« und so weiter. (Zur Verwirrung der Terminologie trägt bei, dass viele Lehrbücher die Erfahrung der Fusion mit Ihrem Selbstkonzept mit Begriffen wie »Selbst als Geschichte« oder »Selbst als Inhalt« bezeichnet wird.)

Selbst als Kontext ist also, zusammenfassend gesagt, der Ort, von dem aus Wahrnehmen stattfindet, die Perspektive oder der Standpunkt, von dem aus wahrgenommen wird. Damit ist der Aspekt von Ihnen gemeint, der alles wahrnimmt, was wahrgenommen wird, was immer es ist.

In Lehrbüchern und Übungsprogrammen werden Sie drei Klassen von Interventionen begegnen, die unter diesen Teil des Hexaflexes fallen:

A. Metaphern für das wahrnehmende Selbst,

B. Erfahrungsorientierte Übungen, bei denen es um das Wahrnehmen Ihres eigenen Wahrnehmens geht,

C. Übungen, die der Defusion von Ihrem Selbstkonzept dienen.

Wir werden diese drei gleich betrachten.

ACHTSAMKEIT SCHLIESST DAS WAHRNEHMENDE SELBST MIT EIN

Die grundlegende Anleitung für Achtsamkeit »Nehmen Sie X wahr« impliziert, dass es einen Ort oder eine Perspektive gibt, von der aus X wahrgenommen werden kann. Und dieser Ort oder diese Perspektive verändert sich niemals. Ich nehme meine Gedanken wahr, ich nehme meine Gefühle wahr, ich nehme meinen Körper wahr, ich nehme die Welt außerhalb meines Körpers wahr – und ich kann sogar wahrnehmen, dass ich wahrnehme. Doch der Ort bzw. die Perspektive, aus der das Wahrnehmen geschieht, bleibt immer gleich: Das ganze Leben hindurch wird alles immer von einem Ort bzw. aus der Perspektive des Ich – hier – jetzt wahrgenommen. Und dieser unveränderliche Ort, von dem aus wir alles wahrnehmen, ist das, was die ACT das *Selbst als Kontext* nennt.

Es wäre übrigens alles andere als verwunderlich, wenn Sie Mühe haben, diese Ausführungen zu verstehen, denn das wahrnehmende Selbst ist eine Erfahrung jenseits aller Worte. Gleich, welche Worte wir wählten, um es zu beschreiben, welche Bilder wir uns machten und welche Überzeugungen oder Konzepte wir dazu formulierten, es träfe es nicht. Es ist dieser nonverbale Aspekt von uns, der all diese Worte, Bilder, Überzeugungen und Konzepte beobachtet, mit denen wir es zu beschreiben suchen. Sprachlich am nächsten können wir dieser Erfahrung mit Metaphern kommen, wie die, die gleich folgen. (Anmerkung: Wenn Sie die Bezugsrahmentheorie studieren, werden Sie entdecken, dass sie keine wirklich nonverbale Erfahrung ist. In unserem Zusammenhang können wir sie jedoch so sehen.)

EINFÜHRUNG DES SELBST ALS KONTEXT

Wie alle sechs Kernprozesse können wir Selbst als Kontext (SAK) in jeder Sitzung verwenden. In den Kapiteln 10 und 15 habe ich davon gesprochen, während der Sitzungen »Samen« von SAK zu pflanzen. Wenn wir das getan haben, können wir uns entscheiden, zu jedem beliebigen Zeitpunkt der Therapie, wenn wir es nützlich finden, diese Samen mithilfe der Methoden, die in diesem Kapitel besprochen werden, aktiv zu »bewässern«.

In den meisten ACT-Protokollen wird Selbst als Kontext nach mehreren Sitzungen mit dem Fokus auf Defusion, Akzeptanz und flexibler Aufmerksamkeit eingeführt. Wir könnten sagen: »Sie haben also diese ganzen Dinge gemacht, bei denen es um bewusstes Wahrnehmen geht – Sie haben Gedanken wahrgenommen, Gefühle wahrgenommen, den Atem beobachtet, sich Hinbewegungen und Wegbewegungen bewusst gemacht und so weiter. Und es ist seltsam, für diesen Teil von uns, der all das Wahrnehmen macht, haben wir in unserer Umgangssprache keinen Begriff. Die Worte, die dem am nächsten kommen, sind ›Bewusstsein‹ oder ›Gewahrsein‹, aber sie treffen es nicht wirklich. Ich selbst nenne es gewöhnlich das ›wahrnehmende Selbst‹ oder ›den Teil von Ihnen, der wahrnimmt‹. Dabei benutzen Sie diesen Teil von sich andauernd, bei allen diesen Fähigkeiten im Lösen aus Verwicklungen, die Sie gelernt haben. Er ist also ziemlich wichtig. Wäre es nun okay, wenn wir uns ein bisschen Zeit nehmen, um dies anzuschauen?«

Wenn die Klientin zustimmt, würden wir das SAK dann dadurch erforschen, dass wir erst eine Metapher verwenden, um SAK zu verstehen, und danach eine Achtsamkeitsübung einführen, um es wirklich zu erleben.

Metaphern für das Selbst als Kontext

Es gibt viele Metaphern für das Selbst als Kontext (SAK), aber die Metapher Leben als Theaterstück, die folgt, ist die, die ich am einfachsten gefunden habe und durch die Klienten leicht ein Gefühl für diesen komplexen Begriff bekommen können.

Die Theaterstück-Metapher

Therapeutin: Darf ich Ihnen eine Idee mitteilen?

Klient: Klar.

Therapeutin: Also, manchmal denke ich, dass es nützlich wäre, wenn wir das Leben so sehen könnten, als wäre es ein riesiges Theaterstück. Stimmt's? Und es ist eine große Bühne, auf der eine Menge passiert. Sie haben alle Ihre Gedanken und alle Ihre Gefühle, und alles, was Sie sehen und hören und berühren und schmecken und riechen können, und alles Physische, was Sie mit Ihrem Körper machen. Und dieses Theaterstück verändert sich ständig, von Moment zu Moment. Und manchmal ist das, was da oben auf der Bühne vor sich geht, ziemlich erstaunlich, aber in anderen Momenten ist es ziemlich schrecklich, oder?

Klient: Hm-m.

Therapeutin: Und es gibt einen Teil von Ihnen, der die Bühne verlassen und das Stück anschauen kann. Dieser Teil ist immer da, beobachtet immer. Er kann sich in jeden Teil und in jede Rolle des Stücks hineinversetzen und Details betrachten oder zurücktreten und das Stück im Ganzen anschauen.

(Anmerkung: Ich mache die Erfahrung, dass die meisten Klienten diese Metapher leicht verstehen, und an dieser Stelle halte ich häufig an. Wenn wir andere transzendente Qualitäten von SAK hervorheben möchten, wie seine Kontinuität, seine unveränderliche Präsenz, könnten wir wie folgt vorgehen.)

Therapeutin: Und dieses Theaterstück verändert sich ständig, von Moment zu Moment. Aber der Teil von Ihnen, der beobachtet, verändert sich nicht. Er ist immer da, nimmt immer wahr, gleich, was auf der Bühne passiert, ob das Stück toll oder schrecklich ist.)

Wir können diese Metapher auch in die Arbeit mit Defusion und Akzeptanz einbinden: Gedanken und Gefühle sind wie Schauspieler auf der Bühne. Sie versuchen, Ihre volle Aufmerksamkeit zu erlangen, und wenn

Sie nicht achtgeben, greifen sie nach Ihnen und ziehen Sie auf die Bühne (Fusion). Zu Defusion wie auch zu Akzeptanz gehört, dass Sie gewissermaßen von der Bühne treten, sodass Sie die Darstellerinnen deutlicher sehen und mehr von dem Stück anschauen können.

Zwei andere beliebte Metaphern sind die Schachbrett-Metapher (Hayes et al., 2013) und die Metapher Himmel und Wetter. Sie vermitteln mehr von den räumlichen Qualitäten von SAK: das Empfindung von ihr als »sicheren Ort« in Ihnen oder als einen Raum oder ein Gefäß für Ihre Gedanken und Gefühle. Dadurch werden sie besonders nützlich, um Akzeptanz zu verbessern. Die Metapher Himmel und Wetter folgt unten.

Himmel und Wetter-Metapher

Diese hervorragende Metapher (die es im Hinduismus, Buddhismus und Taoismus gibt) vergleicht das beobachtende Selbst mit dem Himmel. Wir können diese Metapher im Gespräch mit unseren Klienten verwenden. Ich ziehe es aber häufig vor, sie am Ende einer formalen Achtsamkeitsübung einzuführen, zum Beispiel so:

Therapeutin: Ihr beobachtendes Selbst ist wie der Himmel. Gedanken und Gefühle sind wie das Wetter. Das Wetter ändert sich ständig, doch wie schlecht es auch wird, es kann dem Himmel nicht schaden. Das gewaltigste Gewitter, der stärkste Orkan, der heftigste Schneesturm – all dies kann dem Himmel nichts anhaben. Wie schlecht das Wetter auch ist, der Himmel gibt ihm Raum – und früher oder später ändert sich das Wetter immer.

Manchmal vergessen wir, dass es den Himmel gibt, aber er ist da. Manchmal können wir den Himmel auch nicht sehen, weil Wolken ihn verdecken. Sind diese Wolken auch noch so dicht und dunkel, sobald wir uns hoch genug über sie begeben, werden wir früher oder später den klaren Himmel sehen, der sich in alle Richtungen erstreckt, endlos und rein.

Sie können lernen, mehr und mehr Zugang zu diesem Teil von Ihnen zu finden: ein sicherer Raum in Ihnen, von dem aus Sie schwierige Gedanken und Gefühle beobachten und ihnen Raum geben können. Ein sicherer Standpunkt, von dem aus Sie zurücktreten und sie beobachten können.

Erfahrungsorientierte Übungen: Wahrnehmen wahrnehmen

Fast niemand wird das Selbst als Kontext direkt durch die oben erwähnten Metaphern erfahren. Diese Metaphern helfen uns, das wahrnehmende Selbst zu konzeptualisieren und eine Vorstellung von seinen Qualitäten zu bekommen, aber sie werden uns nicht wirklich die Erfahrung selbst vermitteln. Dafür müssen wir die erfahrungsorientierten Übungen machen.

Selbst als Kontext lässt sich zum Beispiel wie folgt in eine Achtsamkeitsübung einbinden: »Und während Sie X wahrnehmen (Ihren Atem/Ihre Gedanken/diese Empfindung in Ihrer Brust/den Geschmack der Rosine auf Ihrer Zunge), seien Sie sich gewahr, dass Sie wahrnehmen. Es gibt X, und es gibt einen Teil von Ihnen, der X wahrnimmt.«

Eine Variante könnte sein: »Nehmen Sie wahr, dass es ein ›Du‹ in Ihnen gibt – ein ›Du‹ hinter Ihren Augen, das all dies wahrnimmt.«

Die folgende Übung veranschaulicht diese Art Anleitungen.

Da gehen Ihre Gedanken …

Therapeut: Setzen Sie sich bequem hin und schließen Sie Ihre Augen. Nehmen Sie jetzt wahr, wo Ihre Gedanken sind … Wo scheinen sie sich zu befinden – über, hinter, vor Ihnen, an einer Seite? *(10 Sekunden Pause.)* Nehmen Sie auch die Gestalt dieser Gedanken wahr. Sind es Bilder, Worte oder Geräusche? *(10 Sekunden Pause.)* Und nehmen Sie wahr, ob sie sich bewegen oder ob sie unbeweglich sind … Wenn sie sich bewegen, mit welcher Geschwindigkeit und in welche Richtung bewegen sie sich? *(10 Sekunden Pause.)* Nehmen Sie wahr, dass hier zwei getrennte Prozesse ablaufen:

der Prozess des Denkens – Ihr Verstand wirft mit allen möglichen Worten und Bildern um sich – und der Prozess des Wahrnehmens – ein Teil von Ihnen nimmt all diese Gedanken wahr. *(10 Sekunden Pause.)*

Jetzt schwirren wahrscheinlich viele Gedanken durch Ihren Kopf und Ihr Verstand diskutiert und analysiert. Lassen Sie uns die Übung deshalb noch einmal wiederholen.

Nehmen Sie wahr, wo Ihre Gedanken sind. … Sind es Bilder oder Worte? Bewegen sie sich oder sind sie unbeweglich? *(10 Sekunden Pause.)* Da sind Ihre Gedanken – und da ist ein Teil von Ihnen, der wahrnehmen kann, wie sie kommen und gehen. Ihre Gedanken ändern sich fortwährend. Aber das »Ich«, das diese Gedanken beobachtet, ändert sich nicht.

Jetzt schwirren wahrscheinlich immer noch alle möglichen Gedanken durch Ihren Kopf und Ihr Verstand diskutiert und analysiert. Lassen Sie uns die Übung deshalb noch ein letztes Mal wiederholen. Nehmen Sie wahr, wo Ihre Gedanken sind. … Sind es Bilder oder Worte? Bewegen sie sich oder sind sie unbeweglich? *(10 Sekunden Pause.)* Da sind Ihre Gedanken – und da sind »Sie«, die diese Gedanken beobachtet. Ihre Gedanken ändern sich, Das Ich, das wahrnimmt, ändert sich nicht.

Tipp für die Praxis

Es gibt viele mögliche Varianten für die Anleitungen zu diesen Übungen. Wir könnten sagen: »Da ist ein Teil von Ihnen, der wahrnimmt« oder »Da nehmen Sie wahr« oder »Nehmen Sie wahr, wer wahrnimmt« oder »Da ist ein Teil von Ihnen, der ›in Ihrem Inneren‹ wahrnimmt«. Experimentieren Sie und schauen Sie, was für Sie und Ihre Klienten am besten funktioniert.

Sprechen und Zuhören

Eine weitere Möglichkeit ist folgende äußerst kurze Übung:

Therapeutin: Hören Sie Ihrem Verstand in den nächsten 30 Sekunden still zu. Und wenn er aufhört, Gedanken zu produzieren, lauschen Sie einfach weiter, bis wieder Gedanken auftauchen. *(30 Sekunden Pause.)* Sehen Sie, ein Teil Ihres Verstandes spricht – das denkende Selbst – und ein anderer Teil hört zu – das wahrnehmende Selbst.

Das beständige Du

Im Folgenden stelle ich Ihnen eine stark gekürzte Version der klassischen Beobachter-Übung von Hayes und Kollegen (2014) vor, die oft als die Übung zum »beständigen Du« bezeichnet wird. Die Übung mag kompliziert erscheinen, besteht aber im Grunde aus fünf sich wiederholenden Anweisungen:

1. Nehmen Sie X wahr.
2. Da ist X – und da ist ein Teil von Ihnen, der X wahrnimmt.
3. Wenn Sie X wahrnehmen können, können Sie nicht X sein.
4. X ist ein Teil von Ihnen, und Sie sind noch so viel mehr als X.
5. X verändert sich; der Teil von Ihnen, der X wahrnimmt, verändert sich nicht.

X kann alles Mögliche sein: Ihr Atem, Ihre Gedanken, Ihre Gefühle, Ihr physischer Körper, die Rollen, die Sie spielen. Ich führe die meisten Klienten ohne Unterbrechung durch diese Übung und benötige dafür rund fünfzehn Minuten. Sie können sie jedoch auch in einzelne Schritte unterteilen und jeden einzelnen von ihnen zwischendurch besprechen. Ich schließe diese Übung immer mit der Metapher vom Himmel und vom Wetter ab, die sehr eindrucksvoll ist.

Therapeutin: Ich lade Sie ein, sich aufrecht hinzusetzen, die Füße flach auf den Boden zu stellen und die Augen entweder zu schließen oder auf einen Punkt vor Ihnen zu richten… Nehmen Sie das Ein- und Ausatmen wahr. … Nehmen Sie wahr, wie die Luft durch die Nase einströmt … bis in die Lungen … und dann wieder ausströmt. … Und während Sie dies tun, nehmen Sie wahr, dass Sie wahrnehmen. … Da ist Ihr Atem … und da sind Sie, der ihn wahrnimmt. *(5 Sekunden Pause.)* Wenn Sie Ihren Atem wahrnehmen können, können Sie nicht der Atem sein. *(5 Sekunden Pause.)* Ihr Atem ändert sich fortwährend … manchmal ist er flach, manchmal tief … manchmal geht er schnell und manchmal langsam … doch der Teil von Ihnen, der den Atem wahrnimmt, ändert sich nicht. *(5 Sekunden Pause.)* Als Sie ein Kind waren, waren Ihre Lungen viel kleiner… doch das »Du«, das den Atem als Kind wahrgenommen hat, ist dasselbe Du, das ihn jetzt als Erwachsene wahrnimmt.

Jetzt schwirren wahrscheinlich alle möglichen Gedanken durch Ihren Kopf und Ihr Verstand diskutiert und analysiert. … Treten Sie deshalb einen Schritt zurück und nehmen Sie wahr, wo Ihre Gedanken sind. … Wo scheinen sie sich zu befinden? … Bewegen sie sich oder sind sie unbeweglich? … Sind es Bilder oder Worte? *(5 Sekunden Pause.)* Wenn Sie Ihre Gedanken wahrnehmen, seien Sie sich bewusst, dass Sie sie wahrnehmen. … Da sind Ihre Gedanken … und da sind Sie, der diese Gedanken wahrnimmt. *(5 Sekunden Pause.)* Wenn Sie Ihre Gedanken wahrnehmen können, können Sie nicht Ihre Gedanken sein. *(5 Sekunden Pause.)* Diese Gedanken sind ein Teil von Ihnen, und Sie sind noch so viel mehr als diese Gedanken. Ihre Gedanken ändern sich fortwährend … manchmal sind sie wahr, manchmal nicht, … manchmal sind sie positiv und manchmal sind sie negativ… manchmal sind es glückliche Gedanken, manchmal sind es traurige Gedanken… doch der Teil von Ihnen, der Ihre Gedanken wahrnimmt, ändert sich nicht. *(5 Sekunden Pause.)* Und als Kind unterschieden sich Ihre Gedanken so sehr von denen, die Sie heute als Erwachsener haben … doch das Du, das Ihre Gedanken als Kind wahrnehmen konnte, ist dasselbe Du, das Ihre Gedanken als Erwachsene wahrnehmen kann. *(5 Sekunden Pause.)*

Ich erwarte nicht, dass Ihr Verstand damit einverstanden ist. Ich gehe sogar eher davon aus, dass er für den Rest der Übung diskutieren und alles, was ich sage, analysieren, angreifen oder intellektualisieren wird. Schauen Sie also, ob Sie diese Gedanken wie vorbeifahrende Autos kommen und gehen lassen und sich auf die Übung einlassen können, unabhängig davon, wie sehr Ihr Verstand versucht, Sie abzulenken. *(5 Sekunden Pause.)*

Nehmen Sie jetzt Ihren Körper auf dem Stuhl wahr. … *(5 Sekunden Pause.)* Und während Sie dies tun, seien Sie sich bewusst, dass Sie wahrnehmen … da ist Ihr Körper… und da sind Sie, die ihn wahrnehmen. *(5 Sekunden Pause.)* Es ist nicht derselbe Körper, den Sie als Baby, als Kind oder als Jugendlicher hatten. … Einiges kam hinzu, anderes haben Sie nicht mehr… Sie haben Narben und Falten, Leberflecken, Schönheitsfehler und Sommersprossen … Ihre Haut ist nicht dieselbe wie in Ihrer Jugend, das steht außer Zweifel. … Doch der Teil von Ihnen, der den Körper wahrnehmen kann, ändert sich nie. *(5 Sekunden Pause.)* Wenn Sie als Kind in den Spiegel schauten, sahen Sie etwas ganz anderes als heute … doch das Du, das damals Ihr Spiegelbild wahrnehmen konnte, ist dasselbe Du, das heute Ihr Spiegelbild wahrnimmt. *(5 Sekunden Pause.)*

Gehen Sie nun rasch Ihren Körper achtsam von Kopf bis Fuß durch und nehmen Sie die verschiedenen Gefühle und Empfindungen wahr. … Fokussieren Sie auf ein Gefühl, das Ihr Interesse weckt, und beobachten Sie es mit Neugier. … Nehmen Sie wahr, wo es beginnt und wo es endet … wie tief es in Ihren

Körper hineinreicht … welche Form es hat … und ob sich die Stelle warm oder kalt anfühlt. Und während Sie dieses Gefühl wahrnehmen … seien Sie sich einfach bewusst, dass Sie wahrnehmen … da ist das Gefühl … und da sind Sie, der es wahrnimmt. *(5 Sekunden Pause.)* Wenn Sie diese Gefühle wahrnehmen können, können Sie dieses Gefühl oder diese Empfindung nicht sein. *(5 Sekunden Pause.)* Ihre Gefühle und Empfindungen ändern sich fortwährend … manchmal fühlen Sie sich glücklich, manchmal fühlen Sie sich traurig … manchmal fühlen Sie sich gesund und manchmal krank… manchmal fühlen Sie sich angespannt und manchmal entspannt … doch der Teil von Ihnen, der Ihre Gefühle wahrnimmt, ändert sich nicht. *(5 Sekunden Pause.)* Und wenn Sie heute ängstlich, wütend oder traurig sind … ist das Du, das diese Gefühle wahrnehmen kann, dasselbe Du, das Ihre Gefühle als Kind wahrnehmen konnte.

Nehmen Sie jetzt die Rolle wahr, die Sie in diesem Moment spielen … und während Sie dies tun, seien Sie sich bewusst, dass Sie wahrnehmen … jetzt, in diesem Moment spielen Sie die Rolle einer Klientin … doch Ihre Rolle ändert sich fortwährend. … Manchmal übernehmen Sie die Rolle eines Vaters/einer Mutter, eines Sohnes/einer Tochter, eines Bruders/einer Schwester, eines Freundes/einer Freundin, eines Feindes, einer Nachbarin, eines Rivalen, einer Studentin, eines Lehrers, einer Bürgerin, eines Kunden, einer Arbeiterin, eines Angestellten, einer Arbeitgeberin.

(5 Sekunden Pause.) Und es gibt natürlich einige Rollen, die Sie nie wieder einnehmen werden … zum Beispiel die Rolle eines Kleinkindes … und die Rolle eines verwirrten Teenagers. *(5 Sekunden Pause.)* Doch das Du, das die Rollen wahrnimmt, ändert sich nicht. … Es ist dasselbe Du, das Ihre Rollen – und alles, was Sie in ihr gesagt und getan haben – selbst dann wahrnehmen konnte, als Sie noch ganz jung waren.

> Die Umgangssprache hat für diesen Teil von Ihnen keine geeignete Bezeichnung … Ich werde es das wahrnehmende Selbst nennen. Sie müssen diese Bezeichnung jedoch nicht verwenden. … Sie können ihm jeden beliebigen Namen geben. … Das wahrnehmende Selbst ist wie der Himmel. (Beenden Sie diese Übung mit der Metapher vom Himmel und dem Wetter.)

Mit längeren Versionen dieser Übung können Sie den Klienten noch einmal mit Erinnerungen aus verschiedenen Lebensabschnitten in Verbindung bringen und ihn erkennen lassen, dass das wahrnehmende Selbst präsent war, als die Erinnerung »aufgezeichnet« wurde.

Viele Klientinnen empfinden diese Übung als tief bewegende spirituelle Erfahrung. Sie sollte anschließend besser nicht analysiert werden, um nicht Gefahr zu laufen, sie zu intellektualisieren.

Wenn Sie das wahrnehmende Selbst einmal eingeführt haben, können Sie es als kurze Intervention in Sitzungen verwenden, um Defusion und Akzeptanz zu verbessern: »Schauen Sie, ob Sie einen Schritt zurücktreten und diese Gedanken/dieses Gefühl vom wahrnehmenden Selbst aus anschauen können.« Sie können sehen, wie sich dies im folgenden Transkript aus einer vierten Sitzung nach der Arbeit an Defusion, Akzeptanz und Selbst als Kontext darstellt. Diese Klientin, eine Frau mittleren Alters, möchte ihrem 26 Jahre alten Sohn sagen, er solle ausziehen und sich eine eigene Wohnung suchen.

Klientin: (Wirkt blass, angespannt, aufgewühlt und ängstlich.) Ich weiß nicht, ob es mir gelingt. Ich möchte es, ich meine es so, ich will, dass er geht. … Ich habe die Nase voll von ihm… aber… ich fühle mich so… immerhin bin ich seine Mutter, nicht wahr? Oh Gott, ich ertrage dieses Gefühl nicht.

Therapeut: Treten Sie einen Moment lang zurück und schauen Sie, ob Sie diesen Teil von sich nutzen können, der all das Wahrnehmen macht. … Nehmen Sie all diese Gedanken wahr, die in Ihrem

Kopf herumschwirren … und all diese Gefühle, die in Ihrem Körper herumwirbeln. … Nehmen Sie Ihren Körper auf dem Stuhl wahr … und nehmen Sie den Raum um sich herum wahr … das, was Sie hören und sehen können … einschließlich meiner Wenigkeit, die Ihnen da gegenübersitzt. … Da ist ein ganzes Theaterstück im Gange – und da ist ein Teil von Ihnen, der zurücktreten und das Theaterstück auf der Bühne wahrnehmen kann. … Benutzen Sie diesen Teil von sich und nehmen Sie dieses Gefühl in Ihrem Körper wahr … und erkennen Sie, dass es lediglich ein Teil eines viel, viel größeren Stückes ist … und dass eine ganze Menge anderer Dinge da oben auf dieser Bühne passiert. Ihr Verstand sagt, dass Sie dieses Gefühl nicht ertragen können, doch stimmt das wirklich, wenn Sie Ihr wahrnehmendes Selbst benutzen und zurücktreten und es anschauen?

Klientin: Nein. Wenn ich aus dieser Perspektive darauf schaue, ist es leichter.

Therapeut: Leichter, dem Raum zu geben?

Klientin: Ja.

Der Therapeut erforscht nun gemeinsam mit der Klientin ihre Werte als Mutter. Dabei zeigt sich, dass sie ihren Sohn mit ihrer Bitte auszuziehen ermutigen möchte, unabhängig und »erwachsen« zu werden, und dass sie zu Hause eine Atmosphäre schaffen möchte, die ihr und ihrem Mann größere Intimität erlaubt. Nach rund zehn Minuten kommt der Therapeut noch einmal auf das wahrnehmende Selbst zu sprechen.

Therapeut: Darf ich Sie noch mal mit diesem wahrnehmenden Teil in Kontakt bringen? *(Klientin nickt.)* Nehmen Sie aus dieser Perspektive die Gedanken wahr, die durch Ihren Kopf ziehen … und nehmen Sie die Gefühle in Ihrem Körper wahr … und dass sich auf der Bühne mittlerweile einiges verändert hat … doch der Teil von Ihnen, der das Stück wahrnimmt, hat sich nicht verändert.

Zum Schluss der Sitzung wiederholt der Therapeut diese kurze Übung noch einmal und fährt dann wie folgt fort:

Therapeut: Ich frage mich, ob Sie bereit wären, diese Übung zwei- oder dreimal täglich zu praktizieren: einfach einen Moment lang zurücktreten, sich das Theaterstück anschauen und wahrnehmen, dass es sich ständig ändert. Auf der Bühne findet eine nie endende Prozession neuer Gedanken und Gefühle statt, die sich stolz präsentieren. Und während sie dies tun, verbinden Sie sich mit dem Teil von Ihnen, der wahrnimmt. Schauen Sie, ob Sie wirklich das Gefühl bekommen können, dass er immer da ist, immer verfügbar, um Ihnen zu helfen, sich in das Stück zu versetzen und es wieder zu verlassen, ganz wie Sie es brauchen.

Übungen zur Defusion vom Selbstkonzept

Klientinnen sprechen oft davon, dass sie sich selbst nicht achten oder sich mehr Selbstachtung wünschen. Es gibt diverse Konstrukte von Selbstachtung; die meisten von ihnen laufen jedoch hierauf hinaus: Selbstachtung = Aufbauen eines positiven Selbstbildes. Die meisten Programme zur Entwicklung von Selbstachtung legen tatsächlich großen Wert darauf, sich selbst positiv zu evaluieren, sich auf die Stärken zu konzentrieren und zu versuchen, negative Selbstbewertungen zu reduzieren oder zu beseitigen. Aus Sicht der ACT schafft die Fusion mit Ihrem – positiven oder negativen – Selbstbild höchstwahrscheinlich nur Probleme. Dies wird in folgendem Transkript einer Übung zur Defusion deutlich (hoffe ich).

Übung zum guten/schlechten Selbst

Dies ist eine einfache, aber sehr wirksame Übung für die Defusion von Selbstkonzept. Sie brauchen für die Übung ein Blatt Papier und einen Stift.

Klientin: Aber eine hohe Selbstachtung ist gut, oder nicht?

Therapeut: Sie haben drei kleine Kinder, nicht wahr?

Klientin: Ja.

Therapeut: Angenommen, Ihr Verstand sagt Ihnen, *Ich bin eine wunderbare Mutter und erfülle meine Aufgabe hervorragend.* Dieser Gedanke sorgt unbestritten für ein sehr positives Selbstgefühl. Doch was passiert, wenn dieser Gedanke Sie ganz im Griff hat? Mit der Überzeugung, dass Sie eine wunderbare Mutter sind, die ihre Aufgabe hervorragend erfüllt, sodass keine Verbesserungen erforderlich sind?

Klientin: *(Lacht leise.)* Um ehrlich zu sein, es stimmt nicht.

Therapeut: Okay, ein Preis ist, dass Sie den Kontakt zur Realität verlieren. Was noch? Wie könnte es sich auf die Beziehung zu Ihren Kindern auswirken, wenn Sie hundertprozentig sicher sind, dass alles, was Sie tun, wunderbar ist?

Klientin: Ich denke, dann merke ich nicht, wenn ich etwas Falsches mache.

Therapeut: Genau. Ihnen würde es an Selbsterkenntnis mangeln und Sie würden wahrscheinlich unsensibel werden. Und dann würden Sie nicht wachsen und sich zu einer besseren Mutter entwickeln, weil dies nur dann möglich ist, wenn Sie Ihre Fehler erkennen und aus Ihnen lernen. Ich möchte Ihnen folgende Frage stellen: Angenommen, Sie könnten irgendwie auf eine magische Weise bei Ihrer Beerdigung sein – Sie wären ein Engel oder ein freundlicher Geist oder Sie würden vom Himmel herunterschauen –, was wünschen Sie sich, dass Ihre Kinder über Sie sagen: »Mama war für mich da, wenn ich sie brauchte« oder »Mama war wirklich sehr überzeugt von sich«?

Klientin : *(lacht)* Das Erste (verwirrt). Aber kann mir Selbstachtung denn nicht helfen, eine bessere Mutter zu sein?

Therapeut: Gute Frage. Wären Sie bereit, eine kleine Übung mit mir zu machen, um die Antwort auf diese Frage zu finden?

Klientin: Klar.

Therapeut: Cool. *(Der Therapeut nimmt ein leeres Blatt Papier.)* Wenn Ihr Verstand Sie so richtig fertigmachen möchte, was sind die übelsten Dinge, die er dann über Sie sagt?

Klientin: *(seufzt)* Immer dasselbe. Ich bin fett. Und ich bin blöd.

Therapeut: Okay. Dies ist also das »schlechte Selbst«: »Ich bin fett« und »Ich bin blöd«. Sonst noch was? *(Der Therapeut erfragt ein paar weitere negative Selbstbewertungen und schreibt sie alle auf das Blatt Papier.)* Was sind die netten Sachen, die Ihr Verstand in den seltenen Fällen über Sie sagt, in denen er Ihnen freundlich gesonnen ist?

Klientin: Hmm. Ich bin ein guter Mensch. Ich bin nett zu anderen.

Therapeut: Okay. Das ist also das »gute Selbst«. »Ich bin ein guter Mensch« und »Ich bin nett«. Noch etwas? *(Der Therapeut erfragt ein paar weitere positive Selbstbewertungen und schreibt sie alle auf die Rückseite des Blattes.)* In einer der letzten Sitzungen haben wir schon einmal eine ähnliche Übung gemacht. Wenn Sie bereit sind, dann bitte ich Sie, die Karte so vor Ihr Gesicht zu halten, dass Sie das ganze negative Zeug lesen können. Genau. Halten Sie sie dabei so vor Ihr Gesicht, dass Sie nur die Karte sehen können. *(Die* Klientin *hält die Karte so vor ihr Gesicht, dass sie den Therapeuten nicht mehr sehen kann.)* Halten Sie sie gut fest. Versinken Sie ganz in Ihrem »schlechten Selbst«. Da ist wenig Selbstachtung, nicht wahr?

Klientin: Ja.

Therapeut: Und stellen Sie sich vor, dass direkt vor Ihnen alles ist, was in Ihrem Leben wichtig ist. Alle Leute und Orte und Dinge und Aktivitäten, die für Sie wichtig sind. Während Sie nun ganz in diese Geschichten über Sie selbst verstrickt sind, was passiert mit allem anderen, was es in Ihrem Leben gibt?

Klientin: Es ist weg.

Therapeut: Fühlen Sie sich mit den Menschen, die Sie lieben, und mit den Dingen, die für Sie wichtig sind, verbunden?

Klientin: Nein. Ich kann es nicht spüren.

Therapeut: Okay. Drehen Sie jetzt das Blatt Papier um, sodass Sie alle diese positiven Gedanken über Sie selbst anschauen. Genau. Halten Sie es direkt vor Ihr Gesicht. *(Die Klientin dreht das Blatt Papier um und hält es dann wieder vor ihr Gesicht.)* Versinken Sie jetzt ganz in Ihrem »guten Selbst«. Halten Sie die Karte gut fest – lassen Sie sich von allen diesen netten positiven Gedanken verführen. Jetzt ist Ihre Selbstachtung sehr hoch, nicht wahr? Doch was passiert mit dem Rest Ihres Lebens, hier? Fühlen Sie sich mit den Menschen, die Sie lieben, und den Dingen, die Ihnen wichtig sind, verbunden?

Klientin: *(kichert):*Nein.

Therapeut: Okay. Legen Sie das Blatt Papier jetzt auf Ihren Schoß. *(Die Klientin legt das Blatt Papier ab.)* Spüren Sie einen Unterschied?

Klientin: *(schaut den Therapeuten an, beide lächeln)* Viel besser.

Therapeut: Ist es leichter, im Kontakt und mit den wichtigen Sachen verbunden zu sein?

Klientin: Ja.

Therapeut: Nehmen Sie wahr, dass es egal ist, welche Seite des Blattes nach oben zeigt, solange sie auf Ihrem Schoß liegt. Gutes Selbst, schlechtes Selbst – es spielt keine Rolle. Wenn Sie sich nicht daran festhalten oder sich darin verlieren, hält es Sie nicht davon ab, das zu tun, was Sie tun möchten. Was ist in Bezug darauf, die Mutter zu sein, die Sie sein möchten, wichtiger? Möglichst an dem Gedanken darüber, wie gut Sie sind, festzuhalten, und von den negativen wegzukommen, oder mit Ihren Kindern in Kontakt zu sein, sich mit ihnen zu verbinden und wirklich für sie da zu sein?

Klientin: Natürlich für meine Kinder da zu sein.

WER BIN ICH?

Gelegentlich werden Klienten fragen: »Also, wer bin ich dann? Wenn ich nicht diese Geschichte in meinem Kopf bin, wer bin ich?« Wenn wir nicht aufpassen, verlieren wir uns an diesem Punkt leicht in tiefen philosophischen Diskussionen, und für unsere Zwecke in der ACT möchten wir das nicht. Wir sind Coaches und Therapeutinnen, keine Philosophen oder Gurus. Gewöhnlich antworte ich also etwa so: »Das ist eine sehr gute Frage. Es gibt viele Möglichkeiten, wie man über ›Selbst‹ sprechen kann, aber in der Alltagssprache kennen wir eigentlich nur zwei Antworten: das physische Selbst – unser Körper – und das denkende Selbst – unser Verstand. Aber es gibt hier einen dritten Sinn von Selbst, der kaum je erwähnt wird: dieses ›wahrnehmende Selbst‹, das man benutzen kann, um sowohl unseren Verstand als auch unseren Körper wahrzunehmen. Und Sie sind alle diese Dinge: Verstand, Körper und wahrnehmendes Selbst, alle zugleich. Wenn wir also über diese verschiedenen ›Selbste‹ oder ›Teile‹ von Ihnen sprechen, ist das nur eine praktische Weise, uns auszudrücken. Die Realität ist, Sie sind ein ganzer Mensch. Es gibt keine getrennten Stücke von Ihnen. Niemand hat je einen von einem Körper getrennten Verstand gefunden, oder ein wahrnehmendes Selbst, das von einem denkenden Selbst getrennt wäre. Dies sind nur Metaphern, Weisen, über verschiedene Aspekte des Menschseins zu sprechen.«

MÜSSEN WIR SELBST ALS KONTEXT EXPLIZIT MACHEN?

Die Antwort auf diese Frage lautet Nein. In der Praxis sehen viele ACT-Therapeuten Selbst als Kontext (SAK) gegenüber zu den anderen fünf Kernprozessen als zweitrangig und erwähnen es selten ausdrücklich in der Therapie. Ein Grund dafür ist, dass SAK in jeder Art Achtsamkeitspraxis immer implizit ist, daher fördern wir das wahrnehmende Selbst als eine »Nebenwirkung« oder als ein »Nebenprodukt«, solange wir aktiv mit Defusion, Akzeptanz und flexibler Aufmerksamkeit arbeiten. Auch wenn sie das Selbst als Kontext (SAK) explizit machen, verwenden die meisten ACT-Therapeutinnen die Begriffe »beobachtendes Selbst« oder »wahrnehmendes Selbst« nicht; viel wahrscheinlicher sprechen sie von diesem »Teil von Ihnen, der wahrnimmt« oder dem »Ich, das wahrnimmt« oder dem »Du, das wahrnimmt«. Es gibt fünf Ziele oder Aufgaben, bei denen es indiziert ist, explizit mit SAK zu arbeiten:

1. um Defusion zu verbessern, besonders vom konzeptualisierten Selbst
2. um Akzeptanz von gefürchteten privaten Erfahrungen zu verbessern
3. um flexiblen Kontakt mit dem gegenwärtigen Moment zu verbessern
4. um Zugang zu einem stabilen Selbstgefühl herzustellen
5. um Zugang zu einem transzendenten Selbstgefühl herzustellen.

Obwohl es nützlich sein kann, Selbst als Kontext ausdrücklich anzusprechen, um die ersten vier Ziele zu erreichen, ist es bei Weitem nicht essenziell. Diese Ergebnisse sind leicht zu erreichen, wenn man direkt an Fähigkeiten zu Defusion, Akzeptanz und flexibler Aufmerksamkeit arbeitet. Wenn es jedoch unser Ziel ist, Ergebnis 5 zu erreichen, ist explizite Arbeit am Selbst als Kontext gewöhnlich notwendig.

HAUSAUFGABEN UND NÄCHSTE SITZUNG

Dieses Kapitel enthält bereits zwei Ideen für eine Hausaufgabe: Kontakt mit dem Selbst als Kontext und Herstellen eines Abstands zum konzeptualisierten Selbst. Wir können natürlich auch die Übung zum guten/schlechten Selbst spezifischer gestalten: gute/schlechte Mutter, guter/schlechter Therapeut oder sogar guter/schlechter Polizist.

Eine andere Möglichkeit besteht darin, unserer Klientin vorzuschlagen, mit einer beliebigen Achtsamkeitspraxis fortzufahren, dabei aber ab und zu innezuhalten und zu schauen, ob sie wahrnehmen kann, dass sie wahrnimmt.

Sie könnten Ihren Klienten jedoch auch bitten, Achtsamkeitsübungen zu praktizieren, die sich speziell auf das Selbst als Kontext beziehen. Diese sind wirkungsvoller, wenn Sie sie in der Sitzung aufgenommen haben oder wenn Ihre Klientin über eine handelsübliche CD, MP3 oder Smartphone-App mit solchen Übungen verfügt.

Typischerweise gehen wir gewöhnlich zu Werten und engagiertem Handeln über. Gegebenenfalls lassen wir weiterhin Übungen zum Selbst als Kontext einfließen.

AUFGABEN

Sagen Sie nicht, ich hätte Sie nicht gewarnt: Dies sind komplizierte Dinge! Das Gute ist, Üben ist eine Hilfe, daher:

- Lesen Sie alle diese Übungen und Metaphern laut und so, als ob Sie mit einem Klienten arbeiten würden.
- Lesen Sie Ihre Aufzeichnungen zu zwei oder drei Klientinnen noch einmal durch und finden Sie heraus, inwieweit sich das konzeptualisierte Selbst in Gedanken, Überzeugungen, Urteilen und sonstigen Selbstbeschreibungen zeigt. Überlegen Sie, mit welchen kurzen und längeren Interventionen Sie diese Klienten mit Selbst als Kontext vertraut machen könnten.
- Probieren Sie diese Übungen selbst aus: Nehmen Sie eine Karteikarte, machen Sie die Übung zum guten/schlechten Selbst und tragen Sie die Karte ebenfalls eine Woche mit sich herum.
- Sofern möglich, bitten Sie eine Freundin oder einen Kollegen, die Übung zum Du, das sich nie ändert, mit Ihnen zu machen, oder nehmen Sie sie auf und praktizieren Sie sie dann anhand der Aufnahme.

WAS SIE MITNEHMEN KÖNNEN

Selbst als Kontext hat zwei Bedeutungen: flexibler Perspektivwechsel (siehe Kapitel 27) und das wahrnehmende Selbst. Das wahrnehmende Selbst ist in aller Achtsamkeit enthalten, und eigentlich handelt es sich nicht um ein »Selbst«, sondern um den Ort, die Perspektive, von wo aus wir alles betrachten oder wahrnehmen. Viele achtsamkeitsbasierte Therapiemodelle erwähnen *Selbst als Kontext* nie ausdrücklich. Sie vertrauen darauf, dass die Klienten es durch regelmäßige Achtsamkeitsmeditation selbst entdecken. In der ACT sprechen wir jedoch gerne ausdrücklich von Selbst als Kontext, da dies Defusion, Akzeptanz und Kontakt mit dem gegenwärtigen Moment fördert und uns ein stabiles oder transzendentes Erleben eines Selbst ermöglicht. Wir tun dies durch drei Arten von Interventionen, die sich überschneiden: Metaphern für das wahrnehmende Selbst, erfahrungsorientierte Übungen, bei denen das eigene Wahrnehmen wahrgenommen wird, und Übungen zur Defusion vom Selbstkonzept.

26 Flexible Exposition

EXPOSITION: EINE WISSENSCHAFT IM DIENST VON VERÄNDERUNG

Die ACT ist ein Ansatz, der auf Exposition beruht. Wenn Sie Psychologie studiert haben oder in einer Therapieform wie Eye Movement Desensitization and Reprocessing (EMDR), Kognitive Verhaltenstherapie, Dialektisch-Behavioraler Therapie (DBT), Prolonged Exposure Therapy (PE) oder Behavior Analysis (BA) ausgebildet sind, werden Sie mit dem Konzept der Exposition vertraut sein. Wenn Sie keinen solchen Hintergrund haben, kann es sein, dass Ihnen Exposition ganz neu ist. Auf alle Fälle ist es wichtig, dass Sie wissen, dass Exposition zum Kern der ACT gehört. Wir wenden Exposition permanent an. Dennoch unterscheidet sich die Exposition in der ACT beträchtlich davon, wie sie von den meisten anderen Ansätzen angewendet wird.

Was ist Exposition?

Es gibt keine allgemein anerkannte Definition von Exposition. Die meisten therapeutischen Ansätze, die sie verwenden, definieren Exposition aber etwa so: »Exposition ist der organisierte Kontakt mit Angst auslösenden

Reizen zum Zweck der Gewöhnung.« (Gewöhnung bedeutet in der Alltagssprache, dass man sich so an den Reiz »gewöhnt«, sodass er weniger Leiden auslöst.) Angstmachende Reize können äußerlich sein (z. B. soziale Situationen bei einer sozialen Angststörung, räumlich eingeschränkte Orte bei der Klaustrophobie, Spinnen bei Arachnophobie) oder innere sein (z. B. körperliche Empfindungen bei einer Panikstörung, traumatische Erinnerungen bei PTBS).

Exposition »alter Schule«

Exposition »alter Schule«, die vor allem bei der Behandlung von Angststörungen verwendet wird, begleitet die Klientin während sie mit den Reizen, die Leiden auslösen, in Kontakt bleibt, bis die Intensität des Leidens zurückgeht. Dabei wird die Notwendigkeit betont, sich bei der »abgestuften Exposition« an einer »Hierarchie der Exposition« zu orientieren. Dabei folgt man einem Plan, nach dem der Grad der Aufgabe bei der Arbeit mit Exposition schrittweise gesteigert wird. Angenommen, das Problem ist eine Spinnenphobie. Eine Expositionshierarchie alter Schule könnte so aussehen:

Schritt 1: Über Spinnen sprechen

Schritt 2: Sich Spinnen vorstellen

Schritt 3: Zeichnungen von Spinnen anschauen

Schritt 4: Fotos von Spinnen anschauen

Schritt 5: Videos von Spinnen anschauen

Schritt 6: Echte tote Spinnen in Glasgefäßen anschauen

Schritt 7: Lebende Spinnen in Glasgefäßen anschauen

Schritt 8: Eine bewegungslose echte Spinne am Boden oder an der Zimmerdecke anschauen

Schritt 9: Eine Spinne anschauen, die am Boden oder an der Zimmerdecke krabbelt.

Während der Klient mit den Reizen, die die Angst auslösen, in Kontakt ist, bewertet er die Intensität des Leidens mithilfe einer Skala der *subjektiven Stresseinheiten* (*Subjective Units of Distress* – SUDS). Die Skala umfasst Werte von 0 bis 10, wobei 10 für extreme Not, intensive Angst oder Überwältigung steht und 0 für Ruhe, Entspanntheit oder einen Zustand, der frei von Angst oder Leiden ist. Die Therapeutin hilft dem Klienten, mit den Reizen, die das Leiden auslösen, in Kontakt zu bleiben, bis sein SUDS-Wert fällt.

Für die meisten therapeutischen Verfahren gilt die Exposition als erfolgreich, wenn der SUDS-Wert um 50 % fällt (z. B. von 8 von 10 auf 4 von 10). Das Hauptziel der Exposition besteht bei solchen Verfahren mit anderen Worten darin, emotionales Leiden (oder die Intensität von Angst) zu verringern. Wenn dies das Ergebnis ist, betrachtet man die Exposition als Erfolg. Und wenn die Intensität von Leiden oder Angst nicht beträchtlich abnimmt, gilt die Exposition als nicht erfolgreich.

Neuere Untersuchungen, die auf der *Inhibitory Learning Theory* (ILT) (Arch & Craske, 2011; Craske et al., 2008; Craske, Treanor, Conway, Zbozinek & Vervliet, 2014) beruhen, weisen darauf hin, dass es keine Entsprechung zwischen der Abnahme von Leiden oder Angst während der Exposition und den resultierenden positiven Verhaltensänderungen gibt. Es kann mit anderen Worten sein, dass Klientinnen während der Exposition keine Abnahme der Intensität an Leiden oder Angst feststellen und dennoch als Ergebnis beträchtliche positive Verhaltensänderungen beobachten. Umgekehrt können Klienten während der Exposition ein starkes Abfallen der Intensität von Leiden oder Angst feststellen und doch als Ergebnis keine positiven Verhaltensänderungen haben. Wenn Sie dies überrascht, lesen Sie bitte die zitierten Artikel über die Inhibitory Learning Theory (die zügig zum neuen Modell in vielen Arten der Kognitiven Verhaltenstherapie wird).

Aber was ist Exposition »neuer Schule«?

Bei der ACT definieren wir Exposition etwas anders als die meisten anderen Ansätze: »Exposition ist der organisierte Kontakt mit Reizen, die das *Repertoire verringern, um Flexibilität der Reaktion zu steigern.*«

Dass das »Repertoire verringert« wird, bedeutet im Grunde, dass das Verhalten rigide, unflexibel und eingeschränkt wird – sich tendenziell auf wenige unzweckmäßige Verhaltensreaktionen beschränkt. (Am Punkt der Entscheidung würden die meisten, wenn nicht alle Wegbewegungen zu dieser Kategorie gehören.)

Unser Verhaltensrepertoire kann durch alle möglichen Arten von Reizen eingeschränkt werden – nicht nur durch jene, die Angst auslösen, sondern auch durch die, die Traurigkeit, Wut und Ärger, Schuldgefühle, Scham, körperlichen Schmerz, Einsamkeit, Ekel, Neid, Eifersucht, Wollust, Gier und so weiter bewirken. Die schwierigen oder problematischen Reize unten am Punkt der Entscheidung – Situationen, Gedanken und Gefühle – schränken das Repertoire (fast immer) beträchtlich ein.

Das Ziel der Exposition ist in der ACT nicht, Leiden zu reduzieren – obwohl das häufig ein Nebenergebnis ist. Ziel ist vielmehr, unsere Fähigkeit zu steigern, flexibler auf den Reiz zu reagieren, der das Repertoire einengt. Diese *Flexibilität der Reaktion* umfasst emotionale Flexibilität, kognitive Flexibilität und Flexibilität im Verhalten. (Am Punkt der Entscheidung heißen diese neuen flexiblen Reaktionen Hinbewegungen.)

Ich nenne dies Exposition »neuer Schule«, weil sie mit dem Modell der Exposition, das aktuell am weitesten fortgeschritten ist und das ich oben erwähnt habe – dem Modell der *Inhibitory Learning Theory* – konsistent ist. (Ich würde gern mehr zu dieser Theorie und den Untersuchungen, die sie stützen, sagen, aber dafür habe ich hier nicht den Raum. Daher empfehle ich Ihnen, die Literatur zu nutzen, auf die ich oben verwiesen habe.)

Achtsame, wertegeleitete Exposition

In ACT praktizieren wir achtsame, wertegeleitete Exposition. Im Dienst unserer Werte handeln wir und setzen uns bisher vermiedenen oder vernachlässigten Menschen, Orten, Situationen, Aktivitäten und Ereignissen aus. Mit anderen Worten: Wir exponieren uns Reizen »außerhalb unserer Haut«, die unser Repertoire verengen.

Wir üben auch, uns Reizen »innerhalb unserer Haut« auszusetzen, die unser Repertoire verengen: schwierigen Gedanken, Erinnerungen, Gefühlen, Emotionen und Sinneswahrnehmungen. Wir können beliebig einzelne oder alle vier Achtsamkeitsprozesse verwenden – Defusion, Akzeptanz, Flexible Aufmerksamkeit und Selbst als Kontext –, um das zu fördern. Mit anderen Worten, wenn wir uns bewusst und mit Absicht schwierigen Gedanken und Gefühlen (Reizen, die unser Repertoire verengen) mit Offenheit, Neugier und Flexibilität (statt mit einem engen, rigiden Verhaltensrepertoire) zuwenden (Stimuli, die das Repertoire verengen), dann ist das Exposition. (Ja, Akzeptanz ist Exposition!)

Es gibt zwei Arten von Exposition, die wir in der ACT anwenden: informelle und formelle.

Informelle Exposition. Informelle Exposition kommt in jeder ACT-Sitzung bei jeder Art Störung vor. Mit informell meine ich eine spontane oder ungeplante Exposition, wenn bei der Arbeit mit der ACT mit allen möglichen Klienten Reize, die das Repertoire verengen (schwierige Gedanken, Gefühle, Situationen), auftauchen. An fast an jeder Intervention, der Sie in diesem Buch begegnen, ist informelle Exposition beteiligt. (Die einzige Ausnahme ist alles, was Sie dann tun, wenn das Leben leicht ist, und wenn keine Reize da sind, die Ihr Repertoire einengen könnten.)

Formelle Exposition. Formelle Exposition ist die geplante, strukturierte Exposition als Technik, die man verwendet, um mit bestimmten Reizen zu arbeiten, die das Repertoire einschränken (z. B. traumatische

Erinnerungen bei PTBS, Zwänge bei einer Zwangsstörung, körperliche Empfindungen der Angst bei einer Panikstörung, soziale Situationen bei sozialen Angststörungen und schmerzliche Emotionen wie Scham, Schuldgefühle oder Ärger und Wut bei vielen therapeutischen Themen).

Begründung für formelle Exposition

Die Indikation für eine Exposition alter Schule wäre zum Beispiel gegeben, wenn man Klientinnen helfen wollte, ihr Angstniveau zu senken. Diese Begründung würde natürlich nicht zur Exposition im Stil der ACT passen, weil unser Ziel darin besteht, psychische Flexibilität zu steigern, und nicht, unerwünschte Gefühle zu vermeiden. (Natürlich sinken Angstniveaus bei der ACT beträchtlich, aber das ist eine Zugabe, nicht das Hauptziel. Wenn Sie das Hauptziel vergessen haben, machen Sie noch einmal die Übung *Das Blatt Papier wegschieben* in Kapitel 22.)

Die Begründung für Exposition in der ACT ist immer, Klienten zu helfen, ihre Werte zu leben und effektiv zu handeln. Ein Punkt der Entscheidung kann dies sehr schnell vermitteln. Unten am Punkt der Entscheidung tragen wir die möglichen Reize ein, die das Repertoire verkleinern können: Menschen, Orte, Objekte, Aktivitäten, Gedanken, Gefühle, Sinnesempfindungen, Erinnerungen. Dann beschreiben wir die Wegbewegungen (aktuelles selbstschädigendes enges Verhaltensrepertoire) und die erwünschten Hinbewegungen (wertegeleitete offene und verdeckte Verhaltensweisen, die die Klientin gern stattdessen lernen würde).

Dann können wir zusammenfassen: »In dem Moment, in dem Sie XYZ (Reizen, die das Repertoire verengen) begegnen, neigen Sie dazu, ABC (Wegbewegungen) zu unternehmen. Unser Ziel ist hier also, eine neue Weise zu lernen, auf XYZ zu reagieren, sodass es Sie, wenn Sie XYZ in Zukunft begegnen, nicht verwirren, sodass XYZ nicht Ihr Leben bestimmen, Sie nicht zurückhalten, fertigmachen oder davon abhalten kann zu tun, was wichtig ist. Dies bedeutet, dass wir ein wenig Zeit darauf verwenden müssen, mit XYZ in Kontakt zu kommen, XYZ zu tun oder in Gegenwart von XYZ zu sein, um zu lernen, anders zu reagieren.«

Abschied von den SUDS!

Bei der Exposition alter Schule verstärkt die Betonung darauf, Leiden oder Angst (durch die Messung der SUDS-Werte) zu verringern, leicht die Strategie der Erlebnisvermeidung. Außerdem gibt es, wie oben erwähnt, keine Korrelation zwischen einer Abnahme des SUDS-Wertes oder des Angstniveaus und einer wirklichen Verhaltensänderung. Daher würden wir in der ACT während der Exposition keine SUDS-Werte messen oder das Angstniveau bewerten.

Wir können vielmehr eine einfache Skala von 0 bis 10 nehmen, um Aspekte der Flexibilität der Reaktion zu messen: wie zum Beispiel den Grad der Akzeptanz oder der Vermeidung, der Fusion oder Defusion, der Präsenz oder des Engagements, den Grad von Kontrolle über physische Handlungen oder den Grad der Verbundenheit mit Werten. Unten folgt ein Diagramm, das solche Messungen zusammenfasst. (Aus meiner Sicht als Therapeut möchte ich bei meinen Klientinnen jedoch vor allem sehen, dass sie ihre Werte aktiv leben und sich im Leben engagieren, und nicht eine Veränderung von Zahlen auf einer Skala.)

KONTAKT MIT DEM GEGENWÄRTIGEN MOMENT AUFNEHMEN

Anker werfen, Expansive Bewusstheit,
Achtsames Dehnen, Atmen, Bewegen
0–10, wie präsent sind Sie in diesem Moment?
Sie und mich wahrnehmen, als Team zusammenarbeiten

AKZEPTANZ

Wahrnehmen und benennen
Sich öffnen, zulassen
Es durch sich hindurchfließen lassen
Sich selbst freundlich halten
Sind Sie bereit, dies zu haben?
0–10, wie sehr kämpfen oder ringen Sie hiermit?

PRÄSENT SEIN

WERTE

Wozu dient diese Arbeit?
Was ist so wichtig, dass Sie bereit sind, diese Arbeit zu machen?
Welche Werte leben Sie einfach dadurch, dass Sie diese anspruchsvolle Arbeit machen?
0–10, wie sehr sind Sie in diesem Moment mit diesen Werten in Kontakt?

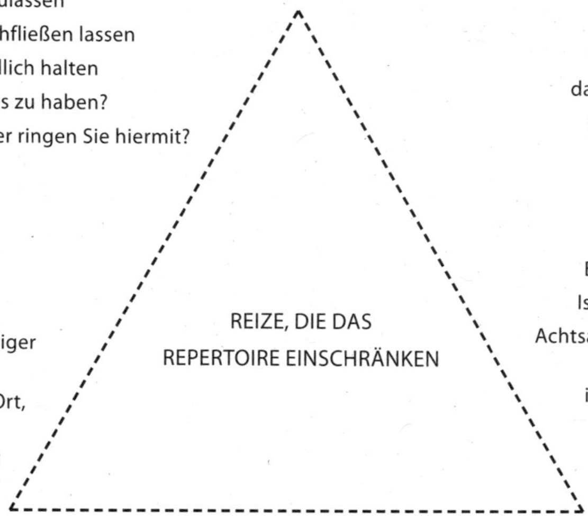

DEFUSION

Wahrnehmen und Benennen schwieriger Gedanken und Erinnerungen
Ich erinnere mich an; Größe, Form, Ort, Bewegung wahrnehmen
0–10, wie sehr sind Sie verstrickt?

ENGAGIERTES HANDELN

Bei welchen Zielen wird Ihnen dies helfen?
Ist es okay, wenn Sie hiermit weitermachen?
Achtsam Ihre Arme, Beine und Ihren Körper bewegen
0–10, wie viel Kontrolle haben Sie in diesem Moment über Ihre Handlungen?

SICH ÖFFNEN

TUN, WAS WICHTIG IST

Wenn Sie Modelle wie EMDR oder PE mit ACT kombinieren wollten, könnten Sie das sicher tun, Sie müssten aber aufhören, SUDs zu messen, und stattdessen anfangen, Flexibilität der Reaktion zu messen.

WAS SIE MITNEHMEN KÖNNEN

Aufgrund der Art, wie wir in der ACT Exposition definieren, können wir mit der Weise, wie wir sie anwenden, unglaublich flexibel sein – wohl weit mehr als in allen anderen Modellen, die auf Exposition beruhen. Ich hoffe, Sie sehen jetzt, wie Sie informelle Exposition bisher schon angewendet haben, ohne dass Sie sich dessen bewusst waren. Und ich hoffe, dass Sie in Trainings für Fortgeschrittene und aus der Literatur weiter über dieses Thema lernen.

27 Kognitive Flexibilität

JA, ACT VERÄNDERT WIRKLICH IHR DENKEN!

Eines der größten Missverständnisse ist, dass die ACT »nicht Ihr Denken verändert«. Ich hoffe und habe das Vertrauen, dass Sie sehen, dass das nicht der Fall ist. Wenn Klienten (und Therapeutinnen) der ACT begegnen, verändert das gewöhnlich dramatisch die Weise, wie sie über viele Themen und Probleme denken, einschließlich die Natur und den Sinn ihrer eigenen Gedanken und Emotionen, wie sie sich verhalten wollen und wie sie sich selbst und andere behandeln wollen. Es verändert sich, worum sich ihr Leben drehen soll, es verändert die effektive Weise, wie sie leben und handeln und mit ihren Problemen umgehen, was sie motiviert, warum sie Dinge tun, die sie tun und so weiter.

ACT erreicht das jedoch nicht dadurch, dass Gedanken infrage gestellt, bestritten, widerlegt oder entwertet werden; noch hilft sie Menschen, ihre Gedanken zu vermeiden, zu unterdrücken, sich von ihnen abzulenken, sie abzulehnen oder »umzuschreiben« oder zu versuchen, ihre »negativen« Gedanken zu »positiven« zu machen. ACT hilft Menschen, ihre Gedanken dadurch zu verändern, dass sie sich (a) aus dem Griff nicht hilfreicher Kognitionen und kognitiver Prozesse befreien und (b) *zusätzlich* zu ihren anderen kognitiven Mustern neue, flexiblere und zweckmäßigere Denkweisen zu entwickeln.

Warum habe ich das Wort *zusätzlich* kursiv gesetzt? Weil wir ein Repertoire nicht hilfreicher Kognitionen nicht einfach löschen können. In der ACT sagt man: »Das Gehirn hat keine Löschtaste.« Wir können neue Denkweisen entwickeln, aber die löschen nicht die alten. Zu Klienten sage ich: »Wenn Sie Ungarisch sprechen lernen, löscht das nicht Englisch aus Ihrem Vokabular«. Immer wieder betonen wir also unseren Klientinnen gegenüber auf verschiedene Weise diesen wichtigen Punkt. Zum Beispiel: »Logisch und rational wissen Sie, dass diese Gedanken nicht wahr sind – aber das hält sie nicht davon ab, wieder aufzutauchen.« Oder: »Ja, Sie sehen deutlich, dass dieses Denkmuster nicht hilfreich ist – und das hält Ihren Verstand nicht davon ab, ihm zu folgen.« Oder: »Sie wissen also, dass diese Geschichte, wenn sie Sie im Griff hat, Sie zu Wegbewegungen verleitet – aber dieses Wissen beseitigt nicht die Geschichte; sie wird immer wiederkommen.«

Hier ein paar Hauptformen, wie ACT aktiv flexibles Denken fördert:

- *Reframing* (Umdeuten, Neukontextualisieren)
- Flexibler Perspektivenwechsel
- Mitgefühl und Selbstmitgefühl
- Flexibles Setzen von Zielen, Problemlösen, Planen und Entwerfen von Strategien
- Ihren Verstand als Führer, Coach oder Freundin wahrnehmen

Reframing (Umdeuten/Neukontextualisieren)

Reframing wird im ACT-Modell vielfach verwendet, am deutlichsten als *Normalisieren* und zur *Bestätigung*. Immer wider helfen wir Klienten, ihre schwierigen, unerwünschten Gedanken und Gefühle als »normal« und als »gültig« umzuformulieren und sie nicht als »anormal« oder als

»gegenstandslos« oder »falsch« zu sehen. (Viele Therapiemodelle tun das natürlich auch, aber ACT geht noch ein Stück weiter.) Metaphern vom Höhlenmenschen formulieren schädliche kognitive Prozesse als normal, gültig und sinnvoll um. Defusionstechniken unternehmen ein *reframing* von Gedanken und Bildern zu nicht mehr und nicht weniger als »Worten und Bildern«. Die Techniken in Kapitel 23 verstehen Emotionen als Verbündete mit wertvollen Ressourcen und nicht als Feinde, die um jeden Preis zu vermeiden sind. Und wertebasiertes Leben ersetzt auf nachdrückliche Weise populäre Vorstellungen von Erfolg und Glück.

Flexibler Perspektivenwechsel

Sie erinnern sich vielleicht, dass es in der ACT zwei Bedeutungen des Ausdrucks »Selbst als Kontext« (SAK) gibt. Ganz allgemein bezieht sich SAK auf die Erfahrung des wahrnehmenden Selbst. Weniger üblich bezieht sich der Begriff auf eine Vielfalt von Verhaltensweisen, die zusammenfassend als *flexibler Perspektivenwechsel* (FP) bekannt ist.

Wir können Interventionen, bei denen es um FP geht, in zwei (wechselseitig verbundene und sich überschneidende) Klassen unterteilen. Eine Klasse umfasst alle Achtsamkeitskompetenzen: Defusion, Akzeptanz, das wahrnehmende Selbst, *Anker werfen* und so weiter. Alle diese Kompetenzen bestehen darin, flexibel Ihre Perspektive wechseln: was Sie wahrnehmen und wie Sie wahrnehmen.

Die andere Klasse der FP-Interventionen besteht in Fähigkeiten des Denkens, die uns ermöglichen, von alternativen Standpunkten aus Ereignisse wahrzunehmen und Konzepte zu verstehen – alltagssprachlich ausgedrückt, »Dinge anders zu sehen«. Einige Übungen laden zum Beispiel die Klientin ein, sich vorzustellen, wie sie in der Zukunft auf ihr heutiges Leben zurückschaut, um aus dieser Perspektive über ihr gegenwärtiges Verhalten zu reflektieren. Andere bestehen in einer Arbeit mit dem »inneren Kind«, bei der der Klient sich vorstellt, dass sein heutiges erwachsenes Selbst in der Zeit zurückgeht, um eine Version von sich als

Kind oder Heranwachsender zu trösten, zu versorgen, zu lehren oder zu unterstützen.

Wieder andere Interventionen ermutigen Klientinnen, den Standpunkt anderer einzunehmen:

- Wie würden Sie sich fühlen, wenn Sie Ihre Rollen tauschen würden?
- Wie würden Sie gern von ihm/ihr behandelt werden, wenn Sie Ihre Rollen tauschen würden?
- Was würden Sie denken und fühlen, wenn Sie an ihrer/seiner Stelle wären?
- Was würden Sie jemandem sagen, den/die Sie lieben, wenn ihr/ihm dasselbe passierte?
- Was meinen Sie, was dieser andere Mensch fühlen/denken/wollen/hoffen könnte?

Manchmal fordern wir eine Klientin vielleicht auf, die Perspektive ihres werteorientierten Selbst einzunehmen. Zum Beispiel: »In diesem Moment machen Sie eine Menge sehr wertende Kommentare über Ihren Partner. Und das ist vollkommen verständlich, wenn man all die Probleme bedenkt, die Sie miteinander haben. Das Problem ist, dass Sie, wenn Sie in diese Gedanken verstrickt sind, dazu neigen, Dinge zu tun, die Ihre Beziehung noch verschlechtern, wie Schreien, Vorwürfe machen und Beschimpfen. Ich frage mich also – Sie haben eben gesagt, Sie wollten liebevoller, geduldiger und freundlicher sein –, ich frage mich also, wie Sie hierüber anders denken könnten, wenn Sie wirklich in der Lage wären, die Art liebevolle, geduldige und freundliche Partnerin zu sein, die Sie sein möchten? Gibt es eine andere Weise, diese Situation zu betrachten, die Ihnen helfen könnte, besser mit ihr umzugehen, und zwar auf eine Weise, die für Ihre Beziehung gesünder wäre?«

Wir können den Klienten sogar auffordern, die Perspektive von Teilen von sich einzunehmen: »Wozu würde diese Emotion Sie auffordern, wenn sie sprechen könnte?«

Mitgefühl und Selbstmitgefühl

ACT legt großes Gewicht auf Selbstmitgefühl wie auch auf Mitgefühl mit anderen. Für viele Menschen sind das ganz neue Denkweisen. Leiden (unser eigenes oder das anderer) bewusst anzuerkennen und offen und neugierig dafür zu bleiben, statt es zu ignorieren, abzulehnen oder sich von ihm abzuwenden – und dann mit Freundlichkeit zu reagieren, und nicht mit Bewerten, Feindseligkeit oder auf eine andere Weise ohne Mitgefühl – ist für die meisten Menschen nicht selbstverständlich und fällt ihnen nicht leicht. Angenommen, wir empfinden Schmerz und sagen uns: *In diesem Moment leide ich. Mein Leben ist in diesem Moment hart. Schauen wir mal, was ich tun kann, um für mich zu sorgen.* Dies ist offensichtlich eine ganz andere Denkweise als Grübeln *(Warum geht es mir so schlecht? Was ist los mit mir?)* oder als entwertende Selbstkritik *(Ich sollte viel härter sein. Ich bin so eine weinerliche Loserin.)* Gewöhnlich müssen wir bewusst, aktiv und regelmäßig neue Denkmuster üben, um unsere Fähigkeit für Mitgefühl zu entwickeln – ein schwieriges Unterfangen, gegen das es bei vielen Klienten aktiven Widerstand gibt.

Flexibles Zielsetzen, Problemlösen, Planen und Entwerfen von Strategien

Wie wir in Kapitel 21 gesehen haben, verlangt engagiertes Handeln eine Menge flexibles Denken um Zielsetzen, Problemlösen, Handlungsplanung und Entwickeln von Strategien. Das sind für das Denken vieler Klientinnen neue Kompetenzen.

Wenn Klienten sich auf Handeln vorbereiten, können wir sie auffordern, Folgendes zu bedenken:

- Was ist das Schlimmste, was passieren könnte? Wie werden Sie damit umgehen, wenn es dazu kommen sollte? Was können Sie tun, um die Wahrscheinlichkeit zu verringern, dass es dazu kommt?

- Was ist Ihr Plan B, falls Plan A scheitert?
- Was ist das Beste, was passieren könnte? Was können Sie tun, um die Chancen, dass es passiert, zu erhöhen?
- Was wird höchstwahrscheinlich passieren? Was wird als Nächstes passieren, wenn es so kommt? Wenn nicht, was passiert dann als Nächstes?
- Welche Strategie werden Sie hier verfolgen? Was werden Sie dafür brauchen?
- Gibt es eine andere Weise, wie Sie dies sehen könnten, die Ihnen helfen könnte, besser damit umzugehen?

Ihren Verstand als Führerin, Coach oder Freund wahrnehmen

Last but not least verwendet die ACT häufig Metaphern, die unseren Verstand mit einer Führerin, Coach oder Freund vergleichen. Mit diesen Metaphern können wir auf vielerlei Weise spielen und uns in flexiblem Denken üben. Hier ein paar Beispiele:

Kluge Führerin/Rücksichtsloser Führer

Therapeutin: Manchmal ist unser Verstand ein kluger Führer. Er gibt uns wertvollen Rat und hilft uns, im Leben weiterzukommen. Ein andermal ist er eine rücksichtslose Führerin: Er ermutigt uns, rücksichtslos Risiken einzugehen oder uns Gefahren auszusetzen. Welcher Führer spricht in diesem Moment zu Ihnen?

Klientin: Es ist der rücksichtslose Führer.

Therapeutin: Okay. Welchen Rat könnte Ihnen der kluge Führer geben?

Übermäßig hilfsbereite Freundin/ In authentischer Weise hilfreicher Freund

Therapeutin: Hmm. Erinnern Sie sich, dass wir darüber gesprochen haben, wie unser Verstand manchmal ein »übermäßig hilfsbereiter Freund« sein kann? Meinen Sie, dass Ihr Verstand das vielleicht in diesem Moment gerade versucht? Angenommen, Ihr Verstand würde Ihnen auf eine authentische echte Weise helfen wollen, was könnte er hierzu sagen?

Strenger Coach/nachsichtiger Coach

Therapeutin: Wissen Sie, im Schulsport gibt es zwei Arten von Coaches. Es gibt barsche, die die Kinder anschreien, mit ihnen schimpfen, keinen Fehler durchgehen lassen, ständig bewerten, vergleichen und kritisieren. Und es gibt freundliche, die den Kindern Mut machen, ihnen helfen, ihre Stärken zu entwickeln und ihnen auf eine freundliche und liebevolle Weise aufrichtiges Feedback zu ihren Fehlern geben. Das Gute ist, dass die barschen eine schnell aussterbende Sorte sind. Wissen Sie warum?

Klient: Warum?

Therapeutin: Weil freundliche Coaches viel bessere Ergebnisse erzielen. Wenn Sie danach gehen, wie in diesem Moment Ihr Verstand mit Ihnen spricht; ist das also ein barscher Coach oder ein freundlicher Coach?

Klient: Ein barscher Coach.

Therapeutin: Was würde ein freundlicher Coach sagen?

AUFGABEN

Es gibt viele Variationen über das Thema Ihres Verstandes als Führer, Coach oder Freundin. Wir können den Verstand mit einem Ratgeber, einer Mentorin, einem Helfer, einer Assistentin oder einem Gehilfen vergleichen und wir können verschiedene Qualitäten einander gegenüberstellen: vorsichtig versus sorglos, aufmerksam versus unaufmerksam, freundlich versus barsch, annehmend versus bewertend, klug versus rücksichtslos, hilfsbereit versus nicht hilfsbereit und so weiter. Als Übung:

- Spielen Sie ein wenig mit diesen Vorstellungen und schauen Sie, ob Ihnen ein paar eigene Versionen einfallen.
- Überlegen Sie dann, ob Ihnen ein paar Klientinnen einfallen, bei denen Sie sie in einer Sitzung anwenden und ausprobieren könnten.

WAS SIE MITNEHMEN KÖNNEN

Ich hoffe, dass Sie sehen, dass ACT Ihr Denken gewöhnlich beträchtlich verändert. ACT tut das jedoch nicht dadurch, dass schwierige oder nicht hilfreiche Gedanken infrage gestellt, bestritten, ignoriert, abgelehnt werden oder dass von ihnen abgelenkt wird. ACT tut das (a) durch Defusion von solchen Gedanken, (b) durch Akzeptieren, dass sie immer wieder auftauchen werden, und (c) zugleich durch aktives Kultivieren neuer, flexiblerer und effektiverer Denkweisen.

28 Scham, Wut und andere »problematische« Emotionen

WAS MACHT EINE EMOTION »PROBLEMATISCH«?

Häufig fragen mich Therapeuten, wie sie mit bestimmten Emotionen arbeiten sollen, vor allem mit Scham, Schuldgefühlen und Ärger und Wut. Ich werde mich in diesem Kapitel vor allem auf Scham konzentrieren (einfach deshalb, weil sie die Emotion ist, die am häufigsten angesprochen wird), aber die Prinzipien, die wir behandeln, gelten für alle Emotionen.

Wenn wir mit einer »schwierigen« Emotion arbeiten, müssen wir genau wissen, *inwiefern* diese Emotion für diese Klientin »problematisch« ist. Sie erinnern sich: In der ACT ist keine Emotion einfach als solche problematisch. Eine Emotion wird nur »problematisch« oder »schwierig«, wenn sie ein reiches und sinnvolles Leben verhindert; und sie tut dies nur in einem bestimmten Kontext von Fusion, Vermeidung und unzweckmäßigem Handeln.

Wir sollten also Fragen stellen, um etwas über die Wegbewegungen und Hinbewegungen des Klienten zu erfahren:

A. *Wegbewegungen:* Was passiert gewöhnlich, wenn Sie sich in diese Emotion verstricken und sie Sie zum Narren hält? Was tun Sie dann, was Sie von dem Leben, das Sie leben wollen, abbringt oder was Sie aus ihm wegzieht? Besetzt sie Ihre Aufmerksamkeit und lenkt Sie von wichtigeren Dingen ab? Werden Sie dann unbeteiligt, verlieren Sie den Fokus, lassen Sie sich ablenken?

B. *Hinbewegungen:* Wenn diese Emotion Sie nicht mehr verstricken und Sie umhertreiben könnte, was würden Sie dann nicht mehr tun und was würden Sie zu tun beginnen, was würden Sie mehr und was weniger tun? Inwiefern würden Sie sich selbst, andere, das Leben oder die Welt anders behandeln? Welche Ziele würden Sie verfolgen? Welche Aktivitäten würden Sie beginnen oder wieder aufnehmen? Auf welche Menschen, Ereignisse, Herausforderungen würden Sie zugehen, welchen würden Sie sich stellen, mit welchen würden Sie besser umgehen? Worauf würden Sie besser fokussieren oder sich besser einlassen können? Mit wem würden Sie mehr präsent sein können? Wem würden Sie sich besser zuwenden oder Ihre Aufmerksamkeit schenken können?

Wenn wir möchten, können wir unseren alten Freund, den Punkt der Entscheidung, als visuelle Hilfe einführen und die Emotion ganz unten eintragen. (Erinnern Sie sich: Wir können dies tun und müssen dabei aber nicht alle Antworten in das Diagramm aufnehmen.)

Tipp für die Praxis

Häufig müssen wir unseren Klientinnen erklären, dass »Depression« keine Emotion ist. Eine einfache Möglichkeit bietet dafür der Punkt der Entscheidung. Unten tragen wir die Gedanken (z. B. *Ich bin nicht gut genug*) und die Emotionen (z. B. Angst, Traurigkeit, Schuldgefühle, Scham, Wut) ein, und dann alle Wegbewegungen. Wir erklären, dass die Wegbewegungen das sind, was wir mit »Depression« meinen – nicht die Gedanken und Gefühle, die sie auslösen.

DEN KONTEXT VERÄNDERN

In einem Kontext von Fusion und Vermeidung ist jede Emotion problematisch, dies gilt sowohl für schmerzliche Emotionen wie Scham, Schuldgefühle, Wut, Angst und Traurigkeit als auch für angenehme wie Liebe und Freude. In der ACT ist unser Ziel, einen Kontext so zu verändern, dass er von Defusion, Akzeptanz und wertegeleitetem Handeln bestimmt ist. In diesem neuen Kontext, in dem die Klientin in der Lage ist, flexibel auf die Emotion zu reagieren (sich aus der Verstrickung in sie zu befreien und Hinbewegungen zu machen), ist die Emotion nicht mehr »problematisch«.

Als Hilfe bei unserer Arbeit ist es häufig nützlich, den problematischen Kontext in drei Elemente zu zerlegen, mit denen man dann einzeln und der Reihe nach arbeiten kann. Wir tun das in keiner bestimmten Reihenfolge – wir arbeiten flexibel, von Moment zu Moment, je nach dem, was am relevantesten oder nützlichsten zu sein oder für den jeweiligen Klienten wahrscheinlich am besten zu wirken scheint. In einem Kontext, in dem jede Emotion problematisch geworden ist, können wir erwarten, diesen drei Elementen zu begegnen:

1. Fusion
2. Erlebnisvermeidung
3. Unzweckmäßiges Handeln.

Schauen wir, wie sich das bei der Scham darstellt.

Fusion und Scham

Wenn wir mit Scham arbeiten, erwarten wir, dass wir Fusion mit Folgendem finden:

- **mit der Vergangenheit,** besonders Grübeln und das Wiedererleben schmerzlicher Erinnerungen.

- **mit der Zukunft,** besonders Angst vor der Möglichkeit negativer Bewertung, von Feindseligkeit oder Ablehnung durch andere (besonders wenn diese anderen die »Wahrheit« über die »beschämende Vergangenheit« der Klientin entdecken sollten).
- **mit dem Selbstkonzept,** harte negative Selbstbewertung: *Ich bin schlecht/gebrochen/abstoßend/wertlos/hoffnungslos/verdiene nicht, glücklich zu sein.*
- **Suchen nach Gründen,** alle Gründe, warum ich mich nicht verändern kann oder es nicht einmal versuchen sollte: *Weil in der Vergangenheit diese schändlichen Dinge passiert sind, kann ich mich nicht verändern/bin ich gebrochen/kann ich keine Beziehungen haben/verdiene ich kein besseres Leben.*

Natürlich lassen sich auch viele andere Arten von Fusion finden, aber diese tendieren bei Scham zu dominieren. Bei anderen Emotionen wie Wut und Traurigkeit unterscheidet sich der kognitive Inhalt, aber die meisten der sechs Kernkategorien von Fusion (Gründe, Regeln, Bewertungen, Vergangenheit, Zukunft, Selbst), wenn nicht alle, werden wahrscheinlich beteiligt sein.

Erlebnisvermeidung und Scham

Wenn Sie mit Scham arbeiten, sollten Sie sich bewusst sein, dass die meisten Klienten sehr bemüht sind, Folgendes zu vermeiden oder loszuwerden:

- **Unangenehme Sinnesempfindungen oder Gefühle der Scham im Körper.** Diese sind häufig sehr ähnlich oder kombiniert mit Sinnesempfindungen oder Gefühlen der Angst (z. B. einer Enge in der Brust, Aufgewühltheit im Bauch oder, bei Klientinnen, die dissoziieren, »Taubheit«).
- **Unangenehme Kognitionen,** vor allem strenge Selbstbewertungen, Scham auslösende Erinnerungen und Ängste vor negativer Bewertung oder Ablehnung durch andere.

- **Unbequeme Neigung zu selbstschädigenden Handlungen** (z. B. zum Konsum von Drogen oder Alkohol, sich selbst zu verletzen, sich sozial zu isolieren).
- Andere Kognitionen, Gefühle und Sinnesempfindungen, die mit anderen Arten von Fusion zu tun haben. Zum Beispiel kann es sein, dass Klientinnen, wenn sie mit einem Gefühl der Wertlosigkeit verschmolzen sind, Lethargie, Schwere oder Müdigkeit wahrnehmen.

Wie bei anderen »problematischen Emotionen« werden wir wahrscheinlich finden, dass Klienten versuchen, Sinnesempfindungen, Gefühle, Kognitionen und Neigungen zu vermeiden.

Unzweckmäßiges Handeln und Scham

Unzweckmäßige Handlungen, die von Scham ausgelöst werden, können sehr verschieden sein. Besonders verbreitet sind:

- Vermeiden wichtiger oder bedeutsamer Menschen oder von Orten, Ereignissen, Aktivitäten und Situationen, die Scham auslösen oder Rückzug von ihnen
- Die »üblichen Verdächtigen«: verbreitete Verhaltensweisen, um Schmerz zu vermeiden, ihm zu entkommen oder ihn loszuwerden (Konsum von Drogen, Alkohol, Zigaretten oder Essen; Suchtverhalten; Ablenkung)
- Konflikt mit anderen, Kritik anderer, aggressives Verhalten gegenüber anderen oder Beschämen anderer
- Unbewusste körpersprachliche Veränderungen (z. B. nach unten Schauen, Vermeiden von Blickkontakt)
- Verdeckte Verhaltensweisen wie Grübeln, sorgenvolles Denken und Distanzieren.

Für jede »problematische« Emotion sollten wir offene wie verdeckte Muster unzweckmäßiger Handlungen aufdecken. Diese können bei verschiedenen Emotionen stark variieren. Bei Wut zum Beispiel ist es typisch, dass wir viel aggressives Verhalten sehen, und bei Schuldgefühlen beobachten wir häufig exzessives Entschuldigen.

Eine wichtige Anmerkung: In der ACT wird ein Verhalten nur in einem Kontext als »unzweckmäßig« betrachtet, in dem es ein reiches und sinnvolles Leben verhindert. Die meisten oben beschriebenen Strategien sind nicht unzweckmäßig, wenn sie mäßig, flexibel und klug verwendet werden, aber exzessiv, starr oder unangemessen benutzt, werden sie leicht problematisch.

SCHAM VERSUS SCHULDGEFÜHLE

Schuldgefühl bezieht sich im Allgemeinen auf eine unangenehme Emotion, die wir empfinden, wenn wir das Gefühl haben, dass wir etwas Schlechtes GETAN haben – dass wir uns von unseren Kernwerten entfernt haben, dass wir anders gehandelt haben, als ein Mensch es tun würde, der wir sein möchten. *Scham* bezieht sich typischerweise auf eine unangenehme Emotion, die wir empfinden, wenn wir das Gefühl haben, dass wir nicht nur etwas Schlechtes getan haben, sondern dass wir schlecht SIND. Sie enthält also viel Fusion mit einer harschen negativen Selbstbewertung: *Ich bin ein schlechter Mensch.*
Vereinfacht gesagt:

- Schuld = Ich habe etwas Schlechtes GETAN.
- Scham = Ich BIN schlecht.

Viele von uns lernen in der Ausbildung, dass »Schuldgefühle« motivierend sind – dass sie Menschen erkennen helfen, was sie falsch gemacht haben, und motivieren, etwas wiedergutzumachen, sich zu bessern oder wieder mit ihrem Herz in Kontakt zu kommen und sich ihm entsprechender zu verhalten. Zugleich lernen wir, dass Scham demotivierend ist – sie bewirkt, dass Menschen »sich verschließen« und vermeiden, effektiv mit ihren Problemen umzugehen.

Und das ist zwar nicht unbegründet, aber es ist eine grobe Vereinfachung. Schließlich ist eine der Schlüsseleinsichten in der ACT, dass keine Emotion an sich gut oder schlecht ist; die Qualität hängt immer vom Kontext ab. In einem Kontext von Fusion und Vermeidung können alle Emotionen nutzlos, schädlich oder toxisch sein oder das Leben entstellen. In einem Kontext von Achtsamkeit und Werten können alle Emotionen hilfreich und lebensfördernd sein.

Schuldgefühle und Scham sind keine Ausnahmen. Schuldgefühle können demotivierend sein und Scham kann motivieren. Wie eine Emotion wirkt, hängt vom Kontext ab. (Damit sind wir wieder beim funktionalen Kontextualismus.) Wenn wir achtsam auf Scham reagieren und die Werte, die darunter verborgen sind, erforschen, kann sie sehr motivierend sein.)

Lerngeschichte und Scham

Wir können helfen, Defusion, Selbstakzeptanz und Selbstmitgefühl zu fördern, wenn wir die Lerngeschichte der Klientinnen anschauen, die zu so einer Scham geführt hat. Haben Pflegepersonen des Klienten – oder Menschen, die ihn missbraucht oder mit entwertender Kritik attackiert haben – zum Beispiel Dinge gesagt, die Scham genährt haben können, z. B.: »Das hast du verdient«, »Du bist eine Schlampe«, »Das hast du dir selbst zuzuschreiben«, »Du solltest dich schämen?«

In Fällen von Missbrauch durch eine Pflegeperson in der Kindheit könnten wir Folgendes besprechen: Ein Kind muss unbewusst eine positive Sicht seiner Pflegepersonen aufrechterhalten, unabhängig davon, was sie falsch machen, denn sie sind das Unterstützungssystem, das das Kind für sein Leben braucht. Bewusst anzuerkennen, dass das, was es als »Unterstützung für sein Leben« braucht, eine Quelle der Gefahr ist, ist für das Kind erschreckend. Deshalb wird sein Verstand, wenn Pflegepersonen missbräuchlich sind, häufig automatisch und unbewusst ihm selbst die Schuld daran geben: *Es ist mein Fehler*. Damit hilft sich das Kind, sich vor der schrecklichen und schmerzlichen Realität seiner Pflegeperson(en) zu schützen.

Nach so einer Arbeit können wir Narrative mit dem Inhalt »Ich bin so SCHLECHT« als »altes Programm« bezeichnen und Defusion mit den Worten ermutigen: »Hier begegnen Sie einem alten Programm.«

Frühere Funktionen der Scham

Es kann nützlich sein, einmal anzuschauen, welche mindestens teilweise hilfreiche oder schützende Rolle Scham für den Klienten in der Vergangenheit gespielt hat. (Technischer ausgedrückt: Es kann nützlich sein, die verstärkenden Folgen der Scham zu untersuchen.) Dazu kann gehören:

- *Verringern von Bestrafung oder Feindseligkeit:* Wenn man in den Augen anderer beschämt aussieht oder wirkt, kann das in manchen Zusammenhängen Bestrafung, Feindseligkeit, Aggression, Kritik oder Bewertung mildern.
- *Unterstützung oder Freundlichkeit:* Wenn andere wissen, dass Sie sich schämen, weckt das in manchen Kontexten ihre Sympathie oder Freundlichkeit oder macht sie geneigter, Sie zu unterstützen oder Ihnen zu vergeben.
- *Vermeiden von Schmerz:* Häufig vermeiden Menschen in ihrer Scham andere Menschen, Orte, Situationen, Ereignisse und Aktivitäten, die bei ihnen schwierige Gedanken, Gefühle und Erinnerungen wecken. Auf kurze Sicht hilft Scham ihnen also, Schmerz zu entkommen oder zu vermeiden. Ein bekanntes Beispiel: Der gesenkte Blick der Scham hilft manchen Klienten, die Angst beim Blickkontakt mit anderen zu vermeiden. Angst wird häufig von Angst vor negativer Bewertung, Ablehnung oder Feindseligkeit genährt.
- *Verstehen:* Scham hilft Menschen, »Sinn« in ihrer Erfahrung zu finden: *Diese Dinge sind passiert, weil ich schlecht bin.* Dies kann manchen

Kindern ermöglichen, auf eine Weise einen Sinn in Missbrauch zu finden, der ihnen die schreckliche Realität ihrer Pflegepersonen erspart.

Diese Art der Psychoedukation kann eine nützliche Rolle beim Normalisieren und Bestätigen von Scham spielen, was dann seinerseits Akzeptanz fördert und hilft, Selbstmitgefühl zu nähren. (Anmerkung: Wir *müssen* frühere Funktionen von Scham nicht erforschen, wichtig ist ihre gegenwärtige Funktion. Es kann aber nützlich sein, sie im Dienst von Akzeptanz und Selbstmitgefühl dennoch anzuschauen.)

Funktionen von Scham in der Gegenwart

Wenn wir frühere Funktionen von Scham angeschaut haben (um die Erfahrung zu normalisieren und zu validieren), ist es wichtig, danach ihre gegenwärtige Funktion hervorzuheben. Während Scham häufig noch immer einige Sekundärgewinne haben wird, die sie in der Vergangenheit gehabt hat, hat sie jetzt auch deutlich einige beträchtliche Kosten. Abgesehen davon, dass sie natürlich ein sehr unangenehmes Gefühl ist, können die anderen nachteiligen Funktionen der Scham gewöhnlich leicht aufgedeckt werden, wenn man die Wegbewegungen anschaut.

Wenn wir diese Informationen haben, könnten wir etwa Folgendes sagen: »In der Vergangenheit hat Ihnen Scham also wirklich in gewisser Weise geholfen, zum Beispiel durch XYZ, aber in der Gegenwart verhindert sie, dass Sie die Person werden, die Sie sein wollen, und die Dinge zu tun, die Sie tun möchten, wie ABC. Wären Sie bereit, hier ein paar neue Fähigkeiten zu lernen, mit deren Hilfe Sie effektiver mit Scham umgehen, ihre Wirkung auf Ihr Leben reduzieren und ihr so ihre Macht nehmen können, sodass Sie wieder anfangen können, ABC zu tun?«

Wenn in Bezug auf diese Begründung und Motivation, ACT-Kompetenzen zu erwerben, Einverständnis hergestellt ist, können wir häufig darauf verweisen, wenn die Arbeit schwierig wird oder es der Klientin an Motivation fehlt.

ARBEIT MIT SCHAM (UND ANDEREN »PROBLEMATISCHEN« EMOTIONEN)

Es gibt zahlreiche Ansätze zur Arbeit mit Scham (oder Ärger und Wut, Traurigkeit, Angst, Schuldgefühlen und so weiter). Unten werde ich viele von ihnen kurz abhandeln.

Körperhaltung und Scham

Scham ist häufig (aber nicht immer) von charakteristischen Veränderungen der Körperhaltung begleitet. (Tipps für die Arbeit mit Körperhaltung siehe Zusätzliches Material.)

- Kopf hängen lassen
- Eingeschränkter Blickkontakt (z. B. wenn der Blick auf den Boden oder aus dem Fenster statt den Therapeuten gerichtet ist)
- Gesichtsausdruck der Niedergeschlagenheit
- Zusammengesunkene Körperhaltung: hängende Schultern und Arme, gebeugte Wirbelsäule
- Körperliche Unruhe beim Reden oder Denken als Ausdruck von Unbehagen über etwas, was mit Scham verbunden ist
- Augen werden mit einer Hand bedeckt oder der Kopf mit beiden Händen gehalten

Anmerkung: Bei manchen Klientinnen kann Scham manchmal aggressives Verhalten auslösen. In dem Fall beobachten wir wahrscheinlich Veränderungen in der Körperhaltung, die typischerweise Aggression begleitet.

Defusion und Scham

Um einem Klienten zu helfen, sich aus der Verwicklung mit Selbstverurteilung, Selbstvorwürfen, schmerzlichen Erinnerungen, Angst vor negativer Bewertung oder Ablehnung durch andere und so weiter zu lösen, denken Sie an die zwei Schritte, die beim Prozess der Defusion meistens die ersten und einfachsten sind: Wahrnehmen und Benennen. Wir können die Klientin auffordern wahrzunehmen, was ihr Verstand sagt, wie ihr Verstand sie quält, wie ihr Verstand sie abwertet und ihr Vorwürfe macht oder wie sie so schnell von der Annahme ausgeht, dass andere sie verurteilen, kritisieren oder ablehnen.

Wir können sie auch auffordern, ihre Gedanken und Gefühle zu benennen, ohne sie zu bewerten (z. B. *Hier ist Scham; Hier ist mein Schema »Ich bin SCHLECHT«; Ich denke, dass ich SCHLECHT bin; Ich merke, dass ich mich verurteile; mir kommen Gedanken, dass andere mich bewerten werden; Hier versucht mein Verstand, mir Angst zu machen; Ich empfinde Scham; Ich nehme mein Gefühl der Scham wahr; Ich habe eine Erinnerung an etwas, für das ich mich schäme*).

Wenn wir die Funktionen von Scham in der Vergangenheit und in der Gegenwart angeschaut haben, können wir diese Information zur Defusion nutzen. Der Klient könnte versuchen, seine Scham in diesem Sinn wahrzunehmen und zu benennen: *Aha. Da ist sie wieder, die Scham. Ich weiß, du versuchst mir zu helfen oder mich zu schützen, wie in der Vergangenheit. Aber diese Art Hilfe brauche ich nicht mehr. Jetzt habe ich meine Werte, die mir helfen.* Oder eine Variante: *Aha. Da ist sie wieder, die Scham. Danke dafür, dass du mich daran erinnerst, Selbstmitgefühl zu üben.*

Idealerweise würde die Klientin wieder achtsam mit ihren Werten Kontakt aufnehmen, wenn sie sich aus den Verwicklungen mit Gedanken oder Erinnerungen löst und die Gefühle und Sinneswahrnehmungen der Scham akzeptiert.

Wenn wir von Wahrnehmen und Benennen zu Akzeptanz übergehen, liegt die Betonung darauf, dass wir alle Gefühle und Sinneswahrnehmungen zulassen, die der Klient wahrgenommen und benannt hat, und ihnen Raum geben. Wenn wir jedoch mehr zu Defusion übergehen, liegt die Betonung auf Kognitionen, und das Ziel wäre für die Klientin, »klarer zu sehen«, was Kognitionen sind: Reihen von Worten und Bildern.

Anmerkung: Wenn wir mit Scham arbeiten, ist es klug, ausgefallene, abwegige Defusionstechniken zu vermeiden, wie zum Beispiel, »dem Verstand zu danken« oder »Gedanken zu singen« – wenigstens in den ersten Sitzungen –, weil sie leicht eine kontraproduktive Wirkung haben können und der Klient sich entwertet fühlen kann.

Bildwelt des »Inneren Kindes« und Scham

In der ACT hat die Arbeit mit dem »inneren Kind« gewöhnlich die Form interaktiver erfahrungsorientierter Übungen. Die Therapeutin leitet dann den Klienten an, sich selbst lebendig vorzustellen, wie er heute ist, und in der Zeit zurück zu reisen, um dem Kind, das er einmal war und heute auch noch ist und das leidet, Trost und Fürsorge entgegenzubringen. Häufig ist das mit einer konkreten Erinnerung an Trauma, Missbrauch oder Vernachlässigung in der Kindheit verbunden. Die Therapeutin begleitet den Klienten – sein erwachsenes Selbst – als Coach, damit er gegenüber dem Kind-Selbst mitfühlend handelt und ihm Trost, Freundlichkeit, Unterstützung und Weisheit anbietet. Die Klientin sagt, als sein erwachsenes Selbst, dem Kind die Wahrheit über die Situation, in der es sich befindet (z. B. in einer missbräuchlichen Situation), damit es versteht, dass es (als Kind) nichts falsch gemacht hat. Vielmehr sind die Erwachsenen im Unrecht. Der Klient sagt dem Kind-Selbst alles, was nötig ist, damit es die Situation und die Zusammenhänge versteht und sieht, dass ihm für das, was passiert ist, kein Vorwurf zu machen ist.

Die Übungen enden gewöhnlich damit, dass das Erwachsenen-Selbst das Kind-Selbst mit Mitgefühl umarmt oder es hält oder es an einen sicheren Ort bringt. (Übrigens würde ich einer Klientin gegenüber niemals das Wort »Arbeit mit dem inneren Kind« verwenden, denn dieser Ausdruck hat für viele Menschen negative Konnotationen, besonders für Klienten, die lange Erfahrung mit Therapie haben. Ich würde einfach sagen: »Wären Sie bereit, eine Übung mit mir zu machen, die Ihnen bei diesem Problem helfen könnte?«)

Akzeptanz und Scham

Wie Sie wissen, beginnt Akzeptanz häufig mit Bestätigung und Normalisierung. In diesem Fall erkennen wir an, dass Scham (besonders für traumatisierte Menschen) eine übliche und natürliche Reaktion ist, und dass das Narrativ »Ich bin SCHLECHT« universell verbreitet ist. Von da aus kann man leicht zu »Wahrnehmen, Benennen und Zulassen« der verschiedenen Gedanken, Gefühle, Sinnesempfindungen und Erinnerungen übergehen, die schambesetzt sind. Dann kann man jede Kombination von Akzeptanztechniken verwenden, die man für richtig hält. Auch *Anker werfen* ist häufig nützlich – nicht, um von der Scham abzulenken, sondern um zu entdecken, dass es hier in diesem Moment neben der Scham noch eine Menge anderer Dinge gibt.

Scham als Verbündete

Vorausgesetzt, wir reagieren achtsam, können wir Scham gut nutzen. Wir können einige oder alle Interventionen und Prinzipien aus Kapitel 23 verwenden, um Scham zu einer Verbündeten zu machen.

Kontakt mit dem gegenwärtigen Moment und Scham

Kontakt mit dem gegenwärtigen Moment spielt bei der Arbeit mit Scham eine wichtige Rolle, zum Beispiel:

- *Erden* und *Anker werfen* sind essenzielle Kompetenzen, die bei allen Klientinnen, die von Scham oder einer anderen Emotion überwältigt sind, früh entwickelt werden sollten
- Fördern von Engagement, Verbundenheit und expansive Bewusstheit
- Wahrnehmen der Körperhaltung und wie sich diese auswirkt; experimentieren, wie sich eine Änderung der Körperhaltung auswirkt, um Engagement, Zentrierung, Erdung, Verbundenheit, Kommunikation und Lebendigkeit zu fördern
- Frühe Wahrnehmung und Anerkennung von Gedanken, Gefühlen und Erinnerungen, die den Weg für Defusion und Akzeptanz ebnen.

Selbstmitgefühl und Scham

Wie bei allen schmerzlichen Emotionen können wir auf Scham mit einigen oder mit allen sechs Bausteinen des Selbstmitgefühls reagieren, die wir in Kapitel 18 behandelt haben:

1. Anerkennen der Wunde (d. h. den Schmerz wahrnehmen)
2. Menschlich sein (d. h. den Schmerz bestätigen)
3. Den Kritiker entwaffnen (d. h. sich aus der Verstrickung mit strenger Selbstkritik lösen)
4. Sich selbst gegenüber freundlich sein (in Gedanken, Worten und Handlungen)
5. Dem Schmerz Raum geben (d. h. den Schmerz akzeptieren)
6. Sich selbst in anderen sehen (d. h. das gemeinsame Menschsein)

Wir können dann, wenn erwünscht, »Scham« als Erinnerungshilfe umfunktionieren, Selbstmitgefühl zu üben.

Selbst als Kontext und Scham

Sie können den »Teil von Ihnen, der wahrnimmt« benutzen, um zurückzutreten und die verschiedenen Elemente von Scham, auch Gedanken, Gefühle, Sinneswahrnehmungen und Erinnerungen beobachten. Sie können wahrnehmen, dass Scham nicht die Essenz derjenigen ist, die Sie sind. Sie sind viel mehr als diese Gedanken, Gefühle, Sinneswahrnehmungen und Erinnerungen.

Wir können Klienten wahrnehmen helfen, wie sich die Gedanken, Gefühle, Sinneswahrnehmungen und Erinnerungen, die zusammen die Scham ausmachen, im Laufe der Zeit ständig verändern, während der »Teil von Ihnen, der wahrnimmt« unveränderlich ist.

Werte und Scham

Wenn Klientinnen – durch Defusion, Akzeptanz, Selbstmitgefühl und so weiter – angesichts von Scham flexibler werden, wird es möglich, und häufig sehr fruchtbar, ihre Scham zu nutzen, um Werte zu thematisieren. Wir könnten fragen:

- Wie würden Sie einen geliebten Menschen behandeln, der ähnliche Ereignisse wie Sie durchlebt und sich genauso wie Sie gefühlt hat und/oder was würden Sie ihm raten?
- Was sagt Ihnen diese Scham darüber, was Ihnen wirklich wichtig ist, und woran Sie arbeiten, dem Sie sich stellen und auf das hin Sie handeln sollten?
- Was sagt Ihnen Scham darüber, wie Sie sich selbst und andere idealerweise behandeln sollten?
- Was sagt Ihnen Scham darüber, was Sie verloren haben, in Bezug worauf Sie vorsichtig sein und wofür sie einstehen sollten, was Ihnen sehr wichtig ist, und worum Sie sich kümmern sollten?

- Was sagt Ihnen Scham darüber, wie die Welt für Sie sein sollte, wie Sie selbst gern wären, wie andere für Sie sein sollten, wie das Leben für Sie sein sollte? Was können Sie dazu beitragen, dass dies alles geschieht?

Von Werten kann man leicht zu engagiertem Handeln übergehen.

Engagiertes Handeln und Scham

Zu engagiertem Handeln gehört Anregen und Bestätigung neuer, wertekongruenter Verhaltensrepertoires (Hinbewegungen) als Alternativen zu den alten von Scham motivierten Repertoires (Wegbewegungen). Dazu kann Folgendes gehören:

- Wertegeleitete Problemlösung
- Wertegeleitete Zielsetzung und Handlungsplanung
- Training, Übung und Anwendung von Kompetenzen der Achtsamkeit (z. B. für Defusion, Akzeptanz, Bewusstheit, Selbstmitgefühl, Selbst-als-Kontext) im Dienst spezifischer Werte und wertekongruenter Ziele
- Training anderer relevanter Kompetenzen im Dienst spezifischer Werte und wertekongruenter Ziele, besonders Training in Beziehungskompetenzen (z. B. für Kommunikation, Selbstbehauptung, Intimität und Empathie).

Exposition und Scham

Viele Klienten erleben, wenn sie Scham empfinden, eine problematische Einschränkung ihres Verhaltensrepertoires. Insbesondere wird das Verhalten vieler Klientinnen davon bestimmt, dass sie versuchen,

A. Gedanken, Gefühle und Erinnerungen zu vermeiden, die schambesetzt sind (Erlebnisvermeidung),

B. und Situationen, Menschen, Orte, Ereignisse und Aktivitäten zu vermeiden, die die Scham auslösen (offenes Vermeiden).

Sie sehen hoffentlich, dass an fast allen oben beschriebenen Interventionen Exposition beteiligt ist. (Wenn Sie das nicht sehen, gehen Sie bitte zurück und lesen Sie noch einmal Kapitel 26.)

Flexibel handeln mit Scham

Es ist wichtig, dass der Klient begreift, dass er angesichts aller Gedanken, Gefühle, Sinnesempfindungen, Emotionen, Neigungen, Bilder oder Erinnerungen flexibel und von Werten geleitet handeln kann. Er muss nicht warten, bis sie weg sind. Und er muss auch nicht zulassen, dass sie seine Handlungen kontrollieren.

Diese Einsicht ist meistens am mächtigsten, wenn sie sich im Zusammenhang einer Arbeit mit Erfahrung einstellt, und am wenigsten wirksam, wenn sie auf einer intellektuellen Ebene oder in didaktischer Absicht diskutiert wird (wo es häufig damit endet, dass die Klientin darauf besteht, dass es nicht möglich ist, oder intellektuell dem Konzept zwar zustimmt, aber ohne eine Vorstellung davon, wie sie das machen kann).

Eine einfache Übung mit Erfahrung besteht darin, den Klienten körperlich handeln zu lassen (z. B. Arme und Beine zu kontrollieren – mit einer achtsamen Dehnübung, achtsamer Veränderung der Körperhaltung, achtsamem Gehen, achtsamem Essen oder Trinken, freundlicher Selbstberührung), wenn die Klientin in einer Sitzung Scham erlebt. Der Klient macht dann wirklich die Erfahrung, dass er trotz seiner Scham Kontrolle über seine Handlungen hat.

Surfen auf einer Neigung bei Scham

Klientinnen, die mit Scham zu tun haben, drängt es oft dazu:

- Drogen zu nehmen oder Alkohol zu konsumieren,
- sich selbst zu verletzen,
- sich sozial zurückzuziehen,
- wichtige aber sozial schwierige Situationen zu vermeiden, oder
- sich auf vielerlei Weise selbstschädigend zu verhalten, wodurch sie kurzfristig Schmerz vermeiden können.

Die Achtsamkeitsübung, die als »Surfen auf einer Neigung« bekannt ist (die Akzeptanz, Defusion und Kontakt mit dem gegenwärtigen Moment enthält) ist bei dieser Art Arbeit sehr nützlich. Man kann sie Klienten als Hilfe beibringen, wie sie bei ihren Neigungen bleiben können, ohne ihnen nachzugeben und entsprechend zu handeln. Sie lernen, wie sie den Drang eines Bedürfnisses wie eine Welle ansteigen und abnehmen lassen können, ohne von ihr mitgerissen zu werden.

—

Wir können mit Schuldgefühlen, Ärger und Wut, Angst, Traurigkeit, Neid, Eifersucht, Ekel, Einsamkeit und so weiter wie mit Scham arbeiten. In jedem Fall identifizieren wir Fusion, Vermeiden und unzweckmäßiges Handeln und arbeiten mit ihnen mit den entsprechenden therapeutischen Prozessen. Die spezifischen Gedanken, Gefühle, Erinnerungen, Sinnesempfindungen, Neigungen, Bilder, Körperhaltungen und nichtfunktionalen Handlungen werden von Emotion zu Emotion variieren, aber die ACT-Kernprozesse, die wir in der Arbeit mit ihnen anwenden, werden immer dieselben sein.

AUFGABEN

Natürlich braucht die Arbeit mit intensiven Emotionen Übung:

- Wählen Sie eine oder zwei Klientinnen aus, die Probleme mit einer intensiven Emotion wie Scham oder Wut haben.
- Entwerfen Sie auf der Grundlage der Ideen dieses Kapitels mindesten vier oder fünf verschiedene Ansätze, wie Sie Ihren Klienten helfen können, besser mit der Emotion umzugehen.

WAS SIE MITNEHMEN KÖNNEN

Unser Ziel in der ACT ist nicht, die Emotion selbst zu verändern, sondern den Kontext zu verändern, in dem sie entsteht. Wenn sich der Kontext von Fusion und Vermeiden zu Achtsamkeit und Orientierung an Werten verändert, funktioniert die Emotion auf eine andere Weise. Natürlich kann sie immer noch sehr unangenehm oder schmerzlich sein, aber sie fungiert dann nicht mehr auf eine Weise, die toxisch, lebensfeindlich oder selbstschädigend ist.

29 Flexible Beziehungen

GUT MIT ANDEREN LEBEN

Der große Philosoph Jean-Paul Sartre hat bekanntlich gesagt: »Die Hölle, das sind die anderen.« Er hatte jedoch nur halb recht. Andere Menschen sind auch der Himmel. Mit anderen Worten, unsere Beziehungen mit anderen sind eine gemischte Sache. Sie sind Anlass zum Staunen und zum Fürchten, zu Freude und Angst, Glück und Elend. Wenn Beziehungen gut sind, bereichern und verbessern sie unser Leben auf unzählige Weisen. Und wenn sie schlecht sind, kann das Leid immens sein.

Es ist daher keine Überraschung, dass es bei einem großen Teil der Arbeit mit der ACT um Beziehungen geht: Sie bereichert und verbessert sie, arbeitet mit den Schwierigkeiten und wirkt darauf hin, reiche und sinnvolle Verbindungen aufzubauen. Und nicht zu vergessen, ACT ist keine passive Akzeptanz-Therapie. Wir helfen Klientinnen, ihre Beziehungen zu beenden und zu verlassen, wenn das die zweckmäßigste Handlungsweise ist, um ihr Leben zu verbessern.

Bei fast allen Klienten, mit denen ich jemals gearbeitet habe, mit welcher Art von Thema, Problem oder Störung auch immer – von Trauma und Sucht bis zu Depression und Angst – spielten Beziehungsprobleme eine bedeutende Rolle. Dies macht Sinn. Warum? Weil jede Störung wahrscheinlich wichtige nahe Beziehungen negativ beeinflusst, und die Probleme, die die Folge sind, das Leiden im Allgemeinen verstärken. Und zugleich kann fast jede Klientin sich beträchtlich helfen, wenn sie sich unterstützenden, liebevollen Anderen zuwendet.

Dies alles vorausgesetzt, glaube ich, dass es essenziell ist, dass jeder Coach oder Therapeut weiß, wie er basale interpersonelle Kompetenzen vermitteln kann. Mindestens würden dazu Fähigkeiten für Selbstbehauptung, Kommunikation, Verhandlung und Konfliktlösung gehören. Wenn Klientinnen diese essenziellen interpersonellen Fertigkeiten fehlen, würde der ACT-Therapeut sie idealerweise in den Sitzungen vermitteln. (Ich persönlich tue das gern mithilfe von Rollenspielen.) Im Hexaflex käme dieses Kompetenztraining unter die Überschrift engagiertes Handeln. (Wenn Sie also bei einem Thema oder bei allen diesen Kompetenzen, die für Coaching und Therapie fundamental sind, nicht auf dem neuesten Stand sind, holen Sie das so bald wie möglich nach. Sie brauchen diese Fertigkeiten wirklich, so wie auch Ihre Klientinnen.)

In diesem Kapitel gebe ich Ihnen ein paar Tipps, wie Sie ACT bei einer weiten Bandbreite verbreiteter interpersoneller Themen anwenden können. Der Einfachheit halber werde ich auf intime Partner fokussieren. Die Prinzipien, die wir behandeln, gelten jedoch für jede Beziehung: mit Freundinnen, Familienmitgliedern, Arbeitskollegen, Mannschaftskameradinnen, Kommilitonen, zwischen Unternehmerinnen und Angestellten, Eltern und Kindern, Arbeiterinnen und Chefs und so weiter. (Natürlich müssten ein paar dieser Fragen und Übungen für verschiedene Beziehungen modifiziert oder angepasst werden.)

BEZIEHUNGEN ANSCHAUEN

Welche Informationen müssen wir nun sammeln, wenn wir unseren Klientinnen helfen wollen, ihre Beziehungen zu verbessern?

Wer ist wichtig?

Weit oben, in Kapitel 6, als wir angeschaut haben, wie man eine Anamnese erhebt, haben wir Routinefragen wie folgende behandelt: »Wer sind die wichtigsten Menschen in Ihrem Leben?« »Wie sind diese Beziehungen?« »Wie sieht Ihr soziales Leben aus?« »Wer ist für Sie da, wenn es Ihnen schlecht geht?« und »Wenn sich diese Arbeit hier nur auf eine Ihrer Beziehungen auswirken würde – welche Beziehung wäre das und was würden Sie als Ergebnis anders machen?« Mithilfe solcher Fragen können wir schnell ein Gefühl für die wichtigsten Beziehungen eines Klienten und ihre Qualität bekommen. Dies ist ein wunderbarer Punkt, um anzufangen.

Was ist gut und was ist schlecht?

Wenn Klientinnen an einer bestimmten Beziehung arbeiten möchten, sollten wir sowohl wissen, was in dieser Beziehung gut ist, als auch, was schlecht ist. Nützliche Fragen sind zum Beispiel:

Das Gute

- Was gefällt Ihnen an Ihrem Partner?
- Was sind für Sie die Stärken und guten Eigenschaften Ihrer Partnerin?
- Welche positiven Dinge sagt und tut Ihre Partnerin in Ihrer Beziehung und außerhalb Ihrer Beziehung?
- Gibt es Momente, wenn Ihre Beziehung gut (oder nicht so schlecht) ist? Wann? Wo? Wenn Sie was tun?
- Welche Dinge machen Sie gern zusammen?
- Was hilft Ihnen, besser miteinander auszukommen?
- Welche sind die nützlichsten Dinge, die ich jede von Ihnen sagen hören oder tun sehen würde, wenn ich Sie und Ihren Partner in solchen Momenten beobachten könnte?

Das Schlechte

- Was gefällt Ihnen nicht an Ihrer Partnerin?
- Was sind für Sie die Schwächen oder schlechten Eigenschaften Ihres Partners?
- Welche negativen Dinge sagt und tut Ihre Partnerin in Ihrer Beziehung und außerhalb Ihrer Beziehung?
- Wann ist Ihre Beziehung am schwierigsten? Was passiert dann? Was löst es aus?
- Welche sind die am wenigsten nützlichen Dinge, die ich jeden von Ihnen sagen hören oder tun sehen würde, wenn ich Sie und Ihren Partner in solchen Momenten beobachten könnte?

Was möchten Sie?

Wenn wir unsere Aufmerksamkeit ganz auf eine Beziehung richten, sind zwei wichtige Fragen zu bedenken:

A. Was möchten Sie geben?

B. Was möchten Sie bekommen?

Die erste Frage führt zu Werten: wie Sie sich gegenüber Ihrer Partnerin verhalten und wie Sie sie behandeln möchten und was Sie zu der Beziehung beitragen möchten. Die zweite Frage führt zu Wünschen und Bedürfnissen: was Sie von Ihrem Partner bekommen möchten und wie Sie von ihm behandelt werden möchten.

Wir sollten versuchen, ein Bild von der Art Beziehung zu bekommen, die die Klientin aufbauen möchte, und davon, was sie bisher getan hat, damit das geschieht. Dies sind nützliche Fragen:

- Wie wird sich Ihre Beziehung verändern, wenn Ihre Arbeit hier erfolgreich ist?

- Was werden Sie dann anders machen?
- Was wird Ihr Partner dann anders machen?
- Was werden Sie mehr und was werden Sie weniger machen?
- Was wird Ihre Partnerin mehr und was wird sie weniger tun?
- Inwiefern wird Ihr Partner Sie anders behandeln?
- Inwiefern werden Sie Ihre Partnerin anders behandeln?

Manche Klienten werden sehr auf das fokussiert sein, was sie für die Beziehung tun und wie sie sich verändern wollen. Sie sind bereit, ernsthaft daran zu arbeiten, ihre Werte zu leben und sich mehr wie die Art Partner zu verhalten, der sie sein möchten. Andere Klientinnen sind viel mehr daran interessiert, was sie bekommen möchten. Sie sind häufig mit der Beziehung unzufrieden, sehen ihre Partner als das Hauptproblem und tun sich schwer damit, ihren eigenen Anteil bei den verschiedenen aktuellen Problemen anzuschauen. Überflüssig zu sagen, dass Beziehungsarbeit in dem ersten Szenario gewöhnlich viel einfacher und leichter als im zweiten ist.

Was haben Sie versucht und wie hat es funktioniert?

Wir wollen alle verschiedenen Strategien anschauen, die die Klientin schon ausprobiert hat, um die Beziehung zu verbessern oder mit ihren Schwierigkeiten umzugehen, und identifizieren, welche funktioniert haben und welche nicht. Häufig müssen wir dem Klienten mit leitenden Fragen helfen, wie zum Beispiel: »Haben Sie gekämpft, haben Sie versucht, etwas mit Schreien, Klagen, Kritisieren, Fordern, Vorwürfen zu erreichen oder mit Bewerten, Schimpfen, mit Drohungen? Haben Sie sich zurückgezogen, die kalte Schulter gezeigt, es mit Schweigen versucht?«

Wenn wir zweckmäßige Strategien erkennen können – das heißt Dinge, die die Klientin sagt und tut, die helfen, auf lange Sicht eine gesündere Beziehung aufzubauen –, sollten wir fragen, wie er bei ihnen bleiben und sie vielleicht mehr einsetzen könnte.

Leider finden wir in den meisten Fällen weit mehr unzweckmäßige Strategien als zweckmäßige. Wir sollten diese ganz genauso freilegen und benennen, wie wir das bei kreativer Ratlosigkeit getan haben. Wir helfen Klienten erkennen, dass viele Strategien, die kurzfristig die Wirkung zeigen, ihre Bedürfnisse zu befriedigen, auf lange Sicht nicht ausreichen, um eine gesunde Beziehung aufzubauen. Zum Beispiel könnten wir sagen: »Wenn Sie Ihre Partnerin wütend anschreien und verlangen, dass sie macht, was Sie wollen, bringen Sie sie vielleicht kurzfristig dazu, aber auf lange Sicht führt das nur zu noch mehr unterschwelliger Feindseligkeit und Ärger.

Natürlich gehen wir bei dieser Exploration mit dem äußersten Respekt, mit Empathie und Mitgefühl vor, wir normalisieren die Strategien des Klienten und bestätigen seine schmerzlichen Gedanken und Gefühle. Wenn Klientinnen anerkennen können, dass sie sich sehr bemüht haben, die Beziehung zu verbessern, viele ihrer Strategien sie auf lange Sicht aber verschlechtern, hoffen wir, dass sie offener dafür werden, etwas Neues und ganz anderes auszuprobieren.

Die Formel für schwierige Situationen

An diesem Punkt ist es im Allgemeinen hilfreich, die Formel für schwierige Situationen (Kapitel 21) anzuwenden. Es gibt im Grunde drei Optionen, wie man mit der Beziehung umgehen kann:

1. Beenden der Beziehung
2. In der Beziehung bleiben und den eigenen Werten entsprechend leben: verändern, was man verändern kann, um die Situation zu verbessern und dem Schmerz Raum geben, der mit der Situation verbunden ist.
3. In der Beziehung bleiben und aufgeben, effektiv zu handeln: also Dinge tun, die keine Wirkung haben oder die Situation verschlimmern.

Wie sollten diese Optionen mit dem Klienten anschauen. Manchmal ist Beenden der Beziehung die beste Möglichkeit, zum Beispiel bei einem missbräuchlichen oder bei einer narzisstischen Partnerin. Wenn das der Fall ist, wird sich die Therapie auf die Handlungen konzentrieren, die notwendig sind, um die Beziehung zu beenden, und darauf, wie die inneren und äußeren Hindernisse überwunden werden können, die der Beendung der Beziehung entgegenstehen.

Wenn der Klient die Beziehung aber nicht beenden kann, nicht beenden will oder eine ambivalente Haltung gegenüber der Beendigung der Beziehung hat, bleiben nur die zwei anderen Möglichkeiten. An diesem Punkt werden die meisten Klientinnen leicht einsehen, dass sie die dritte Möglichkeit schon gelebt haben oder leben, und die zweite Möglichkeit vorziehen.

Nützlichkeit

Wenn Ihr Klient zum Beispiel sagt: »Es ist alles ihr Fehler. Sie ist das Problem. Sie muss sich verändern, nicht ich«, können wir seine schmerzlichen Gefühle bestätigen, seine Gedanken normalisieren und mit Mitgefühl das Konzept der Nützlichkeit einführen: »In welche Richtung bringen Sie diese Gedanken, wenn Sie an ihnen festhalten? Werden sie Ihnen helfen, etwas Neues und Anderes auszuprobieren, das die Beziehung verbessern könnte, oder werden sie Sie eher darin bestärken, mehr von demselben zu tun, was nicht funktioniert?«

Einfluss versus Kontrolle

Wenn die Klientin für Option 2 offen ist, ist es eine gute Idee, das Thema Einfluss versus Kontrolle anzusprechen.

Therapeut: Wissen Sie, in Beziehungen geraten wir alle in Schwierigkeiten, weil wir den großen Unterschied zwischen Einfluss und Kontrolle vergessen.

Klientin: Da komme ich jetzt nicht mit.

Therapeut: Gut, man kann andere Menschen beeinflussen, aber man kann sie nicht wirklich kontrollieren. Auch wenn Sie jemandem eine Pistole an den Kopf halten, haben Sie keine totale Kontrolle über ihn. Unsere Geschichtsbücher sind voll von Kriegshelden, die sich dafür entschieden, eher zu sterben, als dem Feind Geheimnisse zu verraten.

Klientin: Okay.

Therapeut: Und im Grunde beeinflussen wir andere durch das, was wir sagen und was wir tun. Man kann durch Lügen und Täuschen oder Drohen und Terrorisieren beeinflussen oder dadurch, dass man freundlich, fair, bestätigend und aufrichtig ist. Und wissen Sie, es gibt einfach so viele verschiedene Weisen, wie wir andere Leute beeinflussen können. Die Frage ist, ob wir mit dem anderen Menschen eine gute Beziehung haben wollen. Wenn das so ist, müssen wir uns darauf konzentrieren, wie wir diesen Menschen auf eine Weise beeinflussen können, die für die Beziehung gesund ist.

Klientin: Meinen Sie, dass alles an mir liegt?

Therapeut: Ich hoffe nicht. In der besten aller möglichen Welten arbeiten beide Partnerinnen daran, die Beziehung zu verbessern. Das Ding ist, dass in diesem Moment allein Sie hier sind. Also, wenn Ihr Partner kommen und mit mir – oder mit einer anderen Therapeutin – arbeiten möchte, wäre das toll. Aber abgesehen davon können wir hier nur anschauen, was Sie anders machen können, um Ihren Partner zu beeinflussen.

Klientin: Aber es ist nicht mein Fehler!

Therapeut: Absolut, es ist nicht Ihr Fehler! Und lassen Sie mich bitte direkt wissen, wenn ich einmal etwas sage, was Sie auf den Gedanken bringt, dass ich Ihnen einen Vorwurf mache. Was ich meine, ist, wenn Sie die Beziehung verbessern möchten, ist die effektivste und stärkste Weise, wie Sie das tun können, auf das zu fokussieren, worüber Sie die meiste Kontrolle haben, und das sind Ihre Worte, Ihre Handlungen, die Dinge, die Sie sagen und tun.

Klientin: *(unsicher)* Was schlagen Sie also vor?

Therapeut: Ich schlage vor, dass wir effektivere Weisen anschauen, wie Sie Ihre Partnerin beeinflussen können. Neue Weisen, Dinge zu sagen und Dinge zu tun, die für Sie und für sie besser funktionieren könnten.

An diesem Punkt führen manche Klienten eine Menge Gründe dafür an, warum sie nicht können, nicht sollten oder sich nicht einmal verändern müssen sollten: *Es ist nicht mein Fehler, es ist ihrer; sie sollte sich ändern; es würde nicht funktionieren; ich habe das schon früher versucht; mir ist das zu viel; ich habe nicht die Energie,* und so weiter. Wenn das der Fall ist, können wir dieselbe Methode verwenden, die in Kapitel 12 für die Defusion von Barrieren beschrieben wurde.

WEITERE UNTERSUCHUNG

Angenommen unser Klient hat sich dafür entschieden, in der Beziehung zu bleiben, dann sind wichtige Fragen, denen nachzugehen wäre, (a) wie die Klientin ihren Partner sieht, und (b), was für eine Partnerin die Klientin sein möchte.

Wie sehen Sie Ihren Partner?

An einem bestimmten Punkt, aber eher früher als später, sollten wir anschauen, was passiert, wenn die Klientin die andere Person wiederholt kritisiert oder bewertet oder ihr Vorwürfe macht. Wir sollten anerkennen: dass so ein Verhalten normal und natürlich ist – wir neigen alle dazu –, und es dann im Hinblick auf seine Nützlichkeit betrachten.

Therapeut: Sehen Sie Ihren Partner als Regenbogen oder als Hemmnis?

Klientin: Was meinen Sie?

Therapeut: Also, sehen Sie Ihren Partner die meiste Zeit als Regenbogen – ist er für Sie einzigartig, ein wunderbares Geschöpf der Natur, das Sie wertschätzen können, das Ihr Leben bereichert – oder tendieren Sie dazu, ihn mehr wie ein Hindernis zu sehen – als ein Hindernis, das Ihnen im Weg ist, Sie daran hindert, das zu bekommen, was Sie im Leben wollen?

Klientin: Ich glaube, ich neige dazu, ihn als Hindernis zu sehen. Aber das liegt daran, dass er immer so verdammt selbstbezogen ist.

Therapeut: Sehen Sie, ich versuche nicht, diesen Punkt mit Ihnen zu diskutieren. Ich möchte nur, dass Sie darüber nachdenken, was für eine Wirkung es haben könnte. Ich weiß, wenn Leute mich als ein Hindernis sehen, dass es sich nicht gut anfühlt. Hat Sie schon einmal jemand so angesehen? Als wären Sie nur ein Problem, ein Hindernis, eine Barriere, die jemandem im Weg ist?

Klientin: Ganz sicher.

Therapeut: Und wie war das?

Klientin: Nicht gut.

Therapeut: Also, Sie haben gesagt, dass Sie eine gesunde Beziehung aufbauen möchten – und ich frage mich, wie das gehen soll, wenn Sie Tony dauernd ansehen, als wäre er ein Hindernis?

Klientin: Na und, soll ich einfach all seine Fehler ignorieren und ihn anbeten?

Therapeut: Überhaupt nicht. Sie sollten sich allen diesen Themen stellen und sie ansprechen – aber ihre neuen Kompetenzen im Beeinflussen benutzen, um sie so anzusprechen, dass die Wahrscheinlichkeit größer ist, dass es zu besseren Ergebnissen führt. Und außerdem frage ich mich, ob es hilfreich sein könnte, wenn Sie lernen würden, wie Sie sich aus der Verstrickung mit einigen dieser Wertungen und mit ihrer Kritik an Tony befreien könnten, damit Sie ihn nicht ständig als Hindernis sehen.

Klientin:	Aber sie sind wahr!
Therapeut:	Ich höre Sie laut und deutlich. Und denken Sie daran: Woran wir hier interessiert sind, ist Nützlichkeit. Was passiert, wenn Sie sich in diese Gedanken verstricken? Bringt Sie das in Hinbewegungen, die Ihnen helfen, die Beziehung aufzubauen …
Klientin:	Nein, es bringt mich zu Wegbewegungen.

Von hier aus können wir zu Defusion von Vorwürfen, Bewertungen und Kritik übergehen.

Was für eine Art Partner möchten Sie sein?

Sobald wie möglich sollten wir an Werten arbeiten und anschauen: »Was für eine Partnerin möchten Sie sein?« Wir können für diesen Zweck jede Art von Übung zur Werteklärung benutzen. Ich finde die Übung *Kontakt aufnehmen und reflektieren* (*Connect and Reflect*, in: Harris, 2018) besonders nützlich. Wir fordern den Klienten auf, sich an eine Zeit zu erinnern, als die Beziehung gut war und er und seine Partnerin etwas getan oder unternommen haben, was ihnen Freude gemacht hat und was angenehm und sinnvoll war. Wir fordern sie dann auf, sich selbst in dieser Erinnerung anzuschauen und die Qualitäten zu identifizieren, die sie in die Beziehung einbringt.

Wenn wir einmal die Werte des Klienten als Partner kennen, können wir diese als Motivation für Verhaltensänderung und als ein Sprungbrett benutzen, Kompetenzen zu lernen, Ziele zu setzen und Handlungspläne zu entwerfen, um eine bessere Beziehung aufzubauen.

BEEINFLUSSEN – DAS EINMALEINS: ACT MIT LIEBE

Sitzungen können sich an diesem Punkt sehr um das Thema des engagierten Handelns drehen, mit einer starken Betonung auf Lernen und

Üben der Kompetenzen in Verhandeln, Kommunikation und Selbstbehauptung: wie man für die eigenen Rechte einsteht, deutlich verlangt, was man will, Nein zu etwas sagt, was man nicht will, Grenzen setzt, effektiv verhandelt und so weiter. Idealerweise veranschaulicht die Therapeutin diese Kompetenzen in der Sitzung in Rollenspielen, damit der Klient sie praktisch kennenlernt, bevor er sie zu Hause mit seiner Partnerin ausprobiert.

Der Therapeut vermittelt auch essenzielle Psychoedukation darüber, wie man das Verhalten anderer wirksam beeinflussen kann. Wie man es mit der Zeit allmählich formt, mit positiver Verstärkung jedes Schrittes, der in die richtige Richtung führt (auch wenn es nicht genau das ist, was man wollte). Wenn wir zum Beispiel die Metapher *Esel, Karotten und Stöcke* aus Kapitel 18 benutzt haben, könnten wir sagen:

Therapeutin: Wie sehr nehmen Sie den Stock, wenn Sie versuchen, Tonys Verhalten zu beeinflussen, und wie sehr die Karotten?

Klientin: Vor allem den Stock. Aber er verdient es.

Therapeut: Gut, das will ich nicht mit Ihnen diskutieren. Kann ich Sie einfach bitten, diesen Gedanken wahrzunehmen und zu überlegen, wohin er sie bringt, wenn Sie an ihm festhalten?

Wir können weitergehen und erklären, dass wir, wenn wir eine gesunde Beziehung wollen, mindesten fünfmal mehr Karotten als Stöcke benutzen müssen. Karotten kann für alles stehen, was wir sagen oder tun, das das Verhalten der anderen Person auf eine Weise konstruktiv beeinflusst, die für die Beziehung gesund ist. Manchmal kann das so einfach und fundamental sein wie »Bitte« sagen, statt zu fordern, und »Danke«, statt etwas als selbstverständlich zu nehmen.

AUFGABEN

Beziehungsprobleme bewegen alle unsere Klientinnen, und es gibt viele Möglichkeiten, wie wir ihnen mit der ACT helfen können, zum Beispiel mit Psychoedukation und Kompetenztraining. Hier ein paar wichtige Kompetenzen, die Sie in Ihrem Repertoire haben sollten:

- Wenn Sie die vier klassischen Bereiche zwischenmenschlicher Kompetenzen Selbstbehauptung, Kommunikation, Verhandeln und Konfliktlösung nicht kennen, fangen Sie sofort damit an, sie kennenzulernen.
- Andere Beziehungskompetenzen, die Sie auffrischen sollten, sind, wie man »fair kämpft«, nach einem Konflikt effektive »Reparaturversuche« unternimmt, Dinge aus der Sicht des Partners sieht, Intimität aufbaut, konstruktives Feedback (positives wie negatives) gibt und annimmt und wie man Selbstmitgefühl wie auch Mitgefühl für die Partnerin entwickelt.

Es geht über den Rahmen dieses Lehrbuches hinaus, alle diese wichtigen Themen zu behandeln, aber Sie finden sie alle in meinem Selbsthilfebuch über allgemeine Beziehungsfragen: *ACT der Liebe* (Harris, 2015).

WAS SIE MITNEHMEN KÖNNEN

Wenn wir mit der ACT arbeiten, begegnen wir Beziehungsfragen dauernd, besonders wenn wir anfangen, mit Klienten am Thema Werte zu arbeiten. Alle sechs Kernprozesse spielen bei dieser Arbeit eine große Rolle, und manche Klientinnen werden aktives Training in interpersonellen Kompetenzen brauchen, um gesündere Beziehungen aufzubauen.

TEIL IV

Einen Knopf dranmachen

30 Ich und Du

DIE THERAPEUTISCHE BEZIEHUNG

Als Therapeutinnen oder Berater sind wir bestrebt, in den Sitzungen das gesamte ACT-Modell zu verkörpern: Wir sind achtsam, respektvoll, mitfühlend, zentriert, offen, empfänglich, warmherzig, authentisch, lassen uns ein und urteilen nicht. Wir begegnen der Klientin auf Augenhöhe: Sie ist ein Mensch, der sich wie wir von seinen Gedanken und Gefühlen in Beschlag nehmen lässt und mit dem Leben hadert. In diesem Kapitel behandeln wir, was dafür entscheidend ist, dass wir optimale therapeutische Beziehungen herstellen.

Seien Sie achtsam

Eines der größten Geschenke, das wir anderen Menschen machen können, ist, sie in einer Atmosphäre von vollkommener Akzeptanz, Offenheit und Mitgefühl in das Zentrum unserer Aufmerksamkeit zu stellen. Wir hören ihnen aufmerksam, freundlich, ernsthaft zu – mit offenem Herzen und offenem Verstand. Wir nehmen ihre Kämpfe mit Mitgefühl zur Kenntnis. Wir nehmen ihren Schmerz wahr, würdigen ihn. Wir erkennen an, wie sehr sie gelitten haben. Wir bitten sie, sich verletzlich zu machen. Und wir schaffen einen mitfühlenden, urteilsfreien Raum, in dem dies möglich ist. Durch diese achtsame, liebevolle Haltung entsteht eine gute, vertrauensvolle und offene Beziehung.

Wir haben in jeder einzelnen Sitzung die Möglichkeit, dem Schmerz und Leid unseres Klienten so zu begegnen, wie es vielleicht noch nie zuvor jemand getan hat. Wir nehmen uns die Zeit, um aufmerksam, genau und offenen Herzens zuzuhören. Wir nehmen die Körpersprache und den Gesichtsausdruck unserer Klientin wahr. Wir gehen authentisch und empathisch auf sie ein und wertschätzen ihre Erfahrung in dem Prozess. Ertappen wir uns dabei, dass wir »abkoppeln«, nicht ganz aufmerksam sind, uns in unseren Gedanken verlieren, können wir dies zur Kenntnis nehmen und unsere Aufmerksamkeit wieder auf unser Gegenüber richten, sobald wir es bemerken. Auf diese Weise wird jede Sitzung zu einer Achtsamkeitsübung.

Bitten Sie um Erlaubnis

»Ist es in Ordnung, wenn …?«, »Darf ich Sie bitten, …?«, »Wären Sie bereit, …?« – all dies sind hilfreiche Fragen, um den Klienten um Erlaubnis zu bitten. Und es hat insbesondere dann eine Schlüsselfunktion bei Aufbau und Aufrechterhaltung von Rapport, wenn wir unsere Klientinnen bitten, Übungen zu machen, bei denen damit zu rechnen ist, dass sich schmerzliche Gedanken und Gefühle zeigen. Je wahrscheinlicher schmerzliches Erleben auftreten könnte, desto wichtiger ist es, wirklich die Erlaubnis zu haben – und nicht nur ein automatisches »Ja«.

Entschuldigen Sie sich

Wenn wir Druck ausüben oder einen Fehler machen, den Klienten verletzen, verärgern oder herabwürdigen, handeln wir sofort, sobald wir es bemerken: Wir nehmen es zur Kenntnis und entschuldigen uns von ganzem Herzen. Dies hat jedes Mal Vorbildcharakter. In vielen nahen Beziehungen fehlt es eindeutig an solchen Entschuldigungen.

In solchen Fällen könnten wir zum Beispiel sagen: »Es tut mir wirklich leid. Mir ist gerade aufgefallen, was ich hier mache. Ich habe versucht, Sie von etwas zu überzeugen. Sie sind nicht zu mir gekommen, damit ich Ihnen meine Glaubenssysteme aufdrücke. Können wir an dem Punkt anknüpfen, an dem wir uns befanden, bevor ich Sie zu überzeugen versuchte?«

Seien Sie spielerisch

Es gibt einen alten Zen-Spruch: »Das primäre Zeichen geistiger Gesundheit ist die Fähigkeit, über sich selbst lachen zu können«. Deshalb sollten wir uns erlauben, in unseren Sitzungen spielerisch zu sein. Ein spielerischer Ton, Leichtigkeit und Humor werden den Rapport mit der Klientin häufig fördern. (Natürlich sollten wir darauf achten, dass wir uns dabei nicht unsensibel und abwertend verhalten. Wenn ein Klient in einer Krise ist oder von großem Schmerz und Leid erzählt, wäre Verspieltheit ganz fehl am Platz.)

Sprechen Sie angemessen und besonnen von sich selbst

Wir müssen zwar nichts von uns preisgeben, aber die ACT tritt sehr dafür ein. ACT empfiehlt, dass wir angemessen und besonnen von uns sprechen, wenn dies für die Klientin hilfreich sein könnte: um ihre Erfahrung zu normalisieren und zu bestätigen, ACT für die Klientin beispielhaft zu verkörpern oder die therapeutische Beziehung zu stärken. Wenn unsere Klienten in Therapie kommen, sind sie in einer verletzlichen Position, die eine sehr ungleiche Beziehung mit sich bringt. Sprechen wir Therapeutinnen jedoch freiwillig und offen über unsere eigenen Werte und Verletzlichkeiten, kann dadurch eine tiefe Verbindung zu unseren Klienten entstehen.

Selbstverständlich bedeutet dies nicht, dass wir sie als »Müllhalde« benutzen oder so etwas sagen wie: »Sie denken vielleicht, Sie hätten

Probleme – soll ich Ihnen mal von meinen erzählen?« Wir setzen Offenheit umsichtig ein, also dann, wenn sie dazu beiträgt, die Erfahrung einer Klientin zu normalisieren und anzuerkennen, die therapeutische Beziehung zu vertiefen oder etwas Hilfreiches beispielhaft darzustellen. Im Folgenden möchte ich Ihnen einige Formen von Offenheit vorstellen, die im richtigen Kontext nützlich sein könnten.

»Ich muss zugeben, das bringt mich aus der Fassung …« Hat Ihr Klient etwas gesagt, das Sie aus der Fassung gebracht oder schockiert hat, ist es häufig hilfreich, dies mitzuteilen. Vielleicht bietet es sich anschließend an, kurz die Übung *Anker werfen* zu praktizieren, damit Sie sich beide erden und zentrieren können.

»Ich habe die Verbindung zu Ihnen verloren«, »Ich habe das Gefühl, dass ich sie verliere« oder »Ich habe das Gefühl, Sie sind gerade nicht ganz hier.« Haben Sie das Gefühl, Ihre Klientin dissoziiert, hat die Verbindung verloren, zieht sich zurück, distanziert sich innerlich, oder schweift mit ihren Gedanken ab, ist es häufig hilfreich, die Aufmerksamkeit darauf zu lenken und deutlich zu machen, wie sich dies in dem Moment auf Ihre Beziehung zur Klientin auswirkt.

»Ich habe nicht das Gefühl, dass wir hier ein Team sind.« Wenn es in der Beziehung eine Dissonanz oder Spannung gibt, können wir respektvoll und mit Mitgefühl die Aufmerksamkeit darauf lenken und dann weitergehen und benennen, was wir wahrnehmen. Zum Beispiel können wir, abhängig davon, worin diese Spannung besteht, etwa Folgendes sagen: »Ich fühle mich ein bisschen so, als wäre ich zu einem Hindernis geworden, und als versuchten Sie, mir auszuweichen« oder »Ich habe das Gefühl, ich bedränge Sie, und Sie gehen in einen Widerstand« oder »Vielleicht verstehe ich das falsch, aber ich habe den Eindruck, dass ich Sie geärgert oder verletzt habe oder dass Sie mir aus irgendeinem Grund böse sind«. Wir können dann die Quelle des Dissonanz oder Spannung untersuchen und etwas tun, um möglichen Problemen abzuhelfen und die Beziehung zu reparieren.

»Ich nehme wahr, dass meine Gedanken in zwei verschiedene Richtungen gehen. Auf der einen Seite sagt mir mein Denken ABC, auf der anderen Seite sagt es mir DEF. Was meinen Sie zu diesen beiden Gedanken?« Manchmal wird es zu einem bestimmten Thema oder zu einer Situation widerstreitende Meinungen geben. Auch hier kann es im richtigen Kontext nützlich sein, dies anzusprechen.

Problematisches Verhalten unverzüglich aufgreifen und kommentieren

Hin und wieder haben wir alle mal einen Klienten, der sich in einer Sitzung »problematisch« verhält – zum Beispiel immer wieder auf dieselbe alte Geschichte zu sprechen kommt oder jemandem permanent die Schuld für seine Probleme gibt, ohne sich seinen Anteil an der Situation anzuschauen. Wenn so etwas geschieht, neigen die meisten von uns dazu, die Zähne zusammenzubeißen und sich damit abzufinden, statt es offen anzusprechen.

Warum tun wir dies? Gewöhnlich verschmelzen wir in solchen Fällen mit Gedanken wie *Es wäre unhöflich von mir, wenn ich ihn unterbrechen würde* oder *Sie wird sich über mich ärgern* – oder Angstgefühle tauchen auf, die wir nicht haben möchten. Es ist dann sehr hilfreich, im Sinne der ACT darauf einzugehen – zum Beispiel: »Ich nehme wahr, dass hier etwas vor sich geht, und ich möchte Ihre Aufmerksamkeit darauf lenken. Mein Verstand sagt mir, dass es Sie ärgern oder verletzen wird, wenn ich etwas dazu sage. Ich nehme Angst im Körper wahr und möchte am liebsten einfach dasitzen und nichts sagen. Mir ist es jedoch ein Anliegen, Ihnen zu helfen, Ihr Leben bestmöglich zu gestalten. Wenn ich aber einfach nur dasitze und nichts sage, missachte ich diesen Wert. Ich werde also tun, was mir an dieser Stelle wichtig ist, auch wenn mein Herz rast. Ich werde Ihnen sagen, was ich wahrnehme.«

Ist Ihnen aufgefallen, dass ich auf diese Weise fünf von sechs ACT-Kernprozessen angesprochen habe: Defusion, Akzeptanz, Werte, Handeln und Kontakt mit dem jetzigen Moment? Und jetzt haben wir die volle Aufmerksamkeit unserer Klientin. Ohne zu urteilen oder zu kritisieren, beschreiben wir nun in einer Haltung von Offenheit und Neugier das Verhalten, das uns aufgefallen ist, und weisen darauf hin, dass es ein sinnvolles Arbeiten in der Sitzung verhindert. Als Nächstes könnten wir gemeinsam herausarbeiten, welchen Sinn dieses Verhalten hat, oder ob es sich auch in anderen Beziehungen zeigt, und falls ja, mit welchen Konsequenzen. Wir können den Klienten auch nach seinen Gedanken und Gefühlen über unsere Beobachtung fragen – und bei Bedarf an Akzeptanz und Defusion arbeiten.

Benennen Sie Ihre Werte

Die ACT empfiehlt, dass wir den Klienten unsere Werte offenlegen. Wir könnten zum Beispiel Folgendes sagen: »Ich habe in diesem Raum ein Hauptziel: Ich möchte Menschen helfen, ihr Leben besser zu gestalten«, oder »es geht mir hier darum, dass Sie und ich ein Team sind, das zusammenarbeitet. Es ist mein Ziel, so gut ich kann zu helfen, die Richtung Ihres Lebens zu ändern und es besser zu machen.« Wenn wir unsere Werte authentisch benennen, ist dies eine kraftvolle Botschaft, die Therapeutin und Klient auf unglaublich sinnvolle Weise miteinander verbindet.

Entschleunigen Sie und bleiben Sie dran

»Entschleunigen und dranbleiben« ist ein Ausspruch, den ich aus einem Workshop mit der Psychologin Robyn Walser mitgenommen habe. Wenn wir angesichts dessen, was in einer Sitzung geschieht, in Stress geraten oder Angst bekommen, neigen die meisten von uns dazu, schneller zu werden – wir reden mehr oder lauter, geben Ratschläge, beginnen zu dozieren – oder wir lehnen uns zurück – wir gehen aus dem Kontakt, lassen uns nicht mehr ein, ziehen uns innerlich zurück. Für die therapeutische Beziehung ist dies ganz sicherlich nicht von Nutzen. Seien Sie also bestrebt, das Gegenteil zu machen: sich entschleunigen und in Kontakt bleiben. Nehmen Sie Ihre Gedanken und Gefühle wahr, nehmen Sie Ihre Tendenz wahr, schneller zu werden und aus dem Kontakt zu gehen. Verbinden Sie sich mit Ihren Werten, bleiben Sie dran (wörtlich wie metaphorisch) und werden Sie langsamer. Reden Sie weniger, reden Sie langsamer, stellen Sie mehr Fragen und hören Sie mehr zu und machen Sie häufig Pausen.

Stellen Sie Abstand zu Ihren eigenen Urteilen her

Selbstverständlich wollen wir alle nicht urteilen und es mag uns auch gelingen – zumindest eine Zeit lang. Früher oder später werden wir jedoch feststellen, dass unser Verstand Urteile fällt. Er ist eine »gut geölte Urteilsmaschine, die nicht lange stillstehen und keine Urteile produzieren kann. Wenn also Urteile über Klientinnen auftauchen, besteht die Herausforderung darin, sie zur Kenntnis zu nehmen und kommen und gehen zu lassen, ohne sich darin zu verfangen. Stellen wir fest, dass uns ein Urteil im Griff hat, können wir es leise benennen – *Dies ist ein Urteil!* – und uns dann wieder liebevoll unserem Klienten zuwenden.

Geben Sie sich als Anfänger zu erkennen

Haben Sie schon einmal Herzklopfen verspürt oder hat Ihr Magen sich verkrampft, als es darum ging, mit ACT zu arbeiten? Kennen Sie Gedanken wie *Ich weiß nicht, ob ich für diese Arbeit geeignet bin* oder *Was ist, wenn der Klient durchdreht?* Vielleicht denken Sie auch *Mir werden die Worte fehlen, Ich werde es vermasseln, Das ist zu schwer* oder *Ich werde es falsch machen.* Falls ja, ist das in Ordnung. Es zeigt, dass Sie normal sind. Wir empfinden gewöhnlich Angst, wenn wir unsere Komfortzone verlassen. Wenn Sie jedoch mit Vorstellungen verschmelzen, dass Sie von Anfang an perfekt sein müssen, sonst reagierten Ihre Klientinnen negativ, machen Sie sich das Leben schwer. Sind Sie ein völliger ACT-Neuling, warum nehmen Sie dann nicht den Druck von sich und geben es einfach zu?

Als ich mit der ACT anfing, habe ich zu jeder Klientin gesagt: »Darf ich ganz ehrlich zu Ihnen sein? Es macht mich ein wenig nervös, Ihnen etwas mitzuteilen. Mein Verstand sagt mir, dass Sie dann den Zutrauen zu mir verlieren könnten. Die Wahrheit ist, dass ich noch ACT-Anfänger bin. Mir gefällt das Modell gut, ich habe es für mich selbst als hilfreich empfunden und denke deshalb, dass es auch für Sie hilfreich sein wird, denn sonst würde ich es nicht empfehlen. Da ich noch ein Anfänger bin, kann es ab und zu vorkommen, dass ich ins Stocken gerate oder mir Worte fehlen. Und bei einigen der längeren Übungen muss ich vielleicht sogar ein Buch zu Hilfe nehmen und die Skripte ablesen. Wäre das für Sie in Ordnung?«

Soweit ich mich erinnern kann, hat keine Klientin jemals auf diese Intervention negativ reagiert. Sie müssen sich natürlich nicht als Anfänger zu erkennen geben, aber viele Therapeuten finden es nützlich; wir geben uns die Erlaubnis, nicht perfekt zu sein oder bei Bedarf eine Übung abzulesen. Sie geben damit überdies ein Beispiel für Offenheit, Bereitwilligkeit und Selbstakzeptanz und Kongruenz.

WAS SIE MITNEHMEN KÖNNEN

Ihnen leuchtet hoffentlich ein, dass all das in diesem Kapitel Gesagte eine natürliche Folge davon ist, dass Sie ACT auf sich selbst als Therapeutin oder Berater anwenden. Dies wird sich mit Sicherheit auf alle Ihre Beziehungen auswirken: Je mehr Sie aus einem Raum der Achtsamkeit und Werte heraus handeln, desto gesünder werden Ihre Beziehungen sein. Beschränken Sie ACT also bitte nicht auf Ihre Praxis. Nehmen Sie sich jetzt einen Augenblick Zeit, um sich zu überlegen, wie die Anwendung der ACT-Prinzipien diejenigen Beziehungen verbessern und bereichern kann, die Ihnen am wichtigsten sind. Und dann setzen Sie Ihre Erkenntnisse um und schauen Sie, wie es funktioniert. Sie könnten überrascht sein!

31 Wie wir uns aus Verstrickung lösen

ES KOMMT VOR, DASS MAN SICH VERSTRICKT

Ich garantiere Ihnen, dass sowohl Sie als auch Ihre Klientinnen stecken bleiben, wenn Sie mit der ACT zu arbeiten beginnen. Und das wird am Anfang immer wieder geschehen. Das garantiere ich Ihnen, andernfalls erhalten Sie Ihr Geld zurück. Zum Glück hält die ACT ein unglaublich mächtiges Instrument für uns bereit, mit dem wir uns aus Verstrickungen lösen können: Nützlichkeit. Kirk Strosahl, einer der ACT-Pioniere, formuliert es so: »In der Arbeit mit ACT ist Nützlichkeit unser bester Freund.«

Aus dem Blickwinkel der Nützlichkeit gibt es nichts zu verurteilen oder zu kritisieren. Wir müssen Klientinnen weder wegen ihres selbstzerstörerischen Verhaltens angreifen noch sie davon überzeugen, es aufzugeben. Vielmehr ermutigen wir den Klienten, sein Verhalten aufrichtig und offen anzuschauen und einzuschätzen, ob es eine Hinbewegung oder eine Wegbewegung ist. Mit anderen Worten, hilft ihm dies, der Mensch zu sein, der er sein möchte, und aktiv das Leben zu gestalten, das er leben möchte?

Wir sollten immer auf die verstärkenden Folgen des Verhaltens hinweisen. Wir könnten um Beispiel sagen: »Was Sie tun, hat deutlich ein paar Sekundärgewinne. Zum Beispiel hilft es Ihnen dabei, zu ABC, zu GHI und zu PQR. Auf kurze Sicht ist also das, was Sie tun, nützlich. Es hat echte Vorteile.« Danach würden wir fortfahren und mit Mitgefühl und respektvoll Fragen wie diese stellen:

- Kann das, was Sie tun, Ihr Leben auf lange Sicht reicher machen?
- Bringt es Sie dem Leben näher, das Sie wirklich leben möchten?
- Hilft es Ihnen, der Mensch zu sein, der Sie sein wollen?
- Ist es eine Hinbewegung oder eine Wegbewegung?
- Bringt es Sie zum Zentrum der Zielscheibe hin oder von ihm weg?

Es versteht sich von selbst, dass wir hier vorsichtig sein müssen, um nicht Gefahr zu laufen, unsere Klienten unter Druck zu setzen. Mit »unter Druck setzen« meine ich, dass wir bereits entschieden haben, was bei unseren Klientinnen funktioniert und was nicht (Strosahl, 2004). Verschmelzen wir mit unseren eigenen Vorstellungen von dem, was für unseren Klienten am besten oder richtig ist, beginnen wir, ihm unsere eigenen Ziele aufzuzwingen. Unsere Klientin beginnt dann vielleicht, das zu sagen, was wir hören wollen, um uns zu besänftigen. Geschieht dies, ist die Übung sinnentleert, da der Klient nicht wirklich Verantwortung für sein Leben übernimmt.

NÜTZLICHKEIT NUTZEN, UM SICH ZU BEFREIEN, WENN MAN SICH FESTGEFAHREN HAT

Strosahl warnt uns: »Wenden Sie die Strategie der Nützlichkeit an, müssen Sie schonungslos pragmatisch sein, nicht urteilen und das, was Sie sagen, wirklich meinen. Dies ist weder ein Spiel oder Trick noch eine therapeutische Manipulation« (Strosahl, 2004, S. 226). Vor diesem Hintergrund möchte ich Ihnen nun einige der zahlreichen Möglichkeiten vorstellen, wie uns Nützlichkeit unterstützen kann.

Unterstützung bei Defusion

Nützlichkeit fördert eine rasche Defusion und ist insbesondere dann hilfreich, wenn eine Klientin darauf besteht, dass ein Gedanke wahr ist. Wir können dann beispielsweise sagen: »Das Letzte, was ich mit Ihnen tun möchte, ist, darüber diskutieren, ob dies falsch oder richtig ist. Ist es okay, wenn wir stattdessen anschauen, was geschieht, wenn dieser Gedanke Sie in Beschlag nimmt?« Anschließend können wir fragen: »Wohin bringt es Sie, wenn Sie sich von diesem Gedanken in Beschlag nehmen und zum Narren halten lassen? Wie wirkt es sich langfristig auf Ihr Leben aus?« oder »Handeln Sie, wie die Person, die Sie sein möchten, wenn Sie sich in diesen Gedanken verstricken?« oder »Hilft es Ihnen, das zu tun, was Sie tun möchten, wenn Sie dem Rat dieses Gedanken folgen?«

Solche Fragen sind auch dann hilfreich, wenn unser Klient darauf besteht, dass eine Veränderung unmöglich ist. Ein Klient mit Suchtverhalten könnte vielleicht wie folgt reagieren: »Ich weiß, dass das bei mir nicht funktioniert. Ich habe es schon versucht. Ich kann es nicht kontrollieren.« Darauf können wir wie folgt eingehen: »Okay, Ihr Verstand sagt Ihnen also, *das funktioniert nicht. Ich kann es nicht kontrollieren.* Gut. Das ist das, was ein Verstand so sagt. Darüber diskutiere ich nicht mit Ihnen. Aber ich bitte Sie, sich folgende Frage zu stellen: «Falls wir so weitermachen und zulassen, dass Ihr Verstand Ihnen vorschreibt, was in diesem Raum geschieht – wohin wird uns dies führen? Brechen wir die Sitzung ab und geben auf?« Wir könnten dann folgendermaßen fortfahren: »Ich rechne fest damit, dass Ihr Verstand Ihnen weiterhin sagen wird, dass diese Therapie nicht funktioniert und Sie keine Kontrolle über Ihr Verhalten haben. Ich kenne außer umfangreichen Hirnoperationen keine Möglichkeiten, dem Verstand Einhalt zu gebieten. Sind Sie also einverstanden, dass wir Ihren Verstand einfach sagen lassen, was er will, und trotzdem weitermachen?«

Diese Strategie funktioniert auch gut, wenn Klientinnen darauf bestehen, dass solche unangenehmen negativen Selbsturteile wahr sind (»Aber es ist doch wahr. Ich bin fett/hässlich/dumm/ein Versager«). Darauf können wir wie folgt eingehen: »Ich weiß nicht, wie man Ihren Verstand daran hindern kann, solche Dinge zu sagen. Mein Verstand sagt ähnliche wertende Dinge über mich. Entscheidend ist, hilft es Ihnen, wenn Sie an diesen Gedanken festhalten, sich ganz in ihn verwickeln lassen? Hilft es Ihnen, die Person zu sein, die Sie sein möchten, oder die Dinge zu tun, die Sie tun möchten? Wenn nicht, wie wäre es dann, wenn wir üben zu lernen, sich aus ihren Griff zu befreien?«

Unterstützung bei Klientinnen, die Fortschritte machen

Manchmal steckt ein Klient fest, obwohl er angefangen hat, etwas anders zu machen. Aber der Nutzen dieses neuen Verhaltens reicht einfach nicht aus, um es in Gang zu halten. Um dieses Risiko zu verringern, wenn die Klientin etwas »Nützliches« tut, besprechen wir ausführlicher die bestätigenden Konsequenzen dieses neuen Verhaltens, indem wir gerade ihre Nützlichkeit betonen. Zum Beispiel könnten wir Fragen wie diese stellen:

- Wie ist es für Sie, wenn Sie so handeln?
- Wie verändert sich dadurch Ihr Leben, wenn Sie dies tun?
- Welche Werte leben Sie, wenn Sie dies tun?
- Ist dies eine Hinbewegung oder eine Wegbewegung?
- Ist die eine Bewegung auf das Schwarze der Zielscheibe hin oder von ihm weg?
- Was verändert sich in Bezug auf Ihre Lebendigkeit, wenn Sie dies tun? Sind Sie lebendiger oder weniger lebendig?
- Haben Sie das Gefühl, dass dies in Einklang mit ABC ist? (ABC = Verhaltensziele des Klienten für die Therapie)

- Dies ist also eine andere Weise, mit DEF umzugehen. Haben Sie den Eindruck, dass es besser oder dass es schlechter als das ist, was Sie bisher getan haben? (DEF = Probleme und Schwierigkeiten der Klientin)

Hilfreich können auch folgende Fragen sein: »Wie haben Sie das gemacht? Wie ist es Ihnen gelungen, dass dies geschieht? Was haben Sie anders gemacht? Welchen schwierigen Gedanken und Gefühlen mussten Sie Raum geben? Hat Ihr Verstand versucht, sich einzumischen? Wie haben Sie sich aus der Verwicklung gelöst? Was sagt Ihnen dies nun über das, was in Ihrem Leben funktioniert?«

Uns helfen, uns wieder zu fangen

Da wir nicht unfehlbar sind, kann es unweigerlich geschehen, dass wir hin und wieder versuchen, unsere Klienten zu überreden, zu überzeugen oder mit ihnen zu diskutieren. In solchen Momenten haben wir offensichtlich den ACT-Weg verlassen. Wann immer ich mich also dabei ertappe, entschuldige ich mich sofort bei meinen Klientinnen: »Es tut mir leid. Mir ist gerade aufgefallen, dass ich versuche, Sie zu überzeugen, aber darum geht es nicht. Hier ist nicht der Ort, um Ihnen meine Meinung nahezubringen und Ihnen zu sagen, was Sie mit Ihrem Leben anfangen sollen. Wir wollen stattdessen gemeinsam herausfinden, was für Sie funktioniert. Können wir bitte an dem Punkt anknüpfen, an dem wir uns befanden, bevor ich anfing, mit Ihnen zu diskutieren?« Klienten reagieren auf so eine Offenheit fast immer sehr positiv.

Wir können dann weitergehen und etwa folgende Frage stellen: »Können wir uns wieder Ihnen und Ihrer Erfahrung zuwenden statt dazu, was ich denke? Kann ich Sie bitten, diese Frage zu bedenken: Meinen Sie, unabhängig von dem, was andere Menschen, mich eingeschlossen, denken, dass Ihr Leben langfristig besser wird, wenn Sie an dem festhalten, was Sie tun? Verbessert sich Ihr Leben, dann bleiben Sie unter allen Umständen dabei, und wir konzentrieren uns auf etwas anderes, was für

Sie ein Problem ist. Doch falls sich Ihr Leben dadurch nicht verbessert, was halten Sie dann davon, wenn wir einen weiteren Blick auf das werfen, was Sie tun – aber ohne dass ich dieses Mal versuchen werde, Sie zu überzeugen?«

Uns helfen, wieder sicher Tritt zu fassen

Wenn wir uns in einer Sitzung »verirrt« haben oder uns fragen, was der nächste Schritt ist, können wir immer wieder zur Nützlichkeit zurückkehren: »Geben Sie auf einer Skala von 0 bis 10 an, wie gut Ihr Leben funktioniert, wobei 10 bedeutet, Sie leben jeden einzelnen Tag so, dass Sie sich so wie die Person verhalten, die Sie sein möchten, und die Dinge tun, die Ihr Leben sinnvoll machen, und 0 bedeutet, dass Sie sich jeden Tag sehr *anders* als die Person verhalten, die Sie sein möchten, und Dinge tun, die Ihr Leben eher schlechter als besser machen. Bei welchem Wert der Skala befinden Sie sich?«

Nennt Ihre Klientin einen hohen Skalenwert – etwa 8 oder 9 –, dann ist es Zeit darüber zu sprechen, die Therapie zu beenden. Nennt Ihr Klient aber einen niedrigen Wert – zum Beispiel 3 oder 4 –, könnten wir ihm folgende Fragen stellen: »Was müsste geschehen, damit Sie auf 5 kommen? Was müssten Sie anders machen? Was hindert Sie daran, das zu tun?« Die Antwort der Klientin gibt entweder Aufschluss über weitere Ziele oder über ihre psychischen Barrieren.

Uns bei »Ich habe keine Wahl« helfen

Unsere schwierigsten Klienten sind oft der Meinung, dass sie keine Wahl oder Kontrolle über ihre Handlungen hätten. Sie werden darauf bestehen, dass sie keine andere Möglichkeit haben, als »nachzugeben«, wenn starke Zwänge wie Selbstmordgedanken, das Verlangen nach Alkohol oder Drogen oder Ähnliches auftauchen. Andere Klientinnen bestehen vielleicht darauf, dass sie machtlos, ein hoffnungsloser Fall oder nicht in der Lage sind, etwas zu verändern. Oder sie sagen so etwas wie: »Immer, wenn ich versuche, mein Leben zu verbessern, geht es schief. Es gelingt mir nicht oder ich werde verletzt.« In diesem Fall würden wir zunächst anerkennen, wie sehr sie gelitten haben: »Sie haben ganz offensichtlich sehr gelitten und es sehr schwer gehabt. Sie haben sich so sehr bemüht, aber bisher hat nichts funktioniert.« Anschließend würden wir dann so fortfahren: »Und jetzt müssen Sie eine Entscheidung treffen. Eine Möglichkeit ist, dass Sie aufgeben, irgendetwas Neues zu versuchen, und so weiterleben wie bisher. Die andere Möglichkeit besteht darin, zu versuchen, etwas Neues und Anderes zu versuchen, auch wenn Ihr Verstand sagt, dass es sinnlos und hoffnungslos ist. Die erste Möglichkeit ist mit einer Garantie verbunden: Wenn Sie sich für sie entscheiden, wird Ihr Leben mit hundertprozentiger Sicherheit so bleiben, wie es ist. Die zweite Möglichkeit garantiert nichts. Sie ist ein Experiment. Wir wissen nicht mit Sicherheit, was passieren wird. Aber wenigstens versuchen Sie etwas Neues und anderes. Wenigstens bietet sie eine Chance, dass sich Ihr Leben verbessert. Für welche Möglichkeit werden Sie sich entscheiden?«

Uns bei »Aber es funktioniert doch« helfen

Einige Klienten werden darauf bestehen, dass ihr selbstzerstörerisches Verhalten langfristig funktioniert. Hier zwei klassische Beispiele: »Wenn ich mir sorgenvolle Gedanken mache, bin ich auf das Schlimmste vorbereitet« und »Ich mag es, bekifft zu sein. Es ist die einzige Möglichkeit, mich zu entspannen«. Wir müssen anerkennen, dass diese Strategien tatsächlich einen echten Nutzen haben können, und ihnen zugleich vermitteln, dass es noch andere, weitaus besser funktionierende Möglichkeiten gibt, diesen Nutzen zu erzielen. Ich verwende an dieser Stelle gern die folgende Metapher.

Metapher vom klapprigen Fahrrad

Therapeutin: Sie können von Hamburg nach Rom auf einem klapprigen alten Fahrrad mit schlechter Federung und verschlissenem Sattel fahren und auch ankommen. Doch in welcher Verfassung werden Sie Ihr Ziel erreichen? Es gibt weitaus effektivere Möglichkeiten zu reisen: Auto, Bus, Zug, Flugzeug – oder auch ein wirklich gutes Fahrrad. Wenn Sie … *(nennen Sie hier das, worum es in der Sitzung gerade geht, zum Beispiel: sich bekiffen, sich permanent Sorgen machen),* dann ist dies ganz so, als wären Sie auf einem klapprigen Fahrrad unterwegs. Möchten Sie eine Möglichkeit kennenlernen, mit der Sie in besserer Verfassung am Ziel ankommen?

Im Anschluss an die Metapher vom klapprigen Fahrrad vermitteln wir dem Klienten die erforderlichen Fähigkeiten oder helfen ihm, Zugang zu den Ressourcen zu finden, um sie lernen zu können. Möchte sich unsere Klientin beispielsweise »auf das Schlimmste vorbereiten«, können wir ihr strategisches Planen und Problemlösung vermitteln. Möchte sie sich entspannen und ist Marihuana die einzige Möglichkeit, die sie kennt, können wir ihr Entspannungstechniken beibringen – und sie darauf hinweisen, dass sie nicht dasselbe sind wie Achtsamkeitstechniken.

Aber Moment … es gibt eine andere große Kategorie des Steckenbleibens: WIDERSTAND.

WIDERSTAND ÜBERWINDEN

Im richtigen Kontext wäre jeder und jede therapieresistent. Angenommen, Sie würden in einem fernen Land von einem traditionellen Heiler behandelt. Wenn er Ihnen mitteilte, dass Sie von einem bösen Geist befallen wären und die einzige Möglichkeit, diesen Geist loszuwerden, darin bestünde, dreimal täglich eine Handvoll lebender Käfer zu essen, würden Sie dann Widerstand empfinden?

Widerstand in der Therapie lässt sich gewöhnlich auf einige wenige Schlüsselfaktoren zurückführen: Missverständnisse hinsichtlich der Therapie, verstärkende Folgen, die therapeutische Beziehung und die inneren Barrieren, die mit dem Akronym HARD bezeichnet werden. Auf diese Faktoren und darauf, wie sie verhindert oder überwunden werden können, werde ich im Folgenden näher eingehen.

Missverständnisse hinsichtlich der Therapie

Haben Sie in ausreichender Weise die informierte Zustimmung Ihres Klienten eingeholt? Haben Sie erklärt, was ACT beinhaltet? Ging er von einem »Spaziergang« aus? Wollte er, dass ihm einfach jemand zuhört, ohne »arbeiten« zu müssen? Hat er mit etwas ganz anderem gerechnet – zum Beispiel mit einer langwierigen Psychoanalyse? Haben Sie klar Verhaltensziele für die Therapie formuliert? Nicht jede und jeder ist offen für ACT, sodass wir Klientinnen gegebenenfalls auch überweisen oder mit einem anderen Modell arbeiten müssen. Wir können dieses Problem weitgehend dadurch vermeiden, dass wir (a) unseren Klienten angemessen informieren, wenn wir seine informierte Zustimmung einholen (siehe Kapitel 5) und (b) klar Verhaltensziele für die Therapie formulieren (Kapitel 6).

Verstärkende Konsequenzen

Jedes problematische Verhalten hat verstärkende Wirkungen, die es aufrechterhalten. (Und wie Sie wissen, nennen wir diese bei Klientinnen »Gewinne«). Was sind nun die Gewinne oder Vorteile für diesen Klienten, wenn er (bewusst oder unbewusst), absichtlich oder nicht weiter »stecken bleibt« (das heißt, wenn er weiter sein problematisches Verhalten aufrechterhält)? Profitiert er zum Beispiel von gerichtlich zugesprochenen Entschädigungsleistungen oder Hilfe und Aufmerksamkeit von anderen, solange er in der Rolle des »Kranken« bleibt? Vermeidet er es, mit seinen Herausforderungen umzugehen, und damit die unvermeidliche Angst, die mit ihnen einhergeht?

Vermuten wir Sekundärgewinne, müssen wir das Bewusstsein der Klientin mitfühlend auf dieses Thema lenken und behutsam und respektvoll miteinander erkunden, ob solche Gewinne vorliegen, wie in Kapitel 24 besprochen. (Der Punkt der Entscheidung ist dafür häufig sehr hilfreich.) Wir könnten zum Beispiel sagen: »Wenn Sie dies weiter tun, hat es Vorteile für Sie, wie X, Y und Z. Doch trägt dies langfristig dazu bei, das Leben aufzubauen, das Sie haben möchten?« oder »Möglicherweise liege ich ja ganz falsch, aber ist es okay, wenn ich Ihnen sage, wie ich es sehe? Ich habe folgende Vermutung: Wenn Sie hier nicht zu Veränderungen bereit sind, haben Sie ja vielleicht kurzfristig einen Vorteil davon – zum Beispiel A, B und C. Gleichzeitig haben Sie ein paar reale Langzeit-Kosten, wie zum Beispiel X, Y und Z. Kann ich Sie nun fragen, wie Sie es einschätzen – wenn Sie Nutzen und Kosten abwägen?«

Therapeutische Beziehung

Eine gute therapeutische Beziehung ist ein wesentliches Element jeder effektiven Therapie. Lässt sich hier etwas verbessern? Eine gute therapeutische Beziehung wird am besten dadurch aufgebaut und gestärkt, wenn wir uns als Therapeuten selbst während unserer Sitzungen von der ACT leiten lassen (siehe Kapitel 30) – und unsere Klientinnen eher als Regenbögen als als Hemmnis sehen.

Die vier harte (HARD) Barrieren gegen Veränderung

In Kapitel 24 haben wir über die harten (HARD) Barrieren gegen Veränderung gesprochen: H wie »hooked« (verstrickt), A wie »avoiding discomfort« (Unangenehmes vermeiden), R wie »Remoteness from values« (Werteferne), D wie »Doubtful goals« (Zweifelhafte Ziele). Einzelne dieser Faktoren oder alle spielen bei Widerstand eine entscheidende Rolle. Es ist sehr wichtig, sie zu identifizieren, und dann mit relevanten ACT-Prozessen mit ihnen zu arbeiten: mit Defusion, Akzeptanz, Werten und SMARTen Zielen.

Und natürlich gilt dies auch für uns Therapeuten. Aufgrund unserer eigenen HARD-Barrieren vermeiden wir häufig, wichtige Aspekte und Elemente der ACT anzuwenden: Wir lassen uns von *Ich kann nicht, Es wird nicht funktionieren, Klientinnen werden negativ reagieren, Es ist nicht wichtig* und so weiter **verstricken.** Wir **vermeiden die Unbequemlichkeit,** mit neuen Instrumenten, Techniken, Verfahren und Prozessen zu experimentieren. Wir **entfernen uns von unseren Werten** als Therapeuten und sind daher abgeneigt, unsere Komfortzone zu verlassen und Neues auszuprobieren. Und wir setzen uns **zweifelhafte Ziele** in Bezug darauf, wann, wo und wie sehr wir ACT in unserer Arbeit anwenden. Also noch einmal zur Erinnerung: Wir müssen ACT auf uns selbst anwenden, wenn wir dieses Modell mit anderen gut und erfolgreich anwenden wollen.

WIDERSTAND IST FRUCHTBARER BODEN

Wenn es bei unseren Klientinnen Widerstand dagegen gibt, ihr Verhalten zu verändern, neigen die meisten von uns dazu, frustriert oder irritiert zu werden, an unseren Fähigkeiten zu zweifeln, den Klienten dafür verantwortlich zu machen oder uns selbst oder dem ACT-Modell die Schuld zu geben. Dies ist zwar normal, aber nicht besonders hilfreich. Die bessere Alternative lautet, ACT schlicht auf dieses Thema anzuwenden.

Mit anderen Worten: Jedes Mal, wenn eine Klientin stecken bleibt, ist unser erster Schritt, achtsam zu beobachten, was geschieht. Wir betrachten die Situation mit Offenheit und Neugier und nehmen die auftauchenden Gedanken und Gefühle wahr. Wir könnten etwa Folgendes sagen: »Ist es okay, wenn wir einen Moment innehalten? Lassen Sie uns einen Schritt zurücktreten und wahrnehmen, was gerade geschieht.« Dann können wir, ohne zu urteilen, erkunden, um welche HARD-Faktoren es geht, die beteiligt sind.

AUFGABEN

Zeit für ein wenig üben:

- Spielen Sie mit dem Konzept der Nützlichkeit. Behalten Sie es im Hinterkopf und nutzen Sie es als Quelle für Innovation in Ihrer Arbeit. Experimentieren Sie mit diversen Möglichkeiten, darüber zu sprechen.
- Betrachten Sie Ihr eigenes Verhalten durch die Brille der Nützlichkeit, und nehmen Sie wahr, welche Auswirkungen dies hat. Nehmen Sie insbesondere wahr, was Sie in Ihren intimsten Beziehungen tun. Überprüfen Sie Ihr Verhalten mit Distanz und Akzeptanz auf Nützlichkeit, und stellen Sie fest, ob es Verbesserungsmöglichkeiten gibt, statt sich in Gedanken über richtig/falsch oder ich sollte/ich sollte nicht zu verstricken (was die meisten von uns hin und wieder tun).
- Wählen Sie zwei oder drei Klienten aus, die festzustecken oder sich im Widerstand zu befinden scheinen. Finden Sie heraus, welche Faktoren möglicherweise zu diesem Widerstand beitragen, und überlegen Sie, wie Sie darauf eingehen könnten.

WAS SIE MITNEHMEN KÖNNEN

Wann immer Ihre Klientinnen verstrickt, im Widerstand oder unmotiviert zu sein scheinen, halten Sie nach den erwähnten vier Barrieren gegen Veränderung und nach den verstärkenden Konsequenzen Ausschau, die problematisches Verhalten aufrechterhalten. Reagieren Sie darauf mit den ACT-Kernprozessen. Bedenken Sie auch die Möglichkeit von Missverständnissen in der Therapie und Spannung in der therapeutischen Beziehung. Und denken Sie daran, dass das ganze ACT-Modell auf dem Konzept der Nützlichkeit beruht. Wenn wir uns auf Nützlichkeit als Motivation verlassen, brauchen wir unsere Klientinnen nie zu drängen, zu überreden oder zu überzeugen, sich zu verändern. Wir öffnen einfach ihre Augen für die Folgen ihrer Handlungen und lassen sie ihre Richtung, die sie einschlagen, selbst wählen.

32 Der Weg des ACT-Therapeuten

VON »KLOBIG UND PLUMP« ZU »FLÜSSIG UND FLEXIBEL«

Als ACT-Neulinge neigen wir dazu, das Modell in sechs getrennte Prozesse zu zerlegen und in jeder Sitzung einen dieser »Brocken« zu behandeln. In einer Sitzung konzentrieren wir uns zum Beispiel vielleicht auf Defusion, in der nächsten auf Werte und so weiter. Das ist ganz natürlich und eine vollkommen vernünftige Weise, unsere ACT-Reise zu beginnen. Mit zunehmender Vertrautheit mit dem Modell und mit der Erfahrung, wie die sechs Kernprozesse miteinander verflochten sind und sich wechselseitig ergänzen, wird unsere Arbeit jedoch immer weniger »stückwerkshaft« und dafür stärker »integriert«. Wir lernen, »mit dem Hexaflex zu tanzen«: in den einzelnen Sitzungen explizit mit mehreren oder mit allen Prozessen zu arbeiten. Unsere therapeutische Arbeit wird flüssiger, flexibler, kreativer. Wir beginnen, unsere Werkzeuge, Techniken und Metaphern zu verändern und anzupassen sowie neue zu erfinden (oder sie von unseren Klienten zu übernehmen).

Ich hoffe, Sie haben bereits begonnen, die diesem Modell innewohnenden Verflechtungen schätzen zu lernen. Schauen Sie sich die Darstellung des ACT-Hexaflex in Kapitel 1 noch einmal genau an und verdeutlichen Sie sich, wie jede der sechs Komponenten mit allen anderen in Verbindung steht, um ein besseres Verständnis für diese Verflechtungen zu entwickeln. Wenn Sie dieses Buch noch einmal lesen oder andere Fachbücher über ACT zurate ziehen, wird Ihnen sicherlich auffallen, dass nahezu jede Intervention mehrere miteinander in Verbindung stehende Kernprozesse beinhaltet. Angenommen, Sie würden eine Klientin Folgendes fragen: »Können Sie ein Experiment machen, auch wenn Ihnen Ihr Verstand sagt, dass Sie es hassen? Schauen Sie, ob Sie dieses Gefühl einen Moment lang da sein lassen können … wahrnehmen, wo es ist und wie es ist … und schauen, ob Sie Ihr wahrnehmendes Selbst nutzen können, um zurückzutreten und es mit Neugier anzuschauen.« Allein diese kurze Intervention beinhaltet vier explizite Prozesse: Defusion, Selbst als Kontext, Flexible Aufmerksamkeit und Akzeptanz. Und bei näherer Betrachtung werden Sie feststellen, dass diese Übung auch Werte und engagiertes Handeln einschließt, obwohl sie eher implizit als explizit sind. Haben Sie diese Komponenten entdeckt? In der ACT steht Akzeptanz immer im Dienste eines werteorientierten Lebens, daher spricht diese Übung auf gewisse Weise auch die Werte der Klientin an. Zweitens handeln wir allein schon dadurch engagiert, dass wir diese Übung machen (das gilt für jede Übung).

Der Weg von »klobig und plump« zu »flüssig und flexibel« erfordert Zeit, Übung, Geduld, Ausdauer und die Bereitschaft, Raum für sehr viele unangenehme Gedanken und Gefühle zu machen – besonders Angst und Furcht vor Versagen. Und die Realität ist, dass wir Fehler machen werden. Häufig und immer wieder. Denken Sie also an die Worte von Winston Churchill: »Erfolg ist die Fähigkeit, von einem Misserfolg zum anderen zu gehen, ohne seine Begeisterung zu verlieren.« Mit Sicherheit werden wir Dinge falsch machen. Mit Sicherheit werden wir uns immer wieder verrennen. So lernen wir.

Denken Sie an eine Fertigkeit, über die Sie heute selbstverständlich verfügen – lesen, schreiben, gehen, sprechen, Türen öffnen, Messer und Gabel benutzen. Gleich welche Fähigkeit, Tatsache ist, dass Sie viele, viele Fehler machen mussten, um sie zu lernen. Und mit der ACT ist es nicht anders. Es ist selbstverständlich, dass Sie Fehler machen, also freuen Sie sich über sie. Sehen Sie sie als Gelegenheiten, etwas zu lernen. Danken Sie Ihrem Verstand für die Geschichte »Ich bin ein schlechter Therapeut«, üben Sie Selbstmitgefühl und reflektieren Sie dann über die Sitzung mit einer Haltung von Offenheit und Neugier. Fragen Sie sich: *Was habe ich gemacht, das gut funktioniert hat? Was hat nicht funktioniert? Was habe ich ausgelassen? Womit habe ich mich verstrickt? Was könnte ich das nächste Mal noch mehr tun, was weniger und was könnte ich anders machen?* So lernen wir ACT.

NÄCHSTE SCHRITTE

Je früher Sie mit ACT beginnen, umso besser. Schließlich lernen Sie ACT ausschließlich dadurch, dass Sie ACT anwenden. Und ich erwarte, dass Sie so wie ich die Erfahrung machen, dass Sie in Ihrer Arbeit sofort positive Ergebnisse haben. Und zugleich hoffe ich, dass sie realistisch sind. ACT ist ein umfangreiches Modell. Lassen Sie es mich anders sagen: ACT ist ein riesiges Modell. Es gibt bei diesem Ansatz Schichten in Schichten in Schichten, und die meisten Therapeutinnen machen die Erfahrung, dass es mindestens ein Jahr an intensivem Üben, Lesen und Lernen erfordert, um sowohl die Theorie als auch die Praxis der ACT gut zu beherrschen und sie flüssig und flexibel anzuwenden. Nehmen Sie sich Zeit und genießen Sie die Reise. Setzen Sie sich nicht unter Druck, sondern erinnern Sie sich an Aesops berühmten Ausspruch: »Schritt für Schritt: Das ist die Kunst.«

Im Hinblick auf eine Vertiefung des Wissens empfehle ich Ihnen, möglichst bald einen ACT-Workshop zu besuchen oder an einem Online-Training teilzunehmen. Es lohnt sich sehr, Bücher zu lesen und CDs zu hören, aber das lässt sich nicht mit Workshops oder der Teilnahme an Online-Trainings vergleichen. In den Anhängen A und C empfehle ich einige Quellen, die Sie weiterbringen können, und in Anhang B spreche ich darüber, wo Sie Weiterbildung und Supervision bekommen können.

EIN PAAR WORTE ZUM ABSCHIED

Sehr widerstrebend werde ich Sie jetzt mit ein paar Worten des Abschieds verlassen.

Seien Sie Sie selbst

Wenn Sie ACT-Interventionen stur Wort für Wort aus Büchern entnehmen, laufen Sie Gefahr, dass es ziemlich gestelzt klingt. Ändern Sie die Übungen ab oder passen Sie sie an, verwenden Sie Ihre eigenen Worte und Ihren eigenen Stil. Seien Sie kreativ und innovativ, wenn Sie wollen. *Ganz wichtig:* Wenn ich in diesem Buch etwas vorgeschlagen habe, das für Sie nicht stimmig ist, ändern Sie es bitte oder lassen Sie es weg. Wenn Sie Bücher über ACT von anderen Autoren lesen oder an Workshops teilnehmen, werden Sie feststellen, dass es nicht nur zahllose Möglichkeiten gibt, mit der ACT zu arbeiten, mit vielen verschiedenen Werkzeugen, Techniken und Methoden. Dies kommt daher, dass ACT ein prozessbasiertes und kein technikbasiertes Modell ist. Ihre Art der Arbeit mit ACT wird sich daher ein wenig von der Art anderer Therapeutinnen unterscheiden. (Ist es nicht großartig? – wir dürfen individuell sein!)

Üben, üben, üben

Wer auch immer das Sprichwort prägte, dass Übung den Meister mache, hatte unrecht. Übung sorgt jedoch dafür, dass wir besser werden. Wenn Sie also bisher keine der Hausaufgaben aus diesem Buch gemacht haben, fragen Sie sich, was Sie davon abgehalten hat. Sind Sie mit Gedanken wie *zu schwer, zu beschäftigt, Das mache ich später* verschmolzen? Oder versuchen Sie, das unausweichliche Angstgefühl zu vermeiden, das sich einstellt, wenn Sie ein Risiko eingehen, einer Herausforderung gegenüberstehen oder neues Verhalten ausprobieren? Schauen Sie sich Ihre Barrieren an – und arbeiten Sie an ihnen mit den relevanten ACT-Prozessen. Denn je mehr Sie ACT auf Ihre eigenen Themen anwenden, desto besser werden Sie sie mit anderen anwenden können. (Das Umgekehrte gilt auch: Wenn Sie ACT nicht bei sich selbst anwenden können, können Sie das auch nicht gut bei anderen.)

Machen Sie Fehler

Ich kann es nicht oft genug wiederholen: Sie werden Fehler machen und »Mist bauen«. Dies gehört zum Lernen unweigerlich dazu. Geschieht dies, wenden Sie ACT auf sich selbst an. Lösen Sie sich aus der Verwicklung mit strenger Selbstbewertung. Öffnen Sie sich und machen Sie Raum für Ihre Frustration für die Geschichte von der »miserablen Therapeutin« oder die »Das ist zu schwer«-Geschichte. Seien Sie freundlich zu sich. Fragen Sie sich dann, was Sie getan haben, und lernen Sie daraus – sodass Sie und andere von der Erfahrung profitieren können.

Kehren Sie zu Ihren Werten zurück

Kehren Sie immer wieder zu Ihren Werten zurück. Verbinden Sie sich mit Ihrer Motivation für diesen Beruf: Ihrem Wunsch, anderen zu helfen, etwas zu bewegen und aus der Welt einen besseren Ort zu machen. Nehmen Sie sich überdies Zeit, das zu würdigen, was Ihre Arbeit ausmacht: die einmalige Chance, einen tiefen Einblick in die Herzen und Seelen anderer Menschen gewährt zu bekommen und ihnen helfen zu dürfen, sich selbst mit diesen Heilungskräften in ihnen zu verbinden.

Dank

Ich beginne mit einem monstermäßigen Dank an meine Partnerin, Natasha, für all ihre Liebe und Unterstützung und dafür, wie sie mich ermutigt hat, wenn ich (wiederholt) mit *dies ist alles Mist. Es ist zu schwer. Ich kann es nicht* verschmolzen war.

Und wie immer möchte ich Steve Hayes, den Begründer der ACT, quasi mit Dank überschütten – und diese Dankbarkeit reicht auch für Kelly Wilson, Kirk Strosahl, Robyn Walser und Hank Robb: alle mächtige Inspirationsquellen für mich. Ich bin auch der ganzen ACT-Gemeinschaft sehr dankbar, die mich sehr unterstützt und inspiriert. Viele Ideen auf diesen Seiten gehen auf Diskussionen in den weltweiten ACT-Mailinglisten und auf die Foren meiner Online-Kurse zurück.

Als Nächstes möchte ich meiner Agentin Sammie Justesen für all ihre gute Arbeit danken, und eine Menge Dank gilt dem ganzen Team von New Harbinger – darunter Clancy Drake, Catherine Meyer, Jesse Burson, Michele Waters und Matt McKay – für ihre schwere Arbeit, ihre Sorgfalt und Aufmerksamkeit, die sie diesem Buch gewidmet haben.

Lektoren sind die unbesungenen Heldinnen erfolgreicher Bücher, und daher möchte ich meine Dankbarkeit für die heroischen Bemühungen meiner Lektorinnen beider Ausgaben dieses Buches ausdrücken. Jean Blomquist hatte mit der ersten Ausgabe dieses Buches wirklich ein großes Stück Arbeit, und Rona Bernstein hat mit der Formung und Einrichtung der zweiten Auflage eine hervorragende Arbeit geleistet.

Dank auch an all jene Freunde und Kolleginnen, die bei der ersten Auflage dieses Buches geholfen haben: Julian McNally, Georg Eifert, Hank Robb, Ros Lethbridge und Carmel Harris, und auch vielen Dank an Joe Ciarrochi und Ann Bailey, meine Mitschöpfer bei der ersten Version des Punktes der Entscheidung. Darüber hinaus eine wahrhaft riesige Portion Dank an Michael Brekelmans, der mich während der letzten vier Jahre wirklich gedrängt hat, mich in neue Richtungen zu bewegen, und dem ich riesige Mengen unschätzbarer Anleitung auf dem Weg verdanke.

Nicht zuletzt möchte ich meinem Sohn Max danken. Er ist zwar zu jung, um mir bei dem Buch direkt zu helfen, aber auf eine mehr indirekte Weise hat er mir einfach dadurch enorm geholfen, dass er in meinem Leben ist und es mit so viel Liebe erfüllt.

ANHANG A

Quellen

KOSTENLOSE RESSOURCEN

Zusätzlich zu den englischsprachigen Zusatzmaterialien zu diesem Buch auf *www.actmindfully.com.au/free-stuff/worksheets-handouts-book-chapters/* gibt es einen umfangreichen Schatz kostenlosen Materials – Tonaufnahmen, E-Books, Handouts und Arbeitsblätter, YouTube-Videos, Buchkapitel, Artikel, Blogs und veröffentlichte Untersuchungen – zum Download in der Abteilung »Free Stuff« auf *www.actmindfully.com.au*. Da können Sie auch meinen vierteljährlichen Newsletter bestellen, in dem ich kostenlos neues Material veröffentliche.

Bücher von Russ Harris

Raus aus der Glücksfalle. München: Kösel Verlag, 2014 (orig. The Happiness Trap Wollombi, NSW, Australia: Exisle Publishing, 2007). Das meistgekaufte ACT-Selbsthilfebuch für alle. Über eine halbe Million verkaufte Exemplare, in 30 Sprachen veröffentlicht.

Wer vor dem Schmerz flieht, wird von ihm eingeholt. München: Kösel Verlag, 2013 (orig. The Reality Slap. Wollombi, NSW, Australia: Exisle Publishing, 2012). Ein ACT-Selbsthilfebuch für Trauer, Verlust, Krisen und Trauma, mit einer Betonung auf Selbstmitgefühl.

Der Weg zu echtem Selbstvertrauen. Freiburg: Arbor Verlag, 2014 (orig. *The Confidence Gap* (Sydney, NSW, Australia: Exisle Publishing, 2011). Ein Selbsthilfebuch, das Selbstvertrauen, Erfolg und Leistung aus einer ACT-Perspektive betrachtet. Es ist besonders für Lebensberatung und Coaching von Führungskräften geeignet und für Beratung zum Thema Leistung im Sport und im Geschäftsleben.

ACT der Liebe. Freiburg: Arbor Verlag, 2015 (orig. *ACT with Love.* Oakland, CA: New Harbinger Press, 2009). Ein beliebtes Selbsthilfebuch über die Anwendung von ACT bei Beziehungsproblemen. (Vielleicht ist Ihnen aufgefallen, dass meine anderen drei Selbsthilfebücher im Original alle Titel haben, die sich reimen: *The Happiness Trap, The Reality Slap, The Confidence Gap* – aber nicht dieses. Ich wollte es *The Relationship Crap* (Der Beziehungs-Mist) nennen, aber der Verlag war dagegen.)

ACT bei Trauma. Ein Leitfaden für die Arbeit mit der Akzeptanz- und Commitment-Therapie. Freiburg: Arbor Verlag 2024. Dieses Fachbuch bietet bietet ein flexibles, umfassendes Modell für die Behandlung des gesamten Spektrums traumabezogener Probleme.

Schwierige Situationen in der Akzeptanz- und Commitmenttherapie (ACT). Weinheim: Beltz Verlag, 2014 (orig. *Getting Unstuck in ACT* (Oakland, CA: New Harbinger, 2013). Das erste Lehrbuch über ACT für Fortgeschrittene. Grundlagen werden darin nicht behandelt, es setzt ihre Kenntnis voraus. Vielmehr fokussiert es auf verbreitete Probleme bei Klientinnen wie Therapeutinnen.

ACT Questions & Answers. Oakland, CA: New Harbinger, 2018). Dies ist ein weiteres Lehrbuch für Fortgeschrittene, in einer Frage-und-Antwort-Form, die leicht zu lesen ist. Es behandelt alle schwierigen und heiklen Fragen, die andere Lehrbücher auslassen.

Russ Harris als Mitautor

The Illustrated Happiness Trap – von Russ Harris und Bev Aisbett. Boston, MA: Shambhala Publications, 2014. Eine lustige Comicbook-Version des Originals – besonders für Teenager und Erwachsene, die nicht gern lesen. (In Großbritannien und Australien erscheint es unter dem Titel *The Happiness Trap Pocketbook.*)

The Weight Escape – von Joe Ciarrochi, Ann Bailey und Russ Harris. Boston, MA: Shambhala Publications, 2014. Ein Selbsthilfebuch über den ACT-Ansatz zum Thema Fitness und Gewichtsabnahme.

ONLINE-KURSE – FÜR DIE BREITE ÖFFENTLICHKEIT UND FÜR PROFIS

The Happiness Trap Online: 8-Wochen-Programm

Dies ist ein Programm für persönliches Wachstum an Wohlbefinden und Lebendigkeit auf der Grundlage des Buches *The Happiness Trap*. Es ist ein schön gefilmter und sehr unterhaltsamer Online-Kurs, der für die breite Öffentlichkeit und praktisch jede und jeden geeignet ist. Es gibt auch eine Version des Programms, die Therapeuten mit ihren Klientinnen als Ergänzung zu den Therapiesitzungen verwenden können. Mehr Informationen unter *www.TheHappinessTrap.com.*

Ich lerne ACT: Online-Kurse

Für den Fall, dass Sie es nicht bis zum Anhang B schaffen, möchte ich dies hier erwähnen: Ich biete ACT-Training in einer Reihe von (englischsprachigen) Online-Kursen an, für Anfänger wie für Fortgeschrittene, in denen alles, von Trauma bis zur Arbeit mit Heranwachsenden, behandelt wird. Informationen unter *www.ImLearningACT.com*.

MP3S

Ich habe drei Audio-Zusammenstellungen auf mp3-Basis produziert, die man (Stand 2020) auf *www.actmindfully.com.au* zum Download bestellen kann: *Mindfulness Skills Volume 1, Mindfulness Skills Volume 2, und Exercises and Meditations from The Reality Slap* (als Begleitung zum Buch mit demselben Titel). Als CDs sind sie leider nicht mehr erhältlich, weil heutzutage nicht mehr viele Leute sie benutzen – das ist die moderne Technik!

ACT COMPANION: DIE APP FÜR DAS SMARTPHONE

Der Australische Psychologe Anthony Berrick hat diese englischsprachige App als Ergänzung zur Therapie kreiert. Sie enthält tolle ACT-Tools, darunter den Punkt der Entscheidung, und über zwei Stunden Tonaufnahmen (zum Teil mit meiner Stimme, zum Teil mit Anthonys).

BILDKARTEN FÜR DIE ARBEIT MIT WERTEN

Ich habe einen Satz farbiger Wertekarten entworfen, die einfache Beschreibungen von Werten enthalten und von wunderbaren Cartoons begleitet sind. Genauer, es sind Karten von »Werten, Zielen und Barrieren«; das Set enthält Extrakarten für Zielsetzung, Handlungsplanung und Umgehen mit Barrieren sowie Wertekonflikten, Fusion und so weiter. Sie können sie (englischsprachig) bei *www.actmindfully.com.au* bestellen.

FACEBOOK-GRUPPE

Die *ACT Made Simple* Facebook-Gruppe ist eine Facebook-Gruppe, in der man Informationen über Quellen austauschen, Fragen stellen, über Probleme und Erfolge diskutieren, die neuesten Updates und kostenloses Material von mir bekommen kann und noch so viel mehr. Gehen Sie einfach zu Facebook und suchen Sie nach »ACT Made Simple«.

ANHANG B

Weiterbildung

WORKSHOPS

Ich biete ganzjährig Workshops in ganz Australien an. (Leider schaffe ich es aufgrund der langen Reisezeiten und des schrecklichen Jetlags selten bis nach Übersee, aber man kann an den unten beschriebenen Online-Trainings teilnehmen.)

Diese Kurse biete ich an: *ACT for Beginners, ACT for Depression and Anxiety Disorders, ACT for Trauma* und *ACT for Relationships.* Informationen finden Sie unter *www.actmindfully.com.au.*

ONLINE-KURSE

Ich biete eine Reihe von (englischsprachigen) Online-Kursen in ACT an, in denen Sie mit mir über ein Forum interagieren, Videos von Therapiesitzungen sehen und Zugang zu einer Menge speziell kreierter Tonaufnahmen und visuellen und textbasierten Trainingsmaterials bekommen können. Das Themenspektrum wird ständig erweitert; aktuell umfasst es die folgenden Sechs-Wochen-Kurse:

- ACT for Beginners
- ACT for Depression and Anxiety Disorders
- ACT for Trauma
- ACT for Adolescents

Mehr Informationen auf *www.ImLearningACT.com*.

ACBS-WEBSEITE

Die Mutterorganisation von ACT und RFT (Relational frame theory) heißt ACBS: *The Association for Contextual Behavioral Science*. Die Webseite ist wirklich riesig, und neben vielen kostenlosen Quellen findet man da Informationen über ACT-Ausbildungen, ACT-Workshops, -Kurse und -Tagungen weltweit. Man kann auch zahlreichen Foren und besonderen Interessengruppen beitreten, nach einer ACT-Supervisorin suchen, einen ACT-Therapeuten suchen und noch viel mehr. Gehen Sie zu *www.contextualscience.org*.

ANHANG C

Weitere Literatur zu ACT und zur Bezugsrahmentheorie (Relational frame theory – RFT)

Es gibt zahlreiche ACT-Lehrbücher und -Selbsthilfebücher, die meisten englischsprachigen sind bei New Harbinger erschienen. Auf deutsch erscheinen Bücher zur ACT z. B. im Arbor Verlag, im Beltz Verlag, im Springer Verlag Berlin, bei Kohlhammer, Junfermann und Kösel. Die Lehrbücher behandeln die Anwendung von ACT bei einer Reihe von Problemen und Beschwerden, von chronischem Schmerz und Psychose bis zu Depression und Angststörungen. Da ich meine eigenen Bücher schon in Anhang A aufgeführt habe, erwähne ich sie hier nicht noch einmal. Vielmehr möchte ich auf zwei Bücher hinweisen, die herausragen, weil es in ihnen darum geht, wie man therapeutische Fähigkeiten entwickeln kann.

Hayes, Steven; Strosahl, Kirk und Wilson, Kelly, *Akzeptanz- & Commitment-Therapie: achtsamkeitsbasierte Veränderungen in Theorie und Praxis.* Paderborn: Junfermann Verlag, 2014 *(orig. dies., Acceptance and Commitment Therapy: An Experiential Approach to Behavior Change.* New York, NY: Guilford Press, 1999). Dies ist der bahnbrechende theoretische und philosophische Text, in dem ACT zum ersten Mal der Welt vorgestellt wurde, der in allen anderen ACT-Lehrbüchern häufig zitiert wird.

Luoma, Jason; Hayes, Steven und Walser, Robyn, *ACT-Training: Handbuch der Acceptance-&-commitment-Therapie; ein Lernprogramm in 10 Schritten.* Paderborn: Junfermann, 2009 (orig. dies., *Learning ACT.* Oakland, CA: Context Press–New Harbinger, neu aufgelegt 2017). Dieses Handbuch für ein Kompetenztraining für ACT-Therapeutinnen wird der Beschreibung als »die umfassendste Anleitung für den Gebrauch von ACT in unserer therapeutischen Praxis« gerecht.

Zwei andere Bücher sind besonders nützlich, wenn man mehr über die Bezugsrahmentheorie und andere theoretische Grundlagen der ACT erfahren möchte:

Ramnerö, Jonas und Törneke, Niklas, *The ABCs of Human Behavior: Behavioral Principles for the Practicing Clinician.* Oakland, CA: New Harbinger, 2008. Dies ist ein hervorragendes Buch über die wissenschaftlichen Grundlagen, die Theorie und die Philosophie von funktionalem Kontextualismus, Verhaltensanalyse und Bezugsrahmentheorie.

Törneke, Niklas, *Bezugsrahmentheorie: eine Einführung.* Paderborn: Junfermann Verlag, 2012 (orig. ders., *Learning RFT.* Oakland, CA: New Harbinger, 2010). Wenn Sie die Bezugsrahmentheorie gründlich kennenlernen und verstehen möchten, inwiefern sie eine Grundlage der ACT bildet, ist dieses Buch ein guter Einstieg.

Literatur

American Psychiatric Association (Hg.) (2013), *Diagnostic and statistical manual of mental disorders* (5. Aufl.). Washington, DC: 2013 (von Russ Harris).

Arch, Joanna und Craske, Michelle (2011), *Addressing relapse in cognitive behavioral therapy for panic disorder: Methods for optimizing long-term treatment outcomes.* In: Cognitive and Behavioral Practice, 18, 2011), S. 306–315 (doi: 10.1016/j.cbpra.210. 5. 006).

Bach, Patricia und Hayes, Steven (2002), *The use of acceptance and commitment therapy to prevent the rehospitalization of psychotic patients: A randomized controlled trial.* In: Journal of Consulting and Clinical Psychology, 70, 2002, S. 1129–1139 (doi: 10.1037//0022–006x.70. 5. 1129).

Bach, Patricia und Moran, Daniel (2008), *ACT in practice: Case Conceptualization in Acceptance & Commitment Therapy.* Oakland, CA: New Harbinger Press, 2008.

Bond, F. und Bunce, D. (2000), *Mediators of change in emotion-focused and problem-focused worksite stress management interventions.* In: Journal of Occupational Health Psychology, 5 (1), 2000, S. 156–163 (doi: 10.1037//1076–8998.5. 1. 156).

Bond, F. et al. (2011). Preliminary psychometric properties of the Acceptance and Action Questionnaire—II: A revised measure of psychological flexibility and experiential avoidance. In: Behavior Therapy, 42, 2011, S. 676–688.

Brann, P. et al. (2007–2009), *Forty-session acceptance and commitment therapy group for public-sector mental health service clients with four or more criteria of borderline personality disorder.* A program of Spectrum: The Borderline Personality Disorder Service for Victoria (Melbourne, Victoria, Australia).

Branstetter, A. et al. (2004), *Improving psychological adjustment among cancer patients: ACT and CBT.* Vortrag auf dem Meeting of the Association for Advancement of Behavior Therapy. New Orleans, LA: November 2004).

Brown, R. et al. (2008), *Distress tolerance treatment for early-lapse smokers: Rationale, program description, and preliminary findings.* In: Behavior Modification, 32 (3), 2008, S. 302–332.

Ciarrochi, Joseph; Bailey, Ann und Harris, Russ (2014), *The weight escape: How to stop dieting and start living.* Boston, MA: Shambhala Publ., 2014.

Craske, Michelle et al. (2008), *Optimizing inhibitory learning during exposure therapy.* In: Behaviour Research and Therapy, 46, 2008, S. 5–27.

Craske, Michelle et al. (2014), *Maximizing exposure therapy: An inhibitory learning approach.* In: Behaviour Research and Therapy, 58, 2014, S. 10–23.

Dahl, JoAnne; Wilson, Kelly und Nilsson, Annika (2004), *Acceptance and commitment therapy and the treatment of persons at risk for longterm disability resulting from stress and pain symptoms: A preliminary randomized trial.* In: Behavior Therapy, 35 (4), 2004, S. 785–801 (doi: 10.1016/S0005–7894(04)80020–0).

Dalrymple, Kristy und Herbert, James (2007), *Acceptance and commitment therapy for generalized social anxiety disorder: A pilot study.* In: Behavior Modification, 31, 2007, S. 543–568 (doi: 10.1177/0145445507302037).

Eifert, Georg und Forsyth, John (2005), *Akzeptanz- und Commitment-Therapie für Angststörungen: ein praktischer Leitfaden zur Anwendung von Achtsamkeit, Akzeptanz und wertgeleiteten Verhaltensänderungsstrategien.* Tübingen: Dgtv-Verlag, 2009 (orig. dies., Acceptance and commitment therapy for anxiety disorders. Oakland, CA: New Harbinger Press, 2005).

Epping-Jordan, J. et al. (2016), *Self-Help Plus (SH+): A new WHO stress management package.* In: World Psychiatry, 15 (3), 2016, S. 295–296.

Feldner, Matthew et al. (2003), *Emotional avoidance: An experimental test of individual differences and response suppression using biological challenge.* In: Behaviour Research and Therapy, 41 (4), 2003, S. 403–411 (doi: 10.1016/S0005–7967(02)00020–7).

Gaudiano, Brandon und Herbert, James (2006); *Acute treatment of inpatients with psychotic symptoms using acceptance and commitment therapy: Pilot results.* In: Behaviour Research and Therapy, 44 (3), 2006, S. 415–437 (doi: 10.1016/j.brat.205. 2. 007).

Gifford, Elizabeth et al. (2004*), Acceptance theory–based treatment for smoking cessation: An initial trial of acceptance and commitment therapy.* In: Behavior Therapy, 35, 2004, S. 689–706.

Gratz, Kim und Gunderson, John (2006), *Preliminary data on an acceptance-based emotion regulation group intervention for deliberate self-harm among women with borderline personality disorder.* In: Behavior Therapy, 37 (1), 2006, S. 25–35 (doi: 10.1016/j.beth.205. 3. 002).

Gregg, Jennifer et al. (2007), *Improving diabetes self-management through acceptance, mindfulness, and values: A randomized controlled trial.* In: Journal of Consulting and Clinical Psychology, 75 (2), 2007, S. 336–343 (doi: 10.1037/0022–006X.75. 2. 336).

Harris, Russ (2011), ACT leicht gemacht. Freiburg: Arbor Verlag, 2011(orig. ders., *ACT made simple: An easy-to-read primer on acceptance and commitment therapy.* Oakland, CA: New Harbinger Press, 2009).

Harris, Russ (2013), *Wer vor dem Schmerz flieht, wird von ihm eingeholt.* München: Kösel Verlag, 2013 (orig. ders., *The reality slap: Finding peace and fulfillment when life hurts.* Wollombi, NSW: Exisle Publishing, 2012).

Harris, Russ (2014a), Raus aus der Glücksfalle. München: Kösel Verlag, 2014 (orig. ders., The Happiness Trap Wollombi, NSW, Australia: Exisle Publishing, 2007).

Harris, Russ (2014b), *Der Weg zu echtem Selbstvertrauen.* Freiburg: Arbor Verlag, 2014 (2011) (orig. ders., *The confidence gap: A guide to overcoming fear and self-doubt.* Sydney, NSW, Australia: Penguin Books Australia, 2011).

Harris, Russ (2014c), *Schwierige Situationen in der Akzeptanz- und Commitmenttherapie (ACT).* Weinheim: Beltz Verlag, 2014 (orig. ders., *Getting unstuck in ACT: A clinician's guide to overcoming common obstacles in acceptance and commitment therapy.* Oakland, CA: New Harbinger, 2013).

Harris, Russ (2015), *ACT der Liebe.* Freiburg: Arbor Verlag, 2015 (orig. ders., *ACT with love: Stop struggling, reconcile differences, and strengthen your relationship with acceptance and commitment therapy.* Oakland, CA: New Harbinger Press, 2009).

Harris, Russ (2018), *ACT questions and answers: A practitioner's guide to 150 common sticking points in acceptance and commitment therapy.* Oakland, CA: New Harbinger Press, 2018.

Harris, Russ und Aisbett, Bev (2016), *Akzeptanz- und Commitmenttherapie: 56 Bildkarten zum Erarbeiten von Werten und Zielen.* Weinheim: Beltz Verlag, 2016 (orig. dies., *The illustrated happiness trap: How to stop struggling and start living.* Boston, MA: Shambhala Publ., 2014).

Hayes, Steven et al. (2004), *The impact of acceptance and commitment training and multicultural training on the stigmatizing attitudes and professional burnout of substance abuse counselors.* In: Behavior Therapy, 35 (4), 2004, S. 821–835 (doi: 10.1016/S0005–7894(04)80022–4).

Hayes, Steven et al. (2013), *Acceptance and mindfulness at work.* New York, NY: The Haworth Press, 2013.

Hayes, Steven et al. (2004), *DBT, FAP, and ACT: How empirically oriented are the new behavior therapy technologies?* In: Behavior Therapy, 35, 2004, S. 35–54 (doi: 10.1016/S0005–7894(04)80003–0).

Hayes, Steven; Strosahl, Kirk und Wilson, Kelly (1999), *Akzeptanz- & Commitment-Therapie: achtsamkeitsbasierte Veränderungen in Theorie und Praxis.* Paderborn: Junfermann, 2014 (orig. dies., *Acceptance and commitment therapy: An experiential approach to behavior change.* New York, NY: Guilford Press, 1999).

Lindsley, Ogden (1968), *Training parents and teachers to precisely manage children's behavior.* Vortrag am C. S. Mott Foundation Children's Health Center, Flint, (MI), 1968.

Lundgren, Tobias et al. (2008), *Acceptance and commitment therapy and yoga for drug refractory epilepsy: A randomized controlled trial.* In: Epilepsy and Behavior, 13 (1), 2008, S. 102–108 (doi: 10.1016/j.yebeh.208. 2. 009).

Luoma, Jason; Hayes, Steven und Walser, Robyn (2017), ACT-Training: Handbuch der Acceptance-&-commitment-Therapie, ein Lernprogramm in 10 Schritten. Paderborn: Junfermann Verlag, 2017 (orig. dies., Learning ACT: An acceptance and commitment therapy training skills manual for therapists. Oakland, CA: Context Press–New Harbinger Press, 2009).

Neff, Kristin (2003), *The development and validation of a scale to measure self-compassion.* In: Journal of Self and Identity, 2 (3), 2003, S. 223–250 (doi: 10.1080/15298860309027).

Ossman, Wendy et al. (2006). *A preliminary investigation of the use of acceptance and commitment therapy in group treatment for social phobia.* In: International Journal of Psychology and Psychological Therapy, 6, 2006, S. 397–416.

Polk, Kevin und Schoendorff, Benjamin (Hg.) (2014), *The ACT matrix: A new approach to building psychological flexibility across settings and populations.* Oakland, CA: New Harbinger Publ., 2014.

Ramnerö, Jonas und Törneke, Niklas (2008), *The ABCs of human behavior: Behavioral principles for the practicing clinician.* Oakland, CA: New Harbinger Publ., 2008.

Robinson, Patricia (2008), *Integration der Akzeptanz- uned Commitmenttherapie in die pädiatrische Grundversorgung.* In: Greco, Laurie und Hayes, Steven (Hg.), *Akzeptanz und Achtsamkeit in der Kinder- und Jugendlichenpsychotherapie.* Weinheim: Beltz Verlag, 2011, S. 254–281 (orig. dies., *Integrating acceptance and commitment therapy into primary pediatric care.* In: dies. (Hg.), *Acceptance and mindfulness treatments for children and adolescents.* Oakland, CA: New Harbinger Publ., 2008, S. 237–261.

Strosahl, Kirk (2004), *ACT with the multi-problem client.* In: Hayes, Steven und Strosahl, Kirk (Hg.), *A practical guide to acceptance and commitment therapy.* S. 209–244. Oakland, CA: New Harbinger Press, 2004.

Strosahl, Kirk (2005), Workshop: *ACT as a brief therapy.* Presented at the ACT Summer Institute, Philadelphia, PA., Juli 2005.

Strosahl, Kirk et al. (2004), *An ACT primer.* In: Hayes, Steven und Strosahl, Kirk (Hg.), A practical guide to acceptance and commitment therapy, S. 31–58. Oakland, CA: New Harbinger Publ., 2004.

Tapper, Katy et al. (2009), *Exploratory randomised controlled trial of a mindfulness-based weight loss intervention for women.* In: Appetite, 52 (2), 2009, S. 396–404 (doi: 10.1016/j.appet.208. 11. 012).

Tirch, Dennis; Schoendorff, Benjamin und Silberstein, Laura, *The ACT practitioner's guide to the science of compassion: Tools for fostering psychological flexibility.* Oakland, CA: New Harbinger, 2014.

Törneke, Niklas (2012), *Bezugsrahmentheorie: eine Einführung.* Paderborn: Junfermann, 2012 (orig. ders., Learning RFT: An introduction to relational frame theory and its clinical application. Oakland, CA: New Harbinger Publ. 2010).

Twohig, Michael; Hayes, Steven und Masuda, Akihiko (2006), *Increasing willingness to experience obsessions: Acceptance and commitment therapy as a treatment for obsessive-compulsive disorder.* In: Behavior Therapy, 37 (1), 2006, S. 3–13 (doi: https://doi.org/10.1016/j.beth.205. 2. 001).

Wegner, Daniel; Erber, Ralph und Zanakos, Sophia (1993), *Ironic processes in the mental control of mood and mood-related thought.* In: Journal of Personality and Social Psychology, 65 (6), 1994, S. 1093–1104 (doi: 10.1037//0022-3514.65. 6. 1093).

Wenzlaff, Richard und Wegner, Daniel (2000), *Thought suppression.* In: Annual Review of Psychology, 51, 2000, S. 59–91 (doi: 10.1146/annurev.psych.51. 1. 59).

Zettle, Robert (2003), *Acceptance and commitment therapy vs. systematic desensitization in treatment of mathematics anxiety.* In: The Psychological Record, 53 (2), 2003, S. 197–215 (doi: 10.1007/BF03395440).

Zettle, Robert (2007), ACT for depression. Oakland, CA: New Harbinger Publ. 2007.

Zum Autor

Russ Harris ist Psychotherapeut, Coach, Arzt und Autor. Von Steven Hayes in ACT ausgebildet, gilt er weltweit als einer der renommiertesten Lehrer und Autoren der Acceptance- und Commitment-Therapie. Er hat sein eigenes Trainingsmodell entwickelt, das er in seinen Büchern und Workshops sowie in den Ausbildungen für Therapeuten und Psychologen lehrt. Er ist bekannt dafür, ACT mit Einfachheit, Klarheit und Spaß zu vermitteln.

Weitere Informationen über Russ Harris und seine Arbeit finden Sie unter:

www.actmindfully.com.au

WEITERE LITERATUR AUS DEM ARBOR VERLAG

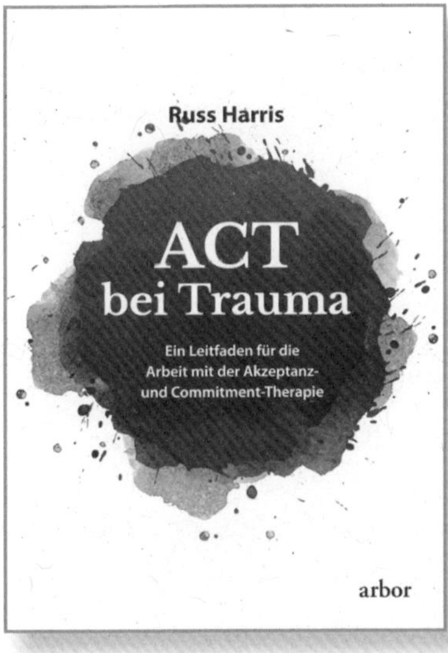

RUSS HARRIS

ACT bei Trauma

Ein Leitfaden für die Arbeit mit der Akzeptanz- und Commitment-Therapie

ISBN 978-3-86781-278-8

ACT für Trauma bietet ein flexibles, umfassendes Modell für die Behandlung des gesamten Spektrums traumabezogener Probleme – Sucht, Depression, Angststörungen, chronischer Schmerz, Schlaflosigkeit, Grübeln, Scham und Suizidalität.

Ein integrativer Ansatz zur Bewältigung von Traumata

Arbor Verlagsprogramm

Umfangreiche Informationen zu unseren Themen, ausführliche Leseproben aller unserer Bücher, einen versandkostenfreien Bestellservice und unseren kostenlosen Newsletter. All das und mehr finden Sie auf unserer Website.

www.arbor-verlag.de

Mehr von Russ Harris

www.arbor-verlag.de/russ-harris

Arbor Seminare

Die gemeinnützige *Arbor-Seminare gGmbH* organisiert regelmäßig Seminare und Weiterbildungen mit führenden VertreterInnen achtsamkeitsbasierter Verfahren. Zudem informiert sie über aktuelle Entwicklungen in diesem Bereich und trägt Achtsamkeit auf diese Weise nachhaltig in die Gesellschaft. Nähere Informationen finden Sie unter:

www.arbor-seminare.de

Arbor Online-Center

Mit dieser Plattform hat Arbor einen virtuellen Ort der Inspiration und des Lernens rund um das Thema Achtsamkeit geschaffen. Lernen Sie die AutorInnen unserer Bücher und die ReferentInnen unserer Veranstaltungen kennen: in Interviews, Vorträgen, Meditationsübungen, Webinaren, Podcasts sowie Online-Kursen und zahlreichen weiteren Ressourcen.

www.arbor-online-center.de